제7판

공중보건학

PUBLIC HEALTH

제7판 공중보건학

PUBLIC HEALTH

강공언 · 김은중 · 정정근 · 박경록 · 박상정 · 조혜경

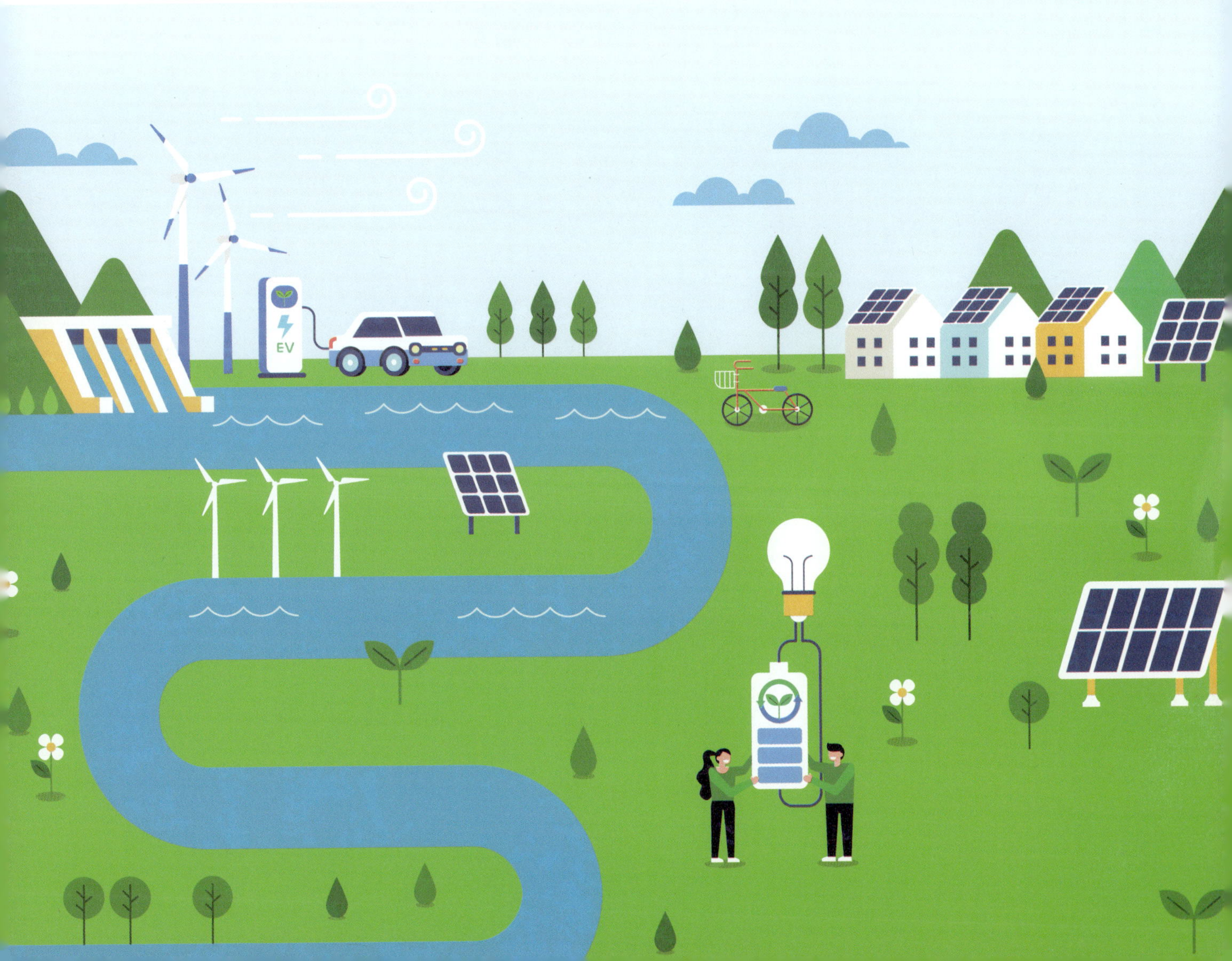

머리말

PREFACE

세계보건기구(WHO)에서 건강은 인류 모두가 누려야 할 기본적인 권리로 규정하고 있으며, 우리나라 헌법에서도 모든 국민은 건강에 관하여 보호를 받는다고 명시하고 있다. 국민의 건강은 무엇보다도 국가나 지역사회의 공중보건수준에 의해 결정되기 때문에, 공중보건학은 장차 국가면허나 자격을 취득해 보건의료분야에 종사하면서 국민의 건강유지 및 증진 업무를 맡게 될 보건의료인력의 경우 매우 중요한 의미를 갖는다. 따라서 공중보건학은 보건의료분야의 전문인력을 양성하는 대학뿐만 아니라, 우리의 일상생활에서 쉽게 접할 수 있는 각종 사회실무분야의 자격증 취득시험, 보건직 공무원 임용 및 승진시험 등에서도 기본 소양이 되는 매우 중요한 교과목으로 자리 잡고 있다.

본 교재는 대학의 보건관련학과에서 국가면허시험을 준비하는 학생들을 주 대상으로 하였으나, 개인적으로 공부하는 수험생들에게도 도움이 될 수 있도록 교재내용의 대부분을 강의노트 형식으로 간략하고 체계적으로 정리하였다. 또한 단원별로 연습문제를 준비해 교과내용에 대한 이해 여부를 확인할 수 있도록 하였다. 교재내용은 질병발생을 설명하는 가장 기본적인 이론인 3대요인설에 근거하여 제1편 공중보건학 개념, 제2편 환경보건, 제3편 역학 및 질병관리, 제4편 보건관리 등으로 구성하였으며, 각 편은 다시 세부적인 장으로 나뉘어 있다. 제1편에서는 건강과 공중보건학에 관한 개괄적인 내용을 다루고 있으며, 제2편에서는 환경위생, 환경보전, 식품위생, 산업보건 등 4개의 장으로 이루어져 있다. 특히, 환경보전 분야에서는 오늘날 전 지구적인 관심의 대상으로 전 인류의 공동대처를 필요로 하는 산성비(acid rain), 오존층 고갈(ozone depletion) 및 지구온난화(global warming) 문제에 대하여 최근의 자료를 토대로 비교적 자세하게 기술하였다. 특히 지구온난화에 따른 기후변화문제는 지역사회구성원을 비롯하여 전 인류의 건강과 삶에 보다 심각한 영향을 초래하게 될 것이다. 제3편에서는 역학, 감염병관리, 기생충질환관리, 만성질환관리 등 4개의 장으로 나누어 기술하였으며, 제4편은 보건행정, 사회보장 그리고 각종 보건사업에 대한 내용으로 나누어 정리하였다. 이번 개정판에서는 코라나바이러스감염증-19(COVID-19) 등 새로운 감염병문제를 추가하고, 최근의 보건 및 환경관련 법규의 개정에 맞추어 내용을 수정 및 보완하였으며, 보건통계자료를 인용하여 건강문제를 보다 정확하게 이해할 수 있도록 하였다. 본문의 내용 중 난해하거나 주요 학술용어에 대해서는 영어와 한자를 괄호 안에 기입하였으며, 이해를 도울 수 있도록 부가적인 정보를 제시하였다. 그러나 한정된 시간에 원고 집필이 이루어지다보니 미처 참고문헌과 인터넷 자료의 경우 그 출처가 일부 명확하게 제시되지 못한 점을 밝힌다. 아직 여러 가지로 미흡한 점들이 많지만 향후 각 분야의 선후배님들을 모시고 지속적인 첨삭이 이루어질 수 있었으면 한다.

마지막으로 본 교재를 집필할 수 있도록 도움을 주신 교수님들과 주위분들께 삼가 감사인사를 드리며, 특히 출판이 가능하도록 배려해 주신 고려의학 김영환 대표님과 본서가 출간되기까지 여러 가지로 도움을 주신 이창용 상무님을 비롯하여 다른 선생님들께도 깊은 감사를 드린다.

목 차

CONTENTS

목 차

CONTENTS

제3편 역학 및 질병관리

제1장 역학 / 228

제2장 감염병의 관리 / 250

목 차

CONTENTS

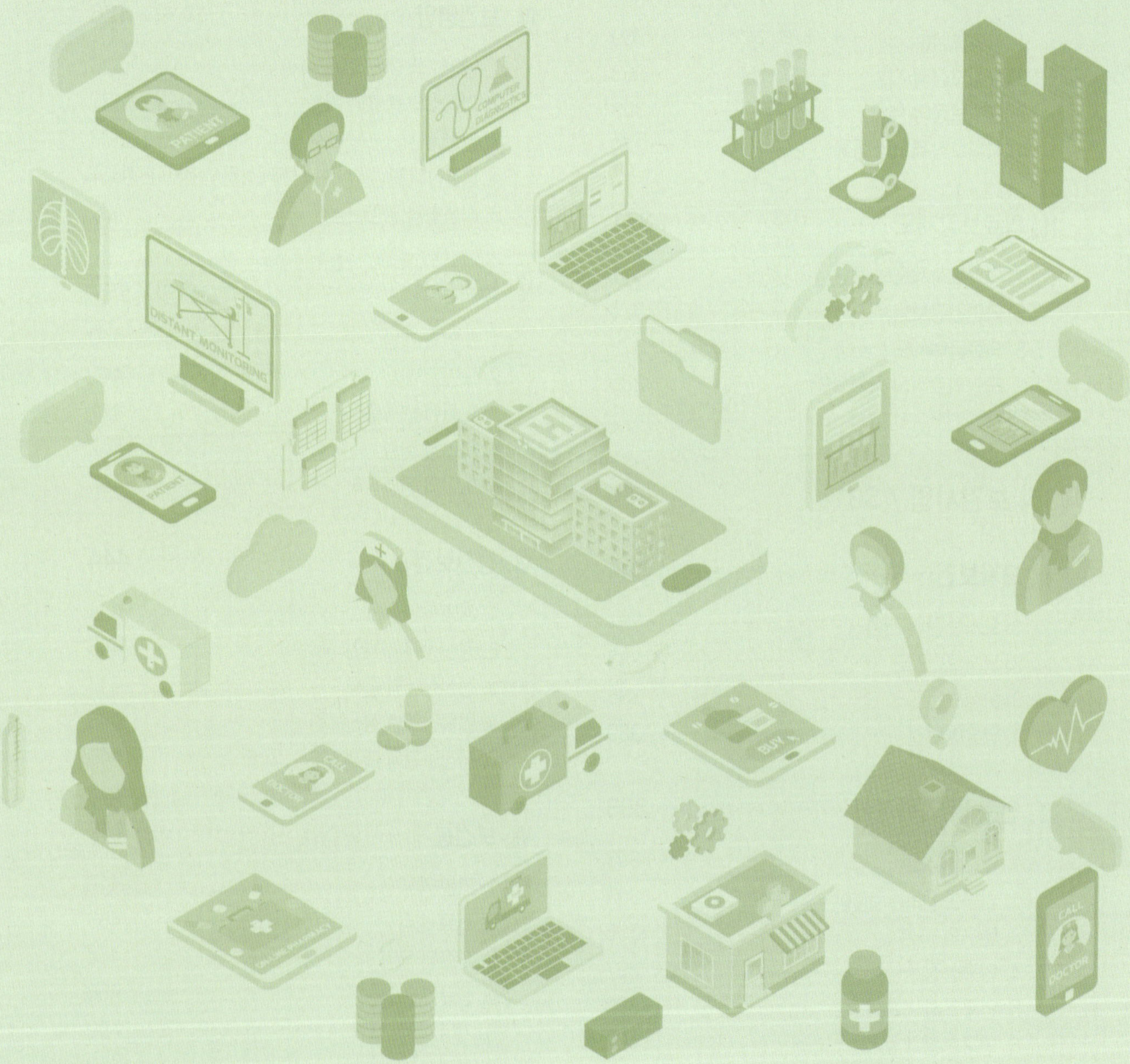

PUBLIC HEALTH

1편

공중보건학 개념

학습목표

- 건강을 정의할 수 있다.
- 건강개념의 변천과정을 설명할 수 있다.
- 질병발생의 변천과정을 설명할 수 있다.
- 질병의 예방개념을 단계적으로 설명할 수 있다.
- C. E. A. Winslow의 공중보건학 정의를 설명할 수 있다.
- 공중보건사업 수행에 필요한 요소들을 설명할 수 있다.
- 공중보건사업을 위한 접근방법들을 토의할 수 있다.
- 공중보건학과 유사한 학문들을 열거할 수 있다.
- 위생의 용어를 설명할 수 있다.
- 공중보건학과 의학의 차이점을 설명할 수 있다.
- 공중보건수준의 평가지표를 설명할 수 있다.
- WHO의 3대 보건지표를 설명할 수 있다.
- 지역사회 보건수준의 3대 보건지표를 설명할 수 있다.
- 국내보건 수준의 추이를 설명할 수 있다.
- 우리나라 주요 사망원인의 변화를 설명할 수 있다.
- 우리나라 공중보건의 당면과제를 토의할 수 있다.
- 공중보건학의 발전사에 따른 특징을 설명할 수 있다.
- 산업혁명기의 공중보건학적 발전배경을 설명할 수 있다.
- 19세기의 공중보건학적으로 중요한 역사적 인물을 기술할 수 있다.
- 20세기의 공중보건학적으로 중요한 문제들을 토의할 수 있다.
- 보건의료체계를 설명할 수 있다.
- 1차 보건의료의 필요성과 활동내용을 설명할 수 있다.
- 1·2·3차 보건의료 활동을 설명할 수 있다.
- 포괄적인 보건의료 활동을 설명할 수 있다.
- 건강증진을 정의할 수 있다.
- 건강증진 개념의 대두배경을 설명할 수 있다.
- 건강증진 개념의 변천과정을 설명할 수 있다.
- 건강증진의 원칙을 설명할 수 있다.

공중보건학 개념

I 건강과 질병

1 건강의 정의

1) WHO 정의(1948년)

- 단순히 질병이 없고 허약하지 않은 상태만을 의미하는 것이 아니고, 신체적·정신적 및 **사회적 안녕**이 완전한 상태
- **사회적 안녕**(social well-being)이란 사회 구성원으로서 자신의 역할과 기능을 충실히 수행할 있는 만족스런 상태로 생활개념의 건강을 의미
- 1998년 WHO 집행이사회에서 영적인 안녕(spiritual well- being)과 역동성(dynamic state)의 개념 추가에 대한 의견이 제기되었으나 총회에서 인준되지 않음

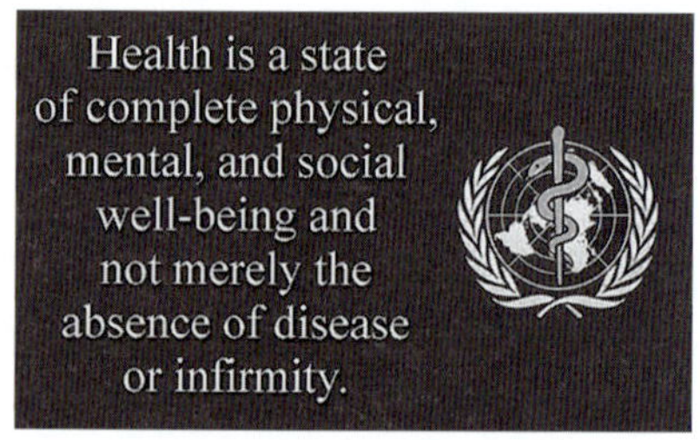

http://www.who.int

2) 기타

- Bernard(1859)
  - 외부환경의 변화에 대하여 내부환경의 **항상성**(恒常性, homeostasis)이 유지되는 상태, 항상성의 문제로 외부환경에 적응하지 못하는 상태를 질병이라 함
- Dunn(1959)
  - 건강-불건강의 연속선(health-illness continuum) 개념을 제시 : 건강과 불건강을 이분법적으로 구분할 수 없으며, 최고의 건강과 최저의 건강 사이의 연속선상에서 변화한다고 봄
  - 건강은 자신에게 가능한 안녕상태, 즉 최적의 건강상태를 유지하는 것이며, 사소한 몇 가지 결함을 가지고 있다 하더라도 일상생활을 유지할 수 있으면 건강상태라고 함

3) 건강개념의 변천

- 신체개념 → 심신개념(a sound mind in a sound body) → **생활개념**(오늘날의 건강개념)
- 정적(수동적) 개념 → 동적(능동적) 개념
- 병리학적 개념 → 생태학적 개념
- 불연속성 개념 → 연속성 개념
- 운명론적 사고 → 개인책임 → 개인책임의 한계로 사회적 책임요구(건강권)

2 질병의 정의

1) 질병발생 개념의 변천

- 신벌설(종교설)
- 점성설 : 별자리 이동으로 전염병 유행 예단
- 장기설(독기설)
- 전염설 : 사람의 접촉으로 질병 전파(한센병 · 페스트 · 매독 유행) 설명
- 세균설(미생물병인론)
- 다인설(다요인설)

참고 **장기설(瘴氣說, miasma theory)**

장기란 축축하고 더운 땅에서 생기는 오염된 공기(독기, 毒氣)를 의미하며, 인체가 나쁜 공기(malaria)에 노출되면 인체를 구성하고 있는 4체액(혈액·점액·황담·흑담)의 균형이 깨져 질병에 이른다는 학설이다. Hippocrates 학파가 주창하였으며, Galenus가 계승하여 발전되었다. 세균이나 매개동물에 대한 지식이 발달되기 전에 통용되었으며, 콜레라가 오염된 물에 의한 것인지 나쁜 공기에 의한 것인지에 대하여 19세기 말까지 논쟁이 될 정도로 오랜 역사를 지니고 있다.

2) 질병발생의 삼원론(3대요인설)

- 질병이 **병인 · 숙주 · 환경**의 상호작용에 의해 발생한다는 다요인설의 하나
  - 병인(agent) : 질병발생의 직접적인 원인으로 생물학적, 물리적, 화학적 요인
  - 숙주(host) : 질병의 대상으로 질병발생에 영향을 주는 신체 내부의 요인
  - 환경(environment) : 질병발생에 영향을 주는 신체 외부의 요인

3) Leavell과 Clark(1965)의 질병의 자연사 5단계에 따른 예방대책과 3단계 예방차원

질병의 자연사 단계			예방대책	예방차원
1	비병원성기	질병에 걸리지 않은 시기로 건강한 사회구성원이 대상	**환경위생 · 건강증진**을 위한 적당한 운동이나 식이 등의 적극적 예방활동	1차예방
2	초기병원성기	질병에 걸리게 되는 초기	안전관리 · 예방접종 등의 소극적 예방활동	
3	**불현성감염기**	감염은 되었으나 증상이 발현되지 않은 시기	**조기진단과 치료(집단검진)**	2차예방
4	발현성질환기	감염되어 증상이 발현된 시기로 질병 발생을 인지	진단과 치료	
5	회복기	질병으로부터 회복되거나 불구 또는 사망에 이르는 시기	무능력 · 불구의 예방을 위한 재활 및 사회복귀	3차예방

4) 질병의 자연사에 따른 3단계 예방활동

- 1차예방 : **질병발생의 자극이 있는 시기**로서 생활환경개선, 건강증진, 안전관리 및 예방접종 등 질병발생의 억제 또는 **예방**이 필요한 단계로 적극적 및 소극적 활동으로 구분(과거 여러 선진국들의 보건수준 향상은 1차 예방활동에 기인)
- 2차예방 : **숙주의 병적 변화 시기**로서 질병의 **진단 · 치료** 등 임상의학적 예방활동
- 3차예방 : 질병의 잔재효과를 최소화하고 **재활 · 사회복귀**를 위한 재활의학적 예방활동

5) 최근 예방의학에서의 질병의 자연사에 따른 예방대책과 3단계 예방차원

질병의 자연사 단계			예방대책	예방차원
1	질병전단계	건강한 상태	건강증진(적절한 영양섭취와 운동, 건강위해행위 개선) 질병예방(예방접종, 환경위생, 작업환경관리)	1차예방
2	질병잠복기	무증상기	조기진단 및 치료(집단검진, 건강검진)	2차예방
3	질병발현기	증상기 및 회복기	적절한 치료, 기능장애 및 사망 방지 재활 및 사회복귀	3차예방

- 1차예방 : 건강한 상태에 있는 개인 또는 인구집단의 건강 보호 또는 증진과 질병 발생을 예방하는 활동
- 2차예방 : 무증상기의 개인 또는 인구집단의 불건강 상태를 조기에 발견하여 조기치료 또는 효과적 대응을 통해 중증화 예방, 전염병의 확산방지, 합병증 또는 후유증을 막거나 장애기간을 최소화하는 활동
- 3차예방 : 증상기 또는 회복기 환자의 기능장애나 사망을 방지하고, 지속적인 질병의 고통을 완화하며, 기능장애 복구 또는 남은 기능을 최대한 활용하도록 훈련하거나(재활), 장애를 가진 사람을 가능한 한 직장에 복귀하도록 돕는 활동

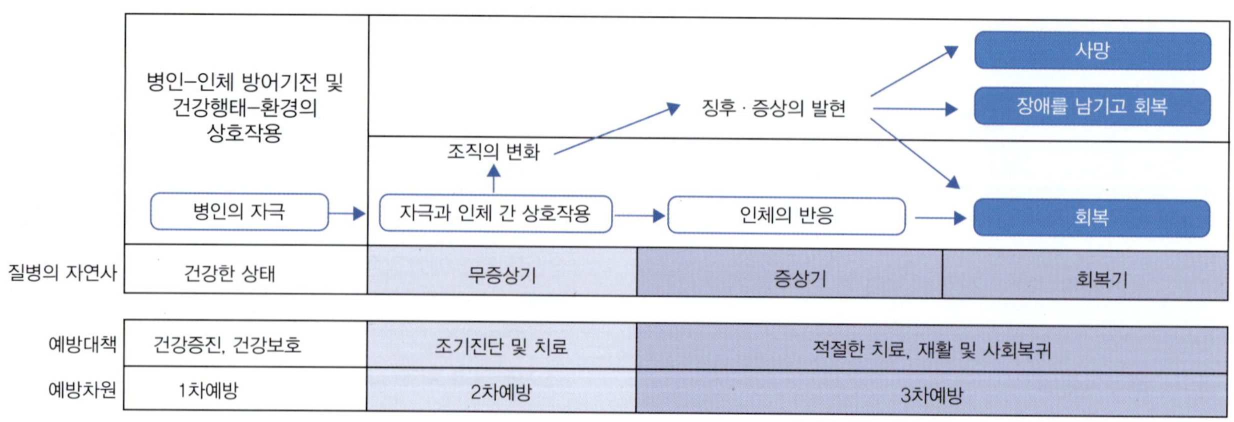

그림 1-1. 질병의 자연사에 따른 예방대책

히포크라테스(Hippocrates, B.C. 460~377)

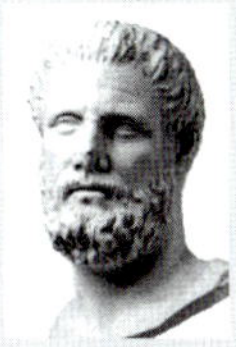

의술의 아버지로 불리는 히포크라테스는 그리스의 코스섬에서 태어났다. 그의 아버지와 할아버지가 모두 의사였던 까닭에 어린 시절부터 의학의 기초를 배울 수 있었다. 다른 문헌에서는 히포크라테스가 아스클레이피우스(Asclepius)의 15대 손이라는 기록도 있다.

아스클레이피우스는 의료를 담당하는 신(神)으로 호메로스가 쓴 『일리아드』에서 뱀이 감긴 지팡이를 든 인간의 모습으로 나온다. 이것은 고대인들이 히포크라테스를 신격화한 것으로 그 만큼 의학에서 히포크라테스의 영향은 대단하다. 이러한 영향을 받아 뱀이 감긴 지팡이는 오늘날 의학의 상징문양이 되고 있다.

히포크라테스는 아버지에게서 의학의 기초를 배웠고 트라키아의 아브디라로 유학하여 철학, 수사학, 외과학을 배웠다. 히포크라테스 이전의 의술은 상당부분 주술에 의존하였는데, 히포크라테스는 단호히 의술과 주술을 분리한 첫 번째 의사이다. 예를 들어 당시에 간질은 신에 의한 벌이라고 하였지만, 히포크라테스는 뇌에 원인이 있는 병이라고 주장하였다. 또한 약물치료보다는 자연치료를 중요하게 여겼고 경험과 관찰에 근거한 의학적 진단의 기초를 마련하였다. 더구나 성공한 치료뿐만 아니라 실패한 경우까지도 기록하여 과학적 의료방법을 정착시키는데 노력하였다. 환자를 치료하면서 정신적인 환경까지 포함하여 전체적인 관찰을 통한 체계적인 치료방법을 추구하였다. 히포크라테스는 질병을 진행정도에 따라 급성(acute)과 만성(chronic), 전파범위에 따라 전염병(epidemic)과 풍토병(endemic)으로 분류하였다. 또한 해부·생리·병리학적 측면에서 4체액(혈액·점액·황담즙·흑담즙)의 조화로 건강상태를 설명하였다.

히포크라테스의 체계적이고 과학적인 의학연구와 지식의 경우 아리스토텔레스에게는 생물학적 연구의 기반으로 그리고 갈렌(Galen)과 켈수스(Celsus)에게는 의학적인 토대를 마련해 주었다. 갈렌은 히포크라테스의 의학 방법과 4액체설을 받아들여 중세에서 르네상스 시대까지 커다란 영향을 주었다. 『의학(De Medicina)』의 저자인 켈수스(Celsus)도 연구의 대부분을 히포크라테스의 의학에 기초를 두었다.

히포크라테스는 태실리에서 생을 마감할 때까지 약 170편의 논문을 남겼는데, 그가 죽은 뒤 알렉산드리아의 의학자들은 그의 가르침이나 관련 자료들을 수집하여 『히포크라테스 전집(Corpus Hippocraticum)』으로 엮었으며, 여기에는 히포크라테스의 논문뿐만 아니라 그의 학파 논문과 기원전 4세기경부터 전해져 오던 의학 관련 자료들도 포함되어 있다. 그밖에 히포크라테스의 『애포리즘(Aphorism, 경구에 관한 책)』은 19세기까지도 의과대학 교과서로 사용된 책으로, 첫 장에는 "인생은 짧고 예술은 길다. 기회는 재빨리 사라져 버린다. 실험은 위험하고 판단은 어렵다"라는 글귀가 적혀 있다.

히포크라테스가 무엇보다도 위대한 이유는 신비와 주술이 혼재된 당시의 의학을 과학의 한 분야로 끌어올렸으며, 오늘날 의사가 지녀야 할 윤리·사명감·책임과 같은 근본정신을 강조한 데 있다. 그가 작성한 의료윤리 강령 '히포크라테스 선서'는 의학교수와 학생, 의사들을 위한 행위의 지침으로 오늘날까지도 받아들여지고 있다.

Ⅱ 공중보건학의 개념

1 공중보건학(public health)의 정의

1) C.E.A. Winslow(미국 예일대학 교수, 1877~1957)

조직화된 지역사회(organized community)의 노력을 통하여 **질병을 예방**하고 **수명을 연장**시키며, 신체적 · 정신적 **효율을 증진**시키는 과학이며 기술이다. 여기서 조직화된 지역사회의 노력은 다음과 같다.

- 환경위생
- 지역사회 감염관리
- 개인위생에 관한 보건교육
- 질병의 조기진단과 치료를 위한 의료와 간호서비스의 조직화
- 지역사회의 모든 개인에게 건강유지에 적합한 생활수준을 보장하는 사회제도의 발전

조직화된 지역사회란 동일한 일반 규범 아래 공통된 관심과 조직을 가지고 어느 정도 한정된 공동이익을 위해 서로 협조하고 노력하는 사회적 집단으로 **공중보건사업의 최소단위**가 된다. 공중보건의 궁극적인 목적은 **모든 지역주민의 건강과 장수의 생득권(生得權) 실현**에 있다.

> **참 고** **Public health is the science and art of preventing disease, prolonging life, and promoting physical health and efficiency through organized community efforts for**
>
> (a) the sanitation of the environment,
> (b) the control of community infections,
> (c) the education of the individual in principles of personal hygiene,
> (d) the organization of medical and nursing services for the early diagnosis and preventive treatment of disease, and
> (e) the development of the social machinery which will ensure to every individual in the community a standard of living adequate for the maintenance of health (Winslow, 1920).

2) Benjamin Disraeli(영국수상, 1804~1881)

공중보건은 국민의 행복과 국력을 도모하는데 기반이 된다. 공중보건에 대한 보살핌은 정치가의 첫 번째 의무이다(Public health is the foundation on which purposes the happiness of the people and the power of the country. The care of the public health is the first duty of a statesman).

2 공중보건사업

1) 공중보건사업 수행의 3요소

- **보건교육** : 가장 중요한 구성 요소
- 보건행정
- 보건관계법규

2) 공중보건사업의 내용

- 질병관리 : 역학, 전염병관리, 만성질환관리, 기생충질환관리
- 환경보건 : 환경위생, 환경오염, 산업보건, 식품위생
- 보건관리 : 보건행정, 사회보장제도, 보건관리(모자보건, 인구보건 및 가족계획, 보건교육, 학교보건, 보건영양, 노인보건, 정신보건, 보건통계 등)

참 고 우리나라에서는 전염병(결핵) 관리사업이 가장 먼저 시작되었다.

3) 공중보건사업의 접근방법

지역사회의 공중보건사업을 계획할 때 가장 우선적으로 고려하여야 할 사항은 **보건통계**이다. 접근방법으로는 교육·봉사·규제(관리)가 있으며, 구체적인 내용은 다음과 같다.

- 보건교육의 실시
- 지역사회의 자치 및 자발적 활동 장려
- 법의 강력한 집행

3 공중보건학의 관련학문

유사 학문으로는 위생학(hygiene), 예방의학(preventive medicine), 사회의학(social medicine), 지역사회의학(community medicine) 또는 지역사회보건학(community health), 건설의학(constructive medicine) 등이 있다. 공중보건학이나 예방의학은 영국과 미국에서 통용된 반면, 위생학은 독일과 일본에서 주로 사용되었다.

1) 위생학(hygiene)

- 희랍신화에 나오는 Apollo 아들인 아스클레이피우스(Aesculapius, 의학의 신)의 딸 Hygea(건강의 여신)에서 유래
- **Hygiene** : Italy의 의학자 **Galenus** (A.D. 130~200)가 처음 사용
- **위생(衛生)** : 중국의 장자(莊子)라는 고서에서 처음 사용
- 위생학은 환경위생에 중점을 둔 개인위생이 주가 되며, 인간집단의 건강관리와 질병예방을 다루는 학문으

로 공중위생학이 있지만 이학적 환경위생이 주가 됨
- 공중보건학은 사회과학적 접근까지 포함한 포괄적인 학문

2) 지역사회의학(community medicine)

공중보건학은 어떤 개인의 건강문제를 다루는 학문이 아니고 사회적·경제적·문화적 요인 등 사회과학적 접근에 의한 지역주민의 건강증진을 목적으로 하고 있어, 지역사회의학 또는 사회의학으로 불리기도 한다.

3) 의학과 공중보건학의 차이

	공중보건	의학
연구대상 진단방법 질병관리 연구목표	지역주민 보건통계 보건교육, 봉사, 관리 사회적인 환경요인	개인(환자) 임상진단 투약, 수술 병인의 생물학적 요인

4) 의학의 분류

분류	주요내용
치료의학	개인의 질병, 손상 및 기형 등을 치료하여 주는 의학
예방의학	공중보건학과 동일한 목적을 갖고 있으나 개인을 대상으로 건강의 위해요인을 사전에 예방하는 학문
재활의학	일단 발생한 건강장해요인을 최소한으로 줄여 후유증을 극소화시키고 건강장애가 발생한 후에는 남은 노동력에 대한 활용방안을 강구하는 학문
건설의학	질병의 치료나 예방보다는 현재의 건강상태를 최고수준으로 증진하는데 역점을 둔 적극적 건강관리 방법을 연구하는 학문
사회의학	사회적 환경요인에 의한 인간집단의 건강을 추구하는 학문

Ⅲ 공중보건수준의 평가

1 공중보건수준의 평가지표

1) 보건지표(health indicator)

- 지역주민의 건강수준을 평가하기 위한 수량적 척도
- 보건정책과 관련된 의사결정에 필요한 자료를 제공하며, 보건수준 향상을 위한 사회적인 변화의 유도 및 통제, 보건의료정보·조직의 개발 및 활용에 이용

- 보건지표의 구분
  - 사망수준에 관한 지표 : 조사망률, 영아사망률, 신생아사망률, 모성사망률, 비례사망지수
  - 질병이환수준에 관한 지표 : 발생률, 유병률, 발병률, 치명률 등
  - 인구성장수준에 관한 지표 : 보통출생률, 일반출생률, 합계생산율, 총재생산율, 순재생산율 등
  - 의료시설활용 수준에 관한 지표 : 병상이용률, 병상회전율, 평균재원일수 등
  - 보건수준 관련 사회경제적 지표 : 국민소득, 부양비 등(보건수준을 직접 나타내지 않아 보건사업의 목표 설정에는 이용할 수 없으나 건강증진에 영향을 주는 자원의 지표로서 건강증진 설명에 이용)

2) WHO의 3대 보건지표

- 조사망률(crude death rate, 보통사망률)
- 평균수명(expectation of life)
- 비례사망지수(proportional mortality indicator, PMI)

2 보건수준 평가의 3대 지표

1) 영아사망률

(1) 정의

- 해당연도 출생아 천 명 가운데 1년 이내에 사망한 영아(0세아)의 수

$$\text{영아사망률} = \frac{\text{1세 미만의 영아사망수}}{\text{연간 출생아수}} \times 1{,}000$$

- **국가나 지역사회의 건강수준을 가장 잘 반영하는 지표**
  - 모자보건, 환경위생 및 영양수준 등에 민감
  - 생후 12개월 미만의 일정한 연령군이기 때문에 일반사망률에 비해 통계적인 유의성이 큼

(2) α-index

- 영아사망과 신생아사망의 상호 비교가 가능한 보건지표

$$\alpha\text{-index} = \frac{\text{영아사망수}}{\text{신생아사망수}} \geq 1$$

- 보통 1보다 크지만 신생아후기 영아사망이 발생하지 않아 **신생아사망수와 영아사망수가 같을 경우 1**, 여기서 신생아사망수는 생후 28일 이내의 영아사망수를 의미
- 1에 가까울수록 지역주민의 보건수준이 양호한 반면, 클수록 영아사망에 대한 예방대책이 필요(신생아의 사망은 대부분 선천적인 이유로 예방이 불가능하지만 신생아후기 영아사망은 예방이 가능하기 때문)

2) 비례사망지수(proportional mortality indicator, PMI)

- 연간 총사망자수에 대한 50세 이상인 사망자수의 백분율(비례사망률)

$$PMI = \frac{50세\ 이상\ 사망자수}{총\ 사망수} \times 100$$

- 연령별 사망자수만 알면 산출이 가능해 WHO 보건지표로 사용
- 클수록 보건수준이 양호

3) 평균수명(expectation of life)

- 0세 출생아의 평균생존년수, 출생 시(0세)의 평균기대여명
- 보건의료정책 수립, 보험료율 · 인명피해 보상비 산정, 장래인구 추계 작성, 국가간 경제 · 사회 · 보건수준 비교에 활용

3 국내 보건수준의 추이

1) 영아사망률의 감소

- 영아사망률 : 지속적인 감소 추세, 1996년 이후부터는 OECD 평균보다 낮은 추세를 보임
- 신생아사망률도 지속적인 감소 추세

표 1-1. 영아사망률 추이(「2021년 사망원인통계, 통계청」, 「2022 OECD Health Statistics, 보건복지부 & 한국보건사회연구원」)

		1970	1996	2005	2010	2015	2018	2019	2020	2021
한국	계	53.0	7.7	4.2	3.2	2.7	2.8	2.7	2.5	2.4
	남자		8.0	4.3	3.7	2.9	3.2	3.0	2.8	2.6
	여자		7.4	4.0	2.7	2.5	2.5	2.4	2.2	2.2
OECD			8.1	5.4	4.4	4.4	4.2	4.2	4.1	

2) 기대수명과 건강수명의 증가

- 2021년 출생아(남녀 전체)의 기대수명은 83.6세(남자 80.6, 여자 86.6)로 증가 추세
- 우리나라의 기대수명은 OECD보다 남자는 2.9년, 여자는 3.5년 높음
- 건강수명(평균수명에서 질병이나 부상으로 건강하지 않았던 유병기간 제외 기대수명)은 2020년 기준 66.3세로 평균수명과 약 17년의 차이를 보임(주로 **만성질환**에 기인)

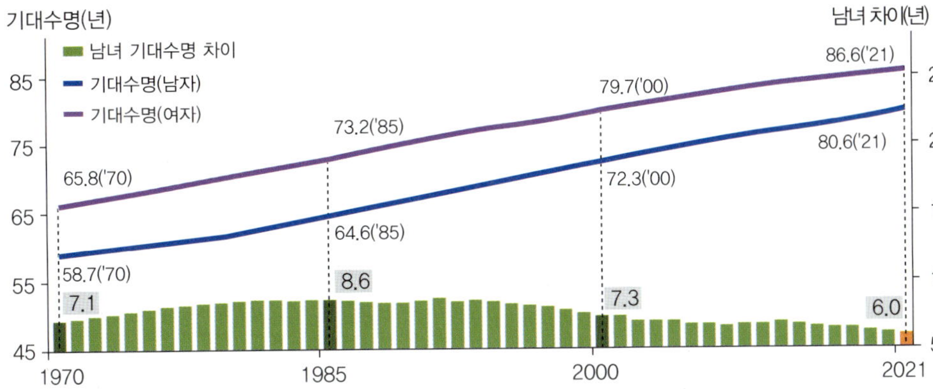

그림 1-2. 우리나라 성별 기대수명의 차이(2021년 생명표, 통계청)

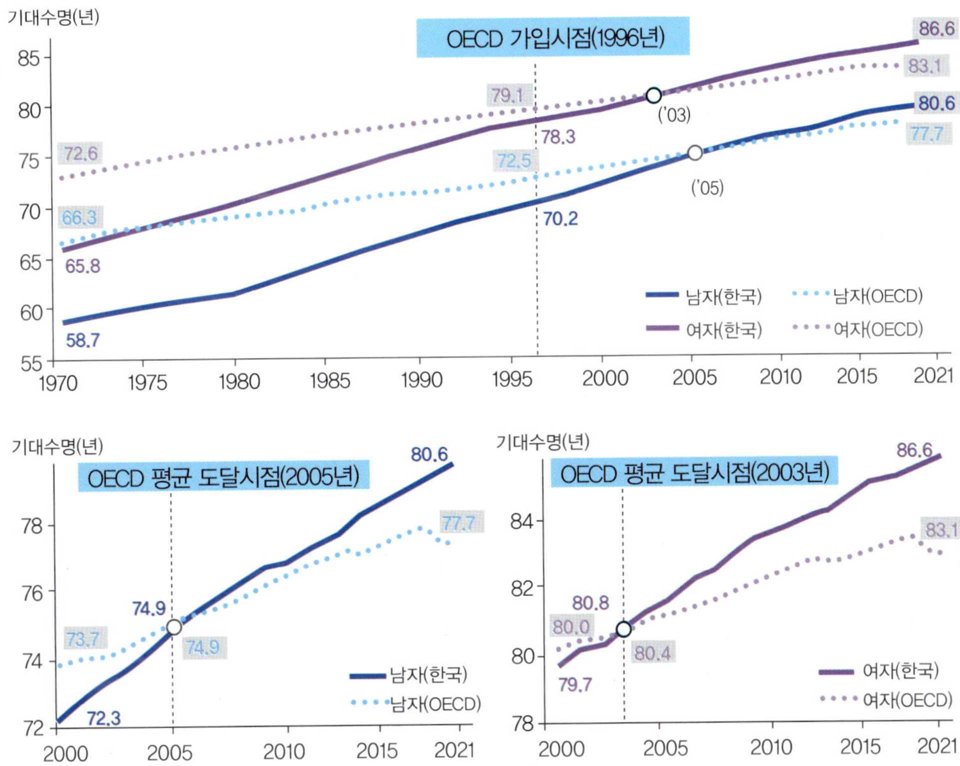

그림 1-3. 우리나라와 OECD 기대수명의 추이(2021년 생명표, 통계청)

표 1-2. 기대수명과 건강수명(유병기간 제외 기대수명)의 차이(2021년 생명표, 통계청)

		2012	2013	2014	2015	2016	2017	2018	2019	2020	2021
기대수명	계	80.9	81.4	81.8	82.1	82.4	82.7	82.7	83.3	83.5	83.6
	남자	77.6	78.1	78.6	79.0	79.3	79.7	79.7	80.3	80.5	80.6
	여자	84.2	84.6	85.0	85.2	85.4	85.7	85.7	86.3	86.5	86.6
건강수명		65.7	–	65.2	–	64.9	–	64.4	–	66.3	–
유병기간		15.2		16.6		17.5		18.3		17.2	

Ⅳ 우리나라 공중보건의 과제와 전망

1 사망양상의 변화

– 사망원인의 순위에 따른 사망률 변화(표 1–3)
– 해방 전에는 전염병(콜레라, 천연두 등), 소화기계 및 호흡기계 질환이 중요
– 1960년대 : 폐렴, 기관지염, 결핵이 중요
– 최근 사망원인별 추이(그림 1–3)
- 악성신생물(암), 심장질환, 폐렴, 뇌혈관질환이 주요 사인
- 암사망률 증가 : 생활습관(식습관, 비만, 운동부족, 음주, 흡연), 환경오염, 스트레스 및 인구고령화 등에 기인
- 뇌혈관질환 감소 : 의료기술의 발달과 건강에 대한 관심 증가에 따른 질병의 조기발견 및 관리에 기인
- 10년 전보다 증가 : 암, 심장질환, 폐렴, 알츠하이머병, 패혈증, 고혈압성 질환 등
- 10년 전보다 감소 : 뇌혈관질환, 당뇨병, 만성하기도질환 등

표 1–3. 사망원인의 순위에 따른 사망률 변화(통계청, 2023년 사망원인통계)

순위	1953	1966~67	1974	1984	1990	2000	2010	2017	2023
1	결핵	폐렴 및 기관지염	악성신생물	순환기계 질환	악성신생물 (암)	악성신생물 (암)	악성신생물 (암)	악성신생물 (암)	악성신생물 (암)
2	위장관염	결핵 뇌혈관질환	뇌혈관질환	병인미상 질환	뇌혈관질환	뇌혈관질환	뇌혈관질환	심장질환	심장질환
3	뇌혈관질환	악성신생물	고혈압성 질환	악성신생물	심장질환	심장질환	심장질환	뇌혈관질환	폐렴
4	폐렴 및 기관지염		사고	손상 및 중독	운수사고	운수사고	고의적 자해 (자살)	폐렴	뇌혈관질환
5	신경계질환	위장염	호흡기계 질환	소화기계 질환	고혈압성 질환	간질환	당뇨병	고의적 자해 (자살)	고의적 자해 (자살)
6	노쇠	사고	기관지염 결핵폐기종	호흡기계 질환	간질환	당뇨병	폐렴	당뇨병	알츠하이머병
7	심장질환	심장질환	폐렴	감염 및 기생충질환	당뇨병	만성하기도질환	만성하기도 질환	간질환	당뇨병
8	감염 및 기생충질환		기타 심장 질환	내분비 및 대사 질환	호흡기 결핵	고의적 자해 (자살)	간질환	만성하기도질환	고혈압성 질환
9	악성신생물		간경변	신경계 및 감각계질환	만성하기도 질환	고혈압성 질환	운수사고	고혈압성 질환	패혈증
10	병인미상		불명	비뇨생식기계 질환	자살	폐렴	고혈압성 질환	운수사고	코로나19

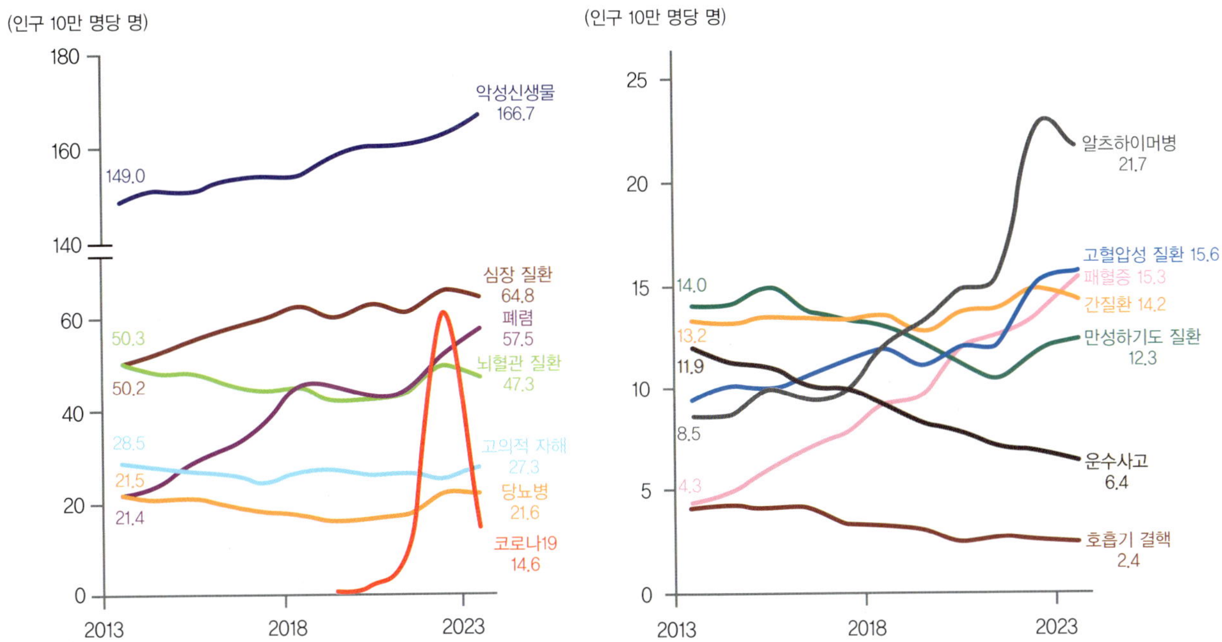

그림 1-3. 주요 사망원인별 사망률 추이(2023년 사망원인통계, 통계청)

2 우리나라 공중보건의 과제

- 악성신생물, 뇌졸중, 당뇨병, 고혈압 등 생활습관병(성인병) 증가
- 신종인플루엔자 등 새로운 감염병 유행
- AIDS나 간염 등 만성감염병 확산
- 환경오염으로 환경성질환과 산업장의 직업병 발생
- 사회보장제도의 발전과 사회안전망 구축
- 보건의료서비스의 질적 향상과 보건정보망 구축
- 국민의 건강생활기반 구축 및 건강증진사업 활성화(보건교육을 통한 접근이 중요)
- 보건의료체계의 재정립
  - 질병치료중심의 활동보다 질병의 원인을 사전에 제거하는 예방활동이나 건강증진에 의한 접근
  - 인구의 노령화와 생활습관병 증가로 급성질환관리체계에서 만성퇴행성질환관리체계로의 전환
  - 보건소 등 공공보건기관의 기능과 역할 강화

참 고 **공중보건수준이 낮은 경우 예상되는 사회문제**

- 3P : 인구(population), 오염(pollution), 빈곤(poverty)
- 3M : 영양실조(malnutrition), 질병(morbidity), 사망률(mortality)

3 우리나라 보건의료의 전망

- 인구의 고령화
- 의료수요의 변화(감염성질환보다는 만성퇴행성질환, 환경성질환, 사고 등)
- 국민의료비 증가
- 보건의료의 질적 향상 및 다변화

4 당면과제에 대한 해결방안

- 전 국민이 질 높은 의학적 보호를 받을 수 있도록 제도 개선 필요
- 환경성질환 및 직업병 예방과 생활습관병 관리 및 사회보장을 위한 적극적인 투자 필요
- 자신의 보건문제 해결이 가능하도록 적극적인 보건교육활동 필요

V 공중보건학의 발전사

1 고대기(기원전~서기 500년) : 위생 중심

- 메소포타미아 : 바빌로니아 함무라비 법전(공중보건을 담은 최초의 법전)
- 고대 이집트
  - 급배수시설, 하수시설
- 로마
  - 대규모 상·하수도시설과 공중목욕탕 등의 개인위생시설
- 그리스(희랍)
  - 장기설과 4체액설
  - 주위환경 강조

2 중세기(500~1500, 암흑기)

- 신 중심의 종교관이 지배적(금욕시대로 공중보건의 발전이 이루어지지 못함)
- 유럽전역에 전염병 만연(회교도 성지순례가 전염병 유행에 기여)
  - 13세기 : **한센병**
  - 14세기 : **페스트(징기스칸의 유럽정벌)**
  - 15~16세기 : **매독과 결핵**

– 접촉전염설의 개념 도입으로 **검역제도**(quarantine) 실시
  • 1383년 프랑스 Marseilles에서 검역법이 통과되어 최초의 검역소 설치
  • 페스트 유행지역에서 온 여행자의 경우 일정한 장소에서 일정기간(40일) 머물게 한 후 입항이 허락됨
– 방역의사, 빈민구제의사, 경찰의, 감정의 등 활동(Schola 시대)

3 여명기(1500~1850, 요람기)

– 근대과학기술의 태동기, 프랑스 시민혁명(1789~1794)과 영국 산업혁명(1760~1830)으로 공중보건사상이 싹틈
– Antonie van **Leeuwenhoek**(1632~1694)
  • 현미경 발견
– John Graunt
  • 저서『Observation Made upon the Bill of Mortality(사망표에 관한 자연적 및 정치적 제 관찰)』에서 공중보건의 기본관심사인 사망통계를 기술(1662)
– Bernardio **Ramazzini**
  • 직업병에 관한 저서(14권) 출간(1713)
– Johann Peter **Frank**(1745~1821)
  • 의사경찰체계(전12권) 출간
  • 국민의 건강은 국가의 책임이라는 개념 도입(**최초의 공중보건학 저서**)
– 세계 최초의 국세조사(스웨덴, 1749) 실시
– Edward **Jenner**(1749~1823)
  • 우두종두법 개발(1798)
– Edwin **Chadwick**(영국, 1800~1890)
  • '영국 노동인구의 위생상태에 관한 보고서'(Report on the Sanitary Conditions of the Laboring Population of Great Britain, 1842) 작성
  • 이를 토대로 **최초의 공중보건법(Public Health Act, 1848) 제정,** 공중보건국과 지방보건국 설치(**보건행정의 기틀 마련**)
– **Lemuel Shattuck**(미국, 1793~1859)
  • 보건분야의 지침서로 불리는 "Report of the Sanitary Commission of Massachusetts" 발간(1842)

4 확립기(1850~1900)

질병발생에 대한 예방의학적 개념 확립(미생물 분야에 대한 역학 · 세균학 · 면역학 발달)

– John **Snow**
  • '영국 런던에서 발생한 콜레라의 원인규명에 관한 보고서'(On the Mode of Communication of Cholera) 발간(1855)
  • **근대 역학의 시조**

- William **Rathbone**
  - 영국 Liver Pool 시에서 모자보건을 위한 **방문간호사업** 시작(1862)
  - 오늘날 보건소 제도의 효시
- Otto von **Bismarck**
  - 세계 최초의 **근로자 질병보호법(1883) 제정**으로 사회보장제도의 기틀 마련
- Max von **Pettenkofer**
  - **독일 뮌헨 대학에 위생학교실 창립**(1886)
  - 실험위생학의 기초 확립
- Robert **Koch(**독일)
  - 파상풍균(1878), 결핵균(1882), 콜레라균(1883), 탄저균 분리
  - **세균학의 선구자**
- Louis **Pasteur(**프랑스)
  - 탄저균 백신, 닭콜레라균 백신, 광견병 백신 개발, 저온살균법 발견
  - **미생물병인론 · 예방의학의 선구자, 현대의학의 창시자**

5 발전기(1900년 이후)

- 탈미생물학의 시대로 질병의 치료 · 예방 중심에서 사회적 · 경제적 개념이 공중보건에 추가
- 국가적인 제도적 장치가 마련되면서 급진적 발전
  - 영국에서 세계 최초의 **보건부**(Ministry of Health) 설립(1919)
- UN의 국제보건전문기관인 **세계보건기구(WHO) 발족**(1948)
- 보건소 제도의 확대보급으로 지역사회의 보건활동 활성화
- 1935년 최초의 사회보장법 제정(미국), 사회보장제도 발전(영국, from the cradle to the grave)
- 항생물질 개발로 모성 및 유아사망률 급감
- 산업발달로 환경문제 및 건강불평등 심화

표 1-4. 공중보건 관련 주요 선언문 채택

1972년	스웨덴 스톡홀름에서 국제인간환경회의 개최 → 인간환경선언, 오직 하나뿐인 지구(The Only One Earth), 국제환경기구(UNEP) 설립(1973)
1977년	WHO에 의해 **"Health for All by the year 2000"**이라는 전인류의 건강목표 설정
1978년	구소련 카자흐스탄의 **Alma-Ata 선언 → 일차보건의료(primary health care) 실천 결의**
1986년	세계건강증진회의(오타와헌장) → **건강증진 개념 확립**
1992년	기후변화 협약 및 리우선언

참고 신공중보건학의 개념 도입

- 질병양상이 과거의 전염병에서 만성질환(생활습관병)으로 바뀌어가면서 새로운 개념 요구
- 대표적인 사업은 건강증진(health promotion)과 건강도시(healthy city)
- 공중보건사업의 3대 원칙(WHO) : 참여(participation), 형평(equity), 협동(collaboration)
- 각국의 신공중보건사업
  - 미국 : “Healthy People 2010”과 “Healthy People 2020”을 발표하여 건강증진사업 추진
  - 캐나다 : “Health Canada”하에 건강증진 중심의 공중보건사업 전개
  - 일본 : “건강일본 21”을 통하여 건강증진을 공중보건사업으로 추진
  - 한국 : “국민건강증진종합계획(Health Plan 2002, 2005, 2011, 2015, 2021)” 수립

VI 보건의료

1 1차보건의료(primary health care, PHC)

1) 1차보건의료의 대두배경

- 건강이 인간의 기본권리로 인식되고 건강에 대한 사회적 책임 강조
- 건강한 사람과 건강을 누리지 못하는 사람의 건강불평등 심화
- 보건의료자원의 불균형(도시지역에 편중, 소수의 선택적인 사회계층에 치중)과 의료의 접근성 문제(지불능력이 없거나 이용률이 낮음) 심화
- 도시화·산업화로 새로운 보건문제가 발생하고 기존 보건문제가 더욱 복잡해짐
- 선진국 의료도 문제가 많은데 개발도상국이 그대로 답습
- 기존의 임상중심 의료는 전 인구의 건강문제 해결에 비효율적
- 지역보건의료문제의 80~90%는 예방이나 간단한 치료로 해결할 수 있음

2) 1차보건의료의 기본가정과 1 · 2 · 3차 보건의료

- 건강과 질병은 분리될 수 없고 항상 연속선상에 존재
- 질병은 건강에 대한 우발적 사고로 인한 문제로 지속적인 관리가 요구
- 건강문제의 심각한 수준에 따라 대응방안이 달라짐

1차 건강문제	2차 건강문제	3차 건강문제
↓	↓	↓
1차보건의료	2차보건의료	3차보건의료

- 인류 건강문제의 약 85%가 1차 건강문제를 갖기 때문에 그 대부분을 1차보건의료로 해결 가능
- 2차보건의료의 경우 급성 및 입원환자 등을 대상으로 하는 전문병원의 활동이 주가 됨
- 3차보건의료의 경우 회복기·재활·만성 질환자 및 노인성 질환자를 대상으로 함

3) 1차보건의료

- 1970년대 WHO가 빈부 격차에 의해 국가 및 계층 간에 존재하는 건강수준의 불평등 문제를 해소하기 위해 모든 인류의 건강보장을 위한 전략으로 제시
- 1977년 WHO는 인류의 건강목표(health for all by the year 2000)를 설정
  - Health for all : '누구나 기본적인 의료만큼은 받을 수 있어야 한다'는 의료이용의 형평성을 의미
- 1978년 WHO는 UNICEF와 공동으로 구소련 카자흐스탄의 Alma-Ata에서 전 인류의 건강목표를 실현하기 위한 수단으로서 1차보건의료에 관한 국제회의를 개최, 1차보건의료의 실천을 결의하는 **Alma-Ata 선언** 채택
  - 전인류의 **건강권**을 바탕으로 함
  - '모든 인류가 보건의료에 대하여 평등해야 하고 건강은 인간의 기본적인 권리이며 국가는 국민의 건강보장을 책임져야 한다.'는 취지
  - 각국의 국가보건정책 수립에 커다란 영향을 주었고, 다양한 보건사업이 전개

4) 알마아타 선언의 주요 내용

- 과학적 방법으로 지역사회가 수용할 수 있어야 함
- 모든 주민이 쉽게 이용할 수 있어야 함
- 말단마을이 1차보건의료의 핵심이 되어야 함
- 국가의 보건의료체계상 핵심정책으로서 지역사회개발정책의 일환으로 유지되어야 함
- 질병의 일상적인 치료, 예방, 재활과 건강증진을 실현할 수 있어야 함

5) 1차보건의료의 정의

- 4가지 구성요소(4A)를 접근방안으로 하는 기본적이고 필수적인 보건의료서비스
  - 접근용이성(Accessible) : 지역사회 개인이나 가족이 쉽게 접근
  - 수용가능성(Available) : 지역사회 주민들이 쉽게 수용
  - 적극적인 주민참여(Active) : 주민들의 적극적인 참여
  - 지불부담 능력(Affordable) : 주민들의 지불 능력에 맞는 보건의료수가 제공
- 지역사회에서 주민의 건강을 향상시키는 데 필요한 다각적인 보건의료활동으로 **질병의 일상적인 치료와 예방, 재활, 건강증진 및 사회적 안녕과 생활의 질적 향상**을 도모하면서 가장 먼저 접하는 기본적이고 넓은 의미의 지역보건의료활동
- 국가의 발전정도, 문화수준, 의료전달체계의 양상에 따라 개념이 달라질 수 있음

6) 1차보건의료사업(필수적 사업내용)

- 널리 퍼져 있는 주요 보건의료문제와 그 예방 및 관리방법에 대한 교육
- 식량공급의 촉진과 적절한 영양개선
- 안전한 식수공급과 기본적 위생관리

- 가족계획을 포함한 모자보건
- 주요 감염병에 대한 면역수준 증강(예방접종)
- 지역 풍토병(지방병)의 예방과 관리
- 흔히 볼 수 있는 질병과 외상의 적절한 치료
- 필수 의약품의 공급
- 심신장애자의 사회의학적 재활(정신보건 증진)

1편

참고 1차의료와 1차보건의료의 비교

	1차의료*	1차보건의료
대상	환자	지역사회
접근	질병치료 중심	질병치료와 예방, 재활, 건강증진의 포괄적인 접근
주체	의사와 간호사 등 의료인 주도	지역사회주민의 참여 보건의료 분야의 부문간 팀워크(teamwork)가 중요
관계	제공자와 소비자 관계	동반자 관계
목표	질병치료	사회적 · 경제적으로 생산적인 삶을 영위하기 위한 건강수준의 획득

* 보건의료서비스 전달체계(1차, 2차, 3차)의 하나

7) 우리나라 1차보건의료사업

- 1980년 「농어촌 등 보건의료를 위한 특별조치법」이 제정되어 1차보건의료를 위한 법적 근거 마련
  - 농어촌 등 의료취약 지역에 보건진료소 설치
- 지역적인 의료공급의 형평성 해소 차원에서 보건지소에 공중보건의 근무

알마아타(Alma-Ata) 선언문

1978년 9월 12일 소련 카자흐스탄의 알마아타에서 개최된 1차 보건의료에 관한 국제회의에서는 모든 인류의 건강을 보호하고 증진하기 위하여 모든 나라의 정부, 보건 및 사회개발 전문인들, 그리고 세계의 지역사회는 신속한 조치를 취하는 것이 필요하므로 다음과 같이 선언문을 채택한다.

첫째, 건강이란 단지 질병이 없거나 허약하지 않은 상태가 아니라 신체적, 정신적, 사회적 안녕상태이며, 인류의 기본 권리이므로 가능한 최고수준의 건강을 유지하는 것은 매우 중요하고 보건부문뿐 아니라 사회경제부문에서도 조치를 필요로 하는 세계적인 사회목표임을 재확인한다.

둘째, 개발국 및 개발도상국가뿐 아니라 각국 내에서도 정치적, 경제적, 사회적 건강상태에서 불평등이 존재하므로 이러한 모든 나라의 공동 관심사가 된다.

셋째, 새로운 국제적 경제 질서에 근거를 둔 경제 및 사회개발은 인류 모두의 건강을 획득하고 개발국과 개발도상국가 간의 건강 격차를 줄이는 데 매우 중요하다. 인류의 건강을 유지 증진하는 것은 경제사회개발에 필수적이며 보다 나은 삶의 질과 세계평화에 기여한다.

넷째, 인류는 그들의 의료를 위하여 기획하고 수행하는데 개인적 또는 집단적으로 참여하는 권리와 의무를 갖는다.

다섯째, 정부는 보건 및 사회적 방안을 적절하게 함으로써 국민의 건강에 대한 책임을 갖는다. 정부, 국제기구, 그리고 세계 모든 지역사회의 주요 사회목표는 서기 2000년까지는 세계 모든 인류에게 사회적 • 경제적으로 생산적인 삶을 허용할 수 있는 건강수준을 얻게 하는 것이다. 1차보건의료는 사회정의 정신에 입각한 개발의 일부분으로써 이러한 목표를 달성하는데 관건이 된다.

여섯째, 1차보건의료는 실질적이고 과학적으로 건전하며 사회적으로 받아들여질 수 있는 방법과 기술에 근거한 기본적인 의료를 말하는데 지역사회의 개인과 가족이 적극적인 참여를 하고 지역사회나 국가가 자조 및 자결의 정신 하에 그들의 발전 단계에서 부담할 수 있는 비용으로 개인과 국가가 접근 가능한 것이어야 한다. 이것은 한 나라의 보건제도의 일부분을 형성하며 지역사회의 전반적인 사회경제발전에 대해서도 초점이 된다. 이것은 국가보건제도가 개인과 가족, 그리고 지역사회와 처음 접하는 단계로써 주민이 생활하고 일하는 곳으로부터 가능한 가까운 장소에서 의료서비스를 받을 수 있게 하며 지속적인 의료과정 중에 첫번째 요소가 된다.

일곱째, 1차보건의료는

① 국가와 지역사회의 경제적 상태 및 사회문화적, 그리고 정치적 특성을 반영하고 발전되며 사회적, 생물의학적, 그리고 보건서비스 연구와 공중보건 경험의 결과를 적용하는 데 기준이 된다.

② 지역사회에서 주요 건강문제에 대하여 건강증진, 예방, 진료, 재활하는 서비스를 다룬다.

③ 최소한 주요 건강문제와 관련된 교육과 이것들을 예방하고 관리하는 방법, 음식공급의 증진과 적정한 영양, 안전한 음료수 공급과 기본적인 위생, 가족계획을 포함한 모자보건사업, 주요 감염병에 대한 예방접종, 풍토병의 예방과 관리, 흔한 질병과 상해의 적절한 치료, 그리고 필수적인 약품의 공급 등을 포함한다.

④ 보건지표뿐만 아니라 모든 관련지표, 그리고 국가와 지역사회 개발의 측면을 포함하며 특히 농업, 축산, 식품공업, 교육, 주택, 공공사업, 통신 및 기타 부문에 관련된다. 1차보건의료는 다른 관련 부문을 조정한 욕구를 수반하고 있다.

⑤ 지역사회와 국가의 가용자원을 최대한으로 활용하면서 지역사회 및 개인은 최대한 자조와 1차보건의료에서 기획, 조직, 운영 및 조정에 참여하여야 한다. 이것을 위해서는 적절한 교육을 통해서 지역사회주민의 참여 능력을 키운다.

⑥ 통합되고 기능적이며 상호협조적인 이송체계를 유지해서 모든 사람을 위한 총괄적 의료가 되도록 점진적으로 발전케 하며 가장 필요한 사람에게 우선순위를 준다.

⑦ 지역적인 이송 수준에서는 의사, 간호사, 조산사, 간호조무사, 그리고 지역사회 보건요원 및 때에 따라 민속치료사를 포함한 보건요원에 의존하며 보건팀으로써 사회적·기술적으로 적합하게 훈련되어 지역사회의 보건수요에 부응한다.

여덟째, 모든 나라의 정부는 1차보건의료를 총괄적인 국가보건체계의 일부분으로 하고 다른 부문과 조정하도록 국가 정책, 전략, 그 활동 방안을 만들어야 한다. 이를 위하여 정치적인 의지가 필요하며 국가 자원을 동원하고 합리적으로 가용 외부자원을 활용하는 것이 필요하다.

아홉째, 한 나라의 국민들이 건강하다는 것은 다른 모든 나라에 직접적으로 이롭게 작용되기 때문에 1차보건의료를 보장하기 위하여 동반자와 봉사정신으로 협조하여야 한다. 이런 의미에서 WHO와 UNICEF가 공동으로 마련한 이 보고서는 세계적으로 1차보건의료의 개발과 운영에 지침이 된다.

열째, 2000년대에 세계 모든 인류가 건강을 유지하도록 하려면 무장과 군사력 경쟁에 소모하고 있는 세계 모든 자원을 총동원 활용함으로써 얻을 수 있다. 독립, 평화, 데탕트, 그리고 군비축소 등에 대한 정책은 평화적인 목적으로 쓸 수 있도록 하며 사회경제발전의 주요 요소로서 1차보건의료에 적절하게 쓰이도록 할당되어야 한다.

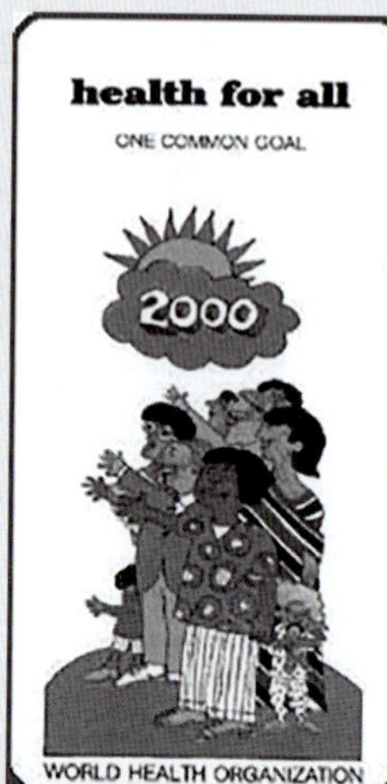

1차 보건의료회의 [1976]

전세계 특히, 개발도상국의 1차보건의료를 개발·수행하기 위하여 1차보건의료에 관한 국제회의는 기술협력과 새로운 국제 경제질서와 보조를 맞추어 국가적이고 국제적인 활동을 효과적으로 수행할 것이 요망된다. 각 정부들과 WHO, UNICEF 그리고 기타 국제조직과 그 상호협력기구, 원조기구, 민간조직, 모든 보건요원, 그리고 세계의 모든 지역사회는 1차보건의료에 대하여 국제적 또는 국가적으로 지원을 하여야 하며 특별히 개발도상국을 위하여 보다 많은 기술적·재정적 지원을 계속해야 한다. 이 회의는 이 헌장의 정신과 내용에 따라 1차보건의료를 소개·발전·유지하는데 앞에서 언급한 모든 조직들이 긴밀하게 협력할 것을 촉구하는 바이다.

2 보건의료의 개념

1) 의료와 보건의료

(1) 의료(medical care)

- 개인 환자를 대상으로 질병문제의 해결을 위한 진단과 치료 등 진료 중심의 임상적인 활동

(2) 보건의료(health care)

- 질병의 원인과 해결에 대한 이해가 심화되고 확대되면서 질병의 자연사에 따른 다양한 노력과 대책이 요구됨
- 건강문제의 해결을 위해서는 의료의 개념 확장이 필요하게 되어 1970년대부터 사용
- 치료 중심의 질병(환자)에 주안점을 두지 않고 환자뿐만 아니라 건강한 사람들을 포함한 주민 전체를 대상으로 건강과 관련된 제반현상을 이해하고 관리하기 위한 모든 활동
- 질병의 자연사 스펙트럼에 따른 질병의 진단 및 치료, 질병예방, 재활 등과 건강의 유지 및 증진을 위한 모든 노력을 포함

참 고 용어 정의

- 의료(medical care) : 의학을 인간에게 적용하는 실천적 기술로 의료행위 및 제도
- 의학(medical science) : 인간의 생명현상을 자연과학적으로 규명하고자 하는 학문
- 보건(health) : 질병예방과 관련된 행위와 제도
- 보건의료(health care) : 질병을 예방하고 치료하는 각종 활동과 제도
- 보건의료서비스 : 보건의료인이 행하는 모든 보건의료활동

2) 보건의료서비스의 사회 · 경제적 특성

- 정보의 비대칭성 : "공급이 수요를 창출한다"는 세이의 법칙(Say's law)을 적용
- 질병발생의 불확실성
- 외부효과성 : 감염병 관리차원의 예방접종이 대표적인 사례
- 의료공급의 독점성과 비탄력성
- 수요의 가격탄력성(수요의 변화/가격의 변화)이 낮음 : 가격이 변해도 수요의 변화가 크지 않는 것은 의료시장에서 의료공급의 독점성과 비탄력성에 따른 의료공급의 제한에 기인하며 재화 자체가 필수적일수록 낮은 경향을 보임
- 우량재
- 노동집약적 서비스
- 소비적 요소와 투자적 요소의 혼재

3) 바람직한 보건의료의 구비조건

- 접근성(accessibility) : 필요로 하는 사람들이 제때 적절한 장소에서 보건의료를 이용할 수 있는 정도
- 형평성(equity) : 단순히 평등하다는 의미가 아니라 필요(need)에 근거해서 이용할 수 있는 정도
- 포괄성(comprehensiveness) : 개인의 다양한 필요를 충족할 수 있도록 질병의 치료와 예방 · 진단 및 건강증진과 재활 등 다양한 서비스를 포함하는 것이 바람직
- 질(quality) : 의료서비스가 목표로 하는 바를 달성하는 정도로 안전(safety)하고 효과(effectiveness)가 있어야 함(포괄수가제 도입으로 중요)
- 지속성(continuity) : 환자에게 제공되는 서비스가 건강문제 해결 시까지 중단되지 않고 제공되는 정도
- 효율성(efficiency) : 의료자원의 한정으로 인한 경제적 합리성의 추구정도

참고 Myers 정의

접근성, 질, 지속성, 효율성

4) 보건의료서비스의 종류

- 질병예방 관점에서 **질병의 자연사**에 따른 분류
  - 1차예방 : 질병이 발생되기 전 질병예방을 목적으로 함(건강증진, 예방접종 등)
  - 2차예방 : 질병이 발생한 후 진행을 막고 치료를 목적으로 함(건강검진, 진단 및 치료)
  - 3차예방 : 치료 후 남은 장애를 최소화하기 위함(재활)

- 필요한 **의료기술의 복잡성**에 따른 분류
  - 질병의 진단과 치료에 투입되어야 하는 인력의 종류와 양, 전문화 정도, 의료시설과 기기 등 복잡성에 따라 비용에 많은 차이가 발생, 의료자원의 효율적인 관리 필요
  - 1차의료 : 지역사회에서 흔히 발생되는 질병의 진단과 치료(의원급 의료기관)
  - 2차의료 : 1차의료에서 해결할 수 없는 질병의 진단과 치료(병원급 의료기관)
  - 3차의료 : 2차의료에서 해결할 수 없는 질병의 진단과 치료(상급종합병원)

5) 포괄적인 보건의료서비스

- 넓은 의미의 보건의료개념으로 1차 · 2차 · 3차의 모든 서비스 영역을 포함하는 보건의료
- 질병의 치료와 예방, 재활, 건강증진 및 건강보호활동 등 인간의 전 생애적 생활개념의 건강관리
- 지역사회의 모든 인구집단을 대상으로 하는 건강관리방안으로 모든 보건인력의 팀워크가 요구
- **현대사회가 지향하는 가장 바람직한 보건의료서비스**로 모든 국민 누구에게나 필요할 때 양질의 포괄적인 보건의료서비스를 제공하는 것이 목표

3 보건의료체계

1) 보건의료체계의 정의

- 건강을 증진하고 회복시키며 유지시키는 모든 활동(WHO)
- 보건의료서비스의 생산과 소비 및 배분에 관련된 법제와 조직
- 한 국가나 사회가 구성원의 건강수준을 향상시키기 위하여 마련한 보건의료사업과 관련된 제반 법률과 제도를 총칭

2) 보건의료체계의 구성요소(WHO)

- 5개의 하부구조로 이루어짐(그림 1-4)
- 보건의료자원의 개발
  - 보건의료체계가 기능을 수행하기 위해 필요한 생산요소
  - 인력, 시설, 장비 및 물자, 지식과 기술 등

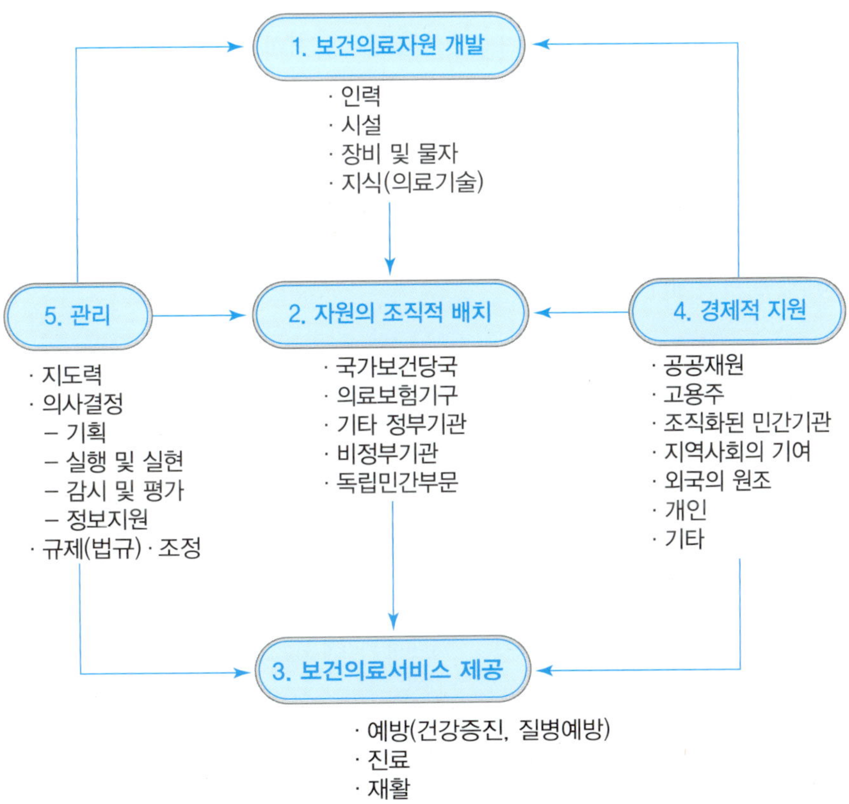

그림 1-4. 보건의료체계의 구성요소

- 보건의료자원의 조직화
  - 보건의료서비스를 산출할 수 있도록 보건의료자원을 적절한 기능적 연관성에 따라 체계적으로 배치하는 것
  - 국가보건당국(보건복지부), 의료보험조직(국민건강보험공단, 건강보험심사평가원), 기타정부기관(노동부, 교육과학기술부, 행정자치부), 비정부기관(사회복지단체), 민간부문(병의원)

- 보건의료서비스의 제공
  - 질병의 자연사에 따른 질병예방 및 건강증진, 진료, 재활 등
  - 의료기관의 복잡성에 따른 1차 · 2차 · 3차의료로 분류
- 재정적 지원(재원조달)
  - 보건의료자원을 개발하고 조직화하며 제공하는 데에 필요한 재원 조달
  - 공공재원(조세), 고용주(보험료), 조직화된 민간기관(자선단체, 민간의료보험), 지역사회기여(기부나 자원봉사활동), 외국원조, 개인(보험료, 본인부담금), 기타(복권, 기부금 등) 등
- 정책 및 관리
  - 바람직한 보건의료가 구현될 수 있도록 보건의료체계 내에서 이루어지는 활동
  - 지도력, 의사결정, 규제 등

3) 보건의료체계의 기능적 연관성

- 보건의료체계는 대상인구집단과 이를 둘러싼 물리 · 사회적 환경과 상호작용을 하고 있기 때문에 대상인구집단의 인구학적 특성과 해당국가나 지역의 물리 · 사회적 환경에 맞게 구현되어야 함(그림 1–5)
- 보건의료체계의 기본적인 목표는 5가지 하부구조들의 종합적인 활동을 통하여 의료혜택이 필요한 대상지역 주민들에게 건강증진, 질병예방, 보건교육, 질병의 진단과 치료, 재활, 간호 등 일련의 활동을 전개함으로써 주민들의 건강을 확보하는 것
- 해당국가의 정치 · 경제 · 사회적(문화적) 특성에 따라 달라질 수 있으나 기본적인 목표는 동일
- 모든 국민의 건강확보라는 목표에 부합되어야 하며, 접근성 · 지속성 · 효율성 · 포괄성 · 형평성을 확보하고 양질의 의료 제공에 기여해야 함

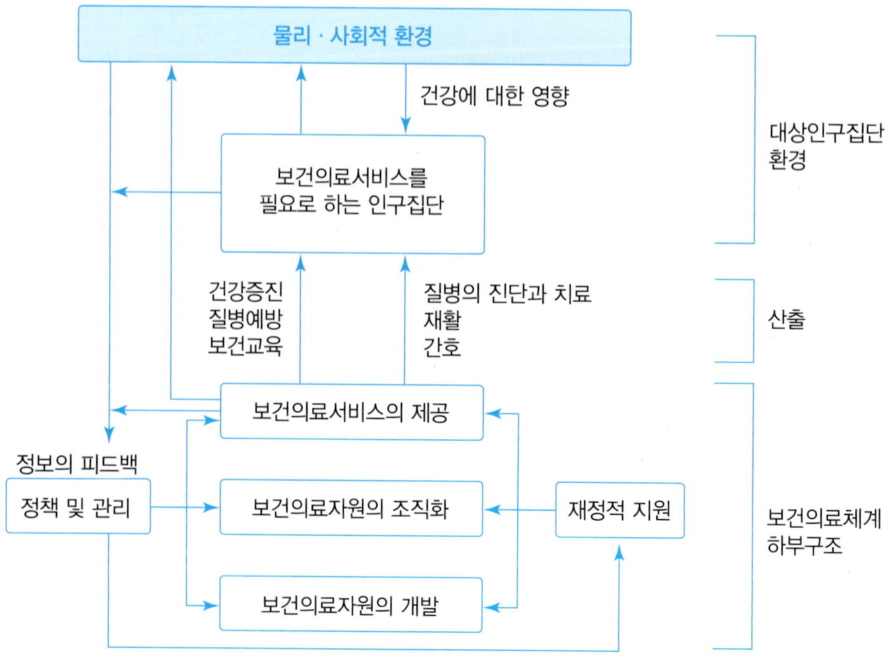

그림 1–5. 보건의료체계의 기능적 상호작용

4) 보건의료체계의 유형

(1) 자유방임형(미국)

- 보건의료서비스에 대한 선택의 자유보장을 핵심적인 가치로 둠
- 서비스 제공과 자원 배분을 시장에 맡겨 국가의 개입을 최소화
- 지역간, 의료자원간 균등 분포가 어려움
- 효율성, 형평성 모두 심각한 문제 발생 가능

(2) 사회주의형(영국, 구소련)

- 선택의 자유보다는 국민의 기본적 필요를 형평성 있게 제공하는 것을 가치로 둠
- 국가가 의료서비스 제공과 의료자원 배분을 전담
- 형평성 수준을 높일 수 있고 의료자원의 균등분포가 가능
- 비용절감을 위한 국가적 노력이 용이하지만 고급의료서비스가 발전하지 못하는 한계를 지님

(3) 사회보장형(독일, 대한민국)

- 국민의 기본적 필요 충족을 위해 서비스 제공이나 자원 배분에 국가가 개입
- 의료서비스에 대한 선택을 일정하게 보장
- 자유방임형에 비해 형평성이 높음

5) 우리나라의 보건의료체계

- 전국민 의료보장을 위한 사회보험 성격의 사회보장제도인 국민건강보험제도, 건강보험사업은 보건복지부 장관이 관장하고 국민건강보험공단이 보험자로 관리운영
- 본인부담금의 비중이 높고 민간위주의 의료공급체계로 구성, 치료 중심적이며 질병발생 원인의 근원적인 예방 및 포괄적인 건강증진사업 수행에 한계점을 지님
- 보건의료자원 공급의 불균형과 보건의료서비스 공급구조의 비효율성 문제가 제기

Ⅶ 건강증진(Health Promotion)

1 국제적인 대두배경

- 도시화되어 가는 선진국을 중심으로 일차보건의료의 적용에 따른 한계점으로 인해 새로운 전략 탐색
- 캐나다의 "라론드 보고서(Lalonde Report, 1974)"와 미국의 "Healthy People(1979) 보고서"가 발표되면서 **건강증진**의 개념이 공식적으로 표명
- 라론드 보고서에 따르면 개인의 건강을 결정하는 요인은 유전적 요인 20%, 환경적 요인 20%, 개인의 생활양식 50%, 보건의료체계 10%로서 기존의 의료서비스 강화보다 개인의 생활습관과 환경개선의 노력이 중요
- 건강문제 해결을 위한 새로운 대안으로 건강증진의 개념이 등장

2 건강증진의 정의

- 사람들이 스스로 자신들의 건강을 관리하고 향상시키도록 하는 과정(오타와헌장, 1986)
- 건강행태를 바람직하게 만드는 보건교육과 함께 여러 차원의 환경적 접근, 즉 사회적 · 경제적 · 조직적 · 정책적 접근을 같이 하며, 필요에 따라 강제성을 띠는 법적 및 규제적 접근을 포함(Green & Anderson, 1986)
  - 보건교육과 달리 대상집단의 행태에 따라 통제나 강압적인 방법 활용(「국민건강증진법」의 금연구역 지정 등)
  - 지속적인 효과를 위해서는 대상집단의 건강형태를 바람직한 방향으로 변화할 수 있도록 충분한 동기유발과 함께 보건교육에 대한 노력이 중요

3 오타와헌장(Ottawa Chapter for Health Promotion)

- WHO는 1986년 캐나다 오타와에서 제1차 국제건강증진회의를 열고, 오타와헌장을 채택
  - 건강증진은 개인의 생활습관뿐만 아니라 사회적 환경개선까지 포함
  - 전 인류의 건강증진 전략 마련
- 건강증진의 3대 원칙(접근방법)
  - 옹호(advocacy) : 건강한 보건정책의 수립 촉구
  - 역량강화(empowerment) : 건강관리에 적극 참여
  - 연합(alliance) : 부문 간 협력증진
- 건강증진의 5대 활동전략
  - 건강한 공공정책의 수립
  - 건강지향적 환경의 구축
  - 지역사회활동의 강화
  - 개인건강기술의 개발
  - 기존 보건의료체계의 방향 재설정

4 WHO 건강증진의 원칙

- 특정질환의 위험집단에 초점을 두기보다 지역주민 전체를 대상으로 함
- 건강문제의 원인이나 결정요인에 초점을 둔 활동
- 건강유해요소들을 감소시키기 위한 의사소통, 교육, 의회활동, 경제적 방법, 조직 변화, 지역사회개발, 지역사회활동 등 다양한 활동을 포함
- 효과적이고 확실한 지역주민의 참여를 목표로 함
- 건강증진의 활성화에 가장 중심적인 역할을 하는 사람은 의료인력보다는 1차보건의료전문가임

5 우리나라의 건강증진사업

- 1995년 「국민건강증진법」이 제정되면서 보건교육, 질병예방, 영양개선, 건강관리 및 건강생활의 실천 등 건강증진사업을 실시(최근 법개정으로 국민건강증진사업의 범위에 신체활동장려 및 건강친화제도추가)
- 2009년 국민건강증진법의 개정으로 보건교육사(1~3급) 제도 도입
- 보건복지부장관은 질병예방 및 건강증진 정책을 추진하기 위해 5년마다 국가차원의 건강증진 로드맵인 국민건강증진종합계획(Health Plan) 수립, '건강수명 연장'과 '건강형평성 확보'를 목표로 함
  - 2002년 제1차 국민건강증진종합계획(HP2010, 2002~2005) 수립
  - 2005년 제2차 국민건강증진종합계획(HP2010, 2006~2010) 수립
  - 2011년 제3차 국민건강증진종합계획(HP2020, 2011~2015) 수립
  - 2015년 제4차 국민건강증진종합계획(HP2020, 2016~2020) 수립
  - 2021년 제5차 국민건강증진종합계획(HP2030, 2021~2030) 수립
- HP2030의 최종목표를 달성하기 위하여 건강결정요인별 우선적으로 달성해야 할 중점과제를 정책목표로 선정(그림 1-6)

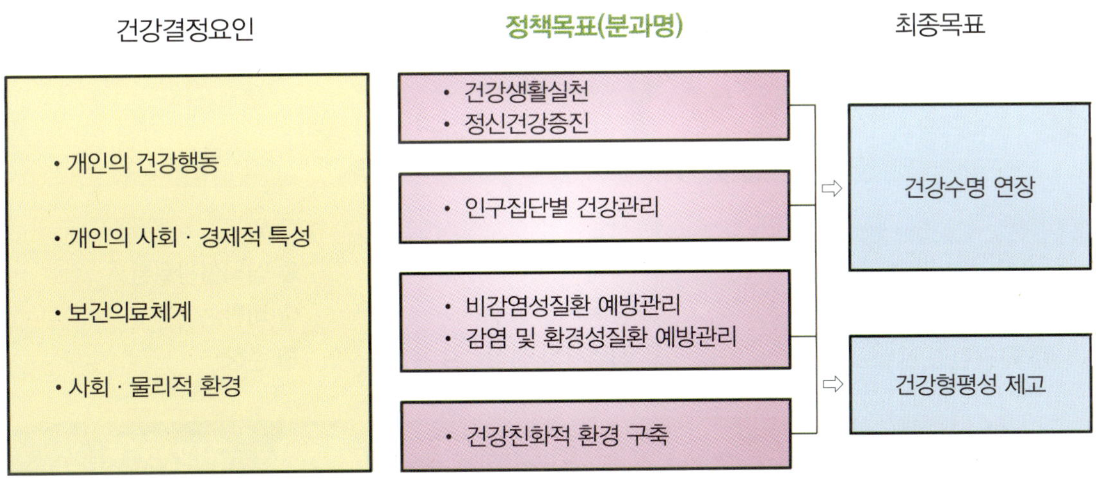

그림 1-6. 제5차 국민건강증진종합계획(HP2030)의 정책목표와 최종목표

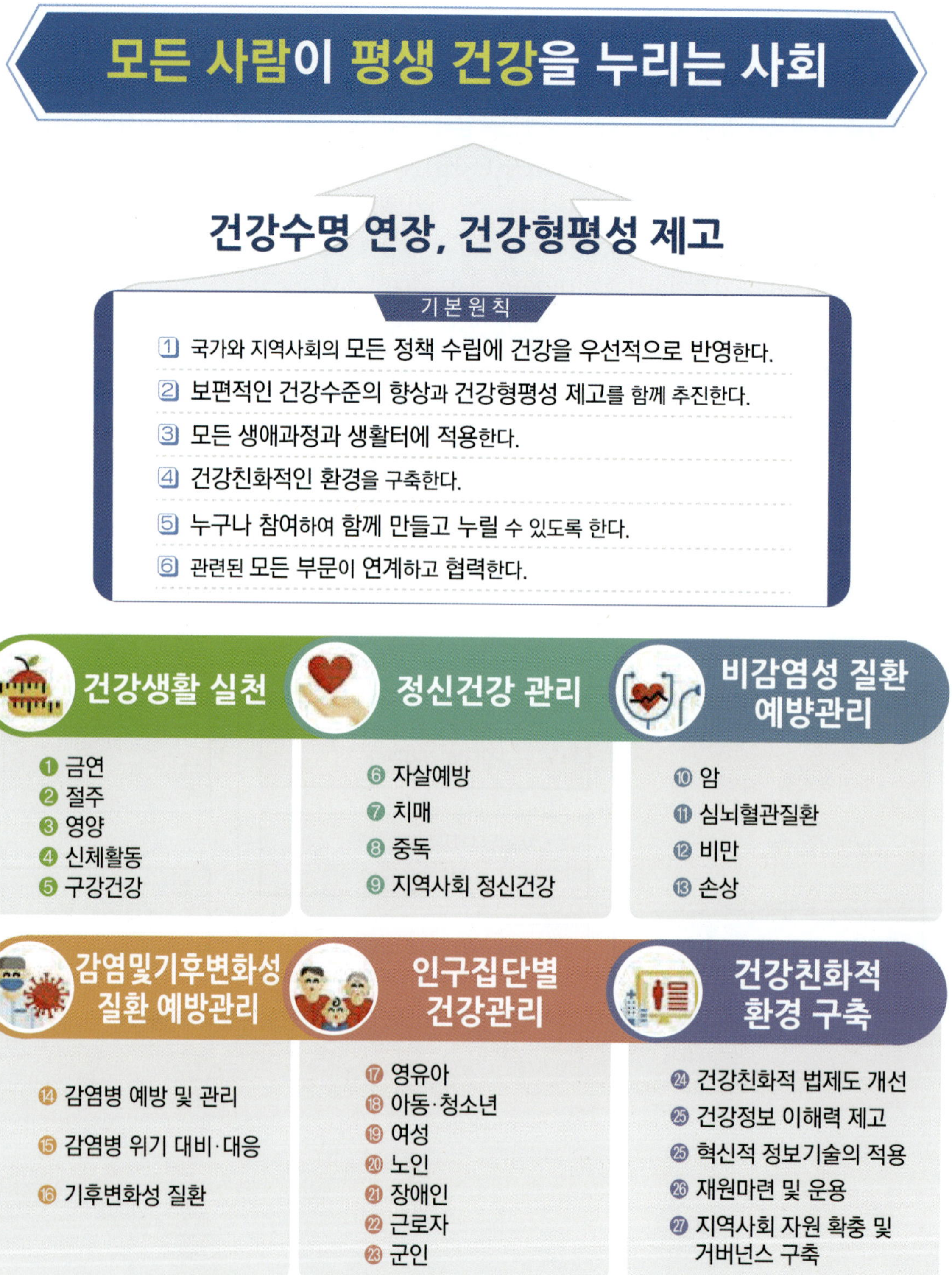

그림 1-7. 제5차 국민건강증진종합계획(HP2030)의 개념도

표 1-5. 국민건강증진종합계획 제4차(HP2020) 및 제5차(HP2030)의 기본틀 비교

구분	4차 국민건강증진종합계획(HP2020)	5차 국민건강증진종합계획(HP2030)
비전	온 국민이 함께 만들고 누리는 건강세상	모든 사람이 평생 건강을 누리는 사회
목표	건강수명 연장과 건강형평성 제고	건강수명 연장, 건강형평성 제고
기본 원칙	–	① HiAP, ② 건강형평성, ③ 모든 생애과정 ④ 건강친화환경, ⑤ 누구나 참여, ⑥ 다부문 연계

사업 분야

4차(HP2020)

총6분과	27개 중점과제
Ⅰ. 건강생활 실천 확산	1.금연, 2.절주, 3.신체활동, 4.영양
Ⅱ. 만성퇴행성 질환과 발생위험요인관리	5.암, 6.건강검진(삭제) 7.관절염(삭제) 8.심뇌혈관질환 9.비만 10.정신보건(분과 확대) 11.구강보건(분과 이동)
Ⅲ. 감염질환 관리	12.예방접종 13.비상방역체계 14.의료관련감염 15.결핵 16.에이즈
Ⅳ. 인구집단 건강관리	16.모성건강(→'여성') 17.영유아건강 18.노인건강 19.근로자건강증증진 20.군인건강증진 21.학교보건 22.다문화가족건강(→'여성') 23.취약가정방문건강(→'노인') 24.장애인건강
Ⅴ. 안전환경 보건	25.식품정책(삭제) 26.손상예방
Ⅵ. 사업체계 관리	27.사업체계관리(인프라, 평가, 정보 · 통계, 재원)

5차(HP2030)

총6분과	28개 중점과제
Ⅰ. 건강생활 실천	1.금연, 2.절주, 3.영양, 4.신체활동, 5.구강건강
Ⅱ. 정신건강 관리	6.자살예방, 7.치매, 8.중독, 9.지역사회정신건강
Ⅲ. 비감염성 질환예방 관리	10.암 11.심뇌혈관질환 ①심뇌혈관질환 ②선행질환 12.비만 13.손상
Ⅳ. 감염 및 기후변화성 질환예방 관리	14.감염병 예방및 관리 ①결핵 ②에이즈 ③의료감염 · 항생제 내성 ④예방행태개선 15.감염병위기대비대응 ①검역/감시 ②예방접종 16.기후변화성 질환
Ⅴ. 인구집단별 건강관리	17.영유아 18.아동 · 청소년 19.여성 20.노인 21.장애인 22.근로자 23.군인
Ⅵ. 건강친화적 환경 구축	24.건강친화적 법제도 개선 25.건강정보이해력 제고 26.혁신적 정보기술의 적용 27.재원마련 및 운용 28.지역사회자원(인력, 시설) 확충 및 거버넌스 구축

– 중점과제 제외 항목 및 사유
- 건강검진 : 비감염성질환 '암' 등에 검진내용이 포함
- 관절염 : 정책담당부서가 없어 관리 어려워 '노인' 등에 포함
- 식품정책 : 건강생활실천 '영양' 과제 등에 포함

– HiAP : 건강을 모든 정책들에서(Health in All Policies)

연습문제

1. 최근 우리나라의 보건수준을 설명하는 평가지표를 조사하여 그 추이를 기술하시오.
2. WHO 홈페이지(http://www.who.int/features/2003/11/en)에서 'One planet : two different worlds'의 Flash Movie를 감상한 후 여기에서 두 여자의 삶이 궁극적으로 다르게 된 이유를 포함하여 간략한 소감과 함께 문제 해결을 위한 방안에 대해 기술하시오.

참 고 One planet : two different worlds (The World Health Report 2003)

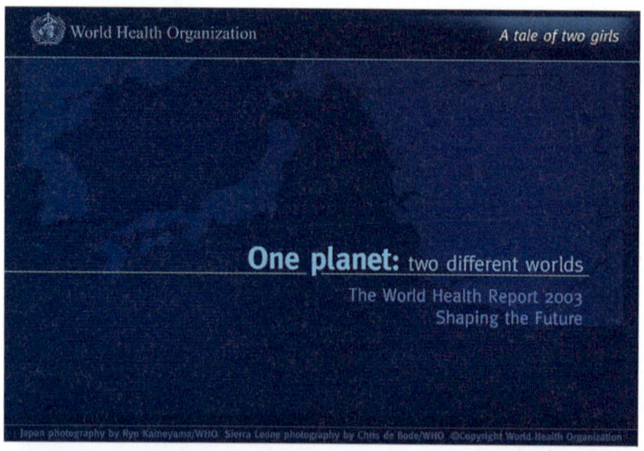

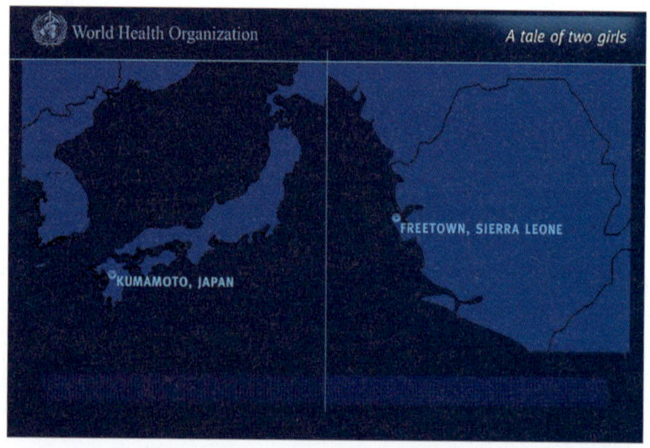

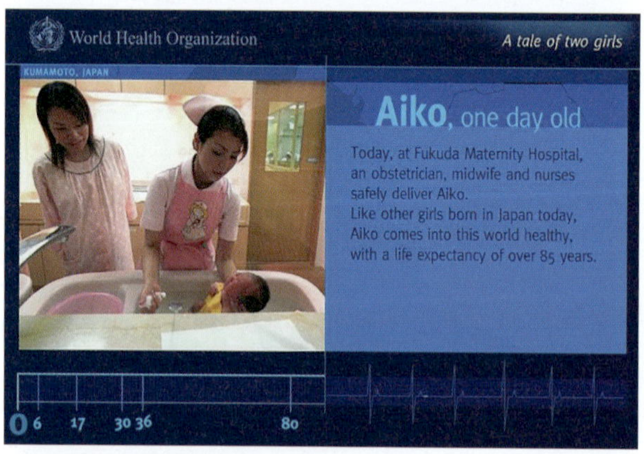

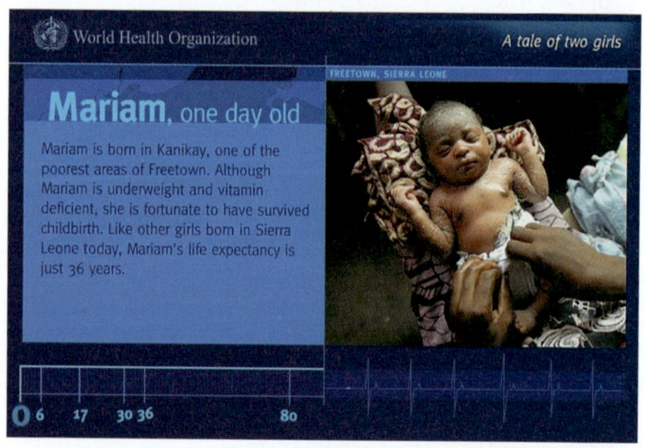

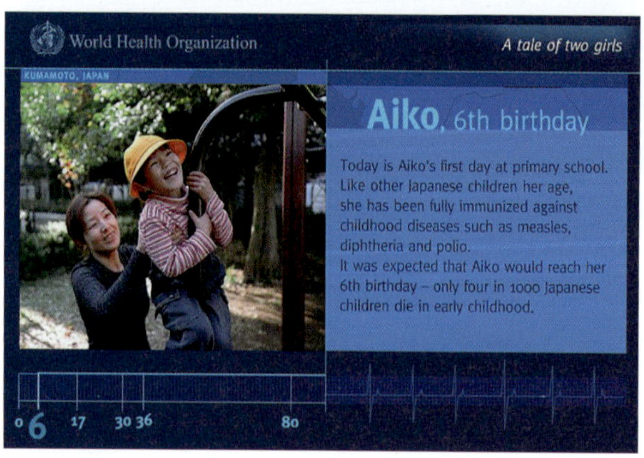
World Health Organization
A tale of two girls
KUMAMOTO, JAPAN
Aiko, 6th birthday
Today is Aiko's first day at primary school. Like other Japanese children her age, she has been fully immunized against childhood diseases such as measles, diphtheria and polio.
It was expected that Aiko would reach her 6th birthday – only four in 1000 Japanese children die in early childhood.
0 6 17 30 36 80

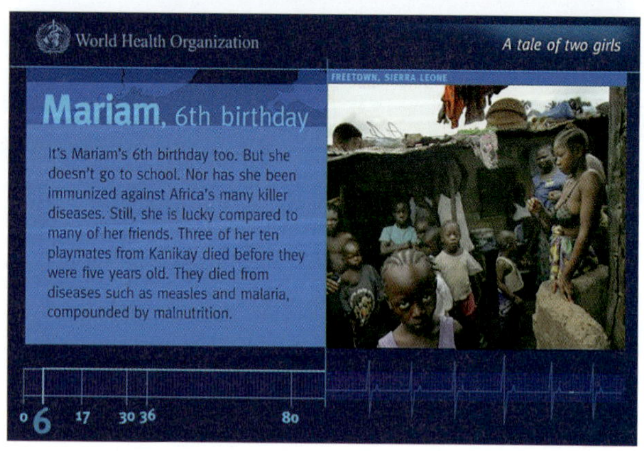

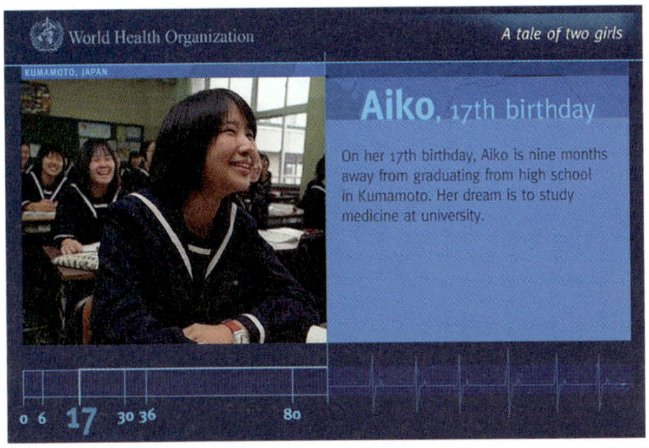
World Health Organization
A tale of two girls
KUMAMOTO, JAPAN
Aiko, 17th birthday
On her 17th birthday, Aiko is nine months away from graduating from high school in Kumamoto. Her dream is to study medicine at university.
0 6 17 30 36 80

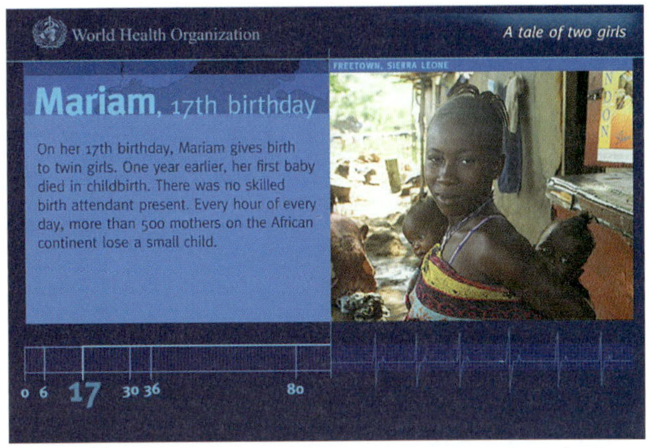
World Health Organization
A tale of two girls
FREETOWN, SIERRA LEONE
Mariam, 17th birthday
On her 17th birthday, Mariam gives birth to twin girls. One year earlier, her first baby died in childbirth. There was no skilled birth attendant present. Every hour of every day, more than 500 mothers on the African continent lose a small child.
0 6 17 30 36 80

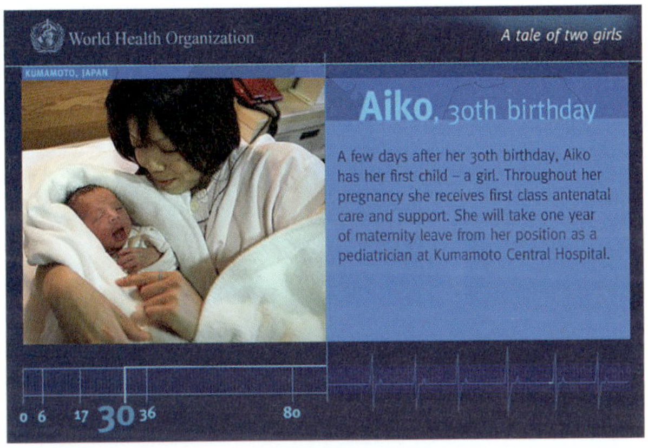
World Health Organization
A tale of two girls
KUMAMOTO, JAPAN
Aiko, 30th birthday
A few days after her 30th birthday, Aiko has her first child – a girl. Throughout her pregnancy she receives first class antenatal care and support. She will take one year of maternity leave from her position as a pediatrician at Kumamoto Central Hospital.
0 6 17 30 36 80

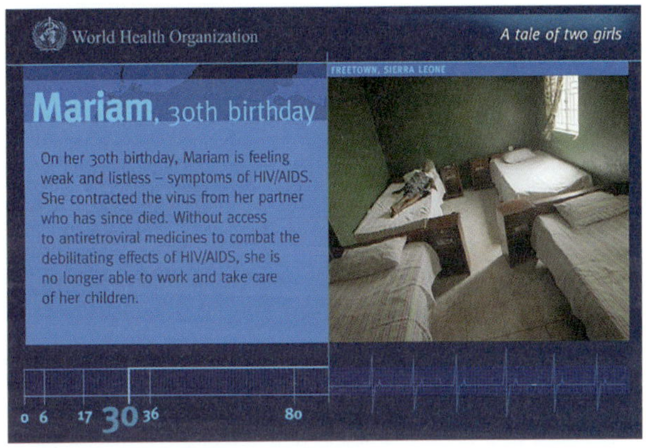
World Health Organization
A tale of two girls
FREETOWN, SIERRA LEONE
Mariam, 30th birthday
On her 30th birthday, Mariam is feeling weak and listless – symptoms of HIV/AIDS. She contracted the virus from her partner who has since died. Without access to antiretroviral medicines to combat the debilitating effects of HIV/AIDS, she is no longer able to work and take care of her children.
0 6 17 30 36 80

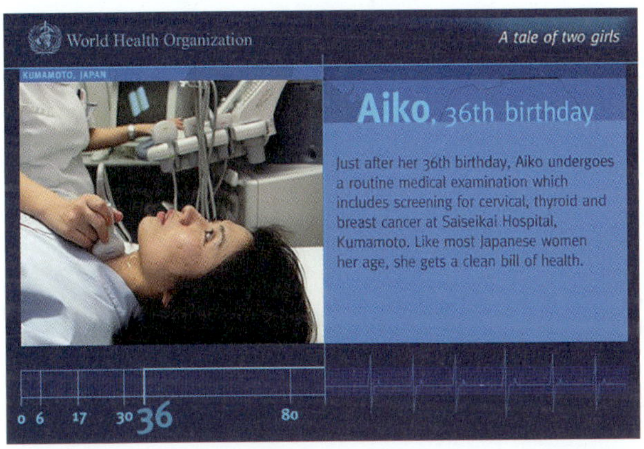
World Health Organization
A tale of two girls
KUMAMOTO, JAPAN
Aiko, 36th birthday
Just after her 36th birthday, Aiko undergoes a routine medical examination which includes screening for cervical, thyroid and breast cancer at Saiseikai Hospital, Kumamoto. Like most Japanese women her age, she gets a clean bill of health.
0 6 17 30 36 80

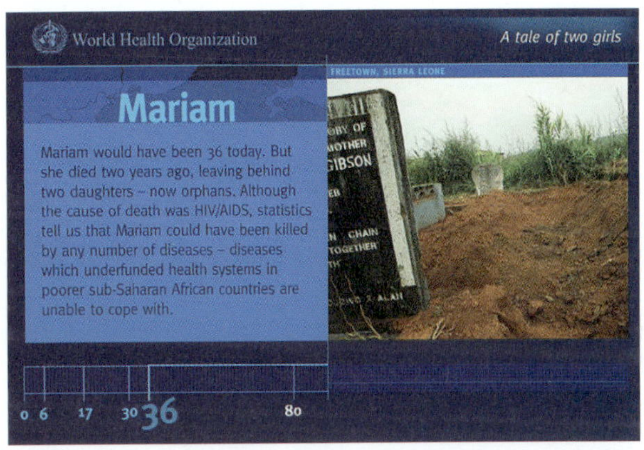
World Health Organization
A tale of two girls
FREETOWN, SIERRA LEONE
Mariam
Mariam would have been 36 today. But she died two years ago, leaving behind two daughters – now orphans. Although the cause of death was HIV/AIDS, statistics tell us that Mariam could have been killed by any number of diseases – diseases which underfunded health systems in poorer sub-Saharan African countries are unable to cope with.
0 6 17 30 36 80

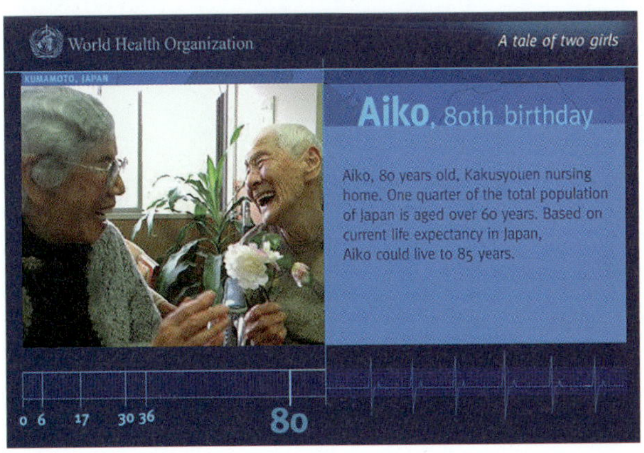
World Health Organization
A tale of two girls
KUMAMOTO, JAPAN
Aiko, 80th birthday
Aiko, 80 years old, Kakusyouen nursing home. One quarter of the total population of Japan is aged over 60 years. Based on current life expectancy in Japan, Aiko could live to 85 years.
0 6 17 30 36 80

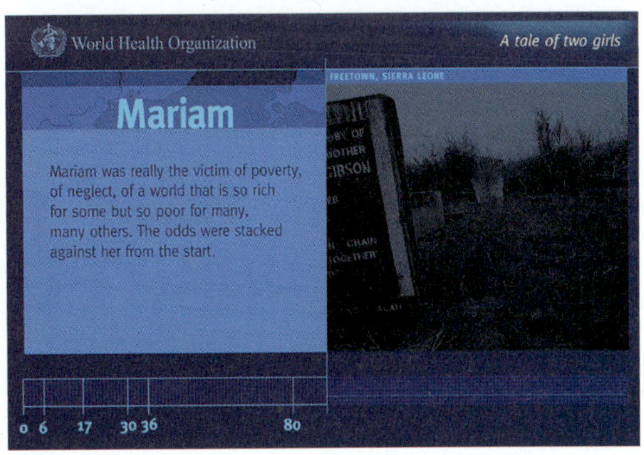
World Health Organization
A tale of two girls
FREETOWN, SIERRA LEONE
Mariam
Mariam was really the victim of poverty, of neglect, of a world that is so rich for some but so poor for many, many others. The odds were stacked against her from the start.
0 6 17 30 36 80

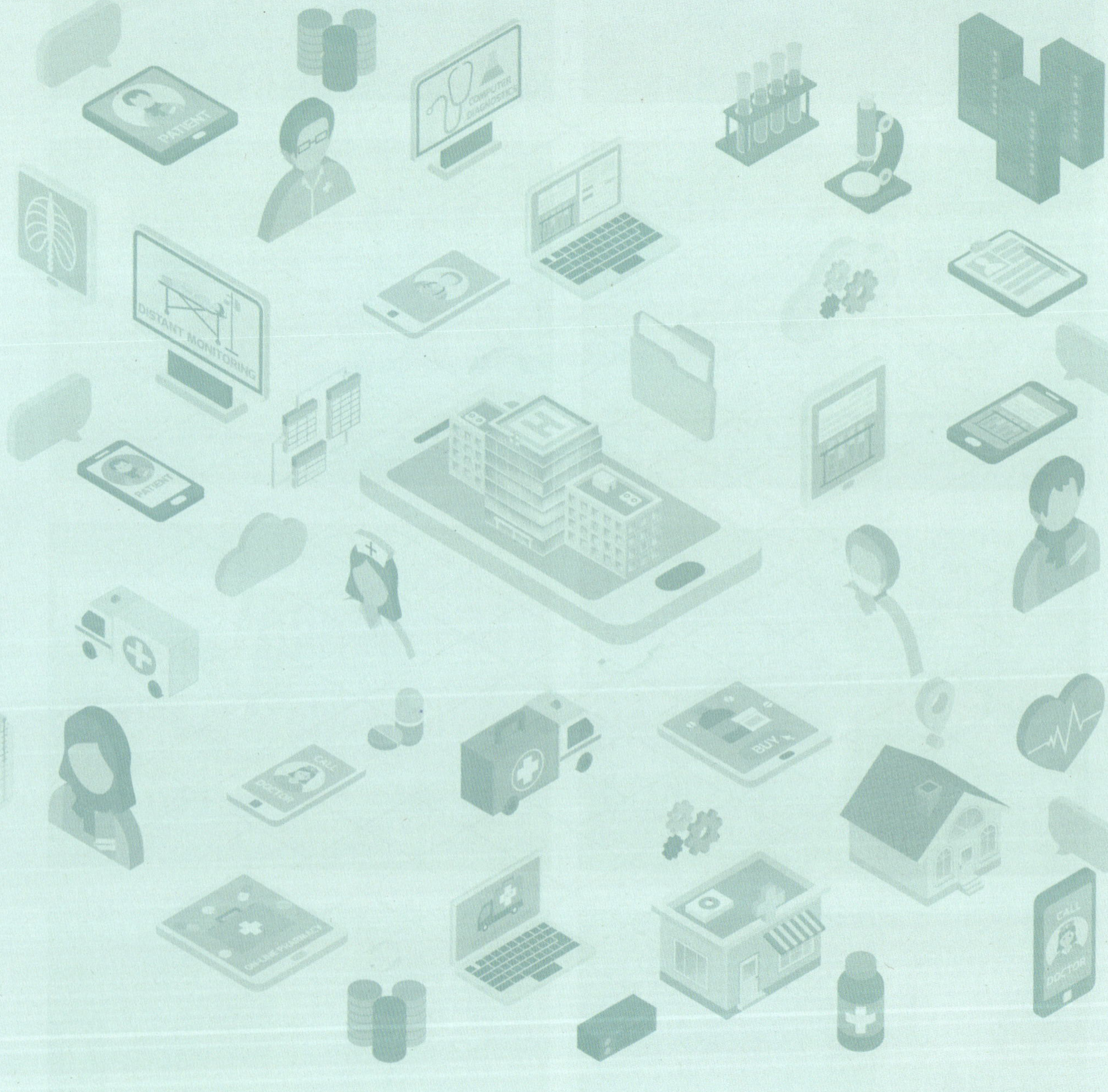

P U B L I C H E A L T H

2편

환경보건

학습목표

1장 환경위생

- 환경위생의 정의를 설명할 수 있다.
- 환경위생학의 발전에 기여한 인물을 설명할 수 있다.
- 중요한 환경위생사업을 기술할 수 있다.
- 기후요소와 기후인자를 설명할 수 있다.
- 일광 중 자외선이 인체에 미치는 작용을 설명할 수 있다.
- 일광 중 가시광선이 인체에 미치는 작용을 설명할 수 있다.
- 일광 중 적외선이 인체에 미치는 작용을 설명할 수 있다.
- 온열요소를 열거하고 각각에 대하여 설명할 수 있다.
- 온열요소의 종합작용을 설명할 수 있다.
- 감각온도를 설명할 수 있다.
- 불쾌지수를 설명할 수 있다.
- 공기의 성분과 인체의 영향을 설명할 수 있다.
- 실내공기오염물질의 기준치(CO_2, 먼지)를 제시할 수 있다.
- 군집독을 설명할 수 있다.
- 실내의 보건학적 조건(온도, 습도, 기류 등)을 제시할 수 있다.
- 이상기압과 유해광선을 설명할 수 있다.
- 상수의 보건학적 의의를 설명할 수 있다.
- 중수도를 설명할 수 있다.
- 먹는물의 수질검사항목과 그 기준을 제시할 수 있다.
- 먹는물의 대장균군 검사의 목적을 설명할 수 있다.
- 정수과정을 설명할 수 있다.
- Mills-Reinke 효과를 설명할 수 있다.
- 상수의 여과방법을 비교할 수 있다.
- 염소소독의 장단점을 설명할 수 있다.
- 수도꼭지에서 유리잔류염소와 결합잔류염소의 농도를 제시할 수 있다.
- 불연속점 염소소독을 정의할 수 있다.
- 부활현상을 설명할 수 있다.
- 하수도의 보건위생문제를 설명할 수 있다.
- 부영영화 현상을 설명할 수 있다.
- 하수의 혐기성 분해처리 방법을 설명할 수 있다.
- 하수의 호기성 분해처리 방법을 설명할 수 있다.
- 하수오염의 측정지표와 기준을 설명할 수 있다.
- 쓰레기의 분류방법을 설명할 수 있다.
- 폐기물 처리방법을 설명할 수 있다.
- 내분비교란물질을 분류하고 관리대책을 설명할 수 있다.
- 발암물질을 분류하고 설명할 수 있다.
- 분뇨처리방법을 설명할 수 있다.
- 의복의 위생적 조건과 방한력을 설명할 수 있다.
- 주택의 보건학적 의의를 설명할 수 있다.
- 주택의 환기방법을 설명할 수 있다.
- 주택의 채광과 조명이 인체에 미치는 영향을 설명할 수 있다.
- 구충, 구서의 일반적 원칙을 설명할 수 있다.
- 위생해충의 종류에 따른 보건문제를 설명할 수 있다.
- 위생해충의 종류에 따른 구제방법을 설명할 수 있다.
- 소독과 멸균을 정의할 수 있다.
- 소독법의 종류를 열거할 수 있다.
- 석탄산계수를 정의할 수 있다.
- 화학적 소독제의 살균기전을 이해하고 소독제의 종류에 따른 특성을 설명할 수 있다.

2장 환경보전

- 환경오염의 정의와 원인을 설명할 수 있다.
- 지구규모의 광역적인 환경문제를 설명할 수 있다.
- 환경보전을 위한 국내외 노력들에 대해 설명할 수 있다.
- 대기오염을 정의할 수 있다.
- 대기오염물질의 환경기준을 설명할 수 있다.
- 주요 대기오염 원인물질을 열거할 수 있다.
- 기온역전을 정의할 수 있다.
- 1차대기오염물질과 2차대기오염물질을 비교 설명할 수 있다.
- 세계적인 대기오염 사건을 설명할 수 있다.
- London형 스모그와 LA형 스모그의 특징을 비교할 수 있다.
- 대기의 광화학적 오염현상을 설명할 수 있다.
- 자동차 대기오염문제를 설명할 수 있다.
- 산성비를 설명할 수 있다.
- 성층권의 오존층 고갈을 설명할 수 있다.
- 지구의 온난화 현상을 설명할 수 있다.
- 수질오염과 보건학적 문제들을 설명할 수 있다.
- 수질오염에 대한 실제적인 피해내용을 열거할 수 있다.
- 부영양화 현상과 적조현상을 설명할 수 있다.
- 수질오염지표를 설명할 수 있다.
- 수질환경기준을 설명할 수 있다.
- 생물농축을 설명할 수 있다.
- 소음을 정의할 수 있다.
- 소음의 측정단위를 설명할 수 있다.

- 소음의 크기와 인체영향을 설명할 수 있다.
- 진동증후군을 설명할 수 있다.
- 소음의 환경기준을 설명할 수 있다.
- 악취의 측정방법과 배출허용기준을 설명할 수 있다.

3장 산업보건

- 산업보건의 정의와 목적을 설명할 수 있다.
- 산업보건의 발전과정을 설명할 수 있다.
- 산업보건의 발전에 기여한 인물의 업적을 설명할 수 있다.
- 산업장에서 갖추어야 할 시설들을 열거할 수 있다.
- 근로강도에 따른 작업수준을 설명할 수 있다.
- 근로자의 영양관리에 대해 설명할 수 있다.
- 근로기준법내 근로시간에 대해 설명할 수 있다.
- 여성 및 연소근로자의 보호에 대하여 설명할 수 있다.
- 재해발생의 특징을 설명할 수 있다.
- 주요 산업재해지표를 열거하고 각각에 대해 설명할 수 있다.
- 직업병을 설명할 수 있다.
- 직업병의 특성을 설명할 수 있다.
- 잠함병을 설명할 수 있다.
- 열중증의 종류를 열거하고, 각각을 설명할 수 있다.
- 한랭폭로에 의한 신체장애를 설명할 수 있다.
- 방사선을 물리학적 성질에 따라 분류할 수 있다.
- 전리방사선의 인체장해에 대하여 설명할 수 있다.
- 진폐증의 종류를 열거할 수 있다.
- 유기용제의 중독기전과 예방대책을 설명할 수 있다.
- 유해금속을 분류하고 폭로원, 중독작용, 예방대책을 설명할 수 있다.
- 작업환경에서의 발암물질을 설명할 수 있다.

4장 식품위생

- 식품위생의 정의를 설명할 수 있다.
- 식품위생의 관리대상을 토의할 수 있다.
- 식품위생의 목적을 설명할 수 있다.
- 식품에 의한 감염병의 특징을 설명할 수 있다.
- 인수공통감염병을 열거할 수 있다.
- 감염형 식중독의 종류와 특성을 설명할 수 있다.
- 독소형 식중독의 종류와 특성을 설명할 수 있다.
- 동·식물에 의한 식중독을 열거하고 설명할 수 있다.
- 식중독을 일으키는 화학물질을 열거하고 설명할 수 있다.
- 식품의 변질을 설명할 수 있다.
- 식품의 보존방법을 설명할 수 있다.
- HACCP를 설명할 수 있다.
- 식중독예보지수와 식중독 발생의 관계를 설명할 수 있다.

01장 환경위생

I 환경위생의 개념

1 정의(WHO)

환경위생이란 인간의 생존과 건강에 유해한 영향을 미치거나 미칠 가능성이 있는 모든 환경요소를 관리하는 것이다. 일반적으로 환경은 다음과 같이 자연적 환경과 사회적 환경으로 나눌 수 있다.

1) 자연적 환경

(1) 물리적 환경 : 기후, 물, 토양, 햇빛, 소리 등
(2) 생물학적 환경 : 동·식물, 미생물 등

2) 사회적 환경

(1) 인위적 환경 : 주택, 의복, 위생시설 등
(2) 문화적 환경 : 정치, 경제, 종교, 교육 등

2 환경위생의 발전

환경위생을 근대과학으로 발전시킨 Max von Pettenkofer(1818~1901)는 1886년에 독일 뮌헨대학에서 최초로 위생학 강좌를 개설하였으며, 의식주에 관계되는 분야의 예방의학적 연구에 이화학적 기술을 도입하여 실험위생학의 발전을 도모하였다.

근대 실험의학의 창시자인 Claude Bernard(1813~1878)는 외부환경의 변화에 대한 내부환경을 유지할 수 있는 항상성(恒常性, homeostasis)의 개념을 통해 건강을 설명하였다. 외부환경의 변동이 장시간 계속되면 생리적 적응을 거쳐 새로운 적응한도가 성립되는데 이를 순화(馴化, acclimatization) 또는 순응현상이라 한다.

3 환경위생사업

인간집단을 둘러싸고 있는 생활환경을 개선하고 향상시킴으로써 인간의 건강을 확보하고자 하는 사업으로 공중보건사업의 중요한 대상이 된다. 인간의 건강과 생존에 중요한 일반적인 환경요소는 다음과 같다.

– 기후와 일광, 온열환경, 공기
– 상수, 하수, 폐기물 및 분뇨처리
– 의복 및 주택보건, 구충·구서, 소독

참고 **베르나르(Claude Bernard, 1813~1878)**

프랑스의 생리학자이며 실험의학의 창시자 중 한 사람이다. 파리의과대학에 들어가 의학을 공부한 후 생리학 교수가 되었다. 지방소화에서 췌장액(이자액)의 기능(지방을 지방산과 글리세린으로 분해), 간의 글리코겐 합성, 혈관운동신경에 의한 혈액공급의 조절 등에 관한 많은 연구를 수행하였다. 가장 큰 업적으로 생명체의 내부환경에 대한 항상성(恒常性 : 생명과정의 자기조절)의 개념을 탄생시켰다. 저서로는 "실험의약의 연구에 관한 소개(Introduction à la médecine expérimentale, 1865)"가 있다.

Ⅱ 기후와 일광

1 기후(climate)

기후는 일정한 지역에서 매년 반복되는 기상현상의 종합적인 상태를 의미하며, 기상은 비·눈·바람·구름·기온·기압 등 대기권 내에서 일어나는 자연현상을 말한다.

1) 기후요소

– 기후를 구성하는 각각의 요소
– 기온, 기습, 기류, 강우, 강설, 운량, 복사량, 일조량 등
– 기후 3요소 : 기온, 기습, 기류

2) 기후인자

– 기후의 변화를 일으키는 인자
– 고도, 지형, 해류, 위도, 수륙분포 등

3) 기후유형과 기후대

– 기후요소와 기후인자의 상호작용에 의해 기후유형 구분(대륙성·해양성·사막·산악·산림기후 등)
– 기후대는 열대·온대·한대로 대별되며 우리나라는 4계절이 뚜렷한 온대, 최근 지구온난화의 영향으로 아열대 기후를 보임

4) 기후순화

- 생물체는 어느 정도의 기후에 적응해 가면서 살아가는 항상성이 있음
- 기후에 의한 외부환경의 변동이 장시간 계속되면 생물체는 생리적인 적응을 거쳐 내부환경의 변화에 의하여 새로운 적응한도가 성립되는데 이를 기후순화라 함

5) 기후와 건강

- 감염병은 한대지역보다 온대와 열대지역에서 발생하기 쉬움(위생해충 번식 용이)
- 계절적으로는 여름에 소화기계 감염병이 그리고 겨울에 호흡기계 감염병이 유행
- 한대지역에서는 감염병이 크게 유행하지 않지만, 기온 · 일조시간 · 일사량이 극히 적고, 겨울이 길어 정신적 · 신체적으로 부정적인 영향 발생

2 일광(日光, sunlight)

일광은 태양으로부터 지구에 도달하는 복사에너지로 파장에 따라 광범위한 스펙트럼(spectrum) 분포를 한다. 그림 2-1은 태양복사에너지의 스펙트럼을 나타낸 것으로 지표면에 도달하는 중요한 복사에너지는 자외선, 가시광선, 적외선으로 나누어진다. 자외선은 화학작용을 하고 가시광선은 시각작용을 하며 적외선은 열작용을 한다.

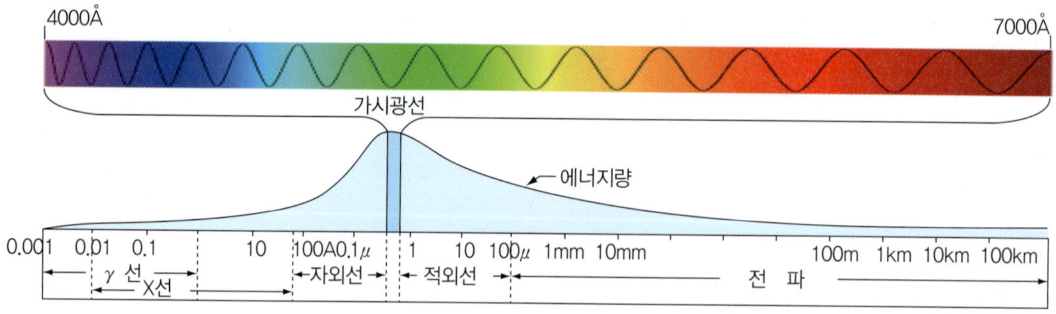

그림 2-1. 태양복사에너지의 스펙트럼

1) 자외선(紫外線, ultraviolet ray, UV)

- 1801년 J.W. Ritter와 Woloston에 의해 발견
- 파장이 400 nm 이하인 전자파로 전리방사선과 비전리방사선의 중간영역에 해당하며 광화학반응을 일으키는 등 화학작용이 강해 화학선이라 함, 열작용이 없어 냉선이라 함
- 파장이 280~315 nm인 자외선을 도르노선(Dorno ray, 스위스 Dorno가 발견) 또는 인체에 유익하여 생명선(vital ray), 일명 건강선이라고도 하는데 소독작용과 함께 비타민 D를 형성
- 과량 조사 시 피부의 홍반현상, 색소침착 등 강한 생물학적 작용 초래

(1) 자외선의 종류와 오존층

- 자외선은 파장에 따라 다음의 3가지로 분류
  - UV–C(200~280 nm) : 극히 유해하지만 성층권의 오존층 생성에 사용되어 지표면에 도달하지 못함
  - UV–B(280~320 nm) : 대부분 성층권의 오존층에 흡수되고 나머지 일부만이 지표면에 도달
  - UV–A(320~400 nm) : 성층권의 오존층에 흡수되지 않아 대부분 지표면에 도달
- 지상에 도달하는 중파장 자외선(UV–B)은 성층권의 오존층에 좌우
  - 오존층 1% 감소 → 자외선량 2% 증가 → 피부암환자 4% 증가

(2) 자외선의 생물학적 영향

- 인체영향
  - 피부 : 홍반, 색소침착, 수포, 표피박리, 부종, 피부노화, 피부암 등
  - 눈 : 결막염, 수포, 안검부종, 전광성 안염, 백내장, 수정체의 단백질 변성 등
  - 혈액 : 적혈구 생산을 자극, 혈압 강하작용(과량조사 시 단백질 파괴로 혈압 증가)
  - 진피층에 비타민 D 형성으로 구루병 예방, 표피와 진피의 두께 증가(피부 비후로 일종의 순화현상)
  - 피부병, 피부결핵(특히 임파선, 뼈, 관절 등) 치료
  - 창상부위를 살균하고 병적조직을 파괴하여 건강조직의 증식 촉진
- 살균작용
  - 태양복사에너지 중 실제로 살균작용을 하는 자외선은 UV–B(280~320 nm)
  - 250~280 nm에서 강한 살균작용을 나타내기 때문에 이 파장의 자외선램프를 개발하여 사용
  - 미생물에 대한 살균작용으로 물과 공기의 자정작용에 기여

2) 가시광선(可視光線, visible ray)

- 파장 400~750 nm로 눈의 망막을 자극하여 명암과 색 구별 및 물체의 식별작용
- 인체영향
  - 강한 조명 : 시력장애, 암순응능력 저하
  - 불충분한 조명 : 시력저하, 안정피로, 안구진탕증, 근시

3) 적외선(赤外線, infrared ray, IR)

- 파장 750 nm 이상으로 복사열을 운반하여 열선(熱線)이라 함
- 온실가스에 의한 지구열수지에 영향(지구온난화)
- 복사계나 광전관식 적외선계로 측정
- 인체영향
  - 피부 : 체온상승으로 혈관확장, 홍반, 화상
  - 눈 : 백내장, 망막이나 맥락막의 열성 손상
  - 머리 : 두통, 현기증, 일사병

Ⅲ 온열환경

인간은 항온동물로 약 37℃ 전후의 일정한 온도를 유지해야 한다. 이는 신체에서의 체열생산과 피부로부터의 복사·전도·증발에 의해 가능하게 된다. 이때 인체의 체온변화에 영향을 주는 외적인 조건을 온열인자라 하며, 기온·기습·기류·복사열 등이 있다. 이러한 온열인자의 종합적인 상태를 온열환경이라 하며, 인체의 건강유지에 중요한 영향을 미치게 된다.

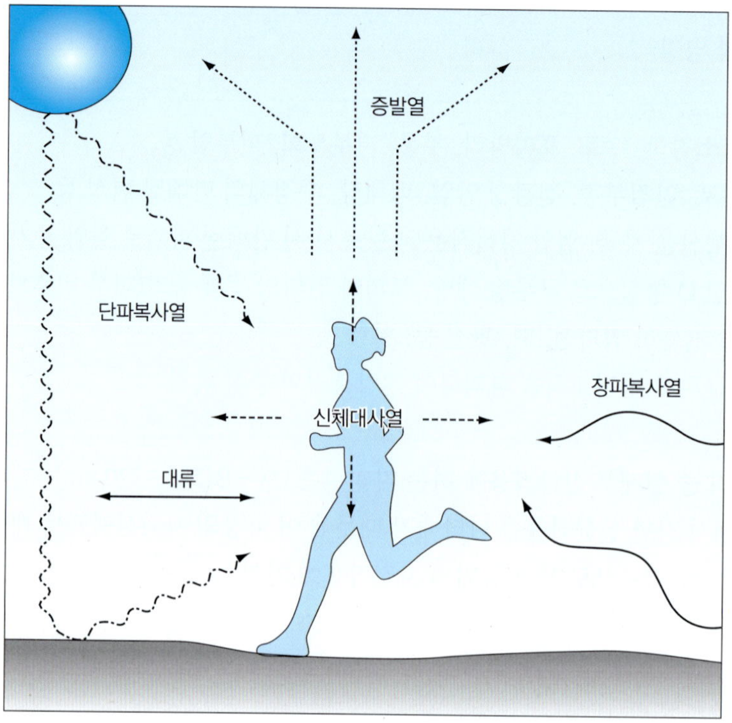

그림 2-2. 신체대사에 따른 열수지(heat balance)

1 기온(氣溫, air temperature)

기온은 지상 1.5 m에서 대기의 건구온도를 의미한다. 이것은 지표면으로부터 복사열의 영향을 배제하기 위해 백엽상 안에서 측정한다. 대류권에서는 고도 100 m 상승 시 습도에 따라 0.5~1℃ 낮아지는 기온감률이 일어난다. 기온감률은 기류의 대류현상에 중요한 영향을 미친다.

1) 실내의 보건온도

- 침실 15 ± 1℃ < 거실 18 ± 2℃ < 병실 21 ± 2℃

2) 일교차

- 하루 중 최고기온과 최저기온의 온도차 : 내륙지역 > 해안지역 > 산림지역
- 최저기온은 해뜨기 30분 전, 최고기온은 오후 2시경(습도는 최저)

3) 기온 측정

기온은 수은온도계나 알코올온도계로 측정한 건구온도(dry bulb temperature)와 기온·기습·기류를 종합한 습구온도(wet bulb temperature)로 나눌 수 있지만 일반적으로 수은온도계에 의한 건구온도를 사용하고 있다.

2 편

(1) 막대(봉상)온도계

유리 모세관에 수은 또는 알코올을 주입한 것으로 기온을 측정하는데 수은온도계는 2분, 알코올온도계는 3분이 소요된다. 알코올온도계는 수은보다 빙점이 낮아 저온 측정이 가능하지만, 고온에서 정확성이 떨어진다. 따라서 한대지역에서 많이 사용하며, 인체에 무해하기 때문에 학교 실험실에서도 사용한다.

(2) 아우구스트건습온도계

건구와 습구의 막대온도계로 구성되어 있어 건습구온도계라 한다. 습구온도는 수분 증발에 의한 기화열로 인해 열이 소실되기 때문에 보통 건구온도보다 낮게 된다. 또한 건구와 습구의 온도를 알면 습도를 구할 수 있다.

(3) 아스만통풍건습온도계

독일의 기상학자 R. Assmann이 고안한 온도계로 건습구온도계에서 습구부의 통풍이 개선되었다. 건구와 습구의 온도를 알면 습도를 구할 수 있다.

4) 화씨(℉)와 섭씨(℃)의 관계

$$°F = \frac{9}{5}°C + 32$$

2 기습(air humidity, 습도)

일정한 온도의 공기 중에 포함된 수증기의 양을 의미하며, 여기서 공기는 수증기가 포함된 실제공기(습한공기)를 나타낸다.

1) 습도의 척도

(1) 절대습도(absolute humidity)

공기 1 m^3 중에 포함된 수증기의 양(g)을 의미한다. 그러나 절대습도는 공기 중의 수증기량이 일정하면 온도변화에 관계없이 일정하기 때문에 사람이 체감하는 공기의 건조하고 습한 정도를 바로 알 수 없다. 따라서 일상생활에서는 기온의 영향이 반영된 상대습도를 사용하고 있다.

(2) 상대습도(relative humidity, RH, 비교습도)

일정한 온도에서 공기 1 m^3 중의 포화수증기량에 대한 실제공기 중에 포함되어 있는 수증기량의 비를 백분율로 나타낸 것이다. 즉, 어떤 온도에서 최대로 포함할 수 있는 포화수증기량(포화습도)에 대한 실제공기 중의 수증기량(절대습도)의 백분율로 다음 식과 같다.

$$상대습도(\%) = \frac{수증기량}{포화수증기량} \times 100$$

(3) 포화수증기량과 상대습도

포화수증기량은 일정한 온도에서 공기 1 m^3 중에 포화된 수증기량을 말한다. 또한 그때의 온도를 이슬점온도(노점온도)라 한다. 기온이 이슬점온도 이하로 내려가면 수증기는 응결하여 물방울이 된다. 포화수증기량은 그림 2-3과 같이 기온이 높을수록 증가하게 되는데 이 때문에 상대습도는 기온에 따라 달라진다.

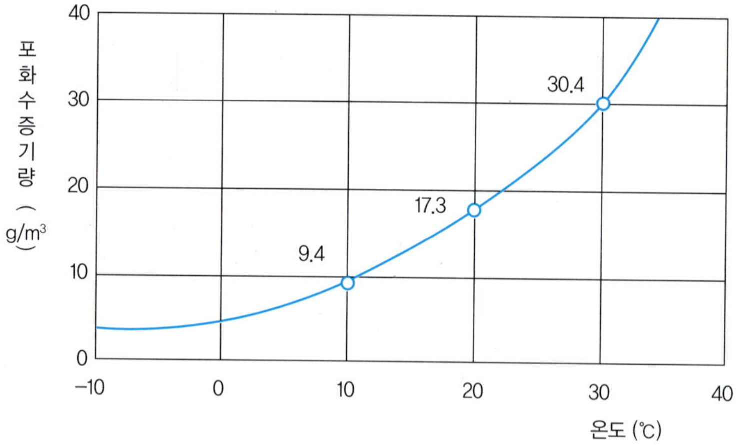

그림 2-3. 온도와 포화수증기량의 관계

2) 습도의 변화

상대습도는 기온이 높아지면 포화수증기량이 증가하기 때문에 낮아지고, 기온이 낮아지면 포화수증기량이 감소하기 때문에 높아진다. 대체로 하루 동안의 습도는 기온이 낮은 밤에 높고, 기온이 높은 낮에 낮아진다. 하루 중 기온이 가장 높은 오후 2시경에 최저가 된다.

3) 습도의 측정

상대습도는 건습구온도계를 사용하여 측정할 수 있다. 건구온도계는 우리가 흔히 사용하고 있는 온도계를 말하고, 습구온도계는 온도계 구부의 끝이 물에 젖은 무명 헝겊(gauze)으로 덮혀 있다. 습구온도계의 경우 물이 증발하면서 열이 손실되기 때문에 일반적으로 건구온도보다 낮은 온도를 나타내는데 물의 기화에 따른 증발의 정도에 따라 온도 차이가 발생한다. 즉, 주변이 건조할수록 많은 양의 물이 증발하여 습구온도와 건구온도의 차이가 커진 반면, 습할수록 증발량이 감소하여 그 차이는 작아진다. 이와 같이 건구온도계와 습구온도계의 온도 차이를 알면 표 2-1의 습도표로부터 상대습도를 구할 수 있다. 예를 들어, 습구온도가 21℃이고 건구와 습구의 온도차가 4℃라면 상대습도는 68%가 된다. 습구온도는 기온 · 기습 · 기류의 영향을 받기 때문에 보통 건구온도보다 낮지만 포화습도(100%)에서는 두 온도가 일치한다.

4) 습도의 영향

- 낮과 밤의 기온변화를 완화시키는 작용
  - 낮 : 태양복사에너지 흡수로 대지의 과열 억제
  - 밤 : 지열의 복사냉각 억제
- 구름을 형성하여 물의 순환에 기여하며, 대기오염 발생에 중요한 기상요인으로 작용
- 인체의 영향
  - 일정한 범주 내에서 쾌적하고 높으면 불쾌감 초래
  - 너무 낮으면 기도 점막이 건조하게 되어 호흡기질환에 쉽게 이환
  - 너무 높으면 피부질환 발생이 쉽고 체열발산이 억제

5) 보건습도

- 쾌적한 보건습도는 40~70%이나 기온에 따라 다름
  - 15℃ : 70~80%
  - 18~20℃ : 60~70%
  - 24℃ 이상 : 40~60%

표 2-1. 습도표

습구온도(℃)	건구와 습구의 온도차(℃)										
	0	1	2	3	4	5	6	7	8	9	10
35	100	93	87	81	76	71	66	62	58	54	50
34	100	93	87	81	75	70	66	61	57	53	50
33	100	93	87	81	75	70	65	61	56	52	49
32	100	93	86	80	75	69	65	60	56	52	48
31	100	93	86	80	74	69	64	59	55	51	47
30	100	93	86	80	74	68	63	59	54	50	46
29	100	93	85	79	73	68	63	58	54	49	45
28	100	92	85	79	73	67	62	57	53	48	44
27	100	92	85	78	72	67	61	56	52	47	43
26	100	92	85	78	71	66	60	55	51	46	42
25	100	92	84	77	71	65	59	54	50	45	42
24	100	92	84	77	70	64	59	53	49	44	40
23	100	91	84	76	69	63	58	53	48	43	39
22	100	91	83	76	69	63	57	52	47	42	38
21	100	91	83	75	**68**	62	56	51	46	41	37
20	100	91	82	74	67	61	55	49	44	40	36
19	100	91	82	74	66	60	54	48	43	39	34
18	100	90	81	74	66	59	53	47	42	37	33
17	100	90	81	72	65	58	52	46	40	36	31
16	100	90	80	72	64	57	50	44	39	34	30
15	100	89	80	71	63	55	49	43	38	33	28
14	100	89	79	70	62	54	47	41	36	31	26
13	100	89	78	69	61	53	46	40	34	29	25
12	100	89	78	68	59	52	44	38	32	27	22
11	100	89	77	67	48	50	43	36	30	25	18
10	100	87	76	66	57	49	41	34	28	23	16
9	100	87	75	65	55	47	39	32	26	20	13
8	100	87	74	63	54	45	37	30	24	18	10
7	100	86	73	62	52	43	35	28	21	15	–
6	100	85	72	61	50	41	33	25	18	13	–
5	100	85	71	59	48	39	30	22	16	10	–
4	100	84	70	57	47	36	28	19	13	–	–
3	100	83	69	55	44	33	24	16	–	–	–
2	100	82	67	53	41	30	21	–	–	–	–
1	100	82	65	51	38	27	17	–	–	–	–
0	100	81	64	49	35	24	14	–	–	–	–
−1	100	80	62	46	32	20	10	–	–	–	–
−2	100	80	62	46	32	20	5	–	–	–	–
−3	100	78	58	41	25	12	1	–	–	–	–
−4	100	76	55	37	21	8	–	–	–	–	–
−5	100	75	53	34	17	3	–	–	–	–	–

3 기류(air movement, 바람)

기온의 차 또는 기압의 차에 의해 발생하는 공기의 흐름을 의미하며, 그 강도를 풍속(m/sec)이라 한다.

1) 기류의 분류

- 불감기류(의복기류) : 0.5 m/sec 이하(0.1 m/sec 이하 : 무풍)
- 불감기류는 실내환기의 원동력으로 의복과 체표면 사이의 방열작용을 도와 신진대사 촉진
- 쾌적기류 : 실내 0.2~0.5 m/sec, 실외 1 m/sec

2) 기류의 영향과 보건학적 의의

- 기후변화, 물의 순환, 공기의 혼합, 자연환기 등
- 인체로부터 수분증발 및 체열발산, 체온조절 및 신진대사 촉진

3) 기류의 측정

(1) 카타온도계(Kata thermometer, 카타한란계)

- 주로 **실내**에서 불감기류와 같은 미풍과 냉각력 측정에 사용(그림 2-4)
- 사람의 체온과 비슷한 100°F의 눈금이 95°F로 떨어지는 시간을 측정하여 산출

(2) 풍차속도계(anemometer, 풍속계)

- 소형풍차의 회전속도를 이용, 비교적 풍속이 큰 **실외**에 사용

(3) 열선풍속계(hot-wire anemometer)

- 풍속에 따라 백금선의 열전달량이 달라져 온도의 증감이 발생, 이때 전기저항치의 변화로부터 풍속 측정

4 복사열

인체는 피부온도보다 낮은 온도를 갖는 물체에 대해서 복사열을 내고, 고온의 물체로부터는 복사열을 흡수한다.

- 복사열은 거리의 제곱에 비례해서 감소
- 흑구온도계로 측정(그림 2-5)

참고 **카타온도계(Kata thermometer, 카타한란계)**

사람의 체감을 기초로 하여 더위와 추위를 측정하기 위해 고안된 알코올온도계의 일종으로 영국의 생리학자 힐(Leonard Hill)이 발명하였다. 사람의 체감에 의한 더위와 추위는 기온뿐만 아니라 인체로부터 단위시간당 방출되는 열량에 따라 다르게 된다. 카타온도계는 더위와 추위를 가늠하기 위하여 단위시간에 단위표면적으로부터 대기 중에 방출하는 열량이 체온과 거의 동일하다고 가정한 것으로, 눈금이 체온에 비교적 가까운 38℃(100℉)와 35℃(95℉)의 두 곳에만 새겨져 있다. 사용방법은 온도계를 38℃ 이상 데운 후에 측정하고자 하는 환경에 놓아두고 온도가 38℃에서 35℃까지 떨어지는 시간을 실측하는 것이다. 이때 실측시간이 t(sec)라 하면 단위시간 동안 방출되는 열량은 다음 식과 같이 이 온도계의 단위표면적으로부터 방출된 열량 F(카타상수로 계측기마다 정해져 있음, cal/cm^2)를 시간 t로 나누어 구할 수 있다. 여기서 H를 카타냉각력(H, $cal/cm^2 \cdot sec$)이라 한다.

$$H = F/t$$

카타냉각력은 기온과 풍속의 영향을 받는데, 이를 T_a와 v라 하면 기류에 의한 냉각력은 다음 식과 같다.

$$H = F/t = (36.5 - T_a)(A + B\sqrt{v})$$

여기서, A와 B는 온도계 구부의 감도를 의미하는 상수이다. 위 식에서 냉각시간 t를 측정하면 풍속(v)을 구할 수 있다.

카타온도계는 냉각력뿐만 아니라 불감기류와 같은 실내공간의 풍속을 측정할 수 있다. 따라서 광산의 갱내기상이 노동력에 미치는 영향을 조사하는데 주로 사용하였다.

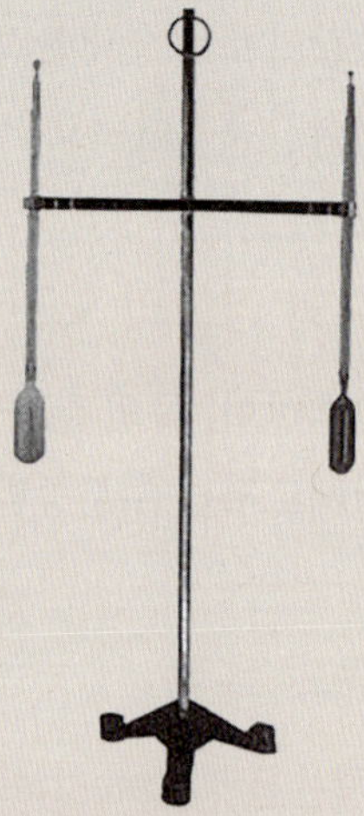

그림 2-4. 카타온도계

참고 **흑구온도계 (black bulb thermometer, 黑球溫度計)**

태양의 직달일사량과 대기의 산란에 의한 일사량을 측정하기 위해 영국에서 고안한 온도계이다. 이것은 구부가 둥근모양의 수은온도계로써 구부에 유연 등을 칠해서 일사를 완전히 흡수하도록 투명한 유리구에 밀봉한 것이다. 이 온도계를 백엽상 등의 그늘에 놓으면 대기의 온도를 나타내지만 햇볕에 쪼이면 태양의 직사와 대기의 산란에 의한 복사열을 흡수하여 대기의 온도보다 높게 된다.

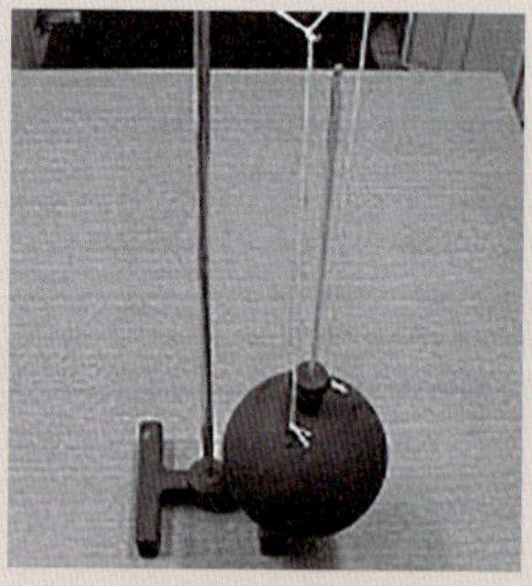

그림 2-5. 흑구온도계

5 온열요소의 종합작용

1) 쾌감대(comfort zone)

성인이 안정 시 적당한 착의상태에서 **쾌감을 느낄 수 있는 온열조건은 불감기류 0.2~0.5 m/sec, 습도 60% 전후, 기온 18℃ 전후**인 것으로 알려져 있다. Hill-Shephard는 온도와 습도의 관계에서 쾌감을 느낄 수 있는 점을 연결하여 쾌감선을 구하고 그 상하의 범위를 쾌감대라 하였다. 그림 2-6에서 A, B, C, D의 사선영역은 쾌감대에 해당되며, 종축과 횡축의 점선으로부터 온도가 18℃이면 습도가 65%일 때 가장 쾌적한 상태가 된다. 쾌감대는 온도와 습도에 따라 다르게 되는데, 온도가 높을수록 낮은 습도영역에서 형성되나 온도가 낮은 경우 높은 습도에서 쾌적하게 된다. 건습구온도계에서 건구온도와 습구온도의 차이가 대략 3℃일 때 쾌적한 상태를 나타낸다.

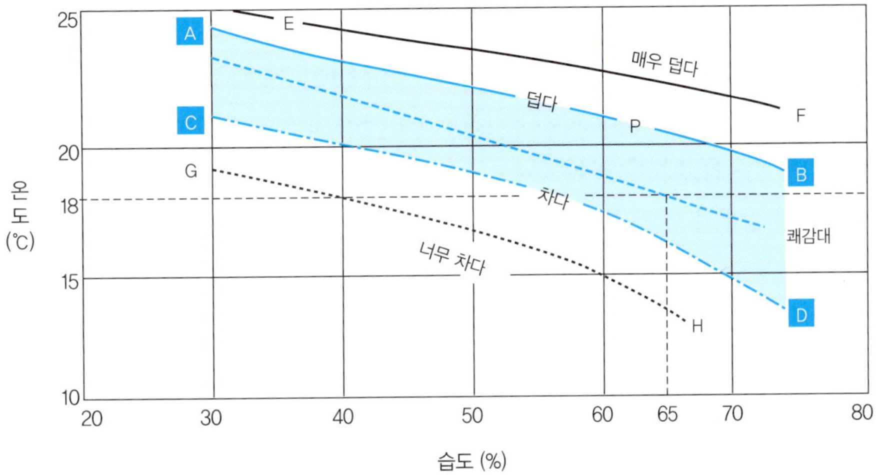

그림 2-6. 실내에서 안정 시 쾌감대와 온·습도 범위

2) 감각온도(effective temperature, 체감온도)

(1) 정의

- Yaglou와 Houghton이 고안한 온도로 유효온도 또는 실효온도라 불림
- 기후 3요소(기온·기습·기류)의 종합작용을 고려한 등온감각온도
- 무풍상태(0.1 m/sec 이하)의 포화습도(습도 100%)에서 기온 t℃와 등온감각을 느끼게 하는 온도
- 감각온도 20℃란 무풍의 습도 100%에서 기온 20℃와 동일한 감각상태를 의미

(2) 최적감각온도(optimum effective temperature)

- 계절, 피복, 성별, 연령 및 기타 조건에 따라 다름
- 계절별 최적감각온도
  - 겨울 66°F(19℃) < 여름 71°F(21.7℃) → 인체의 기후순화에 의해 일치하지 않음

3) 불쾌지수(discomfort index, DI)

불쾌지수는 처음에 기온변화에 따른 공장이나 사무실 등의 전력소모를 파악하기 위하여 사용했던 것으로 미국의 Thom(1957년)이 제창하였다. 이것은 기온과 습도에 따라 사람이 느끼는 불쾌감의 정도를 경험적으로 수치화한 것이다. 이 지수는 복사나 기류 조건을 포함하지 않기 때문에 그 사용에는 한계가 있다. 즉, 기류와 복사열이 고려되지 않은 경우 실내에서만 적용할 수 있다. 일반적으로 여름철 실내의 무더위 기준으로 고온고습으로 인한 불쾌감을 나타낸다. 최근에는 사람마다 더위와 습도에 불쾌감을 느끼는 정도가 다르고 "불쾌지수 발표가 불쾌감을 더욱 조장한다."는 의견도 있어 "온습지수" 또는 "온습도지수(temperature-humidity index, THI)"라고도 한다.

실내에서의 불쾌지수는 다음 식과 같이 보통 오후 3시의 건구온도와 습구온도로부터 산출한다.

$$DI = (\text{건구온도 ℃} + \text{습구온도 ℃}) \times 0.72 + 40.6$$
$$= (\text{건구온도 ℉} + \text{습구온도 ℉}) \times 0.4 + 15$$

그림 2-7은 건구온도와 습구온도로부터 불쾌지수를 산출하기 위한 모노그램이다. 예를 들면 건구온도가 30℃이고 습구온도가 20℃이면 두 점을 연결하는 직선이 DI선의 76.5를 지난다. 따라서 불쾌지수는 76.5가 된다.

불쾌지수는 온도보다는 습도의 영향을 많이 받는다. 즉, 장마철에는 날이 궂어 기온이 크게 오르지 않더라도 습도가 높아 매우 불쾌하게 느껴진다. 이것은 땀이 잘 증발하지 않아 체온을 떨어뜨리는 효과를 기대할 수 없기 때문이다. 불쾌감을 줄이려면 기온과 습도를 함께 낮춰야 하는데 실내외 온도차는 5~7℃ 이하, 실내온도는 23~25℃로 유지하고 1~2시간마다 창문을 열어 환기시키는 것이 좋다.

실외에서의 불쾌지수는 다음 식과 같이 산출할 수 있다.

$$DI = (\text{건구온도 ℃} + \text{습구온도 ℃}) \times 0.74 - 7.2\sqrt{\text{풍속}} + \text{일사량} \times 21.6 + 40.6$$

불쾌지수에 따른 느낌은 인종에 따라 차이를 보이고 있으나, 미국인을 기준으로 했을 때 다음과 같다.

- DI 65 이하 : 모든 사람이 쾌적함
- DI 70 : 약 10% 사람이 불쾌함
- DI 75 : 약 50% 사람이 불쾌함
- DI 80 : 거의 모든 사람이 불쾌함
- DI 85 : 견딜 수 없는 상태로 매우 불쾌함

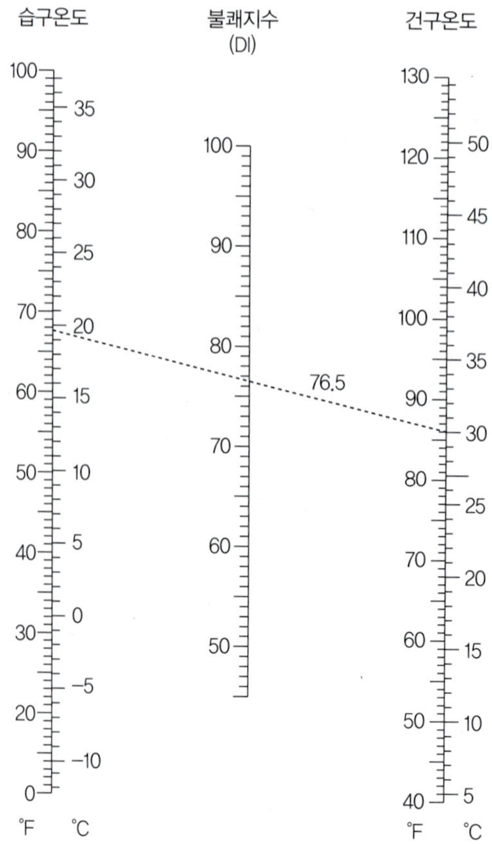

그림 2-7. 불쾌지수 산출을 위한 모노그램

4) 냉각력(카타 냉각력, Kata cooling power)

기온과 습도가 낮고 기류가 커지면 인체의 체열발산이 증가하는데 이때 열을 빼앗는 공기의 힘을 의미하며, **인체에서의 열손실 정도**를 설명한다. 즉, 카타냉각력이 클수록 인체에서의 열손실이 늘어나 더욱 심한 추위를 느끼게 된다.

2 편

6 체온조절

1) 인간의 체온

- 정상체온 : 36.1~37.2℃(36.5℃)
- 정상체온 범위를 넘어선 경우 항상성 파괴
  - 42℃ 이상 : 불가역적 변화, 신경조직의 기능마비
  - 30℃ 이하 : 각 기관의 기능상실, 회복불능

2) 체온조절의 기전

- 신진대사의 증감에 따른 화학적 조절과 체열발산 또는 기온에 의한 물리적 조절에 의함
  - 화학적 조절 : 영양소의 산화에 의한 체열생산
  - 물리적 조절 : 발한에 의한 수분증발, 열전도, 열복사 등의 체열발산

3) 신체부위별 체열의 생산과 발산

- 열생산 : 골격근(근육) > 간장 > 신장 > 심장 > 호흡
- 열발산 : 피부(특히 복사와 전도) > 폐 > 호기 > 대소변

표 2-2. 신체부위별 체열생산 비율

체열생산 부위	체온생산(kcal)	비율(%)
골격근	1,000	59.5
간장	368	21.9
신장	74	4.4
심장	60	3.6
호흡	47	2.8
기타	131	7.8
계	1,680	100.0

표 2-3. 신체부위별 체열발산 비율

방열의 종류	체온발산(kcal)	비율(%)
소변 및 대변	48	1.8
호기 가온(加溫)	84	3.5
폐포 증발	182	7.2
피부에서의 증발	364	14.5
피부에서의 복사 및 전도	1,792	73.0
계	2,470	100.0

4) 지적온도(optimum temperature)

– 체온조절에 가장 적절한 온도
- 주관적 지적온도 : 감각적으로 가장 쾌적하게 느끼는 온도
- 생산적 지적온도 : 최소의 작업으로 최대의 생산을 올릴 수 있는 온도
- 생리적(기능적) 지적온도 : 최소의 에너지 소모로 최대의 생리적 기능을 발휘할 수 있는 온도

– 인간의 온도식별 범위 : 0.2~1.2℃
– 피부의 순응온도 범위 : 10~40℃

Ⅳ 공기

1 공기의 성분과 오염

1) 공기의 조성

공기란 지구를 둘러싸고 있는 기체상 물질로 주로 대류권에 존재하고 있으며, 인간뿐만 아니라 동식물의 생존에 필수적인 환경요소이다. 자연상태의 공기의 조성은 표준상태에서 건조공기를 기준으로 할 때 표 2-4와 같다. 여기에서 공기의 조성에는 수증기가 포함되어 있지 않지만 실제공기 중에는 0.001~5%(평균 3.12%)의 수증기가 포함되어 있으며, 시간과 공간에 따라 달라진다.

공기의 주성분은 질소(78%)와 산소(21%)로 공기의 약 99%를 점유한다. 나머지 약 1%는 절대적으로 적은 함량임에도 불구하고 다양한 종류의 물질로 구성되어 있다. 이 중에서 CO_2 · CH_4 · N_2O 등은 온실가스로 작용하여 지구의 열수지에 따른 기후변화에 중요한 영향을 미친다.

표 2-4. 표준상태(0℃, 1기압)에서 건조공기의 조성

성분	화학기호	체적백분율(%)	체류시간
질소(nitrogen)	N_2	78.10	4×10^8년
산소(oxygen)	O_2	20.94	6,000년
아르곤(argon)	Ar	0.93	주로 축적
이산화탄소(carbon dioxide)	CO_2	0.032	7~10년
네온(neon)	Ne	0.0018	주로 축적
헬륨(helium)	He	0.00052	
메탄(methane)	CH_4	0.00015	
크립톤(krypton)	Kr	0.0001	
아산화질소(nitrous oxide)	N_2O	0.00005	0.5년
수소(hydrogen)	H_2	0.00005	
제논(xenon)	Xe	0.000008	주로 축적
오존(ozone)	O_3	0.01~0.2	장소 · 시간에 따라 변함

2) 공기의 오염

인간의 인위적인 활동(특히 화석연료의 연소)으로 공기 중에 각종 대기오염물질이 배출되고 있으며, 도시지역을 중심으로 대기오염이 발생하고 있다.

표 2-5는 청정공기와 오염된 공기 중 가스성분의 농도분포를 나타낸다. 여기에서 청정공기와 오염된 공기의 농도비가 큰 가스성분일수록 인위적인 활동에 의해 배출되고 있음을 의미하며, 대기오염이 심한 정도에 따라 그 농도가 달라진다. 그러나 자연상태의 공기 중에 존재하는 주요 가스성분들은 그 농도가 쉽게 변하지 않는다. 온실가스로 알려진 CO_2의 경우 공기 중의 미량성분에서 양적으로 가장 큰 부분을 차지하고 있는데 산업혁명 이후 화석연료의 사용량 증가로 대기 중의 농도가 계속해서 증가하고 있으며, 최근에는 더욱 빠른 증가 추세를 보이고 있다.

표 2-5. 청정공기와 오염된 공기 중 가스성분의 조성

성분	청정공기(ppm)	오염된 공기(ppm)	오염공기/청정공기
이산화탄소(CO_2)	350	400	1.3
일산화탄소(CO)	0.1	40~70	400~700
메탄(CH_4)	1.5	2.5	1.3
오존(O_3)	0.02	0.5	25
암모니아(NH_3)	0.01	0.02	2
이산화질소(NO_2)	0.001	0.2	200
아황산가스(SO_2)	0.0002	0.2	1000

3) 공기의 자정작용(自淨作用, autopurification)

- 바람에 의한 공기의 희석작용
- 강우 · 강설 등에 의한 유해가스 및 먼지의 세정작용
- 산소(O_2) · 오존(O_3) · 과산화수소(H_2O_2) 등에 의한 산화작용

- 태양광선 중 자외선에 의한 살균작용
- 식물에 의한 탄소동화작용(광합성에 의한 CO_2와 O_2의 교환작용)

2 공기의 성분과 건강

1) 공기와 호흡작용(respiration)

인간의 호흡작용은 생존과 건강에 필수적이다. 정상적인 성인의 경우 1일 13 kl의 공기를 호흡한다. 인체의 호흡작용에 의해 폐에 유입된 산소는 폐포에서 혈액 중의 혈색소인 헤모글로빈(hemoglobin, Hb)에 의해 HbO_2 형태로 전신의 조직세포에 공급되고, 다시 조직세포의 대사과정에서 발생된 이산화탄소는 $HbCO_2$ 형태로 폐포로 운반되어 호기로 배출된다. 이에 따라 흡기와 호기의 공기조성은 다르게 되는데, 그 조성은 다음과 같다.

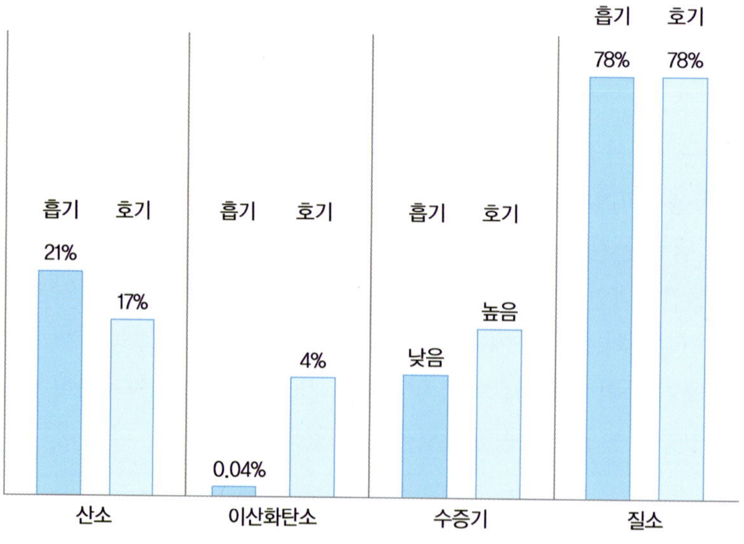

그림 2-8. 인체의 흡기와 호기에 따른 공기의 조성변화

2) 산소(O_2)

- 성인의 1일 산소소비량 0.52~0.65 kl(호흡 시 흡입공기량의 4~5%)
- 대기 중 산소농도 15~27%(평균 21%)
- 고농도 또는 고압 시 **산소중독**(oxygen poison)
- 고도 상승에 따라 농도 감소
  - 15% 이하 **저산소증**(고산지대의 경우 한냉 · 피로 등의 고산병 발생)
  - 10% 이하 호흡곤란, 7% 이하 질식사(고도 7 km 이상)

3) 이산화탄소(CO_2)

- 무색 · 무취 · 무독성의 기체상 물질로 자연상태의 공기 중에 약 0.03% 함유

- **실내공기오염의 지표**로 환기상태의 판정기준, 인간(동물)의 호흡작용에 의해 배출
- 화석연료의 연소로 발생(산업혁명 이후 화석연료의 사용량 증가로 농도 증가)
- 대기 중에서 지구복사에너지의 적외선을 흡수하는 온실가스로 작용
- 실내의 허용한계(恕限度) 0.1%(1,000 ppm)
- 3% 불쾌감, 10% 전후 호흡곤란으로 사망

2 편

4) 일산화탄소(CO)

- 무색 · 무취 · 무미 · 무자극성의 기체상 물질
- 탄소성분의 불완전연소 시 발생(타기 시작할 때와 꺼질 때 많이 발생)
- 체내에서 헤모글로빈(hemoglobin, Hb) **친화력**이 산소의 **210~300배** 수준
- 일산화탄소의 이중작용(二重作用)
  - HbO_2 대신 HbCO 공급으로 혈중의 O_2 농도 저하
  - 무산소증(anoxia) 초래
- 일산화탄소의 대기중 농도기준
  - 대기환경기준 : 1시간 기준 25 ppm, 8시간 기준 9 ppm
  - 다중이용시설 유지기준 : 10 ppm(단, 실내주차장 25 ppm)
  - 1~2시간 내 생명이 위험한 농도 : 1,000 ppm 전후
- 체내 일산화탄소의 중독증상(혈중 COHb 기준)
  - **10% 미만 : 거의 무증상**
  - 10~20% : 두통
  - 20~40% : 심한 두통 · 오심 · 구토
  - 40~50% : 시각장애
  - 50~60% : 경련 · 혼수 · 실신
  - 60~70% 이상 : 사망
- 일산화탄소 중독 시 고압산소요법(O_2 공급으로 COHb의 가역반응 촉진)
- 심한 경우 소생되더라도 심장 · 뇌 · 신경조직 마비 등(신경 · 정신 · 호흡기능장애, 시야협착 등)

5) 질소(N_2)

- 불활성 가스로 공기의 78.1%를 점유하여 기압과 밀접한 관련
- 인체에 직접적인 영향을 주지 않으나 고기압 환경에서는 중추신경계 마취작용(잠수작업 등의 고압환경에서 정신기능이 둔화되고 심할 경우 의식상실 초래)
- 고압환경에서 급격하게 정상적인 압력상태로 이행(감압)하는 경우(잠수부, 항공기조정사) **감압병**(decompression sickness) 일명 **잠함병**(caisson disease) 발생
- 원인은 인체의 체액과 조직에 액체상태로 있던 질소가 급감압으로 다시 기화되면서 질소기포 발생, 혈류를 방해하고 모세혈관에 혈전을 만들어 전색증 유발

6) 오존(O_3)

- 산화력이 강해 탈취·살균효과를 갖는 기체상 물질
- 성층권의 오존 : 인체를 비롯하여 생물체에 유해한 자외선을 차단
- 대류권의 오존 : 대표적인 광화학산화물로 기침이나 폐렴 등을 유발하는 2차 대기오염물질(0.3 ppm 이상일 때 오존경보 발령)

3 기압과 건강장애

1) 기압의 정의

기압은 대기 중의 공기가 누르는 무게로 수은기압계나 아네로이드기압계(aneroid barometer)로 측정한다. 기압은 고도가 높을수록 낮아진다. 표준대기압은 해수면에서의 기압으로 수은주로는 760 mmHg이며, 1기압 또는 1 atm이라 한다. 해수면에서는 10 m 하강 시마다 1기압씩 증가하여 **수심 30 m**에서는 약 **4기압**이 된다.

2) 이상기압과 건강장애

이상기압의 경우 건강장애를 초래하는데, 고지대 거주, 고산 등산, 고공 비행 등에서는 이상저기압 상태가 된다. 이때 체내에 존재하는 기체가 평형유지를 위하여 체외로 빠져나가는데 탈출경로가 없어 체내의 압력이 기압보다 높아지면 기계적 장애가 발생한다. 또한 공기 중의 산소분압도 낮아져서 폐포공기의 산소분압에 의하여 결정되는 혈중의 HbO_2가 낮아져 호흡횟수가 빨라진다. 산소가 부족하면 두통, 구토, 운동상실, 기억력 감퇴, 혼수, 마비 등의 증상이 발생한다.

이상고기압 상태에서는 체내에서 산소가 지속적으로 소비되기 때문에 별 문제는 없다. 그러나 급감압 시에는 불활성인 질소가스가 체내에서 기포를 형성하므로 기계적인 장애를 초래한다. 잠수 중 급격한 정상압력 상태로의 복귀나 항공기가 급상승할 때 나타나는데 이를 모두 감압병이라 한다.

4 실내공기오염과 군집독

1) 실내공기오염

(1) 실내공기오염의 중요성

- 실내공기오염 수준은 실외보다 약 2~5배 높고, 100배 이상인 경우도 보고
- 실내의 체류시간이 약 80~90% 이상
- 실내의 냉난방에 따른 에너지 사용량을 줄이기 위해 건물의 밀폐와 단열재 사용
- 빌딩증후군(sick building syndrome, SBS)이나 새집증후군(sick house syndrome, SHS) 등 발생
- 생활수준의 향상으로 실내공기질(indoor air quality)에 대한 관심 증가로 적절한 유지 관리 요구

(2) 빌딩증후군과 새집증후군

빌딩증후군은 빌딩 내의 단열재를 포함한 건축자재, 가구 등에서 나오는 각종 유해물질에 의해 눈·코·목·피부

를 자극하여 두통이나 현기증·졸림·메스꺼움·발진·피부염·복통과 같은 증상의 건강장애를 총칭한다. 새집증후군은 주택의 건축자재 및 가구 등에서 발생하는 폼알데하이드와 휘발성유기화합물 등 유해화학물질로 인한 거주자의 일시적 또는 만성적 자각증상을 의미한다.

2 편

(3) 실내공기오염물질의 영향과 발생원

실내공기 중 대표적인 오염물질은 석면, 라돈, 생물학적 오염물질, 연소생성물, 휘발성유기오염물질 등이다. 표 2-6은 이들 물질에 대한 인체의 영향과 발생원을 나타낸다.

표 2-6. 주요 실내공기오염물질과 건강장해

실내공기오염물질		인체영향	발생원
석면		발암물질(폐암)	절연제, 내화성 제재
라돈		발암물질(폐암)	건물, 지하실, 토양, 암석, 지하수
생물학적 오염물질		감염성 질환이나 알레르기 질환, 레지오넬라증	공기중 바이러스, 박테리아 꽃가루, 곰팡이, 진드기
연소생성물	일산화탄소	두통, 혼돈, 피로, 메스꺼움, 나른함	연소생성물(난방, 흡연) 외부 유입
	이산화질소	피부 · 눈 · 점막 · 호흡기 자극, 만성호흡기 및 폐질환	
	PM-10	기침 · 천식 악화, 만성기관지염, 폐기능저하, 심장질환 영향, 조기사망	
휘발성유기오염물질	폼알데하이드	눈 및 호흡기계 자극, 동물성 발암물질	건축자재, 흡연
	벤젠	호흡기계 자극, 발암물질	흡연, 페인트, 유기용제
	크실렌	자극, 심장, 간, 신장 및 신경계 손상	수지용매, 에나멜, 무연휘발유
	톨루엔	빈혈	유기용제, 흡연
	스티렌	두통, 피로, 우울, 눈 손상	플라스틱, 합성고무, 합성수지
	트리클로로에탄	발암물질	농약, 세척용매
	트리클로로에틸렌	동물성 발암물질	오일, 왁스용매, 세정성분
	에틸벤젠	눈과 호흡기계 심한 자극	스티렌 관련 제품
	클로로벤젠	폐, 간 및 신장손상	페인트, 니스
	폴리염화비페닐류(PCBs)	인체발암확인물질(IARC Graup 1)	전기절연제, 플라스틱 가소제

* 석면은 내열성 · 단열성 · 절연성 등이 뛰어나 과거에는 건축자재, 자동차 브레이크라이닝, 섬유 제품 등에 많이 사용되었으나, 폐암과 악성중피종 등의 발암물질로 알려진 후 오늘날에는 사용 금지
* 라돈(Rn)은 무색 · 무미 · 무취의 자연방사능을 띄는 기체상 물질로, 토양과 암석, 콘크리트, 시멘트 등의 건축자재와 지하수 등에서 주로 존재하며 장기간 폭로 시 폐암의 원인
* PM-10은 크기가 10 ㎛ 이하인 입자상 물질(particulate matter)로서 미세먼지라 불림
* 폼알데하이드(HCHO)는 휘발성유기화합물의 일종으로 자극성이 강한 냄새를 가지는 무색의 기체상 물질로 살충 · 살균제, 합성수지 원료로 사용되고 있으며, 발암물질이면서 새집증후군과 아토피성 피부염의 대표적인 원인
* 벤젠은 대기 중으로 쉽게 휘발되는 유기용제의 일종으로 만성중독 시 조혈기능장애로 인해 재생불량성 빈혈(백혈병)의 원인

(4) 실내공기질 관리 및 관련부처

실내공기질 관리는 대상시설에 따라 다음과 같이 나뉜다.

- 다중이용시설, 신축공동주택, 실내건축자재, 대중교통차량 : 실내공기질 관리법(환경부)
- 학교 : 학교보건법(교육부)
- 작업장, 사무실 : 산업안전보건법(고용노동부)

(5) 실내공기오염물질과 실내공기질 기준

실내공기질 관리법에서 정하고 있는 오염물질(총 17종)은 다음과 같다.

- 미세먼지(PM−10), 이산화탄소(CO_2), 폼알데하이드(formaldehyde), 총부유세균(total airborne bacteria), 일산화탄소(CO)
- 이산화질소(NO_2), 라돈(radon), 휘발성유기화합물(VOCs, volatile organic compounds), 석면(asbestos), 오존(O_3)
- 초미세먼지(PM−2.5), 곰팡이(mold), 벤젠(benzene), 톨루엔(toluene), 에틸벤젠(ethylbenzene), 자일렌(xylene), 스티렌(styrene)

실내공기질 기준은 유지기준과 권고기준으로 나뉜다. 유지기준의 5가지 오염물질은 연 1회 그리고 권고기준의 5가지 오염물질은 2년에 1회 측정이 이루어져야 한다. 또한 민감집단이 이용하는 의료기관, 산후조리원, 노인요양시설, 어린이집 등은 강화된 기준이 적용된다.

표 2-7. 다중이용시설의 실내공기질 기준

<table>
<tr><th colspan="2">오염물질
다중이용시설</th><th>미세먼지
(PM−10)
(μg/m³)</th><th>초미세먼지
(PM−2.5)
(μg/m³)</th><th>이산화탄소
(ppm)</th><th>폼
알데하이드
(μg/m³)</th><th>총부유세균
(CFU/m³)</th><th>일산화탄소
(ppm)</th></tr>
<tr><td rowspan="4">유지기준</td><td>지하역사, 지하도상가, 철도역사의 대합실, 여객자동차터미널의 대합실, 항만시설 중 대합실, 공항시설 중 여객터미널, 도서관 · 박물관 및 미술관, 대규모 점포, 장례식장, 영화상영관, 학원, 전시시설, 인터넷컴퓨터게임시설제공업의 영업시설, 목욕장업의 영업시설</td><td>100
이하</td><td>50
이하</td><td rowspan="3">1,000
이하</td><td>100
이하</td><td>–</td><td rowspan="2">10
이하</td></tr>
<tr><td>의료기관, 산후조리원, 노인요양시설, 어린이집, 실내어린이놀이시설</td><td>75
이하</td><td>35
이하</td><td>80
이하</td><td>800
이하</td></tr>
<tr><td>실내주차장</td><td>200
이하</td><td>–</td><td>100
이하</td><td>–</td><td>25
이하</td></tr>
<tr><td>실내 체육시설, 실내 공연장, 업무시설, 둘 이상의 용도에 사용되는 건축물</td><td>200
이하</td><td>–</td><td>–</td><td>–</td><td>–</td><td>–</td></tr>
</table>

	오염물질 다중이용시설	이산화질소 (ppm)	라돈 (Bq/m^3)	총휘발성유기화합물 ($\mu g/m^3$)	곰팡이 (CFU/m^3)
권고기준	지하역사, 지하도상가, 철도역사의 대합실, 여객자동차터미널의 대합실, 항만시설 중 대합실, 공항시설 중 여객터미널, 도서관 · 박물관 및 미술관, 대규모점포, 장례식장, 영화상영관, 학원, 전시시설, 인터넷컴퓨터게임시설제공업의 영업시설, 목욕장업의 영업시설	0.1 이하	148 이하	500 이하	–
	의료기관, 산후조리원, 노인요양시설, 실내 어린이놀이시설	0.05 이하		400 이하	500 이하
	실내주차장	0.30 이하		1,000 이하	–

2) 군집독

실내환기가 불량한 경우 공기의 이화학적인 변화에 의해 실내공기오염이 발생한다. 밀폐된 실내에 많은 사람이 장시간 머무르게 되면 공기의 물리적·화학적 조성의 변화로 발한(發汗)·불쾌감·두통·구토·현기증·울혈증(鬱血症) 등의 증상이 나타나고 심하면 졸도나 집단사망에 이르게 되는데, 이를 군집독(群集毒, crowd poison)이라 한다.

– 원인 : 고온, 고습, 무기류, O_2 부족, CO_2 증가, 악취, 복사열, 이온, 분진, 유해가스 발생 등 공기의 이화학적 변화
– 대책 : 통풍 및 환기

참고 Black Hole 사건

1756년 인도 캘커타(Calcutta)의 형무소에서 146명의 죄수 중 23명을 제외하고는 모두 밤 사이에 사망한 사건이 발생하였다. 이 형무소에는 조그만 창문이 2개 있어 호흡에 필요한 산소공급이 이루어진 것으로 보고, 실내공기의 이화학적인 변화에 따른 문제가 사망원인으로 알려졌다.

V 상수

1 물의 중요성과 보건문제

1) 물의 중요성

- 생물체의 생존에 필수적(체온조절, 산소운반 및 노폐물 배설, 영양분 흡수 등)
- 하루 동안 성인 1인 기준 2.0 ℓ 필요
- 신체의 60~70% 구성(10% 상실 생리적 이상, 20% 이상 생명 위험)
- 과거에는 문화생활의 척도로 인식되어 생활수준이 높을수록 사용량이 많음
- 최근에는 물 부족현상에 의해 중요한 자원으로 인식, 절수운동 전개
- 21세기 물 전쟁시대, 국가간 또는 지방자치단체의 복잡한 이해관계 초래

2) 물의 순환과 수자원

- 지구의 대류현상으로 순환(지표수 증발 → 구름 → 비나 눈 등의 강수)
- 해수 97.5%, 담수 2.5%(빙설 1.76%, 지하수 0.76%, 호수·하천 등 0.0086%)
- 담수 구성은 빙설(빙하·만년설) 69.6%, 지하수 30.3%, 하천·호수 등 0.39%
- 우리나라 연평균강수량은 1,245 mm, 세계평균(880 mm)보다 1.4배 높지만 수자원 부족
  - 좁은 국토와 높은 인구밀도에 강수량의 2/3가 여름 장마철에 집중
  - 국토의 대부분이 산악지역으로 이루어져 유실량이 큼
  - 수질오염에 의한 수질악화 등
- 적절한 수자원 관리 및 산림조성, 중수도(waste water reusing system, 한 번 사용된 물을 재처리하여 사용) 설치 등 다각적인 대책 필요

3) 물의 보건문제

과거에는 수인성 감염병과 같은 세균성 질환이 문제가 되었으나, 오늘날은 미량의 중금속이나 유해물질 그리고 THMs (trihalomethanes)와 같은 염소소독부산물이 중요하다.

(1) 수인성 감염병

- 물에 의해 감염되거나 오염된 물로 조리된 식품에 의해 발생되는 감염병을 총칭, 환경위생의 개선으로 과거에 비해 현저히 줄었으나 아직 근절되지 못함
- 레지오넬라와 같은 호흡기계 질환이나 피부접촉에 의한 피부질환도 있으나 장티푸스, 파라티푸스, 세균성 이질, 콜레라, 유행성 간염(A형간염) 등 소화기계 질환이 주가 됨
- 증상은 대부분 가벼운 설사나 거북함 정도이고 심할 경우 구토·고열·두통·어지럼증 등을 수반하지만 건강한 사람의 경우 심각하게 인식하지 않는 관계로 감염 추적이 곤란
- 유아, 노약자, AIDS 감염자나 수술 후 환자와 같이 면역체계가 약한 사람들의 경우 중증에서 사망까지 치명적일 수 있음

- 병원체 수는 물속에서 감소
  - 영양원의 부족
  - 잡균과의 생존경쟁
  - 일광의 살균작용
  - 온도의 부적당
- 특징
  - 환자가 2~3일 내에 폭발적으로 발생
  - 급수구역과 환자발생지역이 일치(급수구역 내로 제한)
  - 만성적인 질병을 유발하는 대부분의 유해화학물질과 달리 급성 질병을 유발
  - 성 · 연령 · 직업 등에 의한 이환율의 차이가 거의 없음
  - 이환율과 치명률이 낮고, 2차 감염의 우려가 낮아 2차 발병률도 낮음
  - 계절에 관계없이 발생하나 여름철에 발생하기 쉬움
  - 가족집적성이 비교적 낮음
- 진단 및 예방
  - 병원성 미생물의 존재 여부를 파악하는 것이 중요하나 현실적으로 곤란
  - 간접적인 진단방법으로 대장균군이나 분원성대장균군, 대장균 등과 같은 지표미생물을 대상으로 수인성 병원균의 오염여부를 상시 검사, 이것이 먹는물에서 미생물 항목의 검사 목적
  - 예방은 환경위생 · 식품위생 · 개인위생 철저

(2) 수도열(Hannover fever, water fever)

- 1926년 독일 Hannover 시에서 장티푸스환자 2,500명 발병 전에 약 10배의 발열 · 설사환자 발생
- 물을 여과하여 급수한 결과 수도열과 수인성 감염병 감소 : Mills–Reincke 효과

참 고 **Mills-Reincke 효과**

1893년 미국의 Mills는 Massachusetts주 로렌스 시에서 물을 여과하여 공급한 결과 장티푸스, 이질 등과 같은 수인성 감염병이 감소하였으며, 독일의 Reincke도 Elbe강의 물을 여과하여 Hamburg 시민에게 공급한 결과 동일한 효과를 얻게 되었다. 이러한 여과에 의한 정수작용을 Mills–Reincke 효과라 한다.

(3) 기생충질환

- 음용수나 야채 등의 식품과 함께 기생충질환의 전파체
- 회충, 편충, 간디스토마, 폐디스토마, 주혈흡충 등

(4) 중금속 등 유해물질의 중독원

- 시안, 수은, 카드뮴, 6가크롬, 유기인, 페놀 등의 유해물질은 만성질환의 원인
- 정수과정 중 염소소독부산물인 THMs (trihalomethanes)은 동물실험결과 발암물질

(5) 수중 불소량

- 충치예방에 효과적, 소량 함유시 우식치 초래
- 먹는물 수질기준 1.5 mg/ℓ 이하(먹는샘물 2.0 mg/ℓ 이하)
- 2 ppm 이상의 과량 함유 시 반상치 유발

4) 물의 자정작용

하천 등의 지표수가 자연적으로 정화되는 현상으로 수중의 용존산소(DO), pH, 수온, 일광, 수심, 유속 등의 영향을 받는다. 수질오염물질이 자정작용의 한계(환경용량)를 초과하지 않으면 다음의 자정작용에 의해 분해된다.

- 물리적 작용
  - 침전, 확산과 희석
  - 폭기에 의한 가스교환작용, 폭기는 화학적 및 생물학적 자정작용에도 영향
  - 일광의 자외선에 의한 소독작용

- 화학적 작용
  - 산화 : 수중의 유기물이 호기성 미생물에 의해 CO_2와 H_2O 등의 무기물로 분해
  - 환원 : 오염이 심한 수중의 유기물이 혐기성 미생물에 의해 분해
  - 중화

- 생물학적 작용
  - 하천의 자정작용 중 가장 중요
  - 수중의 유기물이 호기성 미생물에 의해 분해
  - 수중생물의 식균작용

2 먹는물의 수질기준

먹는물이란 수돗물, 먹는샘물, 먹는염지하수, 먹는해양심층수 등을 말한다. 먹는샘물은 시판하고 있는 생수를 의미하고, 먹는물 공동시설은 먹는 물을 공급할 목적으로 개발했거나 저절로 형성된 약수터 · 샘터 · 우물 등을 말한다.

수질기준 항목의 경우 과거에는 지표미생물, 무기물, 중금속 등이 주가 되었으나, 점차 미량으로도 인체에 독성을 나타내는 농약, 유기용제, 소독부산물 등의 유기물질이 추가되었다. 현행 먹는 물의 수질기준은 "먹는물 수질기준 및 검사 등에 관한 규칙"에 규정되어 있으며, 수돗물의 경우 다음과 같이 총 58개 항목으로 이루어져 있다.

- 미생물 기준 4개
- 건강상 유해영향무기물질 기준 11개

– 건강상 유해영향유기물질 기준 17개
– 소독제 및 소독부산물질 기준 11개
– 심미적 영향물질 기준 16개

1) 미생물에 관한 기준

(1) 일반세균

– 일반세균은 공기 또는 물 속에 존재하는 병원성 또는 비병원성균을 총칭
– 멸균여부의 판단기준이 되고 정수과정에서 세균오염의 지표
– 수질기준은 검수 1 ㎖중 100 CFU (colony forming unit) 이하

(2) 대장균군(大腸菌群, Coliform group)

– 대장균군은 사람과 동물의 장내에서 기생하는 대장균 및 대장균과 유사한 성질을 가진 균의 총칭
– 수질기준
  • 총대장균군 · 분원성대장균군 · 대장균 모두 검수 100 ㎖ 중 검출되지 않을 것
– 검사 의의
  • 대장균 자체의 유해작용보다 병원성 미생물에 의한 오염 가능성을 파악하기 위한 **분변오염의 지표**
  • 저항성이 병원균과 비슷하거나 강해서 병원성 미생물과 공존을 시사
  • 검출방법이 간편하고 정확
  • 신체의 장관 이외에서는 증식하지 않음
– 대장균 시험은 3단계(추정시험 → 확정시험 → 완전시험)로 실시
– 시험결과의 정량적인 판독
  • **최적확수**(most probable number, MPN) : 검수 100 ㎖당 대장균군의 수
  • **대장균지수**(coli index) : 대장균군을 검출할 수 있는 최소검수량의 역수

참 고 대장균지수와 수질의 생물학적 오염도

검수 10 ㎖에서 양성이면 대장균지수는 0.1이 된다. 이 값이 클수록 병원성 미생물에 의한 오염이 심각함을 의미한다.

참 고 대장균(Escherichia coli)과 대장균군(Coliform group)

대장균은 사람과 동물의 장(腸), 특히 대장에 많이 존재하는 세균으로 장 속에서는 보통 비병원성이지만, 장 이외의 부위에 침입하면 방광염·신우염·복막염·패혈증 등을 일으킨다. 또한 장 속에서도 일부 항원성 대장균은 유아에서 성인에 이르기까지 전염성 설사를 일으킬 수 있는데 이를 병원성대장균이라 한다. 대장균은 열에 약해 60℃에서 약 20분간 가열하면 사멸한다. 대장균은 양쪽 끝이 둥글고 길이 2~4 ㎛, 폭 0.4~0.7 ㎛의 간균으로 편모를 가지고 있어 운동성이 있으며, 포자를 만들지 않는 그람 음성균이다. 수질검사에서 대장균의 검출 여부는 분변에 의한 오염을 판별하는 중요한 지표가 되고 있다.

대장균군은 사람과 동물의 장내에서 기생하는 대장균 및 대장균과 유사한 성질을 가진 균의 총칭으로 총대장균군이라 하고, 물이나 식품 등의 오염 여부에 대한 대표적인 생물학적 오염지표가 된다. 대장균군은 그람음성의 간균으로 포자를 형성하지 않고 유당을 분해하여 산과 가스를 발생하는 호기성, 통성혐기성(痛性嫌氣性) 균으로 병원성은 낮다. 대장균군은 항상 변에서 배출되므로 이에 대한 수질검사는 분변에 의한 오염기준이 된다. 즉, 음용수에서 대장균군이 검출되면 사람이나 가축의 배설물로 오염되었음을 의미하고, 수인성 병원미생물의 존재 가능성을 나타낸다. 대장균군의 특성은 병원균에 비해 물속에서 오래 생존하고 저항력이 강하며, 검출하기 쉽고 검사법이 간단하다. 또한 소독에 대한 저항력은 병원균보다 강하나 바이러스보다는 약하다. 시험결과 양성인 경우, 해당 음료수나 식품 등에는 장관(腸管)에 유래하는 병원성 바이러스, 세균, 기생충 등이 존재할 여지가 있다. 대장균군 검사는 음료수·식품의 일정량에 대해 균의 존재 유무를 우선적으로 확인하고, 양성일 경우 다시 세균의 수를 측정한다. 이 최적확수시험(MPN test)은 대장균군의 정량적인 평가를 위한 방법으로 추정시험, 확정시험, 완전시험의 3단계로 이루어진다.

참고 수질오염과 관련된 병원성 미생물

최근에 세계적으로 문제가 되고 있는 병원성 미생물로는 병원성 대장균(*enterophathogenic Escherichia coli*), 캠필로박터 제쥬니(*Campylobacter jejuni*), 옐시니아 엔테로콜리티카(*Yersinia enterocolitica*), 레지오넬라 뉴모필라(*Legionella pneumophilla*), 지아디아 람블리아(*Giardia lamblia*), 크립토스포리디움(*Cryptosporidium*), 바이러스(*viruses*) 등이 있다.

병원성 대장균에는 베로톡신(verotoxin)이라는 독소를 내어 장관출혈을 일으키는 O-157과 같은 것이 있으며, 캠필로박터 제쥬니는 장염 • 소아설사증을 그리고 옐시니아 엔테로콜리티카는 설사·복통·발열·두통 등을 일으킨다. **재향군인병(Legionnaires disease)**은 1976년 미국 필라델피아의 재향군인대회에서 발생한 약 200여 명의 발병으로부터 이름 붙여졌으며, 이 중 34명이 급성 폐렴 증상으로 사망하였다. 조사결과 공기조화시설의 **냉각수**로부터 레지오넬라 뉴모필라가 기도를 통하여 감염된 것으로 밝혀졌다. 이 균은 하천이나 토양에 주로 존재하며, 공기조화시설의 냉각수는 물론 샤워기 등에서도 검출되어 사람과 접촉할 기회가 상당히 큰 것으로 밝혀졌다. 보통 건강한 사람은 문제가 없으나, 면역기능이 저하된 사람은 폐렴을 일으킨다. 이 균은 수도와 관련된 미생물의 대책에 새로운 시각을 요구하는 하나의 계기가 되었는데, 이제까지 분변오염에 의한 소화기계 감염병 대책만이 주목되어 왔던 것에 대한 재검토가 이루어졌다. 또한, 정수처리 과정과 소독처리수의 안전성에 대한 지표로서 대장균군의 지표성을 재검토하게 하였다.

원생동물인 **지아디아 람블리아**는 6~12 μm 크기의 편모충으로, 포자형태로 분변과 함께 배출되어 오염된 물·식품·손을 통해 직접 경구적으로 감염된다. 감염증은 복통·설사·장염·식욕부진 등을 일으키고, 경우에 따라 심한 설사를 일으키는데 이것을 지아디아시스(giardiasis)라고 한다. 시스트(cyst)라 불리는 지아디아의 포자는 크립토스포리디움의 포자인 오시스트(oocyst)와 함께 염소소독에 대한 저항이 세균보다 훨씬 강하기 때문에 소독에 대한 지표로써 대장균군을 재검토하는 또 다른 요인이 되고 있다.

크립토스포리디움는 포자충류에 속하는 원생동물로, 1985년 이후에 사람에 대한 병원성이 주목을 받기 시작하였다. 이것은 지아디아와 같이 사람 외에 개·돼지·고양이·닭·양 등의 가축에도 감염되는 병원체로 특히 *C. parvum*이 가장 감염되기 쉽다고 알려져 있다. 감염되면 3~6일에 심한 설사·복통·발열·구토 등의 증상이 있고, 환자는 오시스트를 분변으로 배출한다. 최소 감염량은 10개 정도로, 소량으로도 발병하는 것으로 알려져 있다. 수돗물을 통한 감염증의 예로는 1993년 미국의 밀워키시에서 발생한 것이 가장 대표적이다. 여기에서 중요한 사실은 염소소독이 규정대로 이루어졌는데도 저항성이 강한 이 원생동물이 급배수망을 통해서 수요자들을 대량 감염시켰다는 것이다. 당시 감염자수는 약 40만 명에 이르렀고, 다수가 사망하였다. 이것이 계기가 되어 미국을 중심으로 하여 전 세계가 이러한 미생물의 제어에 관심을 갖게 되었으며, 기존의 소독방법과 규정에 대한 재검토가 이루어지게 되었다.

바이러스는 소독에 대한 저항성이 크고, 크기가 가장 작은 미생물로 분류된다. 관심의 대상이 되고 있는 바이러스는 장관계바이러스(enteric viruses)로 최근의 검출기술의 발달도 그 배경이 되고 있다. 사람의 분변과 함께 환경 중에 배출되는 장관계바이러스의 종류는 약 100종류 이상 알려져 있으며, 수질오염을 통한 유행이 역학적으로 확인된 것은 A형간염바이러스(Hepatitis A virus), 노로바이러스(Norwalk virus), 레오바이러스(Reovirus), 아데노바이러스(Adenovirus) 등이다.

표 2-8. 먹는물 중 수돗물의 수질기준

구분	수질 항목	수질기준(이하)
미생물	일반세균(Total Colony Counts)	100 CFU/ml
	총대장균군(Total Coliforms)	ND/100 ml
	분원성대장균군(Fecal Coliforms)	ND/100 ml
	대장균(Escherichia Coli)	ND/100 ml
유해영향무기물질	납(Pb; Lead)	0.01 mg/ℓ
	불소(F; Fluoride)	1.5 mg/ℓ
	비소(As; Arsenic)	0.01 mg/ℓ
	셀레늄(Se; Selenium)	0.01 mg/ℓ
	수은(Hg; Mercury)	0.001 mg/ℓ
	시안(CN; Cyanide)	0.01 mg/ℓ
	크롬(Cr^{+6}; Hexachromium)	0.05 mg/ℓ
	암모니아성 질소(NH_3-N; Ammonium Nitrogen)	0.5 mg/ℓ
	질산성 질소(NO_3-N; Nitrate Nitrogen)	10 mg/ℓ
	카드뮴(Cd; Cadmium)	0.005 mg/ℓ
	붕소(Boron)	1.0 mg/ℓ
유해영향유기물질	페놀(Phenol)	0.005 mg/ℓ
	1.1.1-트리클로로에탄(1.1.1-Trichloroethane)	0.1 mg/ℓ
	테트라클로로에틸렌(PCE; Tetrachloroethylene)	0.01 mg/ℓ
	트리클로로 에틸렌(TCE; Trichloroethylene)	0.03 mg/ℓ
	디클로로메탄(Dichloromethane)	0.02 mg/ℓ
	벤젠(Benzene)	0.01 mg/ℓ
	톨루엔(Toluene)	0.7 mg/ℓ
	에틸벤젠(Ethyle Benzene)	0.3 mg/ℓ
	크실렌(Xylene)	0.5 mg/ℓ
	1.1-디클로로에틸렌(1.1 Dichloroethylene)	0.03 mg/ℓ
	사염화탄소(Carbon tetrachloride)	0.002 mg/ℓ
	다이아지논(Diazinon)	0.02 mg/ℓ
	파라티온(Parathion)	0.06 mg/ℓ
	말라티온(Malathion)	-
	페니트로티온(Fenitrothion)	0.04 mg/ℓ
	카바릴(Carbaryl)	0.07 mg/ℓ
	1.2-디브로모-3-클로로프로판(1.2-Dibromo-3-Chloropropan)	0.003 mg/ℓ
	1.4-다이옥산(Dioxane)	0.05 mg/ℓ
소독제 및 소독부산물	유리잔류염소(Free Residual Chlorine)	4.0 mg/ℓ
	총트리할로메탄(THMs; Trihalomethanes)	0.1 mg/ℓ
	클로로포름(Chloroform)	0.08 mg/ℓ
	클로로하이드레이트(Chloralhydrate)	0.03 mg/ℓ
	디브로모아세토니트릴(Dibromoacetonitrile)	0.1 mg/ℓ
	디클로로아세토니트릴(Dichloroacetonitrile)	0.09 mg/ℓ
	트리클로로아세토니트릴(Trichloroacetonitrile)	0.004 mg/ℓ
	할로아세틱에시드(HAA; Haloacetic acid)	0.1 mg/ℓ
	브로모디클로로메탄(Bromodichloromethane)	0.03 mg/ℓ
	디브로모클로로메탄(Dibromochloromethane)	0.1 mg/ℓ
	폼알데히드(Formaldehyde)	0.5 mg/ℓ
심미적영향물질	경도(Hardness)	300 mg/ℓ
	과망간산칼륨 소비량(Consumption of $KMnO_4$)	10 mg/ℓ
	냄새(소독 외의 냄새)(Odor)	ND
	맛(소독 외의 맛)(Taste)	ND
	동(Cu; Cooper)	1 mg/ℓ
	색도(Color)	5도
	세제(ABS; Alkyl Benzene Sulfate)	0.5 mg/ℓ
	수소이온농도(pH)	5.8~8.5
	아연(Zn; Zinc))	3 mg/ℓ
	염소이온(Cl^-; Chloride)	250 mg/ℓ
	증발잔류물(Total Solds)	500 mg/ℓ
	철(Fe; Iron)	0.3 mg/ℓ
	망간(Mn; Manganese)	0.05 mg/ℓ
	탁도(Turbidity)	0.5 NTU
	황산이온(SO_4^{-2}; Sulfate)	200 mg/ℓ
	알루미늄(Al; Aluminium)	0.2 mg/ℓ

2) 건강상 유해물질 기준

수은, 카드뮴, 비소, 납 등의 중금속뿐만 아니라 휘발성유기물질과 농약성분은 인위적인 활동에 의해 강이나 호소 등의 상수원에 쉽게 유입될 수 있다. 이들 유해물질이 함유된 물을 장기간 마시게 되면 체내에서 생물농축이 일어나 만성적인 질환을 초래한다(표 2-9). 또한 정수과정 중 염소소독에 의한 각종 소독부산물의 경우 오늘날 중요한 유해유기물질로 알려져 있다.

표 2-9. 수중의 유해물질이 인체에 미치는 영향

유해물질	영향
알칼수은	중추신경장애(언어장해, 시야협착), 감정불안, 단백뇨, 구강염, 지각과 청각장애
카드뮴	만성 중독 시 골연화증, 급성 중독 시 단백뇨 · 급성 위장염
크롬	피부자극, 부종 및 궤양 등의 피부염, 비중격천공, 간장해, 위장염, 폐암
비소	만성 중독 시 체중감소 · 지각장해 · 빈혈 · 피부청색화, 급성 중독 시 혈압강하 · 혼수 · 사망
시안	두통, 현기증, 호흡효소계 기능저하, 급성 중독 시 체온급감으로 사망
납	빈혈, 맥박증가, 안면창백, 중추와 말초신경장해, 급성 위장장해, 혈변
PCB	손톱 및 구강점막의 색소침착, 모공의 흑점화, 전신권태, 간장해, 암
유기인	두통, 동공의 축소, 언어장해, 전신경련, 요실금

(1) 수질기준

- 수은 0.001 mg/ℓ 이하
- 카드뮴 0.005 mg/ℓ 이하
- 시안, 셀레늄, 납, 비소 0.01 mg/ℓ 이하
- 6가크롬 0.05 mg/ℓ 이하
- 유리잔류염소 4.0 mg/ℓ 이하
- 총트리할로메탄(THMs) 0.1 mg/ℓ 이하

(2) 질소성분

- 수중에 과량 존재하면 부영양화 현상에 따른 식물성 플랑크톤(algae)의 급성장으로 불쾌한 물맛 초래
- 시간이 경과하면서 질소화합물의 형태가 변하기 때문에 오염시점에 대한 단서 제공
  - 유기성 질소(단백질) → 암모니아성 질소(NH_4^+–N) → 아질산성 질소(NO_2^-–N) → 질산성 질소(NO_3^-–N)
  - 유기성 질소나 암모니아성 질소의 검출은 분뇨나 하수 등의 오염이 발생한지 오래되지 않았음을 의미, 암모니아성 질소는 분변오염의 간접적인 지표로도 사용
- 수질기준
  - 암모니아성 질소(NH_4^+–N) 0.5 mg/ℓ 이하
  - 질산성 질소(NO_3^-–N) 10 mg/ℓ 이하
- 질산성 질소가 다량 함유된 물을 유아(특히 생후 3개월 이하)가 장기간 마시게 되면 **청색증** 유발, 농도 규제가 필요

참고 청색증(blue baby syndrome, methemoglobinemia)

1945년 미국의 Comly가 의해 유아에서의 발병을 처음 보고하였는데, 다량의 질산성 질소가 함유되어 있는 식수로 인해 발생한 질병으로 피부가 파랗게 변하는 증세를 나타내어 블루베이비병(blue baby syndrome)으로 명명되었다. 질산은 체내 혈액에서 헤모글로빈과 결합하여 산소운반을 저해시키기 때문에 피부가 푸른색으로 변하는 증세를 보인다. 청색증이 발생하면 성장발육이 늦어지고 심할 경우 사망에 이른다. 체코슬로바키아에서는 1953년부터 1960년까지 수백 명의 어린이에게서 발생하였으며, 우리나라와 미국을 비롯하여 수많은 나라에서도 식수오염에 의한 대표적인 피해사례로 보고되었다.

3) 심미적 기준

- 무미, 무취(소독 외의 맛과 냄새)
- 색도 5도 이하
- 탁도 0.5 NTU 이하
- pH 5.8~8.5
- 세제(ABS) 0.5 mg/ℓ 이하
- 망간, 철 0.3 mg/ℓ 이하
- 알루미늄 0.2 mg/ℓ 이하
- 과망간산칼륨($KMnO_4$) 소비량(수중의 유기물량 추정) 10 mg/ℓ 이하
- 경도(hardness) 300 mg/ℓ 이하
- 증발잔류물(total solids) 500 mg/ℓ 이하

참고 탁도(turbidity)

물의 흐린 정도를 정량적으로 나타낸 것이다. 부유입자들에 의한 산란도를 측정하는 비탁법(nephelometric method)에 의해 NTU (nephelometric turbidity unit) 단위로 나타낸다.

참고 과망간산칼륨 소비량(potassium permanganate consumption)

과망간산칼륨은 수질오염지표의 하나인 화학적 산소요구량(COD)을 측정하는데 사용하는 산화제로 과망간산칼륨의 소비량으로부터 수중의 유기물 함량을 추정할 수 있다.

참고 경도(hardness)

물의 세기 정도, 즉 경수(센물, hard water)의 정도를 나타내는 것으로 수중의 칼슘(Ca)과 마그네슘(Mg) 이온에 의해 결정된다. 빗물은 연수(단물, soft water)에 해당하나 토양 및 암석과 접촉하면서 경도가 발생한다. 경수는 표토가 두껍고 석회암층이 존재하는 지역에서 발생하며, 지표수는 지하수보다 경도가 낮다.

3 상수 처리

1) 상수도 구성

상수도는 수원지에서 **도수로**를 통해 정수장에 유입된 후 정수과정을 거쳐 **송수로**를 따라 배수지에 이른다. 배수지에서는 급수관을 따라 수돗물을 가정이나 학교 등의 수요자에게 공급하는데 이를 **배수로**라 한다.

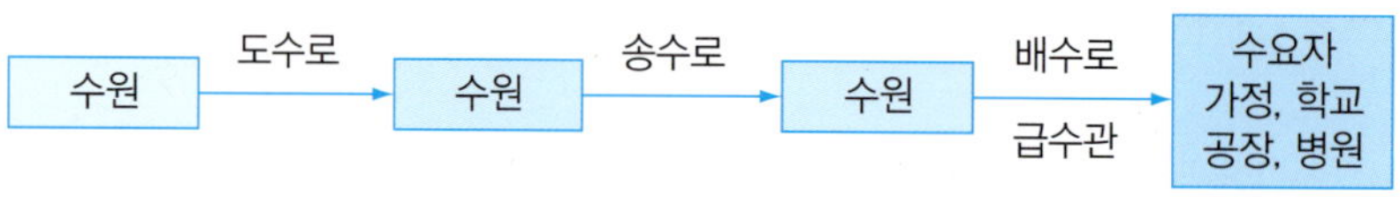

2) 수원

수원은 천수, 지표수, 지하수, 복류수로 나누어진다. 현재 취수원별로는 하천이 전체수량의 64.6%이며, 호소수 23.5%, 하천복류수 9.1%, 지하수 2.8%이다. 수원 중에는 지표수를 가장 많이 이용하고 있으나, 오염 가능성이 높아 적절한 정수처리가 필요하다.

(1) 천수(rain water, 빗물)

- 비나 눈에 의한 강수
- 청정지역의 경우 비교적 깨끗하며 경도가 낮은 연수
- 지하수가 부족한 도서지역에서 이용
- 대기오염의 영향을 받음

(2) 지표수(surface water)

- 지표를 흐르고 있는 하천, 강, 호수, 저수지 등에 존재하는 물
- 수량이 풍부하고 얻기 쉬워 수원으로 가장 많이 이용
- 오염 가능성이 높아 정수처리가 필요

(3) 지하수(ground water)

- 빗물이나 지표수가 지층을 통과하여 지하에 저장된 물
- 지하수의 특징
  - 세균, 유기물 등의 오염물질이 적어 수질이 양호
  - 무기염류와 경도가 높음
- 지하수의 무분별한 개발 시 수질악화 및 안전성 문제 초래
- 수질이 오염된 경우 자정작용을 기대하기 어려움

(4) 복류수(river bed water, 伏流水)

- 하천의 수위가 주변 지하수위보다 높을 때 하천에서 흐르는 물이 강바닥 밑의 모래층 속으로 스며들어 지하수로서 흐르는 물
- 지표수에 비해 수질이 양호

3) 정수법(water purification)

물의 정수는 희석, 침전, 일광소독, 산화작용, 생물의 식균작용 등의 자정작용에 의해서도 일어나지만 먹는물로 사용하기 위해서는 다음과 같은 정수처리가 필요하다.

- 일반정수법

침사 → 침전 → 여과 → 소독 → 급수

- 특수정수법 : 수질기준 만족을 위해 추가적인 정수처리가 필요할 때

4 일반정수법

1) 침사

- 가라앉기 쉬운 토사나 모래 등을 제거

2) 침전

(1) 보통침전

- 중력에 의한 자연침강을 이용하여 물보다 비중이 큰 부유물질 제거
- 부유물질의 침전속도가 낮아 긴 시간 소요, 침전지 내 느린 유속이 유지되어야 함

(2) 약품침전

- 응집제 첨가로 가교작용을 하는 불용성의 플락(floc)이 형성되어 침전속도 증가
- 응집제의 종류
  - 황산알루미늄(aluminum sulfate, $Al_2(SO_4)_3$, 황산반토), 알루미늄산 소다
  - 황산제일철, 황산제이철
  - 폴리염화알루미늄(ploy aluminum chloride, PAC)
  - 기타 고분자응집제(synthetic polymer) 및 응집보조제
- 짧은시간 소요, 대도시 정수처리에 적합
- 알루미늄이 다량 함유된 응집제 사용 시 물의 pH 감소, 알츠하이머병 유발
- 고분자응집제(synthetic polymer) 사용 시 응집제 사용량 1/10 수준

3) 여과

여과법은 크게 완속과 급속으로 나누어지며, 표 2-10은 그 차이를 나타낸다.

(1) 완속여과법

- 영국식(1829년 영국의 James Simpson이 런던 Thames 강물을 최초로 처리)
- 여과지 구성
  - 상층 : 모래(유효경 0.30~0.45 mm, 높이 60~90 cm 정도)
  - 중간층 : 위에서부터 굵은 모래 → 작은 자갈 → 큰 자갈 순
  - 최하층 : 둥근 돌
- 여과작용 : 모래층과 모래층 표면에 형성된 콜로이드(colloid)상의 여과막(생물막)에 의해 세균, 조류, 부유물 등이 제거
- 전처리 : 여과속도가 느려 보통침전이 적합
- 여과막 : 여과효과 감소 시 사면대치로 제거

(2) 급속여과법

- 미국식(1872년 미국에서 처음 사용)
- 거친 모래를 이용
- 전처리는 여과속도가 빨라 약품침전이 적합
- 여과막은 압축공기에 의한 역류세척이 적합
- 추운지역이나 대도시에 주로 사용
- 부유물 또는 조류농도가 높은 경우에 적합

표 2-10. 완속여과법과 급속여과법의 차이

구분	완속여과법	급속여과법
예비처리	보통침전	약품침전
여과속도	3~6 m/day	50~200 m/day
1회 사용일수	1~2개월	12시간~3일
여과막 제거	사면대치	역류세척
고농도의 조류 · 부유물	처리 부적합	처리 가능
면적	대	소
건설비	대	소
유지관리비	소	대
세균제거율	98~99%	95~98%

2 편

4) 소독

- 침전이나 여과에 의해 세균의 95~99% 제거되지만 병원성 미생물 제거를 위해 필요
- 원수가 깨끗할 경우 침전이나 여과는 생략할 수 있지만 소독은 필수(단일정수과정에서 가장 중요)
- 물리적인 소독법
  - 가열법 : 75℃에서 15분이면 대부분의 병원균 사멸
  - 자외선법 : 강한 살균작용 250~280 nm, 햇빛의 경우 **280~320 nm** 이용
- 화학적인 소독법
  - 활로겐류 산화제 : 염소(액화염소, 차아염소산염, 클로로아민, 이산화염소), 요소 등
  - 비활로겐류 산화제 : 오존, 과망간산칼륨, 과산화수소 등
  - 이온교환제 : 이온교환수지, 이온교환막

참고 자외선 소독의 특징

무미, 무취이며 소독에 따른 부산물 생성이 이루어지지 않아 인체에 해가 없는 것이 특징이다. 자외선에 의한 물소독은 253.7 nm를 주파장으로 조사하는 자외선 램프가 사용되나 직접 조사된 부분만 소독이 가능해 물의 탁도나 유기물 부하가 높으면 빛의 투과가 나빠져 효율이 떨어진다. 따라서 수돗물보다는 식료품과 음료수 제조공정, 초순수제조, 병원과 제약회사, 작업장의 작업도구 소독에 주로 사용하고 있다.

- 물의 화학적인 소독 시 고려해야 할 사항
  - 물에 대한 용해도가 높을 것
  - 살균력과 잔류효과가 클 것
  - 잔류독성이 없거나 극히 적을 것
  - 시설비와 유지관리비가 저렴할 것
  - 안정적으로 쉽게 확보할 수 있을 것
  - 조작과 취급이 쉬울 것
- 물 소독제로는 염소, 오존, 과망간산칼륨, 이산화염소, 차아염소산나트륨, 차아염소산칼슘 등이 사용
  - 오존 : 강한 산화력, 살균 · 냄새 · 색 · 맛 · 망간 · 철 등 제거, 고비용, 잔류효과 없음
  - 과망간산칼륨 : 가축음용수 · 하수 소독
- 우리나라는 주로 염소소독법을 사용

(1) 염소소독(chlorination)의 특징

- 장점
  - 강한 소독력과 잔류효과
  - 조작이 간편
  - 구입이 쉽고 비용이 적어 경제적

- 단점
  - 불쾌한 맛과 냄새(수 중에 페놀 존재 시 악취를 내는 클로로페놀 생성)
  - 바이러스에는 비효과적(오존소독법의 경우 바이러스 사멸 가능)
  - 발암성 물질인 THMs (trihalomethanes) 생성
  - pH 변화에 따른 살균력 저하(pH가 낮을수록 살균력 강함)
  - 금속으로 된 장치나 배관시설 부식 및 배관 내부에 scale 생성

(2) 염소소독제의 종류

- 염소(Cl_2), 이산화염소(ClO_2), 차아염소산나트륨(NaOCl), 차아염소산칼슘(표백분, $Ca(OCl)_2$) 등이 사용되나 주로 액체염소(0℃, 4기압에서 액화) 사용

참 고 **표백분(漂白粉, calcium hypochlorite 또는 bleaching powder)**

소석회에 염소를 흡수시켜 만든 백색분말로 클로르칼키, 클로르석회, 염화석회, 차아염소산칼슘이라 부른다. 염소 특유의 강한 자극성 냄새가 나며, 산화력이 강해 살균·소독효과와 표백작용이 있다.

- 수도시설에서 먹는 물의 염소농도 기준(수도법 시행규칙 제22조의 2)
  - 수도꼭지의 먹는 물에서 **유리잔류염소** 농도 항상 **0.1 mg/ℓ 이상**(결합잔류염소 **0.4 mg/ℓ** 이상)
  - 병원성미생물에 오염되었거나 오염될 우려가 있는 경우 **0.4 mg/ℓ 이상**(결합잔류염소 **1.8 mg/ℓ** 이상)
  - 유리잔류염소 : 차아염소산(HOCl)과 차아염소산 이온(OCl^-)으로 존재하는 염소
  - 결합잔류염소 : 클로라민(chloramine)과 같은 형태로 존재하는 염소
  - 수중에 잔류염소를 유지시키는 이유 : 수도관의 누수 또는 불완전한 급배수시설에 의하여 일어날수 있는 병원성 미생물의 오염에 대한 안전성 확보

(3) 염소소독의 원리

- 염소는 강한 산화력을 갖고 있어 수중의 세균이나 대장균 등을 사멸
- 수중에 액체 염소를 주입하면 다음과 같은 가스분해와 이온화 반응으로 차아염소산(HOCl)과 차아염소산 이온(OCl^-) 생성, 이들을 유리잔류염소라 하며 강한 소독효과를 발현

  가수분해 : $Cl_2 + H_2O \rightleftarrows HCl + HOCl$

  이 온 화 : $HOCl \rightleftarrows H^+ + OCl^-$

- 유리잔류염소의 살균력 : HOCl > OCl^-(약 40~80배)
- 소독효과는 pH, 수온, 소독제의 특성에 따라 다르지만 특히 pH가 살균력을 좌우, 이것은 가수분해 생성물의 조성이 다음과 같이 pH에 따라 다르기 때문(pH가 낮을 때 유리잔류염소의 대부분이 HOCl로 존재하여 강한 소독효과 발현)
  - pH 5 이하 대부분 HOCl로 존재

- pH 7 OCl^- 증가
- pH 10 이상 대부분이 OCl^-로 존재

참 고 표백분에 의한 소독

공동급수시설의 소독에 주로 이용하나 저장 중에 염소성분(유효염소농도 약 30%)이 쉽게 손실되고 다량의 수처리에 사용하기 곤란하다. 수중에서 표백분의 가수분해반응은 다음과 같다.

$Ca(OCl)_2 + 2H_2O \rightleftarrows Ca(OH)_2 + 2HOCl$

$2HOCl \rightleftarrows 2H^+ + 2OCl^-$

참 고 이산화염소(ClO_2)에 의한 소독

이산화염소는 염소와 달리 THMs와 같은 소독부산물 뿐만 아니라 수중에 페놀이 존재하더라도 불쾌한 맛과 냄새를 유발하는 클로로페놀(chlorophenol)을 생성하지 않으며, 바이러스에 대한 강한 살균력 등의 장점이 있어 대체 소독방식으로 최근에 각광받기 시작한 소독제이다.

(4) 염소요구량과 잔류염소

- 염소요구량(chlorine demand)은 염소 주입 시 수중에 있는 유기물이나 암모니아 등의 오염물질들에 의해 소모된 염소의 양으로 염소주입량과 수중에 남아있는 잔류염소량의 차로 설명
- 잔류염소는 주입한 염소 중 염소요구량에 의해 소모되고 남아있는 염소를 의미, 유리잔류염소(free residual chlorine)와 결합잔류염소(combined residual chlorine)로 존재
- 유리잔류염소는 수중에서 HOCl이나 OCl^- 형태로 존재하는 염소를 의미
- 결합잔류염소는 수중에 암모니아가 존재할 때 생성되는 클로라민(chloramine)으로 살균력은 약하지만 물에 이취미를 내지 않고 살균작용이 오래 지속되는 장점이 있음
  - 모노클로라민(monochloramine) : $NH_3 + HOCl \rightleftarrows NH_2Cl + H_2O$
  - 디클로라민(dichloramine) : $NH_2Cl + HOCl \rightleftarrows NHCl_2 + H_2O$
  - 트리클로라민(trichloramine) : $NHCl_2 + HOCl \rightleftarrows NCl_3 + H_2O$
- 잔류염소의 **살균력** : 유리잔류염소(HOCl > OCl −) > 결합잔류염소

(5) 불연속점 염소처리

그림 2-9는 염소주입량에 따른 잔류염소량을 나타낸 것이다. 순수한 물(a)에 염소를 주입하면 잔류염소는 염소주입량에 비례하지만, 수중에 유기물이나 암모니아 등의 오염물질이 함유된 경우(b) 염소주입량이 증가하더라도 어느 시점에 이르면 잔류염소가 감소하는데, 이때 최소가 되는 점을 불연속점이라 한다. 여기에서 불연속점까지의 염소주입량을 물의 염소요구량이라 하며, 불연속점 이상으로 염소를 주입할 경우 유리잔류염소가 검출되면서 다시 잔류염소의 농도가 증가하게 되는데 이러한 염소소독을 **불연속점 염소처리**라 한다. 수돗물의 소독효과 유지를 위한 염소주입량은 불연속점까지의 염소요구량과 잔류염소량의 합으로 구할 수 있다.

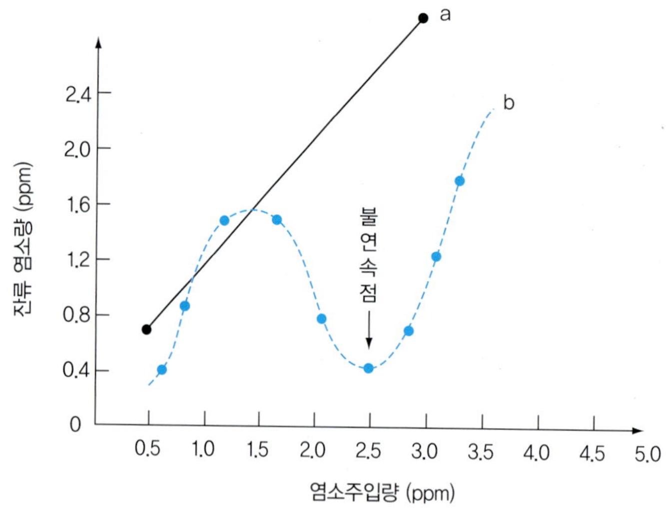

그림 2-9. 잔류염소곡선

(6) 미생물의 부활현상(after growth)

염소처리 후 세균이 평상시보다 증가하는 현상으로 그 이유는 다음과 같다.

- 염소소독으로 포식자인 수중식균생물이 사멸하여 잔존세균 급증
- 조류 사멸 후 영양원으로 이용되어 잔존세균 증가
- 아포형성균이 발아하여 증식

(7) 트리할로메탄(trihalomethanes, THMs)

- 메탄(CH_4)의 수소원자 4개 중 3개가 염소(Cl), 브롬(Br) 또는 요오드(I)로 치환된 화합물로서 클로로포름($CHCl_3$), 브로모디클로로메탄($CHBrCl_2$), 디브로모클로로메탄($CHBr_2Cl$), 브로모포름($CHBr_3$) 등이 수돗물에서 검출되는데 이들 화합물을 총칭한 것으로 클로로포름이 가장 고농도
- 액체염소 소독 시 물속에 들어 있는 천연의 **유기성 오염물질**(humic substance, 부식질)과 **염소가 반응하여 생성**
- 동물실험결과 발암물질로 밝혀짐(수질기준 0.1 mg/ℓ 이하)
- 상수원의 수질보호와 함께 염소소독 이외의 다른 소독방법 고려
- THMs가 검출될 경우 폭기나 입상활성탄의 흡착처리 필요

참고 **부식질(humic substance)**

조류, 동식물의 사체, 토양중의 유기물질과 부엽토, 동물의 분뇨나 식물의 낙엽 등이 미생물에 의해 분해되어 생성되는 부식산(humic acid), 피루빈산(pyruvic acid) 등이 있다.

5 특수정수법

일반정수처리만으로 상수의 수질기준을 만족시킬 수 없는 경우에 제거대상물질의 종류에 따라 특수정수법을 사용한다.

2 편

1) 경수의 연수화(water softening)

- 경수란 물속에 칼슘(Ca), 마그네슘(Mg) 등의 광물질이 비교적 다량 존재하는 물로 센물이라 함
- 비누거품이 생기지 않아 세척효과가 낮고 보일러 용수로 사용시 물때(scale) 생성
- 장기간 마시면 요도결석과 복통 또는 설사 유발
- 일시경수(가열에 의해 쉽게 연수화)와 영구경수로 나누어짐

① 일시경수(temporary hard water)

- 중탄산염($Ca(HCO_3)_2$, $Mg(HCO_3)_2$)과 탄산염($CaCO_3$, $MgCO_3$)의 형태로 존재
- 중탄산염의 경우 가열하면 다음과 같이 Ca 성분이 $CaCO_3$로 침전되어 연수화

$$Ca(HCO_3)_2 \rightarrow CaCO_3 \downarrow + H_2O + CO_2$$
$$Mg(HCO_3)_2 \rightarrow MgCO_3 \downarrow + H_2O + CO_2$$

② 영구경수(permanent hard water)

- 칼슘, 마그네슘 등이 황산염, 질산염, 염화물 등의 형태로 존재
- $CaSO_4$나 $MgSO_4$ 등이 함유된 경우 끓여도 연수화되지 않음
- 석회소다법(lime-soda process), 이온교환법(ion exchange) 등으로 연수화
- 석회소다법 : $Ca(HCO_3)_2 + Ca(OH)_2 \rightarrow 2CaCO_3 \downarrow + 2H_2O$
- 이온교환법 : 제올라이트(zeolite) 이온교환수지법

참고 경수(硬水)와 연수(軟水)

경수는 칼슘, 마그네슘 등의 염류가 다량 들어 있는 센물로 음료, 표백, 염색 등에는 적합하지 않다. 경도를 유발하는 금속이온들은 물속에서 탄산염이나 황산염, 질산염, 염화물 형태로 존재하는데 탄산염 형태의 경도는 끓이면 쉽게 연수화되어 일시경도라 한다. 반면에 황산염, 질산염, 염화물 형태의 경도는 끓여도 연수화되지 않아 영구경도라 한다. 경수는 비누가 잘 풀리지 않아 세척효과가 낮은데, 최근에는 물 사용량이 적고 세탁물이 엉키지 않는 드럼세탁기를 사용하여 경수의 단점을 보완하기도 한다. 연수는 칼슘, 마그네슘 등이 거의 들어 있지 않은 물로 단물이라고 한다. 이것은 세탁, 보일러, 염색물에 사용하기 적합한데 수돗물, 빗물, 냇물 등이 여기에 속한다.

(1) 조류(algae) 제거

- 부영양화 현상으로 조류 급성장 시 불쾌한 냄새와 물맛의 이취미(異臭味) 초래
- 물의 여과능력을 저하시키고 심할 경우 여과지 폐쇄
- 황산동($CuSO_4$)으로 제거

(2) 철 · 망간 제거

- 철은 적수(赤水), 망간은 흑수(黑水) 유발
- 폭기에 의해 산소를 공급함으로써 산화, 수산화제이철 · 수산화망간 등의 불용성 물질로 만들어 침전이나 여과처리

(3) 취미(臭味) 제거

- 폭기나 오존 및 활성탄(activated carbon) 처리에 의해 불쾌한 냄새와 물맛 제거

(4) 불소 주입(fluoridation)

- 충치(우식치) 예방, 우식치(齲蝕齒)란 벌레 먹은 치아라는 뜻으로 상아질이 손상된 썩은 치아
- 과량의 불소가 함유된 물을 장기간 음용 시 반상치(斑狀齒, mottled teeth) 발생, 처음에는 치아에 흰색 반점이 생기고, 점차 갈색이나 흑색 반점으로 되면서 법랑질이 침식

참 고 **활성탄 처리**

정수과정 중 취미나 염소 소독에 따른 문제점을 해결하기 위해 최근 배수 직전에 활성탄 처리법이 사용되고 있다. 활성탄은 적당한 재료를 고온으로 가열하여 태운 뒤 숯 성분만이 남은 것으로 석탄, 목재나 야자열매를 원료로 한 입상활성탄과 화학섬유를 원료로 한 섬유상활성탄이 있다. 주로 냄새, 소독약, 농약, 페놀, 트리할로메탄(THM)과 같은 화학물질의 제거에 효과적이다.

6 수영장 및 공공욕장

1) 수영장

- 소화기계, 이비인후계, 피부와 안질환 등의 감염경로
- 수영조 욕수의 수질기준(체육시설의 설치 · 이용에 관한 법률)
  - 수소이온농도(pH) : 5.8~8.6
  - 탁도 : 1.5 NTU 이하
  - 과망간산칼륨 소비량 : 12 mg/ ℓ 이하
  - **유리잔류염소 : 0.4~1.0 mg/ ℓ 유지**(잔류염소일 때 1.0 mg/ ℓ 이상)
  - 대장균군 : 검수량이 10 ㎖인 시료 5개 중 양성이 2개 이하
  - 중금속 : 비소 0.05 mg/ ℓ 이하, 수은 0.007 mg/ ℓ 이하, 알루미늄 0.5 mg/ ℓ 이하
- 수영장의 소독법 : 주로 염소나 차아염소산나트륨 용액 사용
  - 표면살포법 : 표백분을 일정한 주기로 살포
  - 주입식 연속소독법 : 염소액이나 차아염소산나트륨 용액 사용
  - 과다한 염소주입 시 발암물질인 THM 생성

2) 목욕장

- 피부병, 성병, 질트리코모나스증 등의 전염경로
- 욕수의 수질기준은 원수와 욕조수로 구분(공중위생관리법)
- 원수의 수질기준
  - 수소이온농도(pH) : 5.8~8.6
  - 색도 : 5도 이하
  - 탁도 : 1 NTU 이하
  - 과망간산칼륨 소비량 : 10 mg/ ℓ 이하
  - 총대장균군 : 검수 100 ㎖ 중에서 검출되지 않을 것
- 욕조수의 수질기준
  - 탁도 : 1.6 NTU 이하
  - 과망간산칼륨 소비량 : 25 mg/ ℓ 이하
  - 대장균군 : 검수 1 ㎖ 중에서 1개를 초과하여 검출되지 않을 것
- 해수를 사용하는 경우
  - 수소이온농도(pu) : 7.8~8.3
  - 화학적 산소요구량(COD) : 원수 2 mg/ ℓ 이하, 욕조수 4 mg/ ℓ 이하
  - 총대장균군(총대장균군수/100 ㎖) : 1,000 이하

Ⅵ 하수

1 하수와 보건

- 하수는 인간의 생활에서 발생하는 오수로 부엌 · 욕실 · 세탁 · 수세식 화장실 등의 가정하수와 공장의 산업폐수 등이 있으며, 천수(天水, 비 · 눈) 포함
- 하수 미처리 시 가스와 악취 발생, 세균 번식, 해충과 쥐 서식 등의 환경위생문제 초래

2 하수도

도시의 침수방지와 생활환경의 개선을 위한 기초적인 생활기반시설이다. 농어촌지역과 연안지역의 하수도 보급이 확대될 경우 하천과 상수원의 수질개선이 가능하고 연안지역의 적조발생을 억제할 수 있다.

그림 2-10은 하수가 발생원으로부터 하수관거를 거쳐 하수종말처리시설에서 처리된 후 공공수역으로 방류되는 경로를 나타낸다. 선진국의 경우 소규모 하수처리장을 설치하여 발생지역에서 하수를 처리, 방류함으로써 하천의 건천화 방지, 수중 생태계의 보호 등 환경적인 측면을 고려하고 있다. 반면에 우리나라는 설치 및 운영비의

절감을 위해 하수를 관로로 이송시켜 처리할 수 있도록 하천의 하류에 대규모 하수처리장을 건설하여 운영하고 있다. 하수도는 다음과 같이 분류식과 합류식으로 나누어진다.

1) 분류식(separate sewer system)

- 빗물과 오수가 각각 별도의 관거에 의해 이송
- 오수만 하수처리장으로 이송, 처리 후 공공수역으로 방류

2) 합류식(combined sewer system)

- 빗물과 오수가 하나의 동일한 관거에 의해 하수종말처리시설로 이송
- 장점 : 시설비 저렴, 하수관의 자연청소
- 단점 : 우기 시 범람 우려, 빗물 이용 불가능, 하수량 증가로 처리비용 큼

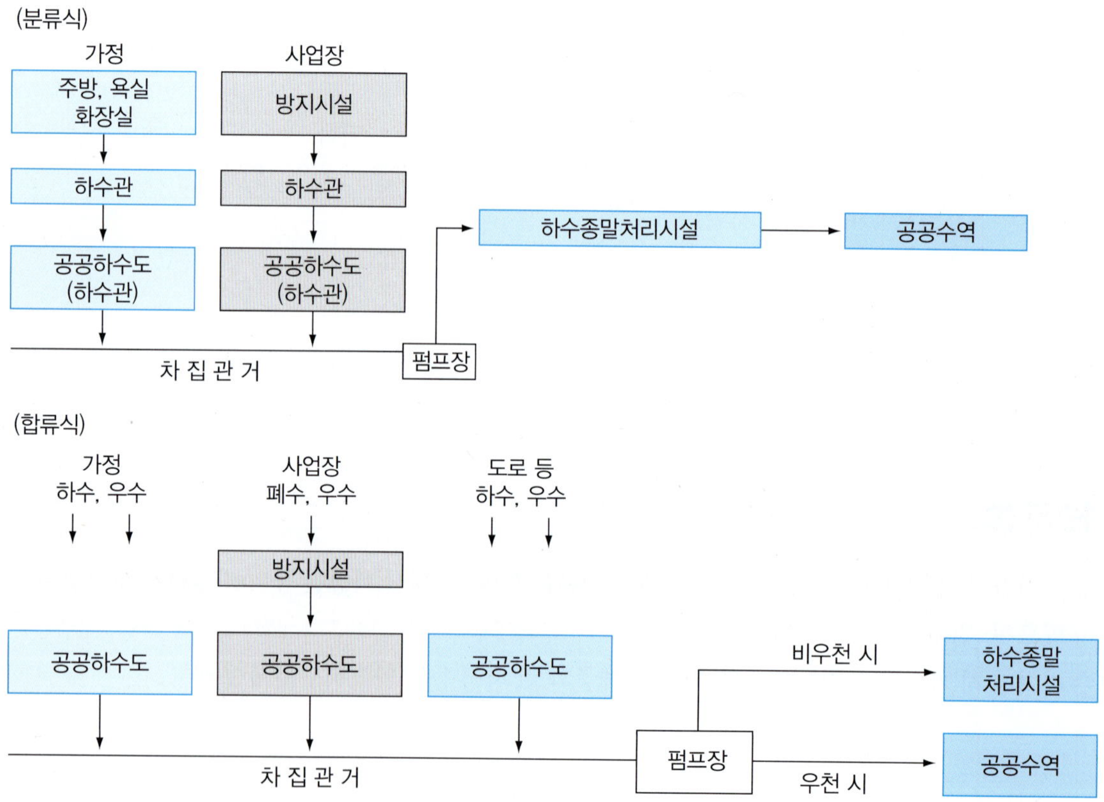

그림 2-10. 하수의 발생과 처리과정

3 하수 처리

하수 중 오염물질의 제거대상에 따라 1차 처리, 2차 처리, 3차 처리로 나누어진다(그림 2-11). 1차 처리는 하수 중에 부유하는 물질이나 침강성 물질을 물리적으로 제거하는 방법으로 침전, 부상분리 등이 여기에 해당한다. 2차

처리는 1차 처리에서 처리되지 않는 유기성 고형물과 하수중의 유기물 제거를 목적으로 주로 생물학적 처리방법이 사용되고 있다. 3차 처리는 2차 처리에서 제거되지 않은 유기물과 질소, 인 등의 영양물질을 제거하는 고도처리 과정이다.

일반적으로 도시하수처리는 활성슬러지법이라는 생물학적 2차 처리가 주가 되는데, 이 경우 하수처리과정에서 슬러지(하수오니)가 발생하게 되어 그 처리가 필요하게 된다. 또한 하수에 유입된 합성세제는 부영양화 현상의 원인이 될 뿐만 아니라 하수처리효율을 저하시키는 등의 문제를 초래하여 이에 대한 대책이 필요하다.

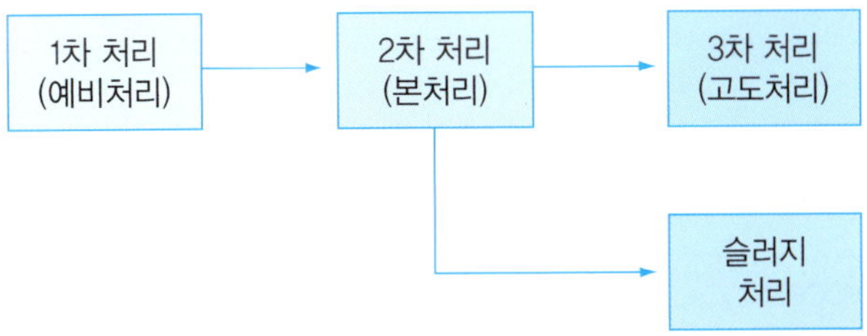

그림 2-11. 하수처리 계통도

1) 1차 처리

- 부유물질이나 침강성 물질을 물리적인 방법으로 제거(물리적 처리)
- 스크린(screen) : 협잡물 제거
- 침사지 : 토사와 같이 비중이 큰 무기물 침전
- 침전지 : 수중의 부유물 제거
  - 보통침전 : 중력에 의한 자연적인 침강현상 이용
  - 약품침전 : 응집제(황산알루미늄 등) 주입

2) 2차 처리

- 본처리에 해당하며 생물학적 및 화학적 처리가 가능하나 하수의 경우 생물학적 방법이 주가 됨
- 미생물을 이용한 생물학적 처리는 호기성 처리와 혐기성 처리로 나누어짐

(1) 호기성 처리(aerobic disposal)

- 수중의 유기물을 호기성 미생물의 산화작용으로 분해, 다량의 CO_2 가스 발생
- **활성슬러지법, 살수여상법, 회전원판법, 산화지법, 관계법** 등이 있으나 활성슬러지법과 살수여상법이 하수의 대표적인 생물학적 처리법

① 활성슬러지법(activated sludge process, 활성오니법)

- 하수에 폭기로 충분한 산소를 공급하면 호기성균의 활동이 촉진되어 유기물을 분해
- 살수여상법보다 경제적이고 적은 처리면적이 소요되나 고도의 처리기술이 필요

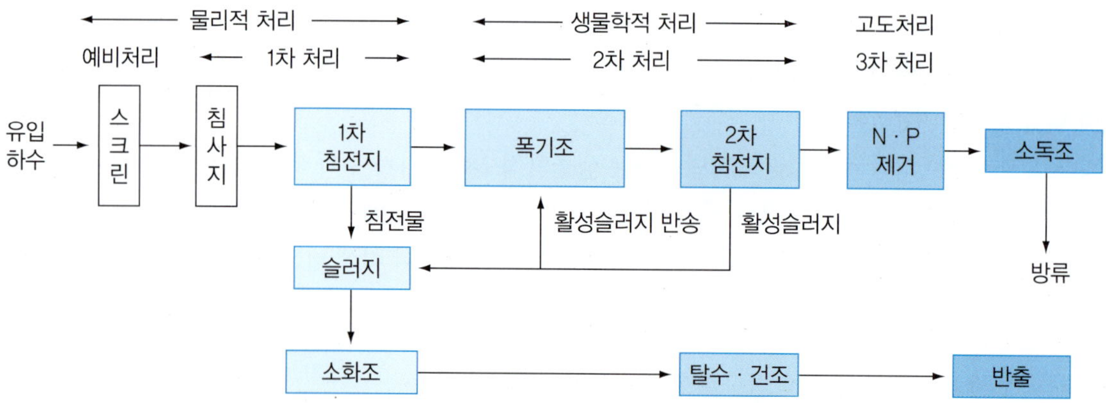

그림 2-12. 활성슬러지법의 하수처리 계통도

② 살수여상법(tricking filter process)

- 여과재 위에 하수를 살포하여 호기성 분해뿐만 아니라 여과재 내부의 혐기성 분해를 이용
- 장점 : 수량 변화에 대응 가능
- 단점 : 높은 수압 필요, 파리와 악취 발생

③ 회전원판법(rotating biological reactor, RBC)

- 활성슬러지법과 살수여상법의 단점을 보완하고 장점을 활용한 생물학적 처리
- 회전축에 많은 원판을 고정한 후 원판표면에 미생물을 부착시켜 형성된 생물막을 이용하여 하수중의 유기물 분해
- 장점
  - 반송슬러지 불필요, 부하변동에 강하여 안정된 처리수 확보, 조작과 유지관리 용이
  - 부영양화와 적조현상의 원인물질인 질소·인 제거가 쉽고 유기물 제거에 광범위하게 사용

참 고 **활성슬러지법의 처리과정(activated sludge process)**

유입하수 중 협잡물을 스크린에 의해 걸러내고 침사지에서 모래 또는 무기물을 침전시켜 제거한다. 1차침전지는 부유성 고형물을 중력침전으로 제거하는 시설로 여기에서 BOD와 SS가 각각 30%와 40% 정도 제거된다. 폭기조에서는 1차침전지의 유출수를 미생물(활성슬러지)과 함께 폭기시켜 미생물의 대사작용에 의하여 유기물을 제거한다. 활성슬러지는 2차침전지에서 고·액 분리되며 상등수는 3차처리 후 소독 방류된다.

참 고 **회전원판법(RBC)의 원리와 특징**

수십에서 수백 개의 플라스틱 원판을 물속에 절반 정도 잠기게 하여 천천히 회전시키면 원판의 고체표면(media)에 호기성 생물막이 형성되는데 이것을 이용하여 하수를 처리한다. 원판이 회전하면서 생물막이 물에 잠길 때는 미생물이 유기물을 섭취하고, 물 밖으로 나오면 공기 중의 산소를 이용하여 호기성 조건에서 하수가 처리된다. 생물막이 커져서 원판에서 분리되면 하수와 혼합되지만 원판이 계속 회전하기 때문에 침전하지 못하고 부유하다가 2차 침전지로 이동하여 제거된다. 특징으로는 소요부지 및 에너지 사용량을 줄일 수 있고, 산소를 공급할 필요가 없어 설비가 단순하며, 유지관리가 용이하다. 또한 잉여슬러지의 발생량이 적고, 농도나 유량 변화에도 덜 민감하다는 장점이 있다. 단점으로는 고농도 및 대규모 하수처리에는 적합하지 않으며, 온도에 큰 영향을 받는다.

(2) 혐기성 처리(anaerobic process)

- 고농도의 하수처리에 적합, 단독사용보다는 주로 호기성 처리나 슬러지 처리의 전단계로 이용
- 수중의 유기물을 혐기성 미생물에 의해 분해(부패), 다량의 메탄가스(CH_4)와 심한 악취 발생
- 질소화합물은 암모니아(NH_3)로 황화합물은 황화수소(H_2S)와 머캅탄(mercaptan)으로 분해
- 처리방법은 **부패조**와 **임호프조**로 나뉨
- 부패조(septic tank)
  - 단순한 탱크로 무산소 상태에서 유기물을 혐기성 분해
  - 소규모 분뇨처리
- 임호프조(Imhoff tank)
  - 1907년 Karl Imhoff가 부패조를 개량
  - 침전실과 슬러지 소화실로 나누어 처리

3) 3차 처리

- 수중의 질소·인 등을 제거, 고도처리라 함
- 부영양화 현상에 의한 수질오염을 방지하기 위해 규제 강화

4) 슬러지 처리(sludge disposal)

- 소화법
  - 슬러지(하수오니)의 **혐기성 분해**로 유기물이 분해·안정화
  - 소화조에서 고온 유지로 병원성 미생물 사멸, 충분히 소화된 슬러지는 비료화 가능
- 처리 계통도(그림 2-13)
  - 농축조 → 소화조(**혐기성 분해**로 유기물이 분해·안정화) → 탈수(수분을 제거해 케이크화) → 최종처분(매립, 소각 등)

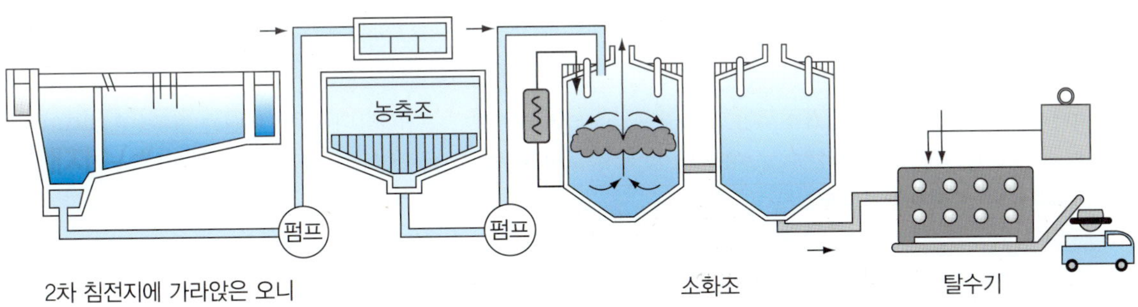

그림 2-13. 슬러지의 처리 계통도

5) 합성세제와 수질오염

- 합성세제 자체가 유기물이므로 하천의 BOD를 증가시켜 용존산소를 고갈시킴
- 분해속도가 느리고 수면에 거품을 발생시켜 대기 중의 산소가 물속으로 유입되는 것을 차단, 수중의 용존 산소 감소로 이어져 하수의 자정작용 억제, 하수처리장에서는 처리효율 저하
- 합성세제의 독성은 물고기 등 수중생물에 치사작용
- 세제에 함유된 인성분은 부영양화의 원인물질로 작용

참고 슬러지(sludge)

정수 또는 하수처리 과정에서 생긴 침전물로 오니(汚泥)라고 한다. 이것은 다량의 유기질을 함유하고 함수율이 매우 높기 때문에 처리가 어렵다. 지금까지는 소화법으로 슬러지를 분해·안정화시킨 후 탈수하여 주로 매립하고 있다. 이외에도 직접 기계탈수한 후 소각하기도 하며, 건축이나 도로건설의 재료로 이용하는 방안도 제시되고 있다.

참고 부영양화 현상

질소나 **인**과 같은 무기물이 호소나 저수지 등과 같이 정체된 수역으로 다량 유입 시 발생하는 수질오염 현상이다. 질소나 인이 다량 유입되면 식물성 플랑크톤이 과도 성장하게 되어 물의 색깔이 녹색으로 바뀌고, 성장한 식물성 플랑크톤은 다시 호수 밑바닥에 쌓이고 분해되면서 수중의 산소 고갈과 불쾌한 물맛을 초래한다.

참고 합성세제(合成洗劑, synthetic detergent)

인공적으로 합성된 세정제로 대부분 중성이므로 중성세제라 불린다. 이것은 1차 세계대전 당시 독일에서 비누 원료인 식용유지가 부족해 그 대체물질로 부틸나프탈렌을 술폰화하여 만든 것이 그 시초이다.

초기에 개발된 ABS 세제는 대표적인 중성세제로서 알킬벤젠술폰산염(alkylbenzene sulfonate)을 주성분으로 하는 가정용 합성세제이다. 이것은 2차 세계대전 이후 급속히 보급되었으나, 경성세제로 난분해성인데다 지속성 기포를 형성하기 때문에 대기 중의 산소 공급을 차단하여 용존산소를 낮추고, 호기성 미생물에 의한 분해를 어렵게 하여 수질오염의 원인이 되었다. 따라서 생분해성이 비교적 높은 LAS 연성세제(직쇄상의 알킬벤젠술폰산염, linear alkylbenzene sulfonate)가 개발되었다. 세탁용 합성세제는 더러움을 없애는 성분인 LAS와 고급 알코올계 등 계면활성제를 함유하는데, 초기에는 대부분 트리폴리인산염(tripolyphospate)이 첨가되었다. 트리폴리인산염은 식물성 플랑크톤의 영양원이 되는 인(P)을 함유하고 있어 바다나 호수로 유입되면 식물성 플랑크톤의 급성장으로 부영양화 현상의 원인이 되었다. 최근에는 제올라이트가 첨가된 무인합성세제로 대체되어 ABS보다 분해성이 개선되었으나, 천연유지로 만들어진 비누에 비해 생분해성이 낮은 것이 많으며, 발포(發泡) 문제도 해결되지 않고 있다.

합성세제는 미생물·동물성 플랑크톤·실지렁이·수생곤충 등 수생생물에 대한 치사작용도 강하다. 물고기의 경우 아가미 조직을 파괴하여 질식사시키고 전복·성게·어류·양서류 수정란의 발생 및 성장저해와 기형률 증대 등을 유발한다. 따라서 자연상태에서 쉽게 분해되어 건강과 환경에 문제가 적은 비누로 대체하려는 소비자 운동이 전개되었다.

2
편

4 하수의 오염도 측정

1) DO (dissolved oxygen, 용존산소량)

수중에 녹아있는 산소량을 의미한다. 수중의 어패류나 호기성 미생물은 용존산소를 이용하여 호흡하고, 유기물은 용존산소에 의해 산화·분해되기 때문에 DO 부족은 어패류의 사멸을 초래할 뿐만 아니라 유기물의 분해를 어렵게 하여 수질오염을 초래한다. DO 부족이 심화될 경우 혐기성 분해가 일어나 메탄가스와 악취가 발생하게 된다. 결과적으로 수중의 DO가 높을수록 수질은 양호하게 되고, DO가 낮을수록 수질오염이 심각하게 된다. DO는 수온에 따라 변하게 되는데 온도가 낮을수록 증가한다. 20℃, 1기압의 대기 중에서 청정한 물의 DO는 9 ppm이고 10℃, 1기압에서는 14 ppm으로 증가한다. 물고기의 서식을 위해서는 5 ppm 이상이 되어야 한다.

2) BOD (biological oxygen demand, 생물화학적 산소요구량)

하수의 오염도를 나타내는 중요한 지표이다. 수중에 존재하는 유기물의 종류는 아주 다양해 실측이 어렵기 때문에 호기성 미생물에 의해 소비되는 산소량으로부터 유기물량을 간접적으로 추정할 수 있다. BOD는 **호기성 미생물**이 수중의 **유기물**을 산화·분해하는데 필요한 산소량을 말한다. 일반적으로 20℃에서 5일간 배양했을 때 소비된 DO 농도를 의미하며 BOD_5라고 한다.

하수의 BOD가 높을수록 수질오염이 심각한 수준임을 의미하며, DO와는 상반된 관계를 나타낸다. 1 ℓ 의 물에 1 mg의 산소가 필요한 경우 BOD는 1 ppm이 되는데 하천의 경우 5 ppm 이상이 되면 자정능력이 상실되고, 10 ppm이 넘으면 악취가 발생한다.

3) COD (chemical oxygen demand, 화학적 산소요구량)

BOD와 마찬가지로 수중의 유기물량을 간접적으로 나타내는 수질오염지표이다. 산화제를 이용하여 유기물을 화학적으로 산화시킬 때 소비된 산소량으로부터 측정할 수 있다. 산화제로는 중크롬산칼륨($K_2Cr_2O_7$)이나 과망간산칼륨($KMnO_4$)을 사용한다.

4) 총질소(TN)

수중에 주로 존재하는 무기성 질소(암모니아성 질소, 아질산성 질소, 질산성 질소)와 아미노산, 단백질에 포함되어 있는 유기성 질소의 양을 합하여 나타낸 것으로 **부영양화** 현상의 원인이 된다.

5) 총인(TP)

분뇨와 합성세제, 공장폐수, 비료 등에 존재하며, 하천·호수 등에 유입되면 부영양화 현상의 원인이 된다.

참고 ppm (parts per million)

기체나 액체·고체 중에 포함되어 있는 어떤 물질의 백만분율을 나타내는 단위로서, 1 ppm은 100만분의 1을 의미한다. 이것은 수질오염에서 사용되는 mg/ ℓ 와 같은 농도 단위(1 ppm = 1 mg/ ℓ = 1 μg/mℓ)이지만, SO_2나 CO 등 가스상 대기오염물질을 나타낼 때는 0℃, 1기압의 표준상태(STP)에서 1 ppm = 1 mℓ/m^3의 관계가 성립한다.

Ⅶ 폐기물 및 분뇨처리

1 폐기물 처리(waste disposal)

폐기물은 쓰레기 · 연소재 · 오니 · 폐유 · 폐산 · 폐알칼리 · 동물의 사체 등 사람의 생활이나 사업활동에 불필요하게 된 물질을 말한다. 폐기물은 발생원에 따라 일상생활에서 발생되는 생활폐기물과 사업활동에 수반하여 발생하는 사업장 폐기물로 분류한다. 사업장 폐기물은 다시 사업장일반폐기물, 건설폐기물, 그리고 유해성 폐기물인 지정폐기물로 재분류된다. 여기에서는 생활폐기물을 중심으로 살펴보고자 한다.

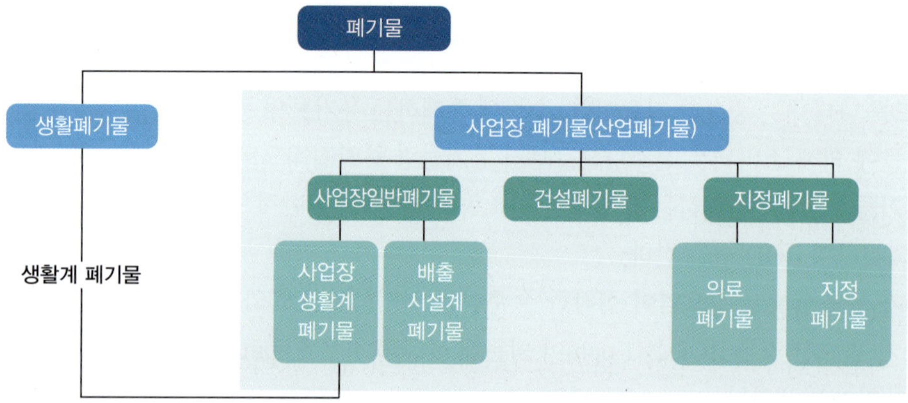

그림 2-14. 폐기물 분류체계

1) 생활폐기물의 처리

- 수집 · 운반 · 처리는 지방자치단체장이 책임(처리업체에 위탁)
- 배출자는 폐기물을 종류별로 분리하여 지정된 시설이나 용기에 배출
- 배출량 억제를 위해 1995년부터 쓰레기 종량제 실시
  - 쓰레기 배출량에 따라 돈을 부과하는 방식으로 쓰레기의 감량화와 재활용을 촉진하기 위한 제도
  - 부피 또는 중량을 기준으로 할 수 있으나 우리나라는 부피 기준, 규격봉투 사용 의무화

2) 생활폐기물의 발생량(2021년 기준)

- 총폐기물 발생량(지정폐기물 제외)의 8.5% 수준으로 2020년까지는 증가 추이를 보임
- 1인당 1일 생활폐기물 발생량은 평균 0.87 kg으로 2020년 0.89 kg보다 감소(2014년 OECD 평균 1.41 kg), 음식물류 폐기물의 경우 0.25 kg/일/인으로 전년도 0.27 kg/일/인 보다 감소

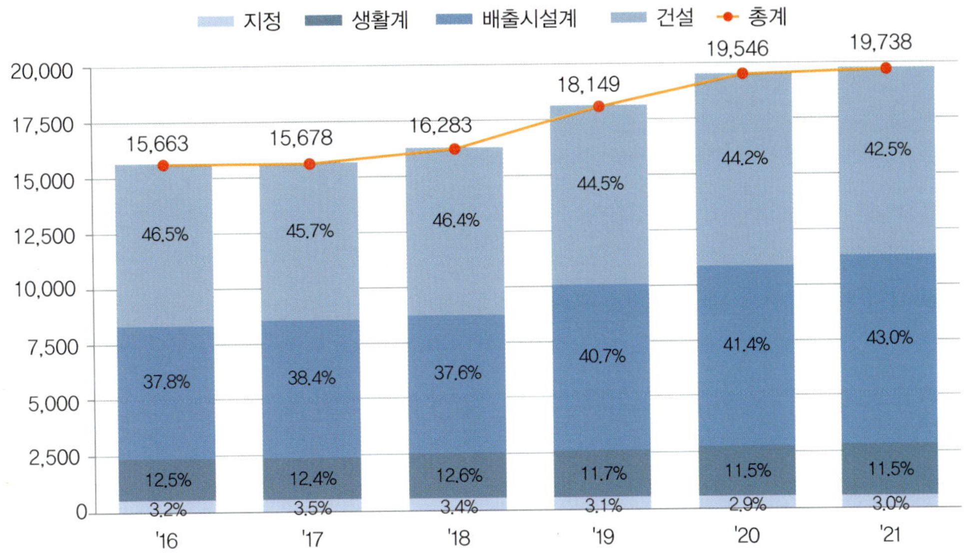

그림 2-15. 폐기물 종류별 발생량(만톤/년, %) 추이
(2021년 전국 폐기물 발생 및 처리현황, 환경부·한국환경공단)

3) 생활폐기물의 처리방법

– 재활용, 소각, 매립 순이며 재활용과 소각은 증가 추세

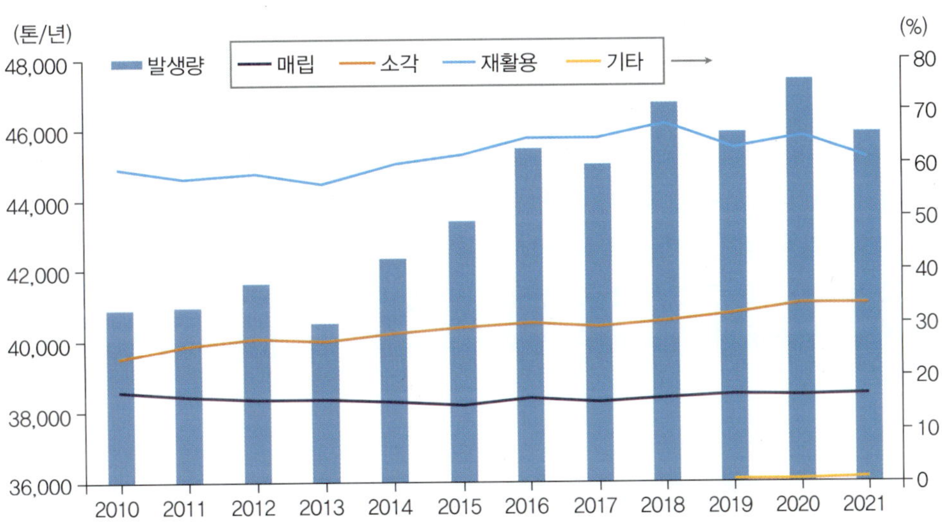

그림 2-16. 생활폐기물 발생량(톤/년) 및 처리방법 추이
(2021년 전국 폐기물 발생 및 처리현황, 환경부·한국환경공단)

(1) 위생매립법(sanitary landfill)

– 생활폐기물의 최종처분 방법, 유해폐기물은 안전매립(secure landfill)
– 지하수 오염을 방지하기 위해 매립지 바닥면에 차수막을 설치하여 침출수 처리
– 악취발생이나 쥐·파리 등이 서식하지 않도록 단순매립 대신 매립 중간에 일정한 높이로 복토

- 최종복토의 경우 위에서부터 **식생대층(식물 생장이 가능한 양질의 토양층)–배수층–차단층–가스배제층** 순으로 설치
- 혐기성 분해로 다량의 메탄가스 발생
- 매립지를 대지로 재이용 시 **10년** 이상 경과 필요

(2) 소각법(incineration)

- **가장 위생적인 처리법**으로 병원성 의료폐기물의 처리에 적합
- 장점
  - 적은 부지 소요, 소각재는 유기물이 없고 소량이어서 매립에 적당
  - 소각재는 소각량의 약 19%(바닥재 85%, 비산재 15%)로 대부분 매립, 바닥재의 경우 벽돌·도로노반재 등의 재료로 재활용
  - 소각열을 이용(지역난방, 전력생산)할 수 있고 기상의 영향을 받지 않음
- 단점
  - 대기오염 유발(불완전연소 시 CO 발생, 저온연소 시 다이옥신 발생)
  - 부지선정이 어렵고 건설비가 고가, 소각로 운전에 숙련공이 필요

(3) 재활용법

- 가장 바람직한 처리방법(자원 절약, 처리비용 절감)
- 폐기물 예치금 제도 : 생활폐기물의 재활용 촉진

(4) 퇴비법

- 2005년부터 음식물쓰레기의 매립금지
- 음식물쓰레기 자원화시설에서 사료나 퇴비로 처리
- 4~5개월 발효시킨 후 퇴비로 이용(비료화법), 고속퇴비화 시설 2~3일 소요
- 퇴비화 발효과정에서 60~70℃의 발열로 병원성 미생물이나 기생충 사멸
- 처리시설 확보와 자원화 기술에 어려움이 있으며, 주변 지역 잦은 민원 유발

(5) 해역배출

- 육지에서 처리가 곤란한 폐기물로 해양배출이 가능하여 지정된 해역에서 적정처리 시 이용
- 하수슬러지의 경우 소각·재활용보다는 처리비용이 저렴한 해양배출 선호
- 런던협약(폐기물 해양투기로 인한 해양오염의 방지를 위한 국제협약) 가입 후 해양오염방지법의 규제강화(하수슬러지 해양방출 금지)로 육상처리로의 전환 요구

참고 다이옥신(dioxin)

염소화합물인 비닐·플라스틱·제초제·살충제 등의 화학공장, 염소화합물에 의한 표백처리 공정의 펄프·종이제조공장, 플라스틱이 많은 병원쓰레기나 도시쓰레기의 **소각장** 등에서 발생하는 내분비교란물질이다. 이것은 생명체 내분비계의 정상적인 호르몬 기능을 방해하는 합성 또는 자연상태의 화학물질을 말하며, 체내에 유입되면 마치 호르몬처럼 작용한다고 하여 **환경호르몬**으로 불린다.

다이옥신은 **열에 안정하고 휘발성이 낮으며, 자연상태에서는 난분해성으로 물에 녹지 않으나 지방질에 친화성이 큰 유독물질**이다. 물·공기·토양 어느 곳에서나 발견되는데 음식물 섭취나 피부 또는 호흡 등 다양한 경로를 통하여 인체로 흡수된다. 대부분이 식품과 함께 섭취되고, 호흡을 통해 흡수되는 비율은 극히 낮은 것으로 알려져 있다. 독성은 1 g으로 체중 50 kg인 사람 2만 명을 죽일 수 있으며, 청산가리보다 1,000배나 강한 독성을 지닌다. WHO는 섭취허용한계를 1~4 pg/kg/day로 규정하고 있다. 여기서 1 pg (picogram)이란 1조분의 1 g을 의미한다.

4) 내분비계장애물질(endocrine disruptors, EDs)

(1) 정의

내분비계(호르몬계통)란 생식, 발생, 행동 등에 관여하는 각종 호르몬을 생산, 분비하는 기관으로서 선(gland), 호르몬, 표적세포(target cell)로 구성되어 있다. 여기에서 호르몬은 혈액을 통해 세포 및 조직에 신호를 전달하는 메신저의 역할을 수행한다. 내분비계장애물질은 각종 생체호르몬의 합성, 분비, 생체내 수송, 수용체와의 결합, 호르몬 작용 및 분해 등의 과정에 작용하여 정상호르몬 작용을 방해하는 성질을 가진 외인성 물질로 정의하고 있다.

1990년대 중반 이후 산업용 화학물질, 농약, 유기금속화합물 등의 유해물질이 인간을 포함한 생물체의 호르몬계에 악영향을 미치는 사례가 속속 발표되어 관심의 대상이 되고 있다. 내분비계장애물질이 환경 중에 방출되면 먹이사슬을 통하여 생물체에 서서히 축적되어 생식기능장애와 기형 등을 유발하여 생태계에 심각한 위해를 가할 수 있다.

내분비계장애물질은 1996년 3월 미국에서『잃어버린 미래(Our Stolen Future)』라는 책이 출판되면서 세계적인 관심을 끌게 되었는데, 생태계뿐만 아니라 인간의 생식기능저하 · 기형 · 성장장애 · 암 등을 유발하여 모든 생물종에 위협이 되고 있다. 내분비계장애물질의 특성은 다음과 같다.

- 생체호르몬과는 달리 쉽게 분해되지 않고 안정하다.
- 환경이나 생체 내에 잔류하며 수년간 지속되기도 한다.
- 인체 등 생물체의 지방 및 조직에 농축되는 성질이 있다.

(2) 종류와 발생원

세계야생보호기금(WWF) 목록에는 67종(이성체 계수방법에 따라 숫자는 다를 수 있음)의 물질이 등록되어 있으며, 대표적인 물질로는 다음과 같다.

- 환경오염물질
  - 유기염소계 농약 : DDT, DDE, 2,4-D
  - 잔류성유기할로겐화합물 : Dioxins, PCBs
  - 산업용 화학물질(원료물질) : Alkylphenol, Bisphenol A, Styrene dimer & trimer, Phthalates)
  - 중금속 : 납, 카드뮴, 수은

• 배출물질 : Benzo(a)pyrene 등

- 약물 : DES(diethystilbestrol, 호르몬제제 의약품으로 사용된 합성 에스트로겐류, 폐경기에 겪는 에스트로겐 부족에 대처하여 갱년기 증상의 완화 목적으로 처방, 경구피임약, 발모촉진제 등 사용)
- 식물 : phytoestrogens(식물성 에스트로겐, 생식기계통 장애유발)

내분비계장애물질은 수용체 결합과정에서 호르몬 모방작용(mimicking), 차단작용(blocking), 촉발작용(triggering), 간접영향을 나타내는데, 세포 내 작용기전에 따라 다음과 같이 구별할 수 있다.

- 호르몬수용체 모방 : DES, Bisphenol A, Alkylphenol, Phthalates
- 호르몬수용체 봉쇄 : DDE(androgen block)
- 호르몬수용체 촉발 : Dioxins, PCBs
- 간접영향 : Lead(갑상선, 성장호르몬)

내분비계장애물질의 종류에 따른 주요 발생원은 다음과 같다.

- 다이옥신 : 소각장, 월남전 고엽제 성분으로 다량 살포
- 폴리염화비페닐(polychlorinated biphenyls, PCB) : 전기절연제
- 유기주석(tributyltin, TBT) : 해양의 선박 및 구조물의 방오 페인트
- 비스페놀 A(bisphenol A) : 합성수지 원료, 식품과 음료용 캔의 안쪽 코팅제
- 폴리카보네이트(Polycarbonate, PC) : 내열성과 투명성이 높아 널리 사용되는 합성수지제, 비스페놀 A가 원료로 사용
- 프탈산화합물(DOP, DBP, BBP) : 플라스틱가소제
- 스틸렌이합체/삼합체 : 컵라면 용기 등의 각종 식품용기
- DDT, 아트라진(atrazine), 아미톨(amitrole), 엔도설판(endosulfan) : 살충제, 농약

(3) 내분비계장애물질의 관리와 대책

우리나라에서 내분비계장애물질의 관리는 환경부·농림부·고용노동부·보건복지부 등 4개 부처의 유해화학물질관리법 등에 의해 이루어지고 있다. 일상생활에서 내분비계장애물질에 의한 영향을 최소화하기 위한 개인적인 대책과 주의사항은 다음과 같다.

- 지방질이 많은 육류보다는 곡류·채소·과일 중심의 식단 유지
- 먹이사슬의 초기단계에 해당하는 음식물 섭취
- 컵라면과 같이 플라스틱 용기에 담긴 음식물 삼가
- 캔음료나 캔에 담긴 음식물을 삼가, 특히 캔에 열을 가한 제품에 주의
- 음식물을 보관할 때 플라스틱 용기나 랩의 사용을 자제하며, 전자레인지에 음식을 조리할 때 주의
- 과다하게 농약이 사용된 과일이나 채소는 삼가
- 1회용 식품용기 사용 자제
- 손을 습관적으로 자주 씻기
- 파리·모기 등 해충구제를 위한 살충제의 과도한 사용 자제

- 주거지 주변의 정원이나 텃밭에 농약살포 자제
- 폐건전지 · 형광등 · 파손된 수은온도계 등 유해폐기물의 적절한 처리
- 아이들이 플라스틱 제품이나 장난감을 입에 넣지 않도록 주의
- 성분 표시에 염화 또는 클로로 등으로 표기된 염소계표백제나 세정제, 염소로 표백된 종이제품의 사용 자제
- PVC가 포함된 어린이용 장난감 구매를 자제하고 목재나 천연소재 권장

2 분뇨 처리

분뇨의 위생적인 처리가 이루어지지 않을 경우 악취가 발생하고 세균 및 기생충 관련 감염병의 전파체로 작용한다.

- 대소변 분리식
  - 분뇨의 비료화를 위하여 완전부숙 필요(겨울 3개월, 여름 1개월 이상)
- 수조식
  - 분뇨정화조를 갖춘 수세식 화장실
  - 정화조 구조 : 부패조(혐기성 분해) → 예비여과조 → 산화조(호기성 분해 · 안정화) → 소독조
- 수세식
  - 하수도를 통해 하수처리장으로 운반하여 처리

Ⅷ 의복 및 주택보건

1 의복보건

1) 의복의 목적

- 체온조절, 신체보호, 청결유지
- 생활 · 스포츠 등에 원활한 적응 및 능률향상
- 사회생활에서 예의 · 품격 · 개인의 취향 등을 반영하여 생활문화에의 적응, 패션(미적 표현)
- 지리적 · 문화적 · 종교적 차이에 따라 다름

2) 의복의 체온조절

- 의복은 일정한 체온유지가 가능하도록 적절한 의복기후 형성이 가능해야 함
- 체온유지는 체내의 열생산량과 체외로의 열발산량의 평형(열수지)으로 설명 가능
- 다양한 온열조건에서 체열의 발산과 억제기능을 통해 체온조절에 기여
  - 발산촉진 : 복사, 전도, 대류에 의해
  - 발산억제 : 체열의 체류, 보온에 의해

참 고 **온열환경에 따른 인체의 기본적인 열수지**

- 약간 더운 경우 피부 모세혈관의 확장으로 피부에서의 복사 및 대류에 의한 열발산 촉진
- 아주 더운 경우 대뇌의 체온조절중추에 의한 발한(發汗) 작용으로 열발산 증가
- 약간 추운 경우 피부 모세혈관의 수축으로 피부에서의 복사 및 대류에 의한 열발산 감소
- 아주 추운 경우 대뇌의 체온조절 중추에 의해 근육의 떨림에 의한 운동대사량 증가

3) 의복기후(clothing climate)

- 의복착용 시 피부표면과 의복 안쪽 층과의 사이에 형성된 공기층의 기후
- 의복기후에 따른 감각(RH 50±10%, 0.1 m/sec 기류)
  - 30℃ 이하 : 추운 느낌
  - 34℃ 이상 : 더운 느낌
  - 32±1℃ : 안정 시 쾌감
- 의복으로 체온조절이 가능한 외기의 온도범위 : **10~26℃ (18±8℃)**
  - 10℃ 이하 : 난방
  - 26℃ 이상 : 냉방

4) 의복기후의 영향인자

의복은 피부표면과 공기층을 형성하여 적절한 온도나 습도를 일정하게 유지함으로써 더위나 추위를 막는다. 의복기후에 영향을 미치는 의복의 주요 인자들은 다음과 같다.

(1) 열전도성과 함기성

- 의복의 열전도성이 클수록 체온발산 촉진, 의복의 함기성과는 상반관계
- 재질에 따른 열전도율과 함기량
  - 열전도율 : **마직** 29.5, 견직물 19.2, 동물의 털 6.1
  - 함기량 : **모피** 98%, 모직 90%, 무명 70~80%, 마직 50%

(2) 방한력

- 의복의 단열수준을 나타내며, 열차단력으로 척도화
- 단위 : CLO
  - 1 CLO : 일정한 온열조건(21℃, 습도 50% 이하, 기류 0.1 m/sec)에서 피부온도가 33℃로 유지될 때 의복의 열차단력
  - 의복의 신체착용 정도에 따라 다름 : **보통 작업복 1 CLO**

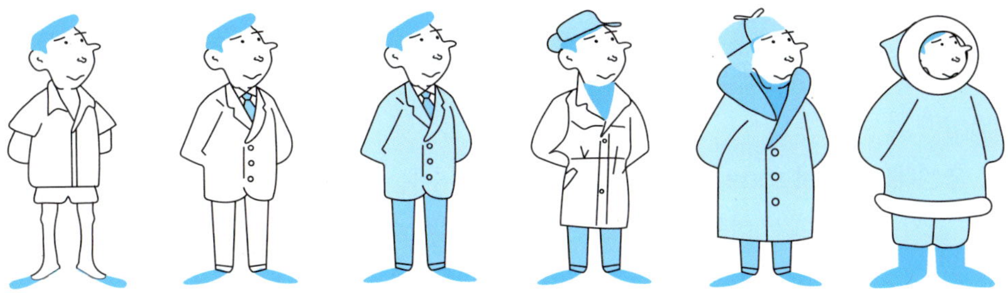

〈 0.5　0.6 – 1.2　1.3 – 1.7　1.8 – 2.4　2.5 – 3.4　〉3.5

그림 2-17. 의복의 착용정도에 따른 CLO

(3) 흡습성과 흡수성

흡습성은 공기 중의 수증기를 흡수하는 의복의 성질을 말한다. 가장 큰 것은 모직물이고 견, 마, 면직물의 순으로 작아진다. 흡수성은 물에 습윤되는 의복의 성질을 말한다.

5) 의복의 구비조건

가능한 가벼워야 하며, 피복압이 지나치게 높지 않아야 한다. 열대지방이나 여름에는 통기성이 좋고, 열전도율이 커서 시원하며, 땀 배출이 용이하도록 흡수성이 커야 한다. 반면에 겨울에는 보온력이 좋아야 하기 때문에 함기량과 열차단력이 크고 열전도율은 작아야 한다. 수면을 취할 때는 주간 안정시보다 열생산이 떨어지고 열발산량이 많아지기 때문에 침구는 옷보다 보온력이 더 필요하게 된다.

2 주택보건

주택은 일생 중 대부분의 시간을 보내는 곳이므로 모든 유해환경으로부터 안전하고 편안하며 쾌적한 휴식공간이어야 한다. 위생학적 구비조건으로는 적절한 주택부지와 환기, 냉난방, 채광 및 인공조명, 급수와 배수 그리고 주거활동공간 등이 있다. 주택부지는 배수문제로 인하여 지하수위가 낮거나 저지대의 경우 바람직하지 않다. 주거활동공간의 경우 1인당 침실면적과 공기용적이 최소 4 m^2와 10 m^3 이상이 되어야 한다. 또한 실내에 있는 먼지, 일산화탄소 등의 유해물질과 냄새를 제거하기 위해 환기가 필요하며, 적절한 냉난방 및 채광과 조명이 중요하다.

1) 환기

실내공기는 사람의 호흡, 연소 등의 각종 원인에 의해 오염된다. 따라서 옥외의 신선한 공기가 유입되고 실내의 오염된 공기가 배출될 수 있도록 적절한 환기(ventilation)가 필요하다. 환기량은 1시간에 실내로 유입되는 공기량을 의미한다. 이것을 실내용적으로 나눈 것을 환기횟수라 하며, 실내공기가 얼마나 교환되었는지를 나타낸다. 또한 실내거주자 1인에 대하여 건강상 필요한 환기량을 필요환기량이라 하는데 일반적으로 실내공기 중의 **CO_2 농도**를 기준으로 한다. CO_2의 보건학적 허용농도인 **1,000 ppm**을 유지하기 위해서 필요환기량은 성인의 경우 약 30 m^3/hr이다. 환기횟수는 한 시간당 3회 정도가 최적인 것으로 알려져 있으나, 실내의 사람수가 늘거나 공기오염이 발생한 경우 증가시킬 필요가 있다. 환기방법은 자연환기와 인공환기로 나누어진다.

(1) 자연환기(natural ventilation)

- 가장 큰 원동력은 **실내외의 온도차**로 공기의 밀도차(압력차)에 의해 이루어지기 때문에 **중력환기(gravity ventilation)**라 함
- 환기량은 **중성대(neutral zone)**가 천장 가까이 형성될수록 증가(중성대란 실내로 들어오는 공기는 하부에서, 나가는 공기는 상부에서 이동하는데 그 중간에 압력이 0인 곳을 의미)

(2) 인공환기(artificial ventilation)

- 동력을 이용하여 환기가 이루어지며 큰 강당이나 공장, 극장, 선박, 탄광, 실험실 등에 이용
- 공기조절장치(air conditioning)에 의해 공기정화와 냉·난방이 동시 가능

2) 냉방과 난방

- 의복에 의한 체온조절 범위(10~26℃)를 벗어난 경우 냉·난방 필요
  - **10℃ 이하 : 난방 필요**
  - **26℃ 이상 : 냉방 필요**
- **적당한 실내온도 : 18±2℃**
  - 침실 : 15±1℃
  - 욕실, 병실 : 20~22℃
  - **실내외 온도차 5~7℃** 이내, 10℃ 이상일 경우 냉방병 등 건강에 유해
  - 실내온도의 측정위치 : 바닥면으로부터 45 cm 기준
- **적당한 실내습도 : 40~70%**
  - 너무 낮으면 건조해 호흡기질환 발생
  - 너무 높으면 피부질환이 발생하거나 곰팡이류 번식이 용이
- 냉방방법
  - 국소냉방 : 선풍기, 에어컨, 룸쿨러(room cooler) 등
  - 중앙냉방 : Carrier System(1911년 Willis H. Carrier가 고안)
- 난방방법
  - 국소난방 : 열원이 실내에 위치, 경제적이나 환기·화재·안전사고 등 문제
  - 중앙난방 : 중앙에서 배관을 통해 열을 공급, 많은 시설비와 관리비가 소요
  - 지역난방 : 대규모 열원시설(열병합발전소, 쓰레기소각장 등)의 건설로 지역난방이 가능

3) 채광과 조명

채광(採光)은 자연광을 창 등을 통해 이용하는 것이고, 조명(照明)은 야간 또는 자연광이 부족할 때 인공적인 광원을 이용하는 것을 말한다. 모두 적당한 밝기(조도, 照度)와 균일한 조도분포가 필요하고 눈부심(현휘, 眩輝)이 크지 않아야 한다.

(1) 자연채광

– **창의 방향과 면적이 중요**
  - 창의 방향 : 충분한 일사량을 얻기 위하여 남향이나 동남향이 바람직
  - 고른 조명이나 장시간의 정밀 작업시 **북향창이 적당**
  - 창의 면적 : 방바닥 면적의 1/5~1/7 수준(20~14%), 창의 폭은 좁고 높이는 길게

– 차광물 존재 시 개각과 입사각의 관계
  - 개각(4~5° 이상) < 입사각(28° 이상)

– 일광의 효과
  - 신진대사 촉진
  - 구루병 예방 및 치료효과
  - 살균작용
  - 피부건강 및 골대사 증진에 유효
  - 적혈구수 및 헤모글로빈량 증가로 산소흡수능력 증가

> **참 고** **동일 면적과 동일 방향의 창문으로 채광 및 환기량을 높일 수 있는 가장 좋은 방법**은 창문의 위치를 높게 하는 것이다.

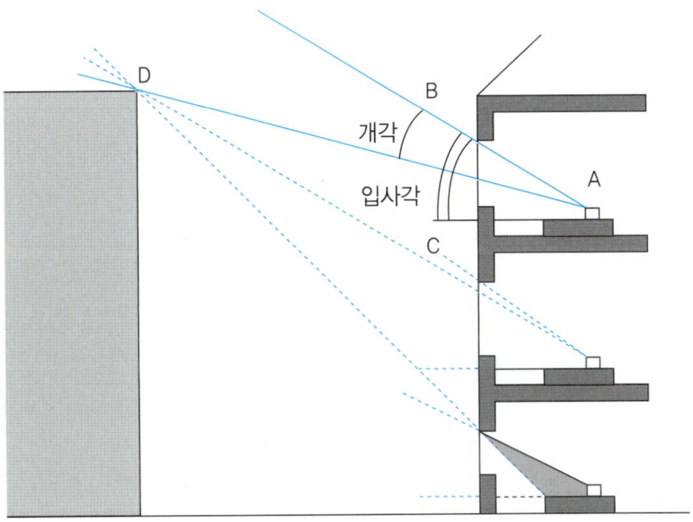

그림 2-18. 차광물에 따른 각층의 개각과 입사각

(2) 인공조명

– 조명방법
  - 직접조명 : 효율이 높고 경제적이나 눈부심과 강한 음영이 발생
  - 간접조명 : 온화하고 음영이나 눈부심이 없으나 효율이 낮고 비경제적
  - 반간접조명 : 직접조명과 간접조명의 절충식

– 인공조명 선택 시 고려할 사항

- 충분한 조도(낮 200~1,000 Lux, 밤 20~200 Lux 필요), 광색은 **주광색**
- 취급이 쉽고 가격이 저렴
- 균일한 조도 유지
- 유해가스의 발생이 없고, 폭발·발화의 위험이 없을 것
- 광원은 **좌상방**에 설치된 **간접조명**이 바람직

– 장소별 표준조도(Lux)
- 거실, 식당, 사무실 80~120 Lux
- 독서실, 일반교실, 보통작업 300 Lux 이상

(3) 부적당한 조명에 의한 인체영향

– 근시(myopia, 近視) : 조도가 낮을 때 눈의 시력을 위한 안내압의 항진으로 발생
– 안정피로(eye strain, 眼精疲勞) : 조도부족, 눈부심이 심할 때 발생
– 안구진탕증(nystagmus, 眼球振盪症) : 부적당한 조명, 탄광부에 많이 발생
– 전광성 안염 및 백내장(cataract, 白內障) : 용접이나 고열작업자
– 작업능률저하 및 재해발생 등

Ⅸ 구충, 구서

1 위생해충의 정의와 종류

– 해충이란 인간에게 직·간접적으로 피해를 주는 모든 곤충을 총칭
- 계통학상으로 절지동물(anthropoda)에 해당, 거미강(거미, 진드기, 전갈), 곤충강(파리, 모기, 바퀴, 이, 빈대, 벼룩 등), 다족류강(지네, 노래기 등), 갑각류강(새우, 가재, 게 등) 등으로 분류
- 위생해충이 설치동물(rodents)인 쥐에 기생하는 관계로 구서(驅鼠)도 중요

2 해충에 의한 보건위생상의 피해

1) 직접 피해

– 피부조직에 기계적 외상
– 피부상처의 2차 감염으로 피부염 발생
– 체내 기생에 의한 피해
– 독성물질의 인체주입에 의한 피해
– 흡혈 및 영양물질의 탈취
– 피부염, 알레르기, 수면방해 등

2) 간접 피해

- 병원체의 기계적 또는 생물학적 전파체(vector)
- 기생충의 중간숙주 역할
- 정신적 · 경제적 피해

3 위생해충의 구제

1) 구제방법

- 환경적 방법 : **가장 근본적인 방법으로** 발생원과 서식처 제거
- 물리적 방법 : 유문등, 각종 트랩, 끈끈이 테이프
- 화학적 방법 : 속효성 및 잔효성 살충제 분무
- 생물학적 방법 : 천적 이용, 불임웅충 방사

2) 구충 · 구서의 일반적인 원칙

- 구제대상 동물의 **발생원과 서식처 제거**(가장 근본적인 방법)
- **발생 초기**에 실시(성충 구제의 경우보다 수십 배 효과적)
- **대상 동물의 생태 습성**에 따라 실시
- **광범위하게 동시**에 실시

4 주요 위생해충의 생태와 피해

1) 파리(housefly)

- 집파리(*Musca domestica*)가 가장 흔함

(1) 생활사와 습성

- 오전 10시부터 오후 2시 사이에 주로 활동
- 5월부터 10월까지 산란, 성충까지는 2~3주 소요
- 집파리의 생활사 : 완전변태

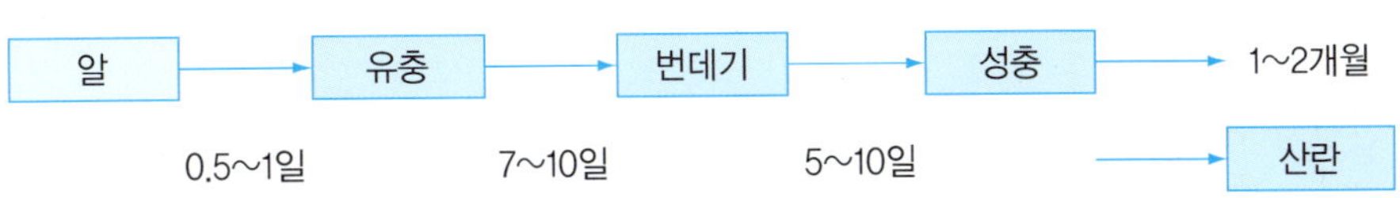

- 분변을 좋아하고 쓰레기장 · 퇴비장 등 유기물이 있는 곳이면 어디든지 산란
- 집파리는 음식물을, 금파리 · 쉬파리는 생선을 좋아하고, 침파리는 흡혈을 함

(2) 파리에 의한 피해

- 감염병 및 기생충질환의 기계적 전파체로 작용
- 매개감염병
  - 소화기계 : 콜레라, 장티푸스, 파라티푸스, 세균성이질, 폴리오(검정금파리), 살모넬라 등 전파
  - 호흡기계 : 결핵, 디프테리아 등 전파
  - 기생충질환 : 회충, 편충, 요충, 촌충, 이질아메바, 수면병(아프리카의 체체파리) 등 전파
  - 이외에 화농균 전파
- 승저증(蠅蛆症) : 파리 애벌레가 살아 있는 동물조직에 들어가 기생하는 구더기증
- 흡혈에 의한 피해, 불쾌감이나 수면방해

(3) 파리의 구제방법

- 환경적 방법 : 청소와 청결 등의 환경위생으로 발생원과 서식처 제거(가장 근본적인 방법)
- 천적법 : 기생벌
- 유충구제법 : 살충제나 생석회 등, 발생 초기에 구제하는 것이 중요
- 성충구제법
  - 기계적 방법 : 파리통, 파리채, 끈끈이 테이프 등
  - 화학적 방법 : 속효성 살충제 분무

참 고 위생해충의 생활사

- 직접발육 : 산출 후 큰 모양의 변화 없이 크기만 증대하여 성충이 되는 형태
- 불완전변태 : 산출 시 형태가 모충과 다소 다르나 여러 번의 탈피로 점차 모충과 같아지는 형태(이, 빈대, 바퀴)
- 완전변태 : 알에서 부화된 모양이 모충과 완전히 다른 형태로 알-유충-번데기-성충의 생활사를 가짐(파리, 모기, 벼룩)

2) 모기(mosquitos)

(1) 생활사와 습성

- 국내에서 50여 종 보고
- 완전변태

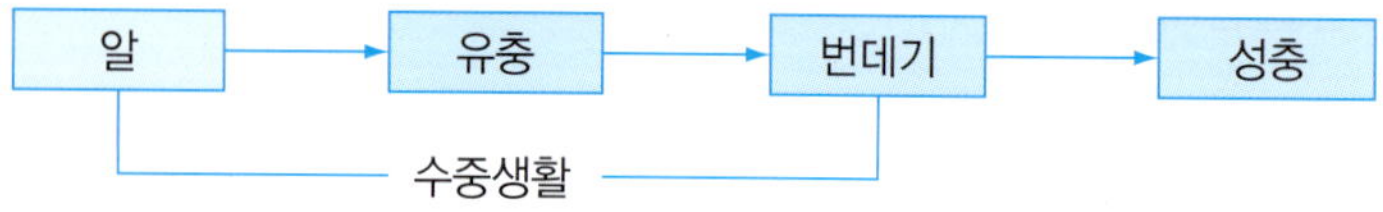

- 암컷만이 산란을 위해 흡혈

(2) 모기의 종류에 따른 매개감염병

- 중국얼룩날개모기(*Anopheles sinensis*)
  - 학질모기과로 날개에 흑백 얼룩점 분포

- 말라리아(Malaria)와 말레이사상충증(Burgia malayi) 매개

– 작은빨간집모기(*Culex tritaeniorhynchus*)
  - 암갈색의 소형모기
  - 일본뇌염(Japanese encephalitis) 매개, 돼지가 병독 증폭의 숙주 역할
– 토코숲모기(*Aedes togoi*)
  - 말레이사상충증(Burgia malayi) 매개
– 열대숲모기(*Aedes aegypti*)
  - 황열(Yellow fever) : 중남미와 아프리카 지역의 풍토병
  - 뎅기열(Dengue fever) : 아시아 지역의 풍토병
– 흰줄숲모기(*Aedes albopictus*) : 뎅기열 매개

(3) 모기의 구제방법

– 환경적 방법 : 하수구나 고인 물 등이 장기간 정체되지 않도록 발생지 제거
– 물리적 방법 : 유문등(light trap) 사용
– 천적법
  - 성충 : 새, 거미, 잠자리 등
  - 유충 : 히드라, 잠자리, 송사리, 미꾸라지, 물고기 등
– 유충구제
  - 석유를 수면에 도포(유충의 호흡장애)
  - 살충제(permethrin, S–biollin, fenitrothion, dieldrin 등) 분무
– 성충구제(화학적 방법)
  - 속효성 살충제(pyrethrin, allethrin, DDVP, lindane 등) 분무
  - 잔효성 살충제(DDT, dieldrin) 분무

참 고 DDT의 경우 자연계에서 쉽게 분해되지 않고 식품 등의 잔류독성이 강해 최근에는 사용하지 않는다.

3) 바퀴(cockroach)

(1) 생활사와 습성

– 불결한 장소에 서식하고 생존력이 강함
– 가주성(家住性) 야행성이며, 빠른 운동성을 갖고 군집생활
– 잡식성(음식물, 배설물, 피, 화농물, 객담 등)
– 불완전변태 : 알 → 유충 → 성충 → 산란

(2) 바퀴의 종류

– 3,500여 종이 알려져 있으며 국내의 경우 5속 9종이 보고
– 독일바퀴(*Blattella germanica*) : 가장 흔한 가주성 바퀴

– 미국바퀴(*Periplaneta americana*) : 이질바퀴라 하며 크고 물기도 함
– 일본바퀴(*Periplaneta japonica*)
– 먹바퀴(*Periplaneta fuligionosa*)

(3) 바퀴의 피해

– 직접피해 : 불쾌감과 피부질환, 기관지 천식, 공포감 유발
– 간접피해 : 세균, 바이러스, 기생충질환의 기계적 전파
– 매개감염병
  • 소화기계 : 세균성이질, 콜레라, 장티푸스, 살모넬라, 유행성간염, 폴리오 등
  • 호흡기계 : 결핵, 디프테리아 등
  • 기생충질환 : 회충, 구충, 이질아메바 등

(4) 바퀴의 구제방법

– 유인제에 의한 접착제
– 붕산에 의한 구제 : 붕산과 설탕을 6 : 4의 비율로 혼합
– 살충제(permethrin, S–biollin, bioresmethrin, phenothrin, fenitrothin 등) 분무

4) 기타

(1) 이(louse)

– 발진티푸스·참호열(塹壕熱)·재귀열(再歸熱) 등 매개
– 생활환경이 불결하면 만연하나 DDT 살포와 환경위생 개선으로 지금은 거의 구제

참 고 **발진티푸스(epidemic typhus)**

고열·두통·발진을 주요 증상으로 하는 급성 감염증으로 제3급 법정감염병에 해당한다. 병원체는 리케치아로 이가 환자로부터 흡혈한 후 그 소화관 내에서 병원체를 증식시켜 분비물과 함께 배설하게 되는데 사람이 피부를 긁는 과정에서 피부 또는 점막을 통해 감염된다.

참 고 **재귀열(再歸熱, relapsing fever)**

재발성 발열증상의 감염성 질환이다. 병원체는 스피로헤타로 이나 진드기에 의해 전파된다. 스피로헤타는 중추신경계를 침입하여 다양한 신경증상을 유발하기도 한다.

(2) 진드기(ticks and mites)

– 형태학적으로 큰 참진드기(tick)와 작은 좀진드기(mite, 응애)로 구분
– 참진드기(tick)
  • 록키산홍반열(Rocky mountain spotted fever), 큐열, 재귀열, 라임병, 야토병, 진드기뇌염, 신증후군출혈

열, 바베시아증, 진드기 마비 등을 전파

• 작은소참진드기 : 중증열성혈소판감소증후군(SFTS, severe fever with thrombocytopenia syndrome) 매개

– 좀진드기(mite) : **털진드기**(red mite), 먼지진드기(tarsonemoid mite), 모낭진드기(follicular mite), 옴진드기(itch mite) 등으로 분류

• 털진드기 : 쯔쯔가무시증(양충병) 매개
• 먼지진드기 : 천식, 알레르기 비염, 아토피성 피부염 유발
• 모낭진드기 : 얼굴의 모낭이나 피하지방샘에서 발견, 피부염 유발
• 옴진드기 : 피부에 기생

2 편

참 고 **큐열(Q fever)**

리케차의 하나인 Coxiella burnetii에 의하여 일어나는 열성 감염병으로 가축을 매개로 감염되는 **인수공통감염병**이다. 1935년 오스트레일리아 퀸즐랜드에서 발생하였는데 지명의 머리글자를 따서 Q열이라 명명되었다. 병원체인 소·양·염소 등의 가축에서 **진드기 매개로 감염**되거나 병에 걸린 소나 염소의 젖을 통해서도 감염된다.

참 고 **쯔쯔가무시증(tsutsugamushi fever)**

집쥐, 들쥐, 야생설치류 등에 기생하는 빨간 털진드기 유충에 물렸을 때 발병하며, 임상적으로 발열·피부발진·림프절 종대·물린 부위에 가피(eschar) 등이 생기는 급성 발열성 질환이다. 털진드기는 알 → 유충 → 번데기 → 성충의 4단계를 거쳐 성장하는데 유충이 번데기로 변하는 과정에서 척추동물(설치류)의 조직액이 필요하게 된다. 이때 진드기 유충이 사람을 물면 흡혈과정에서 병원체가 체내로 침입하여 감염을 일으킨다.

(3) 벼룩(flea)

– 항온동물에 기생
– 페스트, 발진열 매개
– **쥐**벼룩에 의해 전파(병원소 : 쥐, 전파체 : 쥐벼룩)

참 고 파상풍은 토양이 감염원이 되는 세균에 의한 감염병이다.

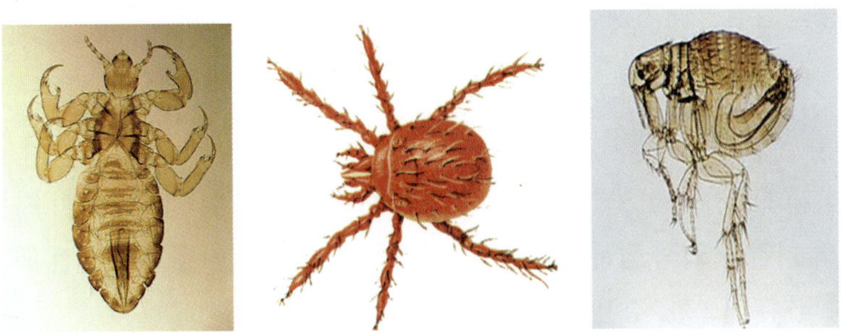

그림 2-19. 위생해충의 형태(이, 털진드기 유충, 쥐벼룩)

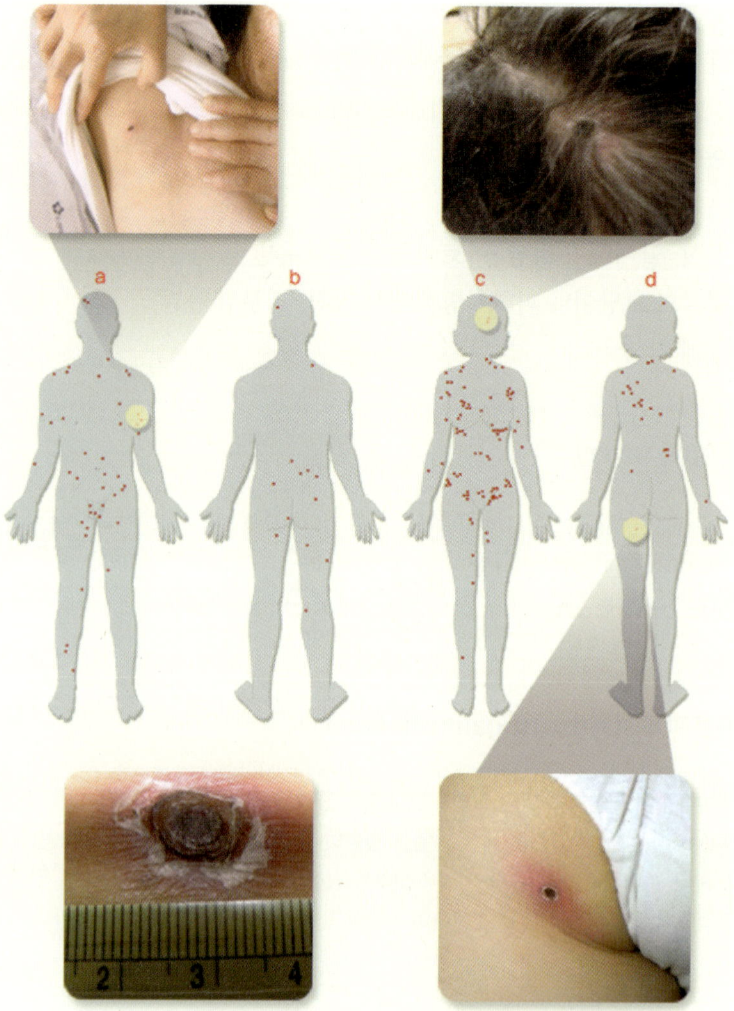

그림 2-20. 쯔쯔가무시증환자의 가피
자료 : 보건복지부, 국가정보포털 http://health.mw.go.kr/Main.do

5 위생해충의 병인론

1) 기계적 전파

병원체가 매개해충의 다리나 체표에 부착되어 전파하는 것을 말한다. 장티푸스, 파라티푸스, 살모넬라증, 결핵, 이질, 페스트, 한센병 등의 감염병과 기생충질환 등이 여기에 속한다.

2) 생물학적 전파

병원체가 매개해충의 체내에서 증식·발육 등 생물학적 과정을 거친 후 인체감염이 가능해지는 경우가 있는데 이러한 생물학적 과정의 기간을 **외적 잠복기**라 한다. 이러한 질병전파를 생물학적 전파라고 하는데 다음과 같이 증식형, 발육형, 발육증식형, 배설형, 경란형으로 구분한다.

(1) 증식형 전파(propagative transmission)

- 해충의 체내에서 세균, virus, spirochaeta 등이 **증식**한 후 전파
- 쥐벼룩(페스트), 모기(황열, 일본뇌염), 이(재귀열, 발진티푸스), 벼룩(발진열)

(2) 발육형 전파(cyclo-developmental transmission)

- 해충의 체내에서 수적 증식은 없지만 생활환의 일부로 **발육**한 후 전파
- 모기(사상충증)

(3) 발육증식형 전파(cyclo-developmental-propagative transmission)

- 해충의 체내에서 발육과 증식이 함께 이루어진 후 전파
- **모기(말라리아)**, 체체파리(수면병)

(4) 배설형 전파(fecal contamination)

- 해충의 배설작용을 통해 전파
- 이(발진티푸스), 발진열(벼룩)

(5) 경란형 또는 난소전이형 전파(transovarian transmission)

- 해충 모체의 유전에 의해 전파
- **진드기(쯔쯔가무시증, 록키산홍반열)**

2 편

6 쥐의 특성과 구서법

쥐는 포유류 중 설치동물에 해당하며, 감염병 매개 등 보건위생적인 문제뿐만 아니라 곡식과 음식물, 건축물 등 재산상의 손실도 초래한다.

1) 쥐의 종류

- 편의상 야서성의 들쥐(field rodent)와 가주성쥐(domestic rodent)로 분류
- 들쥐는 가주성쥐를 제외한 나머지로, 우리나라의 경우 **등줄쥐**가 흔함
- 가주성쥐
  - 시궁쥐(brown rat, Norway rat) : 집쥐(쓰레기통 · 부엌 · 화장실 등)
  - 지붕쥐(roof rat) : 곰쥐, 수직등반(천정 · 곡물창고 등)
  - 생쥐(house mouse) : 인가나 들에 서식(농작물 보관소 · 농경지 등)

2) 쥐의 특성

- 갉는 습성, 은신, 잡식성
- 시각 이외의 감각기관 발달, 경계심이 강함
- 강한 번식능력(임신기간 4주, 1년에 4~8회로 1회 6~9마리 출산)

3) 매개감염병

- 세균성 : 페스트, 렙토스피라증(바일병 또는 웨일씨병), 서교열(rat-bite fever), 살모넬라증 등
- 리케차성 : 발진열, 쯔쯔가무시증
- 바이러스성 : 신증후군출혈열
- 기생충질환 : 이질아메바, 광동주혈선충, 주혈흡충, 왜소조충, 쥐조충, 선모충 등

4) 구서법

- 환경적 방법 : 서식처 제거(최선의 방법)
- 포서기 이용 : 쥐덫
- 천적 이용 : 고양이
- 살서제 : 비소화합물, ANTU (a-naphtylthiourea)
- 훈연제 : 실내공간 밀폐 후 아황산가스, 이황화탄소, 일산화탄소, 청산가스, 수소가스 등으로 훈연

X 소독

인간의 생활환경에는 각종 미생물이 살고 있으며, 생존 요소인 온도·습도·영양소·pH 등의 조건이 갖추어지면 증식하게 된다. 이들 미생물 중 일부는 사람에게 질병을 일으키는 등의 보건위생적인 문제를 초래하기 때문에 소독이 필요하다.

1 소독과 멸균

- 소독(disinfection) : 병원성 미생물을 살균 또는 병원성을 약화시켜 감염력을 없애는 조작
- 멸균(sterilization) : 모든 미생물을 완전히 살균하여 무균(無菌) 상태로 만드는 조작
- 방부(antiseptic) : 병원성 미생물의 발육과 그 작용을 저지 또는 정지시켜 음식물 등의 부패나 발효를 방지하는 조작
- 소독·멸균·방부의 관계
  - 소독효과 : 멸균 > 소독 > 방부

- 멸균은 소독이 되지만 소독은 멸균이 되지 못함
- 소독은 병원균이 있으나 질병을 일으킬 수 없는 안전한 상태로 만드는 조작을 의미
- 살균은 인체에 유익한 균은 남기고 약품이나 열을 가해 병원성 미생물을 죽이는 행위적인 측면이 강조됨
- 저장기간 : 살균우유(0~15℃ 냉장온도에서 5일) < 멸균우유(실온에서 7주)

2 편

2 소독방법

– 물리적(이학적)인 방법과 화학적인 방법으로 구분
- 물리적 방법은 열 · 증기 · 화염 등을 이용한 열처리법과 자외선 · 일광 등의 비열처리법으로 분류
- 화학적 방법은 석탄산 · 알코올 · 과산화수소 · 크레졸 · 승홍 · 역성비누 · 표백제 등의 소독용 약품을 이용

3 물리적 소독법(physical disinfection)

1) 열처리법

(1) 건열멸균법(dry heat sterilization)

– 화염멸균법(flame sterilization)
- 불꽃(flame)에 20초 이상 접촉
- 유리봉, 백금루프, 금속류, 도자기류 등

– 건열멸균법
- 건열멸균기(dry oven)에서 170℃로 1~2시간 처리
- 유리기구, 주사침, 유지, 글리세린, 분말 금속류, 자기류 등
- 고무제품은 사용할 수 없음

(2) 습열멸균법(moist heat sterilization)

– 자비소독법
- 100℃ 끓는 물에서 15~25분간 유지(주사기, 식기류, 의류 등)
- 온도가 100℃를 넘지 않아 **완전멸균을 기대하기 어려움**
- 아포형성균의 경우 내열성이 강해 부적당
- 수인성 감염병 예방을 위한 식기구 자비소독의 시간은 최소 15분 이상
- 석탄산이나 크레졸 소독제를 첨가하면 소독효과 증가

– 고압증기멸균법
- 고압증기멸균기(autoclave) 사용
- 초자기구, 고무, 자기류, 의류, 거즈, 약액 등
- 아포형성균의 멸균에 적합

• 압력과 처리시간과의 관계
10 lbs(115.5℃) 30분
15 lbs(121.5℃) 20분
20 lbs(126.5℃) 15분
30 lbs 10분

참 고 lbs란?

압력의 단위로 1 lbs = 1 psi의 관계가 성립한다. 여기에서 psi는 pounds per square inch($\ell b_f/in^2$)를 의미하며, 1 psi는 1 $inch^2$의 단위면적에 무게가 1 pound인 압력이 가해지는 상태를 나타낸다.

참 고 아포형성균의 멸균

미생물은 종류에 따라 살균작용에 대한 저항력이 다르다. 아포형성균의 경우 보통의 살균조건에서는 휴면상태로 있다가 생존조건이 좋아지면 다시 증식하기 때문에 살균에 주의를 필요로 한다.

– **유통증기멸균법**
  • 고압증기멸균법이 부적당할 때 아포형성균의 멸균에 이용(Arnold 멸균기, Koch 멸균기)
  • 100℃ 유통증기를 하루 1회 30~60분간 공기 중에 방치한 후 이를 3~5일간 반복
– **저온살균법(pasteurization)**
  • 60℃ 전후의 저온에서 살균
  • 포도주의 변질과 부패를 방지하기 위해 파스퇴르가 고안
  • 고온처리가 부적합한 유제품 · 건조과실 · 주류 등에 이용(고온처리 시 단백질 변성 및 맛 저하)
  • **아포를 형성하지 않는 세균(살모넬라균 · 결핵균 · 소 유산균 등)의 멸균**에 이용
  • **우유 63℃에서 30분**, 건조과실 72℃에서 30분, 포도주 55℃에서 10분
– **고온살균법(high temperature sterilization)** : 우유의 경우 **72℃에서 15초**간 살균 후 급냉
– **초고온순간멸균법(ultra high temperature sterilization)** : 영양분의 파괴를 줄이기 위한 순간적 열처리, **우유 130~150℃에서 2초**간 살균 후 급냉

참 고 저온살균법

물의 끓는점보다 낮은 온도인 약 60℃에서 소독이 이루어지는 것을 말한다. 물이 끓는 온도인 100℃에서는 대부분의 미생물이 사멸되지만 음식물 속에 들어 있는 단백질 성분도 같이 변하기 때문에 식품 안에 들어 있는 영양분이 파괴되거나 식품의 가치가 떨어지게 된다. 이러한 문제점을 보완하기 위하여 해로운 미생물만 제거할 수 있는 저온소독법이 사용되고 있다. 대부분의 병원성 미생물은 우리 체온에서 잘 번식하는 중온균이기 때문에 저온살균법의 온도에서도 충분한 소독효과를 얻을 수 있다. 저온살균법(pasteurization)이란 말은 프랑스의 세균면역학자인 파스퇴르(Louis Pasteur)가 의해 고안하였기 때문에 그의 이름에서 비롯되었다. 파스퇴르는 포도주의 부패를 막기 위해 이 방법을 찾아냈지만 최근에는 우유 등 식품의 소독법으로 사용되고 있다.

2) 비열처리법

(1) 자외선멸균법

- 파장이 265 nm인 자외선 광원을 이용, 자외선이 조사되면 세포의 DNA에 흡수되어 살균
- **수술실, 무균실, 제약실**, 음식점 등에서 물·공기·식품·기구·용기 등의 소독에 이용

(2) 초음파멸균법

- **8,000 Hz 이상**의 음파는 강력한 교반작용으로 충체를 파괴
- 20,000 Hz 이상은 강한 살균력을 지님

(3) 전류 및 방사선 이용

- 전류 : 균체에 함유된 NaCl 이온 유리(하수에 해수를 첨가한 후 전기 처리로 소독)
- 방사선 : ^{60}Co, ^{137}Cs 등의 방사선을 이용하여 식품을 멸균, 단시간에 멸균이 가능하나 방사선의 잔류성 및 취급자의 방사선 오염에 주의가 필요

(4) 일광소독

- 자외선 중 Dorno선(280~320 nm) 이용
- 결핵환자용 의류와 침구류 등에 가장 간편한 소독
- 자외선 조사량
  - 도시 < 농촌, 저지 < 고지, 극지역 < 적도지역, 공장지대 < 주택가
  - 겨울철 < 여름철

(5) 기타방법

- 필터에 의한 세균여과법 : 액체상태의 물질에 이용, 공극이 0.1~0.4 μm이면 세균이 통과하지 못함
- 이외에 희석법, 무균조작법, 한냉처리법 등이 있음

4 화학적 소독법(chemical disinfection)

1) 소독제의 구비조건

- 인체의 무해·무독으로 안전성이 확보될 것
- 강한 살균력과 침투력이 있고 지속적인 살균효과가 있을 것
- 높은 용해성과 안정성이 있을 것
- 경제적이고 사용하기 쉬울 것
- 소독대상물의 부식성과 표백성이 없을 것

2) 소독제의 살균기전

소독제	살균기전
염소, 과산화수소, 과망간산칼륨, 오존	산화작용
석탄산, 알코올, 크레졸, 포르말린, 승홍	균체의 단백응고작용
강산, 강알칼리, 열탕수	가수분해(hydrolysis)
석탄산, 알코올, 중금속염, 역성비누	균체효소계의 침투에 의한 불활성화 작용
식염, 설탕, 알코올	탈수작용
승홍, 머큐로크롬, 질산은	균체내 중금속염 형성
석탄산, 중금속염, 역성비누 등	균체막 삼투압의 변화작용
소독시 실제 살균기전	이상의 다양한 살균기전이 복합적으로 작용

3) 주요 소독제의 종류와 특성

소독제	사용농도	특성
석탄산 (phenol, C_6H_5OH)	3%	병원환자의 오염의류 · 용기 · 오물 · 실험대 · 배설물 등 소독 방역용에 주로 사용, 고온일수록 강한 소독효과, 금속부식성과 냄새
알코올 (alcohol)	메틸 75% 에틸 70%	아포형성균에는 효과가 없으나 무포자균에 유효 피부 · 기구 소독
크레졸 (cresol, $CH_3C_6H_4OH$)	3%	손 · 식기 · 오물 · 객담 등 소독 **물에 난용성,** 석탄산계수가 2로 소독력이 강하지만 심한 취기
과산화수소 (H_2O_2)	3%	자극성이 적어 **상처** · **구내염** · **인두염 소독, 구강세척제**로 사용 무포자균 살균에 유효, 피부조직에 접촉하면 **발생기 산소 발생** 과산화수소수 또는 옥시풀로 알려져 있음
승홍(昇汞, $HgCl_2$) (염화제이수은, mercury dichloride)	**0.1%** (1,000배 희석)	무색 · 무취로 색소첨가 후 **손** · **발** · **피부 등 소독** **강한 금속부식성**으로 비금속류 소독(**식기류 부적당**) 수은중독의 위험으로 최근 사용하지 않음
역성비누 (invert soap)	0.01~0.1%	보통비누와 반대로 분자 내 양이온이 활성을 띰 **식품소독**, 수저 · 식기 · 행주 · 도마 · 손 등 소독 **무독** · **무해** · **무미** · **무자극성**이며 강한 침투력과 살균력
머큐로크롬 (mercurochrome)	2%	피부 · 점막 · 상처 소독 무독성이나 살균력이 낮음
포르말린 (formalin)	35% formaldehyde 수용액	균체의 단백응고작용으로 강한 살균력 강한 자극성이 있어 방부제, 선박 등 소독
표백분($CaOCl_2$)	유효염소 30% 이상	**수영장**, 목욕탕, 하수 등 소독
생석회(CaO)	**분말** (물과 발열반응)	**습기가 있는 분변**, 하수, 오수, 오물, **토사물** 등 소독 공기 중에 장기노출 시 소독효과 저하
석회유($Ca(OH)_2$)	혼탁액	건조한 소독대상물 소독, 생석회(CaO) 분말 : 물 = 2 : 8

참 고 **소독제의 농도(濃度)**

소독약이 고체인 경우에 소독약 1 g을 물에 녹여 100 ml로 하면 1% 수용액이 된다. 소독약이 석탄산이나 크레졸과 같은 액체인 경우 3% 용액은 소독약 3 ml에 물을 넣어 전량을 100 ml로 조제하였음을 의미한다. 각각의 농도 단위에 대한 산출식은 다음과 같다. 여기에서 용질량은 소독약을 의미하고, 용액량은 소독약과 물이 혼합된 희석액의 총량을 의미한다.

- 퍼센트 농도(%) = 용질량/용액량 × 100
- 퍼밀리 농도(‰) = 용질량/용액량 × 1,000
- 피피엠 농도(ppm) = 용질량/용액량 × 1,000,000

참 고 **포르말린(formalin)과 포름알데히드(formaldehyde, HCHO)**

포르말린은 35% 포름알데히드가 포함된 수용액이다. 이것은 균체의 단백응고작용으로 강한 살균력을 가지며, 아포형성균에 대해서도 높은 살균효과가 있다. 일반 소독용으로 사용할 때는 희석하여 1~1.5% 수용액을 사용하며 도자기·목재제품·셀룰로이드·고무제품 등의 소독에 적합하다.
포름알데히드는 메탄올을 산화시켜 만든 가스로서 자극성이 강한 냄새가 있고 물에 잘 용해된다. 또한 강한 환원력이 있고 낮은 농도에서도 살균작용을 나타낸다.

4) 석탄산과 석탄산계수

(1) 석탄산의 장 · 단점

- 장점 : 살균력이 강하고 안정되어 있으며 유기물에 의해 약화되지 않음
- 단점 : 피부점막을 자극하고 금속을 부식시키며 강한 냄새와 독성이 있음, 바이러스와 아포형성균에 비효과적

(2) 석탄산의 살균작용

- 균체의 단백응고작용
- 세포용해작용
- 균체효소계의 침투작용
- 삼투압의 변화작용

(3) 석탄산계수(phenol coefficient)

- 소독약의 **살균력을 나타내는 지표**(이 값이 클수록 강한 살균력이 있음)
- **장티푸스균**이나 포도상구균을 이용하여 10분 내에 살균할 수 있는 석탄산의 희석배수와 동일한 조건에서 살균 가능한 다른 소독약의 희석배수에 대한 비

$$\text{석탄산계수} = \frac{\text{소독약의 희석배수}}{\text{석탄산의 희석배수}}$$

참고 석탄산계수의 산출 예

20℃에서 10분간 사멸시킬 수 있는 석탄산의 희석배율이 90이고, 실험 소독약이 180배 희석하여 같은 살균력을 가질 때 석탄산계수는 2가 된다. 또한 승홍의 1,000배 희석액과 석탄산의 50배 희석액이 같은 살균력을 갖는다면 승홍의 석탄산계수는 20이 된다.

5) 소독방법 결정 시 고려사항

- 감염방법이 직접 전파인지 간접 전파인지 확인
- 호흡기를 통해 전파되는지, 소화기를 통해 전파되는지, 해충이 매개하는지 확인
- 병원체가 바이러스인지, 세균인지, 아포형성균인지 확인
- 소독대상물의 종류와 특성을 확인

6) 감염경로에 따른 소독대상물

(1) 소화기계 감염병

- 환자의 분뇨, 토사물, 식기류, 쓰레기통, 화장실, 하수구
- 환자가 사용한 실내, 각종 기구류 등

(2) 호흡기계 감염병

- 실제 소독이 곤란하고 소독효과가 소화기계에 비해 저조
- 환자의 객담, 환자가 사용한 병실과 의류

(3) 매개곤충이 전파하는 감염병

- 서식처에 살충제를 분무하여 매개곤충 구제

02장 환경보전

I 환경오염과 환경보전

1 환경오염

1) 정의(환경정책기본법 제3조)

- 사업활동 및 그 밖의 사람의 활동에 의하여 발생하는 대기오염, 수질오염, 토양오염, 해양오염, 방사능오염, 소음·진동, 악취, 일조방해 등으로 사람의 건강이나 환경에 피해를 주는 상태
- 산업혁명 이후 사회문제로 대두, 지역적인 환경문제에서 지구규모의 광역적인 문제로 확대

2) 환경오염의 본질적 원인

- 인구의 증가, 산업화, 도시화
- 화석연료의 사용, 유해물질의 배출량 증가
- 지구환경의 부하능력을 고려하지 않은 산업의 확충(환경의 자정능력 상실)

3) 광역적인 지구환경문제의 심각

- 지구온난화 : 온실가스(CO_2, CH_4, CFCs, N_2O)의 배출량 증가
- 산성비 : 화석연료의 연소에 따른 황산화물과 질소산화물의 배출량 증가
- 오존층 고갈 : 프레온과 할론 가스

4) 오늘날 환경오염의 특성

- 다양화 : 환경오염을 일으키는 원인물질의 다양화
- 누적화 : 인구증가·산업화·도시화로 환경오염이 환경자정능력을 초과하고 누적화
- 다발화 : 환경오염원의 산재로 환경오염이 지속적으로 다발화
- 광역화 : 공단 등의 특정지역에서 도시의 광역화와 오염물질의 자정능력 초과로 주변지역으로 확대

2 환경보전

1) 국내의 환경보전 노력

- 환경관련 법규의 변천
  - 1963년 공해방지법 : 우리나라 최초의 환경법
  - 1977년 환경보전법
  - 1981년 환경영향평가제도 시행
  - 1990년 환경정책기본법, 대기보전법, 수질보전법, 소음 및 진동규제법, 폐기물관리법, 해양오염방지법 등으로 분화
  - 1993년 환경영향평가법(환경오염의 사전평가 및 예방)
  - 1999년 환경 · 교통 · 재해 등에 관한 영향평가법(환경영향평가 대상사업의 시행으로 인하여 환경에 미치는 해로운 영향을 미리 예측 · 분석하여 저감방안을 강구하는 환경영향평가제도의 근거)
- 오염원인자 책임원칙(polluters pay principle, PPP) : 자기의 행위 또는 사업활동으로 환경오염 또는 환경훼손의 원인을 발생시킨 자는 그 오염 · 훼손을 방지하고 오염 · 훼손된 환경을 회복 · 복원할 책임을 지며, 이로 인한 피해의 구제에 드는 비용을 부담하여야 하는 원칙

2) 국제적 환경보전 노력

(1) 유엔인간환경회의와 인간환경선언(1972. 6. 5)

- 스웨던 스톡홀름에서 세계 113개국 정상들이 최초의 유엔인간환경회의(UN Conference on the Human Environment, 스톡홀름회의) 개최
- 인간환경선언(Declaration on the Human Environment)과 오직 하나뿐인 지구(The only one earth) 슬로건 채택
- 인간환경선언의 4대 원칙
  ① 인간은 좋은 환경에서 **쾌적한 생활**을 영위할 **기본 권리**가 있다.
  ② 현재와 미래에 있어서 공기 · 물 등의 자연생태계를 포함하여 **지구의 천연자원**이 적절히 계획, **관리**되어야 한다.
  ③ 유해물질의 배출로 인하여 **생태계가 회복될 수 없는 상태로 영향을 받지 않아야 한다.**
  ④ **경제개발 · 사회개발 · 도시계획** 등의 모든 계획은 **환경보호와 향상을 고려하여 계획**되어야 한다.
- 환경문제가 어느 한 지역이나 국가의 노력으로 해결할 수 없다는 인식하에 유엔환경계획(UNEP, United Nations Environmental Program)의 설립을 합의하고 세계환경의 날(6월 5일)을 제정
- UN 산하의 국제환경전담기구인 **유엔환경계획**(UNEP)이 케냐 나이로비에서 발족

(2) 몬트리올의정서(1987)

- 캐나다 몬트리올에서 오존층 파괴물질의 생산과 규제에 관한 몬트리올의정서 채택

(3) 유엔환경개발회의와 리우선언(1992. 6)

- 브라질의 리우데자네이로(Rio de Janeiro)에서 유엔환경개발회의(UN Conference on Environment and Development, UNCED)가 개최되어 지구온난화 방지를 위한 기후변화협약과 생물다양성보존협약 채택, 환경과 개발에 관한 **리우선언**(Rio declaration)이 선포되고 **의제21**(Agenda 21)이 채택
- 리우선언의 기본이념 : 환경적으로 건전하고 **지속가능한 개발**(environmentally sound and sustainable development, ESSD)로 지구환경보전의 기본원칙
- 의제21(Agenda 21) : 리우선언에 대한 실천계획으로 지방정부의 역할에 대한 중요성 강조

2 편

(4) 교토의정서(1997. 12)

- 일본 교토에서 개최된 기후변화협약 제3차 당사국총회에서 기후변화협약에 따른 온실가스 감축목표에 관한 교토의정서(Kyoto protocol) 채택

(5) 지속가능발전 세계정상회의(WSSD, World Summit on Sustainable Development, 2002)

- 리우선언 10주년을 기념하여 남아프리카 공화국 요하네스버그에서 개최, 리우선언 이후 10년 동안의 지속가능발전의 성과를 평가하고 빈곤과 환경문제의 해결방안인 지속가능한 개발에 관한 새로운 실천목표와 전략을 채택, 일명 리우+10 회의라 함

(6) 파리기후변화협정(Paris Climate Agreement, 2016)

- 지구온난화를 방지하기 위해 온실가스를 줄이자는 전 지구적 합의안으로 거의 대부분의 국가들이 가입하였으며 파리협약이라 함(이란 등 7개국이 미가입, 미국의 경우 트럼프 정부에서 공식 탈퇴하였으나 바이든 대통령 취임 이후 복귀)
- 지구 평균온도 상승을 산업화 이전 대비 2℃ 보다 낮은 수준으로 유지하고, 1.5℃로 제한하기 위해 노력한다는 전 지구적 장기목표 하에 모든 국가가 2020년부터 기후행동에 참여하며 5년 주기 이행점검을 통해 점차 노력을 강화하도록 규정하고 있음
- 모든 국가가 스스로 결정한 온실가스 감축목표를 5년 단위로 제출하고 국내적으로 이행토록 하고 있으며 재원조성 관련 선진국이 선도적 역할을 수행하고 나머지 국가는 자발적으로 참여하도록 하고 있음(우리나라의 경우 2030년까지 2017년 대비 온실가스 24.4% 감축목표를 제시)
- 기후행동 및 지원에 대한 투명성 체제를 강화하면서도 각국의 능력을 감안하여 유연성을 인정하고 있으며, 2023년부터 5년 단위로 파리협정의 이행 및 장기목표 달성 가능성을 평가하는 전 지구적 이행점검(global stocktaking)을 실시한다는 규정을 포함하고 있음

Ⅱ 대기오염

1 대기오염의 개념

1) 대기오염의 정의

- 대기에 배출된 오염물질이 지속적으로 불특정 다수에게 불쾌감을 주거나 인간, 동·식물에 직·간접적으로 피해를 주는 현상

2) 대기오염물질의 종류

(1) 대기환경보전법(제2조)에 따른 분류

- 대기오염물질은 대기오염의 원인으로 인정된 가스·입자상 물질로서 표 2-11과 같이 규정
- 가스는 물질이 연소·합성·분해 시에 발생하거나 물리적 성질로 인하여 발생하는 기체상 물질
- 입자상 물질은 물질이 파쇄·선별·퇴적·이적·기타 기계적 처리 또는 연소·합성·분해 시에 발생하는 고체상 또는 액체상의 미세한 물질
  - 먼지 : 대기 중에 떠다니거나 흩날려 내려오는 입자상 물질
  - 매연 : 연소 시 생기는 유리탄소가 주가 되는 미세한 입자상 물질
  - 검댕 : 연소 시 생기는 유리탄소가 응결하여 입자의 지름이 1 μm 이상이 되는 입자상 물질

(2) 대기오염물질의 성상에 따른 분류

- 입자상 물질
  - 먼지(dust) : 유사한 의미로 분진과 에어로졸(aerosol, 대기오염물질의 분산상태)
  - 훈연(fume), 연무(mist), 매연(smoke), 검댕(soot), 비산재(fly ash)
  - 황사입자(Asian dust), 꽃가루(pollen), 해염입자(sea salt) 등
- 가스상 물질
  - 아황산가스(SO_2), 일산화질소(NO), 이산화질소(NO_2), 일산화탄소(CO)
  - 오존(O_3), 휘발성유기화합물(VOC), 악취물질 등

(3) 생성메커니즘에 따른 분류

- 1차 대기오염물질
  - 대기오염발생원으로부터 대기 중으로 직접 배출된 오염물질
  - CO, CO_2, SO_2, NH_3, Pb, Zn, Hg, 매연 등
- 2차 대기오염물질
  - 대기 중에 배출된 1차 오염물질이 대기 중에서 반응하여 생성된 물질
  - 황산염(SO_4^{2-}), 질산염(NO_3^-) 등의 입자상 물질
  - O_3, H_2O_2, PAN, PBN, 알데하이드(HCHO 등), 케톤 등의 광화학산화물

표 2-11. 대기오염물질의 종류

1. 입자상물질	33. 납 및 그 화합물
2. 브롬 및 그 화합물	34. 크롬 및 그 화합물
3. 알루미늄 및 그 화합물	35. 비소 및 그 화합물
4. 바나듐 및 그 화합물	36. 수은 및 그 화합물
5. 망간화합물	37. 구리 및 그 화합물
6. 철 및 그 화합물	38. 염소 및 그 화합물
7. 아연 및 그 화합물	39. 불소화물
8. 셀렌 및 그 화합물	40. 석면
9. 안티몬 및 그 화합물	41. 니켈 및 그 화합물
10. 주석 및 그 화합물	42. 염화비닐
11. 텔루륨 및 그 화합물	43. 다이옥신
12. 바륨 및 그 화합물	44. 페놀 및 그 화합물
13. 일산화탄소	45. 베릴륨 및 그 화합물
14. 암모니아	46. 프로필렌 옥사이드
15. 질소산화물	47. 폴리크로리네이티드비페닐(PCB)
16. 황산화물	48. 클로로포름
17. 황화수소	49. 포름알데히드
18. 황화메틸	50. 아세트알데히드
19. 이황화메틸	51. 벤지딘
20. 메르캅탄류	52. 1,3-부타디엔
21. 아민류	53. 다환방향족탄화수소류
22. 사염화탄소	54. 에틸렌 옥사이드
23. 이황화탄소	55. 디클로로메탄
24. 탄화수소	56. 테트라클로로에틸렌
25. 인 및 그 화합물	57. 1,2-디클로로에탄
26. 붕소화합물	58. 에틸벤젠
27. 아닐린	59. 트리클로로에틸렌
28. 벤 젠	60. 아크릴로니트릴
29. 스틸렌	61. 히드라진
30. 아크롤레인	62. 아세트산비닐
31. 카드뮴 및 그 화합물	63. 비스(2-에틸헥실)프탈레이트
32. 시안화물	64. 디메틸포름아미드

2 대기오염기준

1) 대기환경기준

국가와 지역환경을 유지 · 개선하기 위한 일종의 행정적인 목표치로서 이를 달성 · 유지하기 위해 설정하고 있다. 이것은 대기질의 상태를 파악하고 대기질의 관리 및 개선대책을 수립하는 데 중요한 의미가 있다.

표 2-12는 지금까지 개정된 대기환경기준을 나타낸 것이다. 1978년에 SO_2, 1983년에 NO_2, O_3, CO, HC, 총부유먼지(total suspended particulate, TSP) 그리고 1991년에 납(Pb) 기준을 설정하였으며, 1993년에 HC를 삭제하였다. 자동차의 증가로 인한 미세입자의 관리가 필요하게 되어 1995년에 입자의 직경이 10 μm 이하인 미세먼지

(PM−10)를 추가하였으며, 2001년에는 정부의 에너지 정책과 배출시설의 규제강화로 TSP 기준을 삭제하고 SO_2와 납에 대한 기준을 강화하였다. 벤젠은 발암성의 대표적인 휘발성 대기오염물질로서 2006년 추가되었다(2010년부터 적용). 미세먼지에 대한 관심이 증가하면서 입자의 직경이 2.5 μm이하인 PM−2.5가 추가되었으며(2015년부터 적용), 최근에 그 기준이 강화되었다. 대기환경기준물질의 주요 배출원과 영향은 표 2−13과 같다.

표 2-12. 대기환경기준의 변경

항목		1978	1983	1991	1995	2001	2006	2012	2018
아황산가스 (ppm)		0.05/년 0.15/일	0.05/년 0.15/일	0.05/년 0.15/일	0.03/년 0.14/일 0.25/시간	0.02/년 0.05/일 0.15/시간	0.02/년 0.05/일 0.15/시간	0.02/년 0.05/일 0.15/시간	0.02/년 0.05/일 0.15/시간
일산화탄소 (ppm)		−	8/월 20/8시간	8/월 20/8시간	9/8시간 25/시간	9/8시간 25/시간	9/8시간 25/시간	9/8시간 25/시간	9/8시간 25/시간
이산화질소 (ppm)		−	0.05/년 0.15/시간	0.05/년 0.15/시간	0.05/년 0.08/일 0.15/시간	0.05/년 0.08/일 0.15/시간	0.03/년 0.06/일 0.10/시간	0.03/년 0.06/일 0.10/시간	0.03/년 0.06/일 0.10/시간
먼지 (μg/m³)	총부유먼지 (TSP)	−	150/년 300/일	150/년 300/일	150/년 300/일	−	−	−	−
	미세먼지 (PM−10)	−	−	−	80/년 150/일	70/년 150/일	50/년 100/일	50/년 100/일	50/년 100/일
	초미세먼지 (PM−2.5)							25/년 50/일	15/년 35/일
오존(ppm)		−	0.02/년 0.1/시간	0.02/년 0.1/시간	0.06/8시간 0.1/시간	0.06/8시간 0.1/시간	0.06/8시간 0.1/시간	0.06/8시간 0.1/시간	0.06/8시간 0.1/시간
납(μg/m³)		−	−	1.5/3개월	1.5/3개월	0.5/년	0.5/년	0.5/년	0.5/년
벤젠(μg/m³)		−	−	−	−	−	5/년	5/년	5/년

비고

1. 1시간 평균치는 999천분위수(天分位數)의 값이 그 기준을 초과해서는 안되고, 8시간 및 24시간 평균치는 99백분위수의 값이 그 기준을 초과해서는 안 된다.
2. 미세먼지중 PM−10은 입자의 크기가 10 μm 이하인 먼지를, PM−2.5는 입자의 크기가 2.5 μm 이하인 먼지를 말한다.
3. μg/m³ : 공기 1 m³당 1백만 분의 1 g의 오염물질이 포함되어 있는 정도를 나타내며, 대기 중 입자상 물질의 농도 표시에 사용된다.

표 2-13. 대기환경기준물질의 주요 배출원과 영향

	특성	배출원	영향
SO_2	수용성 무색의 자극성 가스	황을 함유하고 있는 화석연료의 연소 화력발전소의 보일러, 가정난방, 금속제련공장, 기타 산업공정	눈 · 호흡기 점막 자극, 미세먼지와 상승작용 호흡기 및 심혈관계질환 초래 산성비의 주요원인물질로 토양 · 호소의 산성화 식물 성장저해, 구조물 부식, 시정악화로 스모그 발생
CO	무색 · 무취 유독성 가스	화석연료의 불완전연소 수송 · 산업공정, 쓰레기 소각, 난방, 주방, 담배연기 등	인체에서 산소운반 능력 저해 고농도 폭로 시 사망
NO_2	적갈색 자극성이 강한 유독성 가스	화석연료의 연소과정에서 배출된 NO의 산화(공기 중 질소, 연료 중 질소 성분)	NO보다 5배 강한 독성 눈에 자극이 없다는 것을 제외하고 SO_2와 유사 기관지염, 폐기종, 폐렴 등 유발 SO_2와 함께 산성비의 원인물질
O_3	푸른색의 산화력이 강한 유독성 가스	대기 중에 배출된 NOx와 VOCs 등이 자외선에 의한 광화학반응으로 생성	대표적인 광화학산화물로 시정악화, 가슴통증, 기침, 메스꺼움, 목자극, 폐기능장애 초래 기관지염, 심장질환, 폐기종 및 천식 악화 천식 · 호흡기환자, 어린이, 노약자 등에 심각 농작물과 식물의 수확량 감소 및 고사
PM-10	입경이 10 μm 이하인 입자상 물질	자동차 · 산업공정 · 난방 등에서 배출되거나 대기 중 가스상 물질에 의해 2차로 생성 황사 · 토양 · 해염 등 자연발생원	천식과 같은 호흡기질환 악화 및 폐기능 저하 시정악화, 구조물 부식 황사시 눈병과 호흡기질환 증가 식물의 성장저해, 전자 및 정밀기계부품 손상
Pb	중금속	자동차배출가스(가솔린 첨가제, 1986년부터 무연휘발유 사용) 수도관, 피복제(고압전선), 땜납, 페인트(안료), 배터리(납축전지), 방사선차단제	인체에 축적되어 간장, 신장, 신경계통에 악영향 과다 흡입시 발작, 지적능력 저하, 신경장애 초래 납의 환경독성으로 수도관 · 페인트 · 가솔린 첨가제 등은 사용제한

참 고 **벤젠(benzene)**

특유의 냄새를 가진 무색의 액체로 도료·합성세제·합성수지 등의 원료가 되는 대표적인 유기용제이다. 과거에는 석탄의 건류에 의해 생산되었으나, 현재는 석유로부터 분리·정제되고 있다. 만성중독이 되면 두통, 중추기능 저하 등을 일으키며, 발암물질로도 알려져 있다.

2) 대기오염물질의 배출허용기준

대기환경기준을 달성·유지할 수 있도록 대기오염물질의 배출사업장에 대해 적용하며, 환경기준과 달리 법적 구속력을 가진다.

(1) 가스형태의 물질

배출허용기준의 대상물질은 암모니아, 일산화탄소, 염화수소, 황산화물(SO_2), 질소산화물(NO_2), 이황화탄소, 포름알데히드, 황화수소, 불소화물(F), 시안화수소, 브롬화합물(Br), 벤젠(C_6H_6), 페놀화합물(C_6H_5OH), 수은화합물(Hg), 비소화합물(As), 염화비닐, 탄화수소(THC), 디클로로메탄, 트리클로로메탄, 1,3-부타디엔, 아크릴로니트릴, 1,2-디클로로에탄, 클로로포름, 테트라클로로에틸렌, 스틸렌, 에틸벤젠, 사염화탄소 등으로 그 기준은 배출가스의 종류와 배출시설의 규모에 따라 달라진다.

(2) 입자형태의 물질

배출허용기준의 대상물질은 먼지, 카드뮴화합물, 납화합물, 크롬화합물, 구리화합물, 니켈 및 그 화합물, 아연화합물, 비산먼지, 매연, 다환방향족탄화수조류(벤조a피렌) 등으로 그 기준은 입자상 물질의 종류와 그 배출시설의 규모에 따라 달라진다. 여기서 **매연**의 배출허용기준은 다음과 같다.

- **링겔만 비탁표 2도 이하(매연농도 40% 이하)**
- **매연농도(%) = 카드번호(비탁도) × 20**

참고 링겔만비탁표(Ringelmann smoke chart)

굴뚝에서 나오는 매연의 농도를 측정할 때 쓰는 기준표로 그림 2-20에서 보는 바와 같다. 이것은 보통 가로 14 cm, 세로 20 cm의 모조지에 각각 격자형 흑선을 그어 흑선 부분이 전체면적의 0%, 20%, 40%, 60%, 80%, 100%를 점유하도록 한 것이다. 이 비탁표는 굴뚝에서 배출되는 매연의 검은 정도를 비교할 수 있도록 0도에서 5도까지 6종으로 되어 있다.

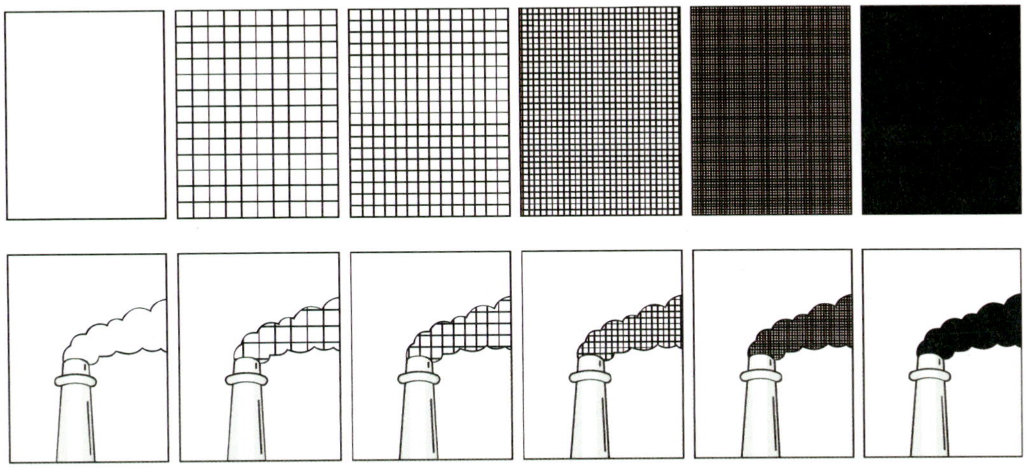

No. 0　No. 1　No. 2　No. 3　No. 4　No. 5

카드번호(비탁도)	흑색의 폭	백색의 폭	백색의 점유율	매연농도
No. 0(0도)	전체 백색	–	100%	0%
No. 1(1도)	1.0 mm	9.0 mm	80%	20%
No. 2(2도)	2.3 mm	7.7 mm	60%	40%
No. 3(3도)	3.7 mm	6.3 mm	40%	60%
No. 4(4도)	5.5 mm	4.5 mm	20%	80%
No. 5(5도)	전체 흑색	–	0%	100%

그림 2-20. Ringelmann 매연농도표

3 대기오염과 기상

대기오염의 발생은 풍향·풍속·기온 등의 기상조건과 매우 밀접한 관련이 있다. 특히 대기오염에 있어서 중요한 기상 특성은 대기안정도이다. 이것은 고도에 따른 온도분포, 즉 기온감률에 의해 결정된다.

1) 기온감률(氣溫減率, lapse rate)

대기권(atmosphere)은 고도에 따른 온도분포에 따라 대류권(troposphere), 성층권(stratosphere), 중간권(mesosphere), 열권(thermosphere)으로 나누어진다. 이들 영역은 태양광의 흡수정도와 그에 수반되어 일어나는 화학반응으로 온도변화 경향과 대기조성이 다르다. 대기권에서 고도에 따른 기온분포는 그림 2-21과 같다.

대류권 내에서는 고도가 높을수록 기온이 낮아지는데 이것을 기온감률이라 한다. 이것은 건조단열감률과 습윤단열감률로 나눌 수 있다. 전자는 건조공기에서 100 m 상승 시 약 1℃씩 낮아지는 것을 의미하고, 후자는 수증기가 포화된 상태에서 100 m 상승 시 약 0.5℃씩 낮아지는 것을 의미한다. 그러나 일반 대기 중 평균기온감률은 약 −0.65℃/100 m인 것으로 알려져 있다.

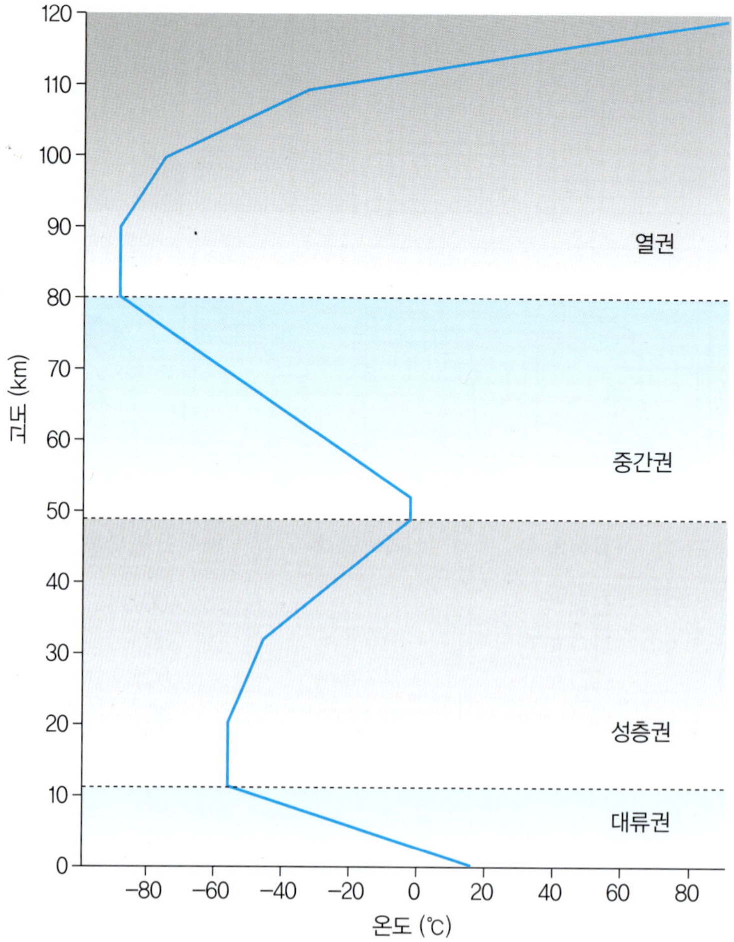

그림 2-21. 고도에 따른 온도분포

2) 기온역전(氣溫逆轉, temperature inversion)

대류권에서 기온은 고도가 증가할수록 낮아지지만 경우에 따라 고도상승과 함께 기온이 상승하여 **상층부 기온이 하층부 기온보다 높게 되는데 이를 기온역전 현상이라 한다.** 또한 이러한 공기층을 기온역전층(inversion layer)이라 한다. 이곳은 기류가 안정되어 공기의 수직혼합이 억제되기 때문에 **대기오염이 발생하기 좋은 기상조건**이 된다. 대기오염의 관점에서는 복사역전과 침강역전이 중요하다.

(1) 복사역전(radiative inversion)

지표면이 복사 냉각되어 새벽녘에 발생하며 방사형 역전이라 한다. 역전층이 생기면 공기가 냉각되어 안개가 자욱하게 형성되고, 기류가 안정되어 자동차나 공장에서 배출된 오염물질이 상층부로 확산되지 못해 대기 하층부에 스모그 현상이 일어난다. 복사역전은 지표 부근에 형성되기 때문에 접지역전(surface inversion)이라 하며, 대기오염물질이 직접 배출되는 지표 대기층에서 발생하기 때문에 심각한 대기오염 현상을 초래할 수 있다. 대표적인 사례가 런던스모그 사건이다.

그림 2-22는 지표면에 형성된 복사역전층과 오염물질의 확산을 나타낸다. 야간에는 지표면에 인접할수록 복사 냉각되어 기온이 내려가기 때문에 지표면 인근의 기온은 상층보다 더 낮아져 기온역전층을 형성한다. 이것은 주로 가을이나 겨울철의 맑은 날 밤에 발생한다. 복사역전은 하루를 주기로 발생하며, 아침에 해가 뜨면 점차 사라진다.

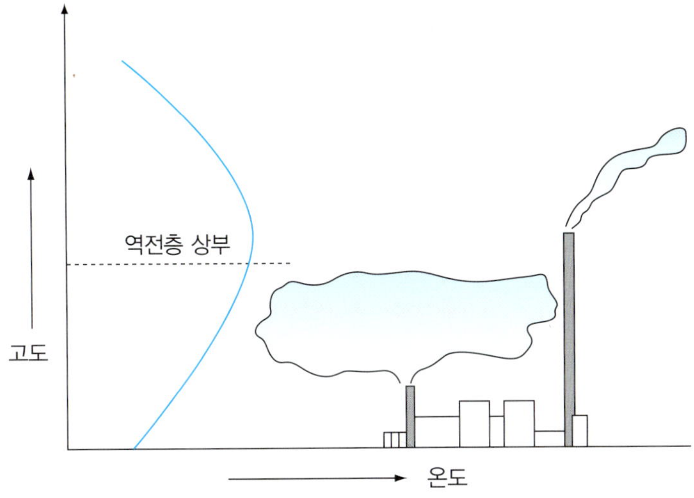

그림 2-22. 지표면의 복사역전층 형성

(2) 침강역전(subsidence inversion)

대기 상층부에 고기압이 형성되면 넓은 범위에 걸쳐 발생하는 하강기류에 의해 공기가 서서히 침강하는데, 이때 기층은 단열압축에 의해 기온이 상승하여 대기층 사이에 역전층을 형성한다. 이러한 역전을 침강역전 또는 공중역전(elevated inversion)이라 한다. 이것은 그림 2-23에서와 같이 지표면의 상층에서 발생하여 그 아래쪽 대기에 큰 뚜껑과 같은 역할을 하기 때문에 대기오염물질의 수직확산을 억제한다. 대표적인 사례가 LA 스모그 사건이다.

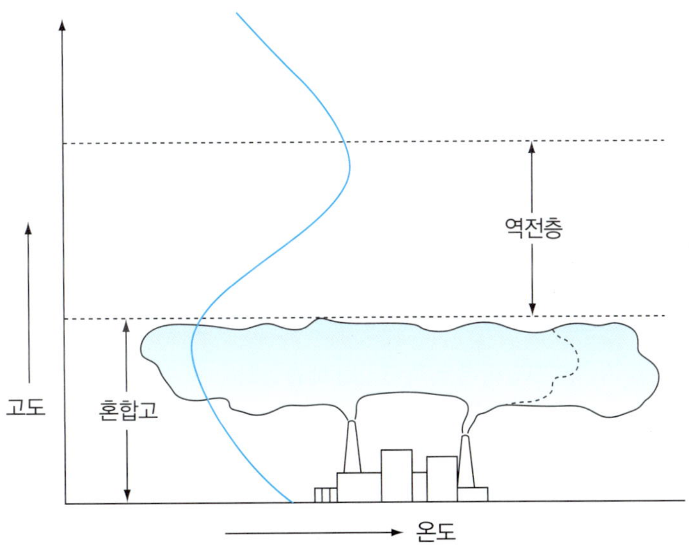

그림 2-23. 침강역전층과 오염물질의 확산

3) 굴뚝연기의 특성

대기오염배출시설의 굴뚝에서 연기의 확산모양은 오염물질의 배출특성과 지리적인 조건, 굴뚝의 높이, 대기의 안정도 등에 영향을 받는다. 이것은 고도의 온도분포에 의한 대기의 안정도에 따라 6가지 형태로 구분할 수 있다(그림 2-24).

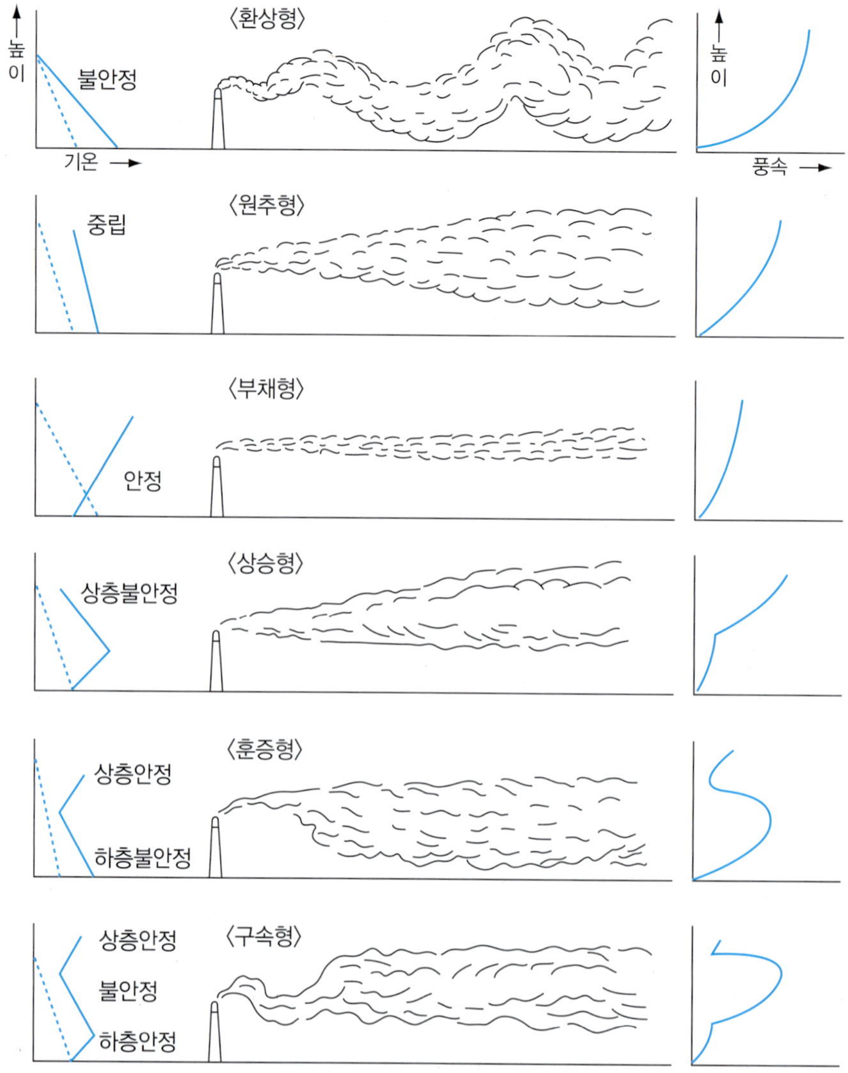

그림 2-24. 고도별 기온분포에 따른 굴뚝연기의 배출형태(--- 건조단열감률, — 실제기온감률)

4 대기오염 사건

18세기 산업혁명 이후 급속한 산업발달과 화석연료의 사용량 증가로 대기오염이 심각한 사회문제로 대두되었는데, 대표적인 대기오염 사건은 표 2-14에서 보는 바와 같다. 이들 대기오염 사건은 몇 가지 공통점이 있다. 지리적으로는 화석연료를 많이 사용하는 공장 또는 발전소가 있거나 난방 또는 차량운행이 많은 도시지역이며 기상조건의 경우 기온역전이 발생하였다.

표 2-14. 대표적인 대기오염사건

대기오염 사건	발생조건	오염원	피해
뮤즈계곡 사건 (벨기에, Meuse Valley) 1930년 12월	– 지리적으로 분지 – 무풍상태 – 기온역전 – 연무발생 – 코크스, 제철 · 제강, 유리, 아연제련, 황산제조 등의 공장지대	– 공장 배출가스 • 매연 • 황산미스트 • 질소산화물 • 염산 • 불화수소	– 60여 명 사망(주로 심장폐질환의 노약자) – 수천 명의 호흡기질환자 발생
요코하마 사건 (일본, 도쿄 · 요코하마) 1946년 겨울		– 원인 불분명 (공장 배출가스로 추정)	– 주둔 미국병사와 가족들에게 기관지염과 천식 유발(요코하마 천식)
도노라 사건 (미국, Donora) 1948년 10월	– 분지 – 무풍상태 – 기온역전 – 연무발생 – 아연제련소, 제철소 등의 공장지대	– 공장 배출가스 • 아황산가스 • 황산미스트	– 18명 사명 (심장 · 호흡기만성질환자) – 주민 43% 호흡기질환 발생
포자리카 사건 (멕시코, Poza Rica) 1950년 11월	– 기온역전 – 안개발생 – 공장운전 중 가스누출 사고	– 황화수소(H_2S) 누출	– 주민 22,000명 중 320명 급속중독 – 22명 사망
런던스모그 사건 (영국, London) 1952년 12월	– 기온역전(복사) – 무풍상태 – 높은 습도 – 연무발생(농무) – 겨울, 새벽	– 가정난방과 공장 • 매연 • 아황산가스 • 황산미스트	– 3주간 4,000여 명 사망 – 2개월 후 8,000여 명 사망 – 노약자, 심장 · 폐질환자 심각 – 천식, 폐기종 등
LA 스모그 사건 (미국, LA) 1954년 여름 (이후 빈번히 발생)	– 해안분지 – 기온역전(침강) – 회백색의 연무발생 – 자동차, 도시 – 여름, 낮	– 자동차 배출가스 • 오존 등의 광화학 산화물	– 눈 · 코 · 기도 · 점막 자극 – 불쾌감 – 고무 · 가족제품 손상 – 과일 · 식물의 생장률 저하
Bopal 사건 (인도, Bopal) 1984년 12월	– 유독가스 누출사고	– 살충제 공장에서 MIC (methy isocyanate, CH_3CNO) 가스누출	– 심한 기침, 호흡곤란, 구토 – 눈 충혈, 폐의 팽창 – 시민 2만 명 이상 응급치료 – 가축집단폐사
체르노빌 사건 (구소련, Chernovyl) 1986년 4월	– 원자력발전소 원자로의 방사선 누출사고	– 방사선 물질	– 수천 명 희생 – 기형아 출산 – 40만 명 이상의 난민 발생

5 대기오염 현상과 영향

대기오염 물질의 배출원은 크게 자연적 발생원과 인위적 발생원으로 나눌 수 있다. 자연적 발생원은 흙먼지, 해염입자, 자연적인 산불이나 화산 등을 들 수 있다. 인위적 발생원은 공장·자동차·난방에서 사용되는 화석연료의 연소와 각종 산업활동 등을 들 수 있다. 이들 발생원에서 대기 중으로 배출되는 오염물질은 기체상 물질뿐만 아니라 고체나 액체상의 미세한 입자상 물질도 포함하는데 이들 물질의 분산상태를 **에어로졸**(aerosol)이라고 한다.

대기 중에 배출된 오염물질은 지표면에 직접 제거(건성침적, dry deposition)되거나 비나 눈 등에 의해 제거(습성침적, wet deposition)되기도 하고, 일부는 기류를 타고 다른 지역으로 이동하게 된다. 그러나 대기 중에 다량의 오염물질이 배출된 상태에서 기온역전과 같은 기상조건이 형성되면 스모그와 같은 대기오염 현상이 발생한다.

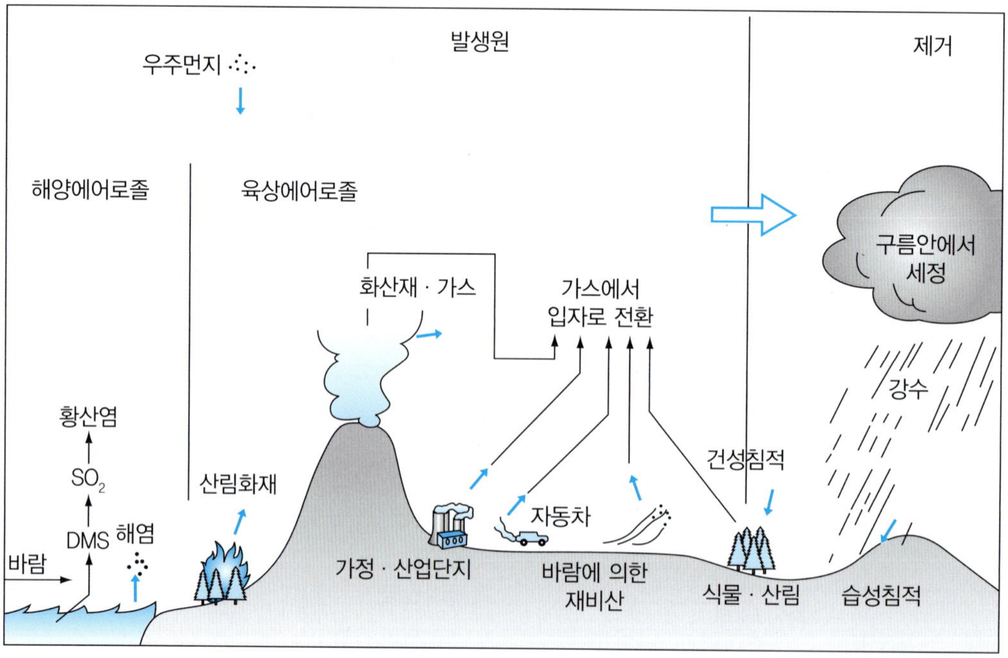

그림 2-25. 대기오염물질의 발생과 제거

1) 스모그

스모그(smog)는 1905년 런던의 공중보건회의에서 보통의 안개(fog)와 구별하기 위해 석탄연소에 의해 생성된 매연(smoke)이 안개와 섞여 있는 상태(smoke + fog = smog)를 의미하는 말로 사용되었으나, 점차 도시지역의 대기오염 현상을 이르는 말로 폭넓게 쓰이고 있다. 스모그는 오염물질의 주요 배출원과 피해 특성에 따라 다음과 같이 구분한다.

(1) 런던 스모그(London smog)와 런던형 스모그

영국의 수도 런던은 산업혁명에 의해 공업이 발달하고 인구밀도가 높은 도시지역으로 테임즈강 유역에는 발전소, 제철소 및 각종 공장들이 활발히 가동되었다.

그림 2-26은 런던 스모그 발생일에 따른 오염물질의 농도와 사망자수를 나타낸 것이다. 환자나 사망자의 수가 가장 많았던 것은 사건발생 후 3, 4일 지나서 이 기간 동안 총사망수는 약 4,000명에 이른다. 그 이듬해 2월까지 추

가로 8,000명이 목숨을 잃었다. 사망원인은 기관지염이 압도적으로 많았으며 다음으로 폐렴 · 인플루엔자 등 호흡기질환이 평상 시의 5배 수준이었다. 사망자는 모든 연령층에서 생겼으나 특히 45세 이상에서 많았고, 다음으로 유아의 순이었으며, 만성기관지염 · 천식 등의 질환을 가진 환자들의 피해가 큰 것으로 나타났다. 주요 오염물질은 주로 가정난방용 석탄연소와 화력발전소 등에서 배출된 매연과 아황산가스로 추정되었는데, 그 농도는 각각 1.3 ppm과 4,500 μg/m^{3}에 이르렀다. 그러나 이 정도의 아황산가스 농도에서 이러한 피해를 입었다고 보기는 어렵다. 이것은 안개입자에 흡수된 아황산가스가 석탄분진의 촉매작용으로 **황산미스트(H_2SO_4 mist)**를 생성하여 피해를 준 것으로 보고 있다. Greenwald는 황산미스트가 아황산가스(SO_2)보다 100배 유해한 것으로 지적하였다. 런던 스모그 사건을 요약하면 다음과 같다.

- 일시 : 1952년 겨울의 새벽
- 환경 : 무풍상태, 기온역전(복사역전), 저온고습(4℃ 이하, 습도 90% 이상), 짙은 연무(濃霧)
- 원인 : 가정난방, 공장 및 발전소의 **석탄연소**에 의한 배출가스
- 오염물질 : 매연과 황산화물(H_2SO_4 mist 등)
- 피해 : 2주 내 4,000여 명 사망(만성기관지염, 천식, 기관지확장증, 폐섬유증, 심장질환, 호흡기질환)

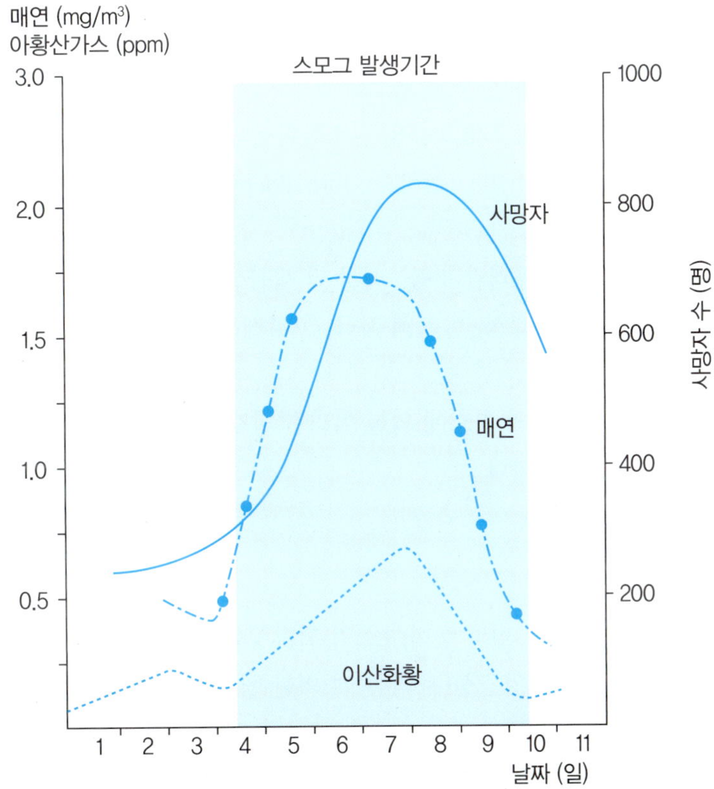

그림 2-26. 1952년 런던스모그에 따른 오염물질의 농도와 사망자수

영국 정부는 이 사건을 계기로 1956년에 공기정화법(Clean Air Act)을 제정하고, 일부지역에서의 석탄사용을 금지시켰다. 런던에서 발생한 이 대기오염사건 이후에 석탄연소에 의한 스모그현상을 **런던형 스모그(London type smog)**라고 한다.

(2) LA 스모그와 LA형 스모그

LA (Los Angeles)는 지리적으로 태평양 연안의 해안분지에 위치하고 있어 해안성 안개가 발생하고, 북태평양 고기압권의 영향으로 여름과 가을에는 항상 침강역전층이 형성되어 도시 내에서 발생한 오염물질이 상공으로 확산되기 어려운 조건이다. 1940년대에는 도시의 발달과 함께 자동차수가 급증하여 1954년에는 약 400만 대가 운행하였다. 그런데 햇볕이 강하고 바람이 약한 여름의 낮 동안에 황갈색의 안개(brown smog)가 끼면서 주민 대부분이 눈과 코 등의 점막에 자극을 느꼈고 눈이 따갑거나 눈물이 났으며, 가축 및 농작물에도 피해가 나타났다. 처음에는 그 원인을 석탄을 태울 때 발생하는 아황산가스로 생각해 이것을 규제하였으나 문제의 **황갈색 스모그**는 갈수록 심하게 되었다. 원인은 1951년에 캘리포니아 공과대학(Caltech)의 하겐스미트(A.J. Haagen−Smit) 교수가 밝혀냈다. 즉, 자동차에서 배출된 **질소산화물**과 **탄화수소화합물**이 태양의 자외선에 의해 광화학반응을 일으켜 오존 등의 광화학산화물(photochemical oxidants)이 생성되는데, 이 물질이 황갈색의 스모그를 초래한다는 것이다. 원인이 밝혀지면서 시당국은 질소산화물과 탄화수소화합물의 방지대책을 강구하였으며, 주요 배출원인 자동차배출가스를 규제하기 시작하였다. 자동차배출가스 중의 하나인 일산화탄소에 의한 피해도 커서 가스농도와 어린이의 감기 사이에 높은 상관성을 나타내었다. 다음은 LA 스모그 사건을 요약한 것이다.

- 일시 : 1954년 여름철 오후 2~3시경
- 환경 : 해안분지, 해안의 바다안개, 기온역전(침강역전), 강한 햇빛과 고온저습, 많은 인구와 자동차수, 석유계 연료의 연소, 황갈색의 안개
- 원인 : **석유연소**에 의한 자동차배출가스 중의 질소화합물과 탄화수소화합물
- 오염물질 : O_3, PAN, PBN, aldehyde, acrolein, formaldehyde 등
- 피해
  - 시민들의 일상생활에 커다란 불쾌감과 동·식물 및 재산상 피해 초래
  - 눈·코·기도·폐 등 점막의 지속적·반복적 자극, 고무제품 손상

LA 스모그 사건 이후에, 석유계 연료의 연소에 의한 이러한 황갈색 스모그를 LA형 스모그(LA type smog) 또는 광화학스모그(photochemical smog)라 한다.

2) 광화학스모그(photochemical smog)

자동차 등에서 배출된 질소산화물(NOx)과 탄화수소의 휘발성유기화합물(VOCs, volatile organic compounds)은 바람이 거의 없는 상태에서 강한 태양광선(자외선)에 의한 광화학반응으로 오존(O_3), HCHO(aldehyde), 케톤(ketones), 과산화수소(H_2O_2), PAN (peroxyacetyl nitrate), PBN (peroxybutyl nitrate) 등의 광화학산화물(photochemical oxidants)을 생성한다. 이들 오염물질로 인하여 희뿌연 황갈색의 대기오염이 발생하는데, 이것을 광화학스모그라 한다.

광화학산화물의 생성은 그림 2−27에서 보는 바와 같이 자동차 등에서 배출된 NO와 유기화합물(HC) 그리고 햇빛에 의해 이루어진다. 대기 중의 NO는 주로 오존에 의해 NO_2로 산화되고, 이것은 다시 태양광선 중 자외선에 의해 광분해되어 NO와 산소원자를 생성하며, 산소원자는 다시 공기 중의 산소와 오존을 생성한다. **오존**은 **햇빛이 강한 여름철 오후에 가장 높은 농도**를 나타낸다(그림 2−28). 또한 생성된 산소원자는 산화력이 강한 OH 라디칼

(hydroxyl radical)을 생성하는데, 이것은 자동차배출가스 중 탄화수소의 유기화합물과 반응하여 PAN을 생성한다. 더욱이 유기화합물의 산화과정에서 다양한 HC 라디칼이 생성되는데 이들 산화제는 오존을 소모시키지 않으면서 NO를 NO_2로 산화시키고, 이것은 다시 광분해되어 오존농도를 증가시킨다.

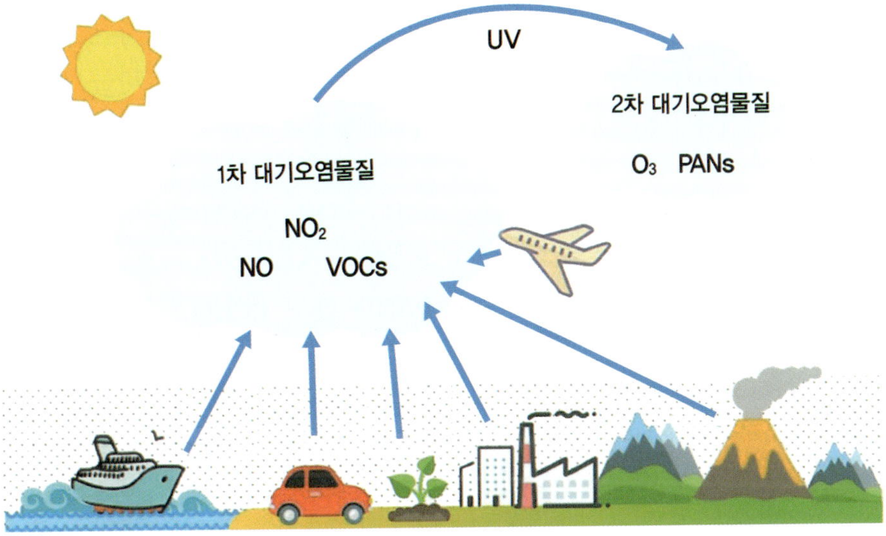

그림 2-27. 자동차배출가스에 의한 광화학산화물의 생성메커니즘
(Richard Foust, http://mtsu32.mtsu.edu:11233/Smog-Atm1.htm, 2007)

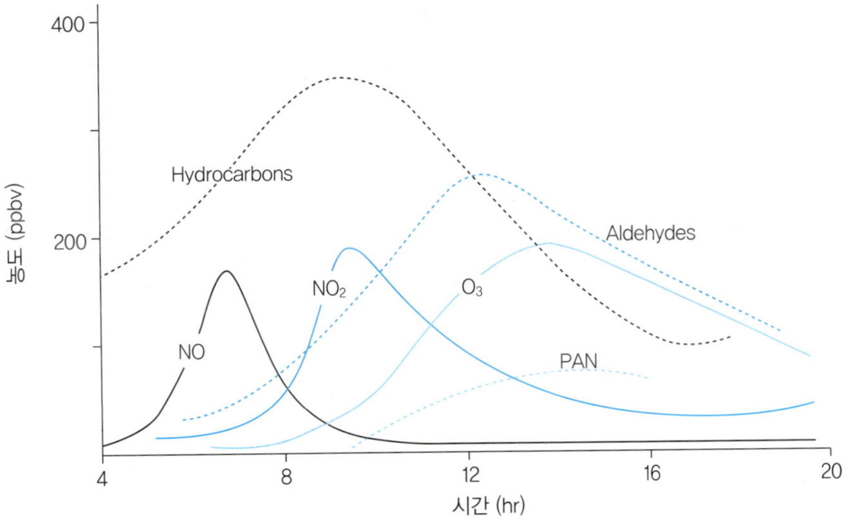

그림 2-28. 광화학스모그 발생 시 오염물질의 시간별 농도변화

그림 2-29는 대도시 지역의 전형적인 광화학스모그 현상을 나타낸다. 광화학산화물은 가시도를 악화시키고, 눈·코·목 등의 점막을 자극하여 따가움을 느끼게 하거나 눈물·콧물·재채기를 유발하며, 기도가 수축되어 숨쉬기가 불편해진다. 또한 식물의 성장을 저해하거나 과일의 낙과 등을 초래하고 자동차 타이어 등의 고무제품을 손상시킨다.

광화학스모그 발생을 억제하기 위해서는 주요 배출원인 자동차배출가스에 대한 규제와 사업장에서 광화학산화물의 원인물질에 대한 관리가 이루어져야 한다. 오존농도가 높은 여름철에는 도장시설·주유소 등 휘발성유기화합물의 배출시설에 대한 주간작업을 억제하고 휘발유 입고시간대를 야간으로 조정하는 것이 바람직하다. 일상생활에서는 대중교통을 이용하거나 자동차 10부제, 카풀(carpool)제 등의 통행제한이 필요하다.

$$NO + O_3 \rightarrow NO_2 + O_2$$
$$NO_2 + UV(\lambda < 310\ nm) \rightarrow NO + O$$
$$O + O_2 \rightarrow O_3$$

$$C_xH_x + OH \rightarrow RCHO$$
$$RCHO + NO + NO_2 \rightarrow PAN$$
$$PAN + O_3 + RCHO \rightarrow Oxidants$$

환경부에서는 여름철 광화학스모그에 의한 피해를 사전에 예방하고 최소화하기 위하여 오존경보제를 실시하고 있다. 오존경보는 주의보·경보·중대경보 등 3단계로 발령되는데, 1995년부터 서울지역에서 최초로 시행되었다. 표 2-15는 오존경보에 따른 오존의 농도기준을 나타낸다. 최근에는 오존농도를 사전에 예측하여 오존 피해에 대비하거나 고농도 오존이 발생되지 않도록 대도시를 중심으로 오존예보제가 실시되고 있다.

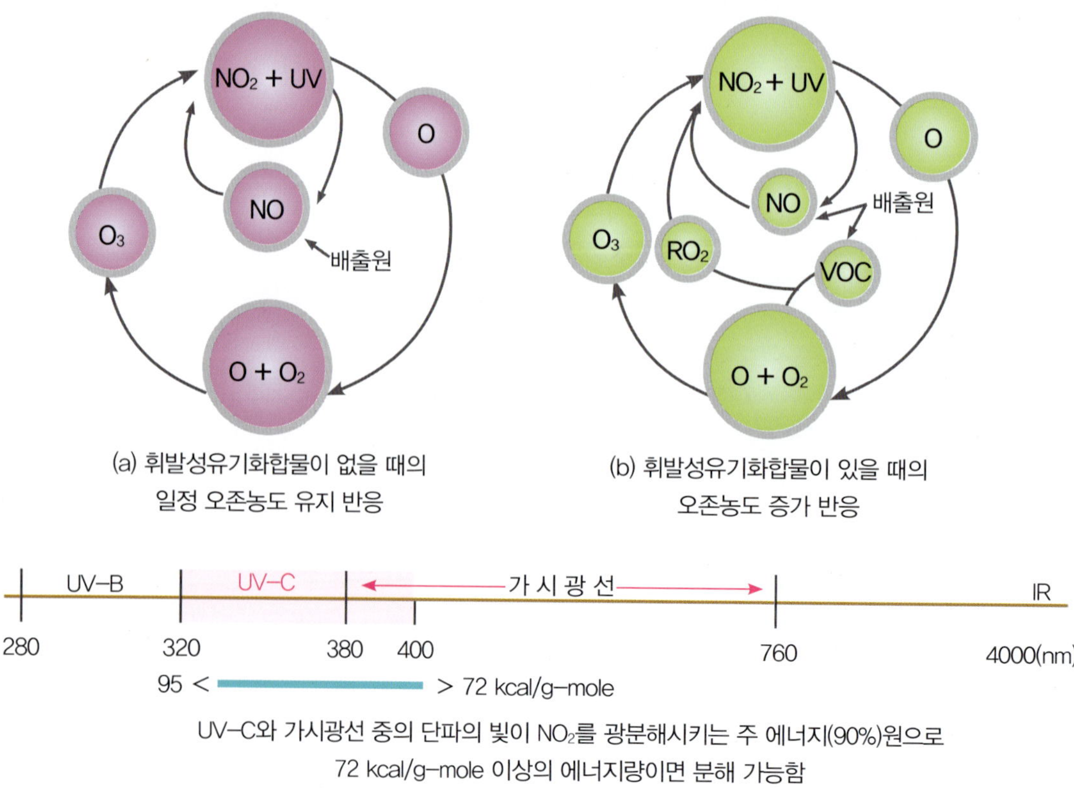

그림 2-29. 도시대기 중 광화학반응에 의한 오존생성 메커니즘

표 2-15. 오존의 농도에 따른 경보발령기준과 인체영향 및 대책

경보단계	발령기준	인체영향	대책
주의보	0.12 ppm **이상**일 때	눈 · 코 자극 불안, 두통 호흡수 증가	노천소각금지 요청 감수성자의 실외활동자제 권고 경보지역 내 차량운행자제 및 대중교통이용 권고
경보	0.3 ppm **이상**일 때	호흡기 자극 가슴 압박 시력 감소	소각시설 사용제한 요청 유치원 · 학교 등 실외학습제한 권고 감수성자의 실외활동제한 권고 경보지역 내 자동차 사용자제 요청 사업장의 연료사용량 감축 권고
중대경보	0.5 ppm **이상**일 때	폐기능 저하 폐충혈 기침	소각시설 사용중지 요청 유치원 · 학교 등 실외학습중지 및 휴교 권고 감수성자 실외활동중지 권고 경보지역 내 자동차 통행금지, 사업장 조업단축

비고 : 오존농도는 1시간 평균농도를 기준으로 하며 해당지역 내 1개 측정소라도 경보단계별 발령기준을 초과하면 경보를 발령한다.

3) 열섬현상(heat island effect)

일반적으로 도시의 지면은 열용량이 큰 콘크리트나 아스팔트로 덮여 있어, 녹지가 많은 인근 교외지역에 비해 쉽게 달궈지며, 난방 · 공장 · 자동차 등에서 발생하는 인공열 때문에 기온이 상승한다. 인근 주변지역과 함께 등온

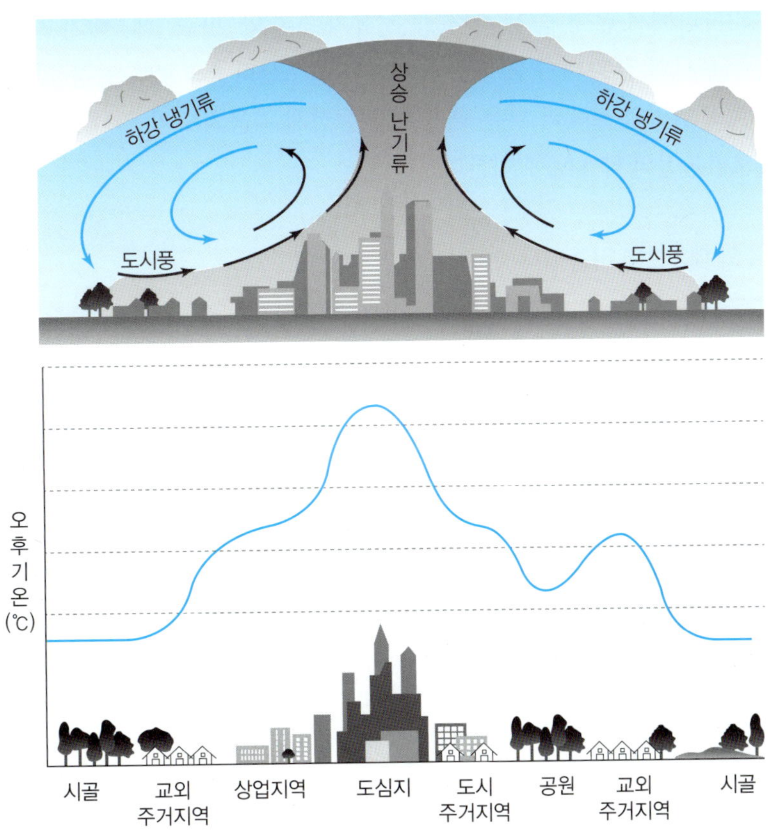

그림 2-30. 열섬현상의 발생과 온도분포

선을 그려보면 도심일수록 기온이 높게 되는데, 이때 기온이 높은 부분이 마치 섬과 같은 형태로 나타나기 때문에 이것을 열섬(heat island)이라 부른다. 또한 도심지의 빌딩이나 아파트 등은 바람의 통로를 막아 도심지의 열방출을 억제하여 하나의 원인으로 작용한다. 열섬현상이 발생하면 뜨거운 공기가 도심지 상공을 지붕처럼 덮고 있어 공기가 정체하게 되는데, 이때 오염물질도 함께 체류하면서 대기오염문제를 야기할 수 있다.

열섬효과를 방지하기 위해서는 차량운행을 제한하거나 각종 에너지원의 사용을 자제하고, 바람길 및 도시 내 녹지공간을 확충하는 등 다각적인 대책이 필요하다.

6 자동차대기오염

1) 자동차배출가스와 대기오염

미국 환경보호청(USA EPA)의 자료에 따르면 미국에서 배출되는 대기오염물질 중 **일산화탄소(CO)의 70%, 질소산화물(NOx)의 39%, 휘발성유기화합물(VOCs)의 30%, 입자상 오염물질(particulate matter, PM)의 21%, 납화합물의 33% 이상**이 자동차 배출가스에 의한 것으로 나타났다.

우리나라의 경우 국토면적에 비해 너무 많은 자동차가 운행되고 있으며, 자동차등록대수도 계속해서 늘어나고 있어 자동차에 의한 대기오염의 비중도 증가하고 있다. 표 2-16은 우리나라에서 자동차 등록대수 증가에 따른 대기오염 비중의 증가를 나타낸다. 2009년 자동차에 의한 대기오염의 비중은 6대 도시의 경우 30% 정도인데 서울은 62%에 이른다. 이러한 이유로 서울의 경우 여름철에 오존경보나 주의보가 자주 발령되고 있다.

1997년 기준으로 우리나라에서 운행 중인 차량 중 경유차량은 약 29%인데, 대기오염물질은 전체 차량의 약 70%를 차지하고 있다. 서울시의 경우 대기 중 매연의 98%와 질소산화물의 82%는 경유차량에서 배출되었다(그림 2-31). 경유차량 중에서도 버스와 트럭과 같은 대형차량은 전체 자동차수의 5%에 불과하지만, 대기오염물질은 전체 차량에 의한 대기오염물질의 약 54%에 이른다.

표 2-16. 자동차등록대수와 대기오염 비중

연도			2006	2007	2008	2009
자동차 등록대수			15,895,234	16,428,177	16,794,219	17,325,210
전국 대기오염물질 배출총량			3,676천 톤	3,681천 톤	3,404천 톤	3,581천 톤
전국 자동차오염물질 배출총량			1,199천 톤	1,170천 톤	1,030천 톤	1,123천 톤
자동차 대기오염 비중	서울	대기오염물질	332천 톤	371천 톤	280천 톤	308천 톤
		자동차오염물질	226천 톤	182천 톤	163천 톤	191천 톤
		비중	68%	49%	58%	62%
	6대 도시	대기오염물질	–	663천 톤	795천 톤	839천 톤
		자동차오염물질	–	295천 톤	227천 톤	248천 톤
		비중	–	44%	29%	30%

출처 : http://library.me.go.kr(환경통계연감 2011, 2010, 2009)

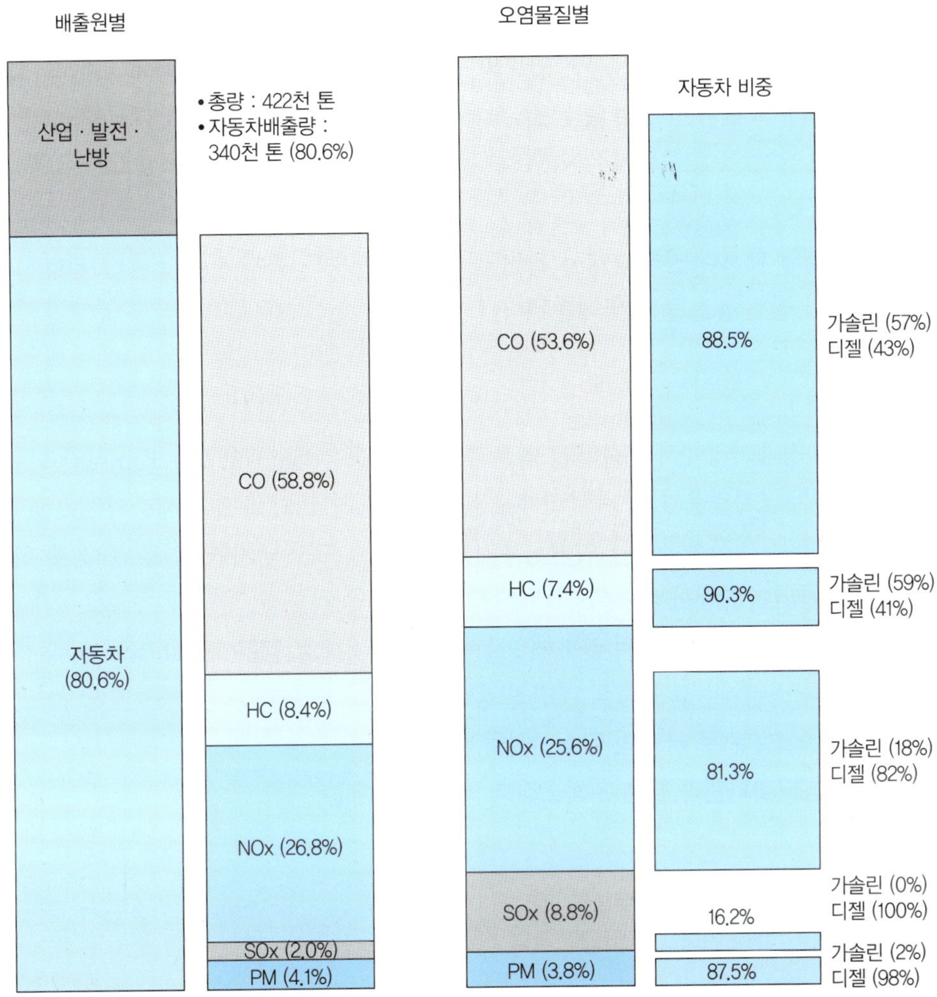

그림 2-31. 주요 배출원과 오염물질에 따른 대기오염물질의 점유율 분포(서울시, 1997년 기준)

2) 연료별 배출가스의 특징

(1) 가솔린자동차

가솔린은 C5에서 C12 사이의 수천 종의 탄화수소화합물(hydrocarbons)의 혼합물로 품질은 옥탄가(octane index)로 나타낸다. 무연휘발유가 공급되기 전에는 녹킹방지를 위하여 4-에틸납이 첨가되었으며, 이 때문에 도로변 지역의 납농도가 다른 지역에 비해 높은 것으로 조사되었다.

가솔린자동차에서 배출되는 주요 오염물질은 HC, CO, CO_2, NOx 등으로 배출 특성은 다음과 같다.

① 일산화탄소(CO)

주행할 때보다 공회전(아이들링) 상태에서 많이 발생한다. 액화석유가스(liqufied petroleum gas, LPG)나 천연가스(natural gas)를 사용하는 경우 기화 및 혼합이 매우 양호하므로 공연비를 크게 할 수 있고 CO 발생을 줄일 수 있다. 디젤차량은 압축비와 공연비가 매우 커서 CO 농도는 현저히 감소한다.

② 질소산화물(NO_X)

공회전시 미미한 수준이나 주행속도가 커지면 연료의 연소온도가 증가하여 농도가 증가한다. 감속 시에는 연소온도가 낮아지므로 급격히 감소한다.

③ 휘발성유기화합물(VOC)

탄화수소의 농도는 주행할 때보다 공회전에서 훨씬 높으며, 주행속도 증가 시 다소 감소된다. 그러나 감속시에는 공회전이나 주행시보다 훨씬 높은 농도가 배출된다.

(2) 경유자동차

경유(light oil)는 석유의 정제과정에서 가솔린을 얻은 후 나오는 등유(lamp oil 또는 kerosene)와 중유(disel oil)의 중간 C12~C20에 해당되는 분자량을 가지는 탄화수소혼합물이다. 연료의 품질은 세탄가(cetane index)로 나타낸다. 경유자동차의 배출가스는 일산화탄소나 휘발성유기화합물의 농도가 낮지만, 연료 중에 황 함유량이 높고 분자량이 큰 탄화수소가 포함되기 때문에 다음과 같은 문제가 있다.

- 고온의 불꽃에서 연료 중 탄화수소의 열분해 또는 탈수소반응으로 **검은 매연**(black smoke) 발생, 특히 공연비가 낮거나 고부하 조건에서 고농도의 매연 발생
- 고압 및 고온의 연소조건으로 다량의 **질소산화물** 배출
- 포름알데히드나 **벤조(a)피렌**과 같은 유해물질과 악취물질 배출

3) 배출가스의 저감대책

(1) 저공해연료의 개발

연료의 조성에 따른 유해대기오염물질의 배출량은 표 2-17과 같다.

표 2-17. 저공해연료의 조성에 따른 유해대기오염물질의 배출량

유해대기오염물질	가솔린	RFG*	M85*	M100*	E85*	CNG*	LPG*
Benzene	7.95	4.88	4.38	0.32	1.21	0.242	0.242
Tolune	33.66	3.45	8.66	2.11	0.75	0.695	0.695
m-, p-Xylenes	4.57	4.77	1.54	0.30	1.30	0.705	0.033
o-Xylenes	1.95	1.58	0.46	0.16	0.39	0.399	0.101
1,3-Butadiene	0.19~0.5	0.24	0.44	2.05**	0.12	0.093~0.404	-
Formaldehyde	4.78	0.60	13.87	21.76	3.15	2.712	4.870
Acetaldehyde	0.94	0.50	10.02	0.27	13.32	0.529	0.641
Acrolein	1.12	-	4.44	0.09	-	0.330	0.118

* RFG 개질가솔린, M85 가솔린에 85% 메탄올 혼합, M100 순수 메탄올, E85 가솔린에 85% 에탄올 혼합, CNG 압축천연가스, LPG 액화석유가스

** 다른 자료(예 : U.S. EPA)들은 M100으로부터 1,3-Butadiene 배출이 실질적으로 없을 수 있다고 보고

(2) 삼원촉매장치(three-way catalytic converter)

자동차배출가스의 저감장치로 가솔린자동차에서 CO, HC, NOx의 배출량을 줄이기 위해 장착하고 있다. 이 촉매장치는 환원과 산화반응을 이용한 것으로 백금·로듐·파라듐과 같은 고가의 금속을 촉매제로 사용한다. 환원촉매와 산화촉매에 의한 오염물질의 분해반응은 다음과 같다.

- 환원촉매

  촉매장치의 첫 번째 단계로 촉매제는 백금이나 로듐이 사용된다. 이것은 배출가스 중의 질소산화물(NOx)를 다음과 같이 질소가스(N_2)로 환원시킨다.

  $$2NO \rightarrow N_2 + O_2$$
  $$2NO_2 \rightarrow N_2 + 2O_2$$

- 산화촉매

  장치의 두 번째 단계로 촉매제는 백금이나 파라듐이 사용된다. 이것은 배출가스 중의 HC와 CO를 다음과 같이 산화시킨다.

  $$2CO + O_2 \rightarrow 2CO_2$$
  $$2HC + 5/2O_2 \rightarrow 2CO_2 + H_2$$

  삼원촉매장치의 단점은 일정한 온도가 유지되는 조건에서 촉매효율이 유지된다는 것이다. 따라서 시동 초기에는 가스성분을 저감시키지 못하게 된다. 온도를 빨리 상승시킬 수 있도록 촉매장치를 엔진 가까이에 장착하는 방법이 있지만, 수명이 단축된다. 일반적으로 촉매장치는 그림 2-32에서 보는 바와 같이 앞쪽 좌석의 하단부에 설치한다.

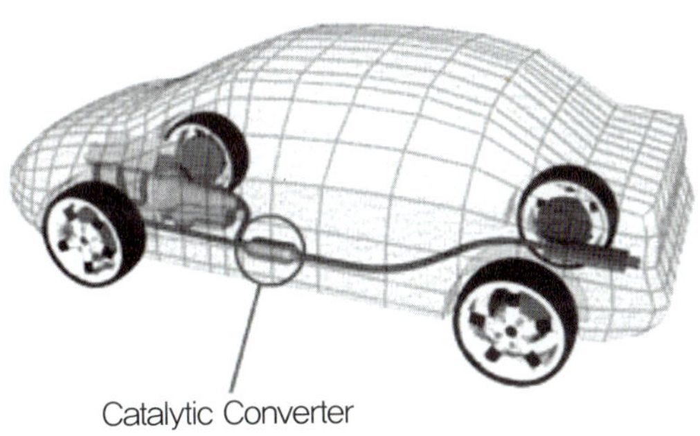

그림 2-32. 가솔린자동차에서 삼원촉매장치의 위치

4) 규제 및 관리

(1) 대체연료자동차의 개발

- 전기자동차, 메탄올자동차, 수소자동차, 천연가스자동차, 하이브리드자동차(hybrid) 등
- 천연가스자동차(NGV, natural gas vehicle)
  - 70~90% 메탄, 10~20% 에탄, 2~8% 프로판으로 구성

• 배출가스 중 황산화물은 거의 배출하지 않고 질소산화물이나 탄화수소의 발생량은 현저히 낮음

표 2-18. 대체연료 또는 저공해자동차의 특성 비교

자동차 종류	배기청정성	석유대체성	저CO_2성	저연비성	저소음성
전기자동차	◎	○	◎	◎	◎
하이브리드자동차	○	–	○	○	○
천연가스자동차	○	◎	○	□	□
메탄올자동차	○	◎	□	□	□
수소자동차	◎	△	△	□	□

비고 : 매우 우수 ◎, 우수 ○, 보통 □, 열악 △

(2) 자동차 제작과 운행에 따른 배출가스 관리 및 감소

– 제작단계에서의 배출가스 저감기술 적용
– 운행차의 배출가스에 대한 정기적인 점검(비사업용 승용차는 출고 후 4년 경과 시 2년마다 검사)

표 2-19. 최근 자동차 대기오염물질의 배출량 현황(2021년 환경백서, 환경부) (단위 : 천톤/년)

구 분		CO	NOx	SOx	$PM_{2.5}$	VOCs	NH_3
전국	배출량 합계	817.4	1189.8	315.5	91.7	1047.6	308.3
	도로이동 오염원 배출량 (비중)	237.2 (29.0%)	434 (36.5%)	0.3 (0.1%)	8.7 (9.5%)	45.9 (4.4%)	4.4 (1.4%)
수도권	배출량 합계	233	322.8	24.8	16.4	314.8	58.2
	도로이동 오염원 배출량 (비중)	101 (43.3%)	168 (52.0%)	0.12 (0.5%)	2.9 (17.7%)	21 (6.7%)	1.8 (3.1%)

자료 : 2017년 대기오염물질 배출량(국립환경과학원)

7 광역대기오염

1) 산성비(acid rain)

(1) 산성비의 정의

빗물의 pH가 5.6 이하일 때 산성비라 한다. 이것은 자연상태의 대기 중에 존재하는 CO_2가 빗방울에 흡수되었을 때 나타내는 pH를 기준으로 한 것이다. 그림 2-33은 여러 가지 수용액의 pH를 나타낸 것으로 순수한 물의 pH는 7.0으로 중성이 되며, 이보다 크면 알칼리성이라 하고 작으면 산성이라 한다. 오염되지 않은 자연상태의 빗물은 순수한 물보다 낮은 pH를 나타내는데 이것은 대기 중에 존재하는 CO_2가 빗방울에 녹아 약산성을 나타내기 때문이다.

빗물의 산성도 측정 시 유용한 척도로 pH를 사용하고 있지만, 대수값으로 표현되기 때문에 빗물의 산성도 차이

를 선형적으로 나타낼 수 없다. 예를 들면 pH 6.0의 빗물은 pH 5.0인 경우보다 pH로는 1의 차이를 나타내지만, 절대적인 개념의 수소이온농도로 산성도를 표현할 경우 그 차이는 10배가 된다.

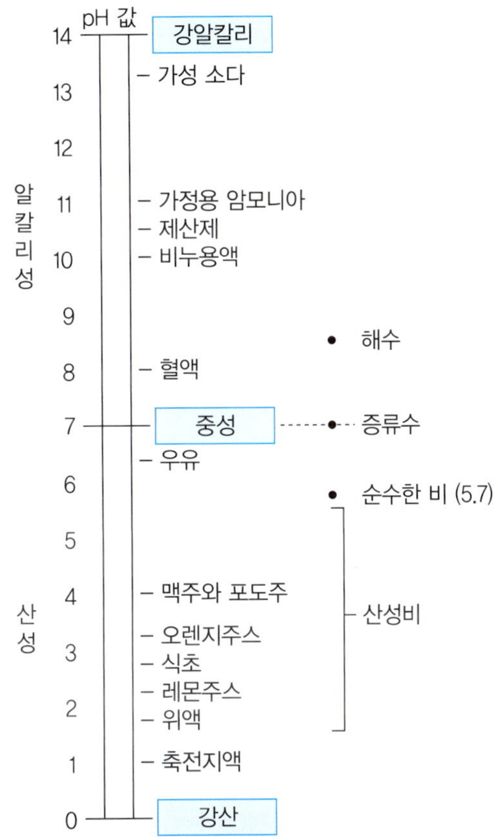

그림 2-33. 여러 가지 용액의 pH

(2) 산성비의 원인

대기 중에는 난방 및 산업활동으로 인해 배출된 아황산가스(SO_2), 질소산화물(NOx), 염화수소(HCl) 그리고 탄화수소(HC) 등의 유기화합물이 있으며, 빗방울에 흡수되면 황산(H_2SO_4), 질산(HNO_3), 염산(HCl) 및 유기산(organic acid) 등의 산성물질을 생성하여 빗물을 산성화시킨다. 산성비의 **주요 원인물질은 황산(H_2SO_4)과 질산(HNO_3)**으로 알려져 있으며, 그 전구물질은 화석연료의 연소에 의한 황산화물(SO_x)과 질소산화물(NO_x)이다.

이들 물질은 기류를 타고 이동하다가 비가 내리게 될 때 빗방울에 녹아 빗물의 pH를 떨어뜨린다. 따라서 오염물질의 배출지역과 그 피해지역이 서로 다르게 되어 국가 또는 지역 간의 환경분쟁이 발생할 수 있다.

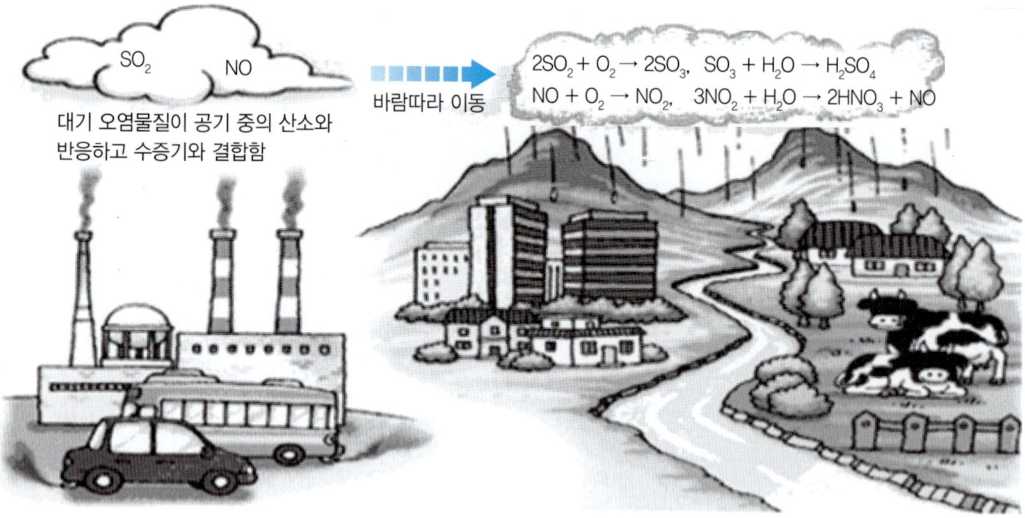
SO2
NO
대기 오염물질이 공기 중의 산소와
반응하고 수증기와 결합함
바람따라 이동
2SO2 + O2 → 2SO3, SO3 + H2O → H2SO4
NO + O2 → NO2, 3NO2 + H2O → 2HNO3 + NO

그림 2-34. 산성비의 생성과정

전 지구적인 규모에서 SO_2의 약 70%는 북반구에서 배출되며 이 중 90% 이상은 인위적인 활동에 기인한다. NO_x의 경우도 비슷한 경향을 보인다. 공간적으로는 주로 북미와 유럽대륙 그리고 아시아 지역을 중심으로 배출되는데 최근 동북아시아 지역의 경우 높은 인구밀도와 경제성장으로 SO_2와 NO_x 배출량이 증가하고 있다. 이들 지역 중 우리나라와 중국, 일본에서 인위적 발생원에 기인하는 배출량은 표 2-19와 같다. 여기서, SO_2와 NO_x 배출량의 약 90%와 80% 이상이 중국에서 배출되고 있다.

표 2-20. 동북아시아지역에서 인위적 발생원에 의한 SO_2와 NOx 배출량(2006년 기준)

국가	SO_2 ($\times10^3$ ton/년)	NO_x ($\times10^3$/년)	1차 에너지 소비량 (Mtoe/년)*	면적 ($\times10^3$ km^2)	인구 ($\times10^6$)
한국	497	1,159	210	100	48
중국	31,020	20,830	1,854	9,597	1,315
일본	871	2,404	520	378	128
아시아	47,133	36,681	–	44,391	3,680

* Mtoe/년 : mega ton of oil equivalent(석유환산톤), 1 mega ton = 10^6 ton

유럽은 전역에 걸쳐 산성비가 지속적으로 내리고 있으며, 북미의 경우 동북부와 캐나다의 남동부 일대에서 매년 지속적으로 산성비가 내리고 있다. 중국에서는 고농도의 암모니아와 황사의 발생으로 알칼리성에서 강산성의 비가 내리고 있으며, 산성비는 90% 이상이 진령산맥(秦嶺山脈) 이남에 발생하고 있다. 일본에서는 1985년에 삼나무의 쇠락현상(衰落現象)이 일부지역에서 나타나면서 산성비에 대한 관심이 증가하였으며, 연평균 pH(2005~2007)는 4.5~4.8 수준이다. 우리나라에서는 1978년 서울과 울산지역 빗물의 pH 측정을 시작으로 하여 전국에 산성비 측정망을 설치 운영하고 있다. 주요 도시지역 빗물의 pH는 4.5~5.5 수준이었으며, 서울이 다른 대도시지역보다 낮은 경향을 보이고 있다.

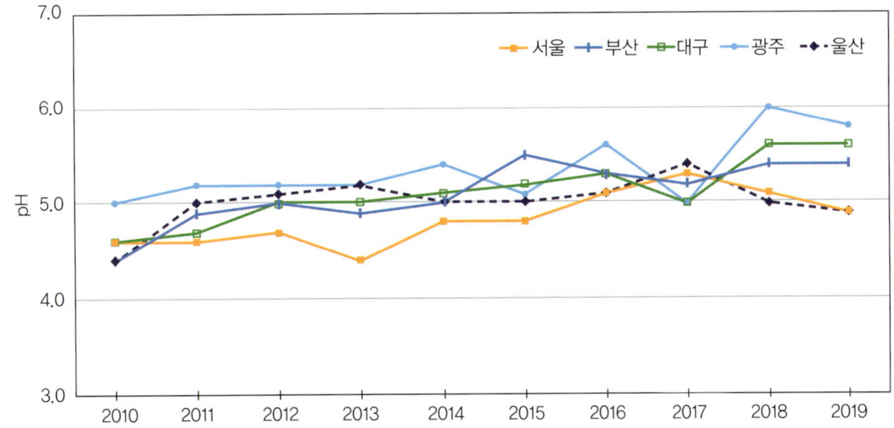

그림 2-35. 우리나라 주요 도시에서 빗물의 연간 pH 변화

(3) 산성비의 영향

산성비의 피해는 동식물, 토양 및 수자원, 각종 구조물 등에 매우 다양하고 광범위하게 발생한다. 산성비가 내리면 식물의 잎이 황갈색으로 변하고 심할 경우 고사한다. 토양에서는 칼슘, 마그네슘 등의 광물질이 용출되어 영양분의 결핍을 초래함으로서 식물이 잘 자라지 않게 되고, 농산물의 수확량 저하로 이어진다. 또한 토양이 산성화되면 낙엽 등을 부식시키는 미생물의 활동이 억제되어 자연적인 토질개선을 기대하기 어렵다.

하천이나 호소 등에 산성비가 내리면 알루미늄 등 중금속의 용해도가 증가하여 어패류에 영향을 주며, 먹이사슬에 의한 생물농축으로 인간뿐만 아니라 다른 동물에게도 피해를 입힌다. 이외에도 산성비는 건물, 교량, 구조물 등을 부식시켜 재산상의 손실을 초래하는데, 특히 대리석이나 석회암으로 지어진 건물의 피해가 크다. 역사적으로 중요한 건축물이나 미술품 등의 부식은 산성비의 대표적인 피해 사례에 해당한다.

2) 오존층 고갈

(1) 오존층의 정의

오존은 대기 중에 미량 존재하는 가스성분으로 약 90% 이상이 고도 10~50 km 범위의 성층권에 존재한다. 특히, **성층권의 중·하층부인 고도 15~35 km 범위에 대부분의 오존이 존재하는 대기층**이 있는데 이것을 **오존층 (ozone layer)**이라 한다.

오존층이 성층권에 존재하는 이유는 희박한 공기 중의 산소분자가 단파장의 자외선(UV−C)에 의해 산소원자로 분해된 후 이것이 주위의 다른 산소분자와 오존을 생성하기 때문이다. 이러한 이유로 UV−C는 지표면에 도달하지 않게 된다. 생성된 오존은 다시 중파장의 자외선(UV−B)에 의해 산소분자와 산소원자로 분해된다. 따라서 오존이 성층권에 존재하지 않으면 자외선은 오존의 분해반응에 흡수되지 않고 지표면에 도달하게 된다. 결과적으로 오존층은 인체와 동식물에게 해로운 자외선이 성층권에서 흡수되도록 하여 지구상의 생물을 보호하는 자연적인 햇빛가리개 역할을 한다. 반면에 대류권에 존재하는 오존은 대표적인 광화학산화물로 인체에 유해한 대기오염물질로 작용한다.

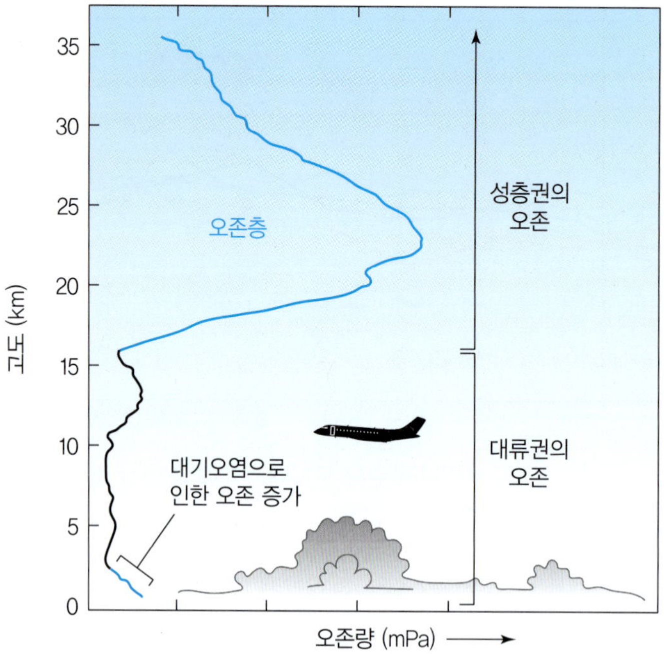

그림 2-36. 고도에 따른 오존의 농도 분포

(2) 남극의 오존홀 및 오존층 파괴의 영향

오존층파괴의 대표적인 사례로 남극의 오존홀(ozone hole)이 있다. 1957 년부터 남극 오존층을 정기적으로 관측한 영국의 남극조사팀이 남극의 오존층 파괴현상을 보고하였다. 미국의 항공우주국(NASA)은 인공위성 님버스 7호의 TOMS 측정자료로부터 9월에서 11월 사이 남극 상공의 오존전량이 현저히 낮은 '오존홀(ozone hole)'의 존재를 확인하였다. 그림 2-37은 남극대륙 상공에서 오존이 최저로 관측되는 10월 평균농도의 공간분포와 남극 오존홀의 장기적인 변화를 나타낸 것이다. 1970년대에는 오존홀(오존량 220 Dobson 이하)이 관찰되지 않았으나, 1980년대 초에 나타나기 시작해 점차 그 크기가 증가하여 1990년대 이후 매우 넓은 오존홀이 관찰되고 있다.

오존층이 파괴되면 지표면에 도달하는 자외선이 증가한다. 이것은 태양광선 중 적외선이나 가시광선보다 강한 에너지를 갖기 때문에 인체와 동식물에게 심각한 피해를 초래한다. 인간에게 과량 조사되면 피부노화를 촉진시키고 피부암이나 백내장을 유발하며, 사람의 면역기능을 약화시키기도 한다. 또한 식물의 성장을 저해하여 농작물의 수확량을 감소시킨다. 고무제품의 경우 수명이 단축되고, 광화학스모그의 발생빈도도 증가한다. 심지어 수중의 플랑크톤에 영향을 주어 자연생태계의 먹이사슬에도 피해를 입힌다.

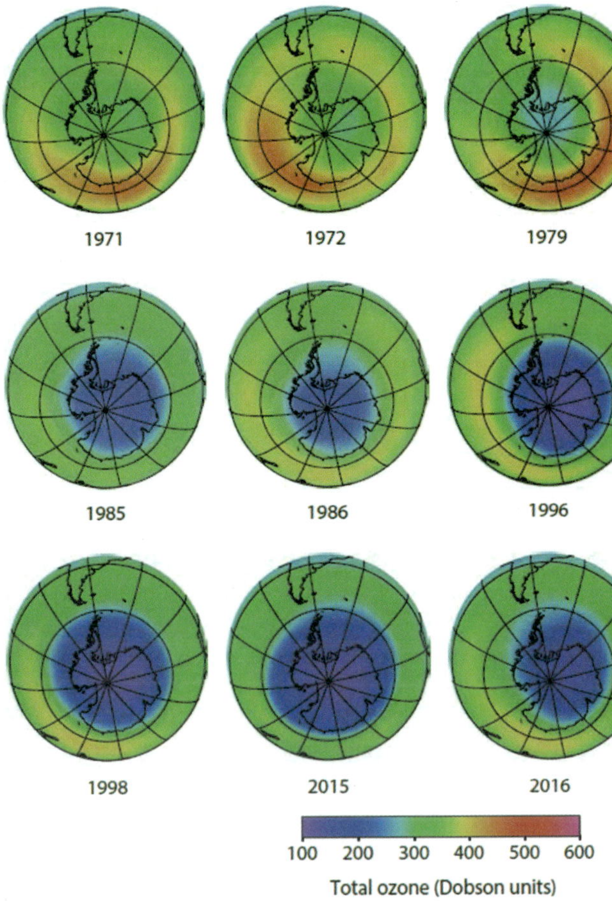

그림 2-37. 남극대륙 상공의 10월 평균 오존분포와 오존홀(WMO/UNEP, 2022)

그림 2-38은 지구 전체의 오존량 변화를 알 수 있도록 1964~1980년 평균 오존량(남위 60° 이상에서 북위 60° 이상 범위) 대비 이후 연평균 시계열 변화와 2012~2016년 평균 오존량의 위도에 따른 변화를 나타낸 것이다. 오존량은 1980년대부터 1990년까지 매년 감소한 후 1991년 피나투보(Pinatubo) 화산폭발로 인한 에어로졸의 영향으로 수년간 더 감소하였다. 2010년 이후 지구 오존량은 1964~1980년 대비 약 2~3% 감소하였다. 이러한 감소는 위도에 따라 차이를 보인다. 극지역을 포함한 고위도에서는 북반구와 남반구 모두 감소하였으나, 남반구의 경우 오존홀로 인해 북반구보다 훨씬 더 감소하였다. 적도 부근은 오존을 분해하는 반응성 할로겐가스가 고위도보다 많지 않은데다 강한 햇빛으로 인해 오존 생성속도가 크기 때문에 오존량 변화가 거의 일어나지 않았다.

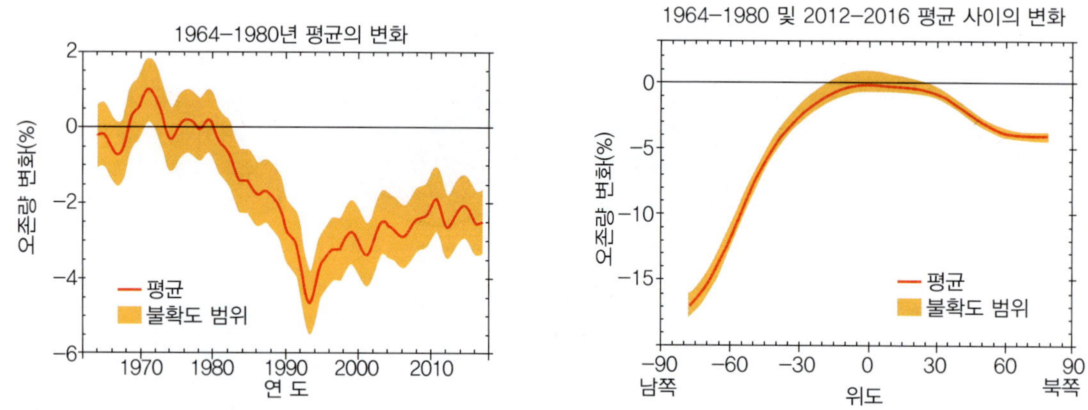

그림 2-38. 지구 오존량 변화〈WMO/UNEP, 2018〉

(3) 오존층 파괴물질

오존층 파괴의 주요 원인물질은 프레온(freon)과 할론(halon) 가스로 알려져 있다. 프레온 가스는 탄소에 염소와 불소가 결합된 화합물로 정식 명칭은 염화불화탄소화합물(chlorofluorocarbon, CFC)이다. 이 것은 자연상태에 존재하지 않은 인위적인 화합물로서 화학적으로 안정하고, 인체에 무해하며, 무색·무취로 냉장고나 에어컨의 냉매, 스프레이 제품의 분사제, 반도체 세정제, 발포제 등으로 사용되었다.

대기 중에 배출된 프레온 가스는 화학적으로 안정하기 때문에 대기 중에 머무르다가 성층권에 도달하면 강한 자외선에 의해 염소원자(Cl)가 방출되는데, 이것이 오존의 분해반응을 일으킨다. 이때 염소원자는 소모되지 않고 계속해서 오존을 파괴하는 촉매작용을 하는데, 이러한 물질을 자유라디칼(radical, 활성종), 반응과정을 촉매반응사이클(catalytic reaction cycle)이라 한다. 이러한 물질은 Cl 이외에 OH, NO, Br 등이 있으며, 메탄(CH_4), 아산화질소(N_2O), 할론가스에서 생성된다.

표 2-21. 주요 오존층 파괴물질

물질명	화학식	주요 용도	평균수명	ODP*
CFC-11	$CFCl_3$	세정제, 발포제, 냉매, 분사제	60	1.0
CFC-12	CF_2Cl_2	발포제, 냉매, 분사제	120	1.0
CFC-113	$C_2F_3Cl_3$	세정제, 냉매, 분사제	90	0.8
CFC-114	$C_2F_4Cl_2$	발포제, 냉매, 분사제	200	1.0
CFC-115	C_2F_5Cl	분사제	400	0.6
CFC-22	CHF_2Cl	발포제, 냉매, 분사제, 소화제	15.3	0.05
CFC-123	$C_2HF_3Cl_2$	세정제, 발포제, 냉매, 분사제	1.6	0.01
CFC-124	C_2HF_4Cl	냉매, 분사제	6.6	0.02
CFC-141b	$C_2H_3FCl_2$	발포제, 냉매, 분사제	7.8	0.09
CFC-142b	$C_2H_3F_2Cl$	발포제, 냉매, 분사제	19.1	0.06
Halon-1211	CF_2BrCl	소화제		3.0
Halon-1301	CF_3Br	냉매, 소화제		10.0
Halon-2402	$C_2Br_2F_4$	소화제		6.0
사염화탄소	CCl_4	프레온가스, 합성고무제조	50	1.2
메틸클로로포름	$C_2H_3Cl_3$	세정제	6.3	0.14

* ODP : CFC-11을 기준으로 했을 때 오존파괴능(ozone depletion potential)

(4) 오존층 보호를 위한 국제협약 및 대체물질

전 세계적으로 오존층 보호를 위한 노력이 이루어졌는데, 그 일환으로 프레온 가스에 대한 생산과 사용을 규제하기 위한 몬트리올의정서가 채택되었다. 프레온 가스에 대한 대체물질로 HCFCs(수소염화불화탄소)와 HFCs(수소불화탄소) 등이 개발되었으나, 지구온난화를 유발하는 온실가스로 작용하여 새로운 대체물질의 개발이 이루어지고 있다.

2 편

표 2-22. 오존을 파괴하는 자유라디칼과 촉매반응사이클

자유라디칼	촉매반응사이클
Cl˙	$Cl^{\cdot} + O_3 \longrightarrow ClO^{\cdot} + O_2$ $ClO^{\cdot} + O \longrightarrow Cl^{\cdot} + O_2$
Br˙	$Br^{\cdot} + O_3 \longrightarrow BrO^{\cdot} + O_2$ $BrO^{\cdot} + O \longrightarrow Br^{\cdot} + O_2$
OH˙	$OH^{\cdot} + O_3 \longrightarrow HOO^{\cdot} + O_2$ $HOO^{\cdot} + O \longrightarrow OH^{\cdot} + O_2$
NO˙	$NO^{\cdot} + O_3 \longrightarrow NO_2^{\cdot} + O_2$ $NO_2^{\cdot} + O \longrightarrow NO^{\cdot} + O_2$

표 2-23. 오존을 파괴하는 자유라디칼의 주요 원인물질과 생성반응

주요 원인물질	생성반응
Cl나 Br 화합물	$CFCs + UV \longrightarrow Cl^{\cdot} + ?$ $Halons + UV \longrightarrow Br^{\cdot} + ?$
N_2O	$N_2O + O \longrightarrow 2NO^{\cdot}$ $NO^{\cdot} + O_3 \longrightarrow NO_2^{\cdot} + O_2$ $NO_2^{\cdot} + O \longrightarrow NO + O_2$
CH_4	$CH_4 + O \longrightarrow OH^{\cdot} + CH_3^{\cdot}$ $CH_4 + OH^{\cdot} \longrightarrow CH_3^{\cdot} + H_2O$ $H_2O + O \longrightarrow 2OH^{\cdot}$

2) 지구온난화

(1) 지구의 열수지와 기후변화

태양은 가시광선을 중심으로 한 단파복사에너지를 방출한 반면, 지구는 태양복사에너지를 흡수한 후 적외선의 장파복사에너지를 대기 중에 방출한다. 이때 지구로 유입되는 태양복사에너지와 지구에서 방출되는 복사에너지의 총량은 같게 되는데, 이러한 지구의 열수지에 의해 대기나 지표면은 거의 일정한 온도를 유지한다. 그러나 지구에서 방출되는 장파복사에너지에 영향을 주는 대기 중의 가스성분들이 변할 경우 지구의 열수지에 영향을 주어 기후변화가 발생한다.

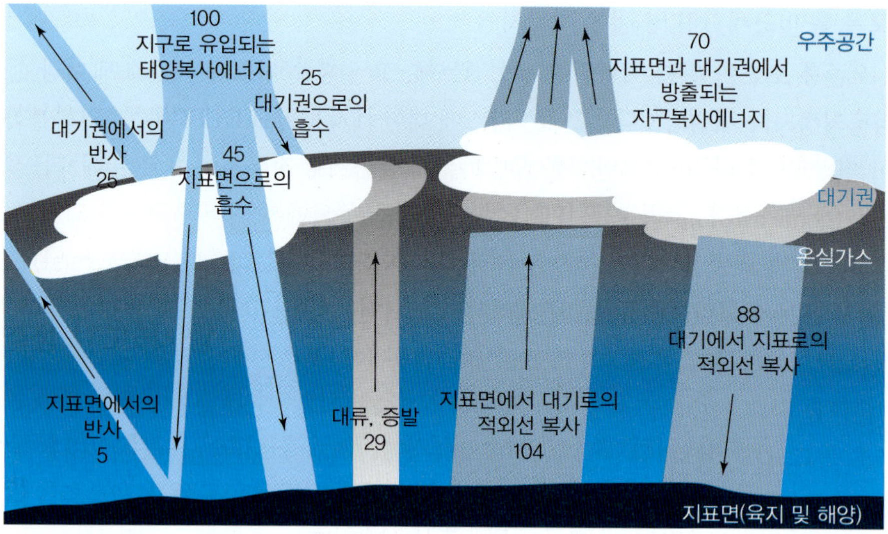

그림 2-39. 지구의 열수지

(2) 대기의 온실효과와 온실가스

대기 중에 존재하는 가스성분 중 일부는 가시광선을 중심으로 한 단파장의 태양복사에너지는 통과시키지만 지구에서 방출되는 장파장의 적외선은 흡수한다. 이러한 현상은 온실에서 유리창이 태양복사에너지를 투과시켜 온실내부를 따뜻하게 유지시키는 것과 비슷하여 대기의 온실효과라 한다. 또한 대기 중 적외선의 지구복사에너지를 흡수하는 가스성분들을 온실가스(greenhouse gas)라 한다.

자연 상태의 대기 중에 존재하는 온실가스(H_2O, CO_2, CH_4, N_2O, O_3)는 지구의 기온을 일정 수준으로 유지하도록 하여 인간과 동식물의 생존에 적절한 환경을 제공한다. 그러나 온실가스가 증가하면, 지구표면에서 방출한 장파복사에너지를 과다 흡수하여 지구의 열수지에 변화를 초래한다. 이로 인해 지구가 더워지는 현상을 지구온난화(global warming)라 한다.

대기 중 온실가스는 이산화탄소(CO_2), 메탄(CH_4), 아산화질소(N_2O), 오존(O_3) 이외에 염화불화탄소(CFCs), 수소불화탄소(HFCs), 과불화탄소(PFCs), 육불화황(SF_6) 등이 있다. 수증기도 온실효과를 나타내지만, 물의 순환에 의해 자체적으로 조절되기 때문에 온실가스로는 취급하지 않는다. 대류권에 존재하는 오존은 광화학스모그의 원인물질뿐만 아니라 장파복사에너지를 흡수하는 온실가스로 작용하지만 대기 중에 체류하는 시간은 단지 수시간에서 수일에 불과하다.

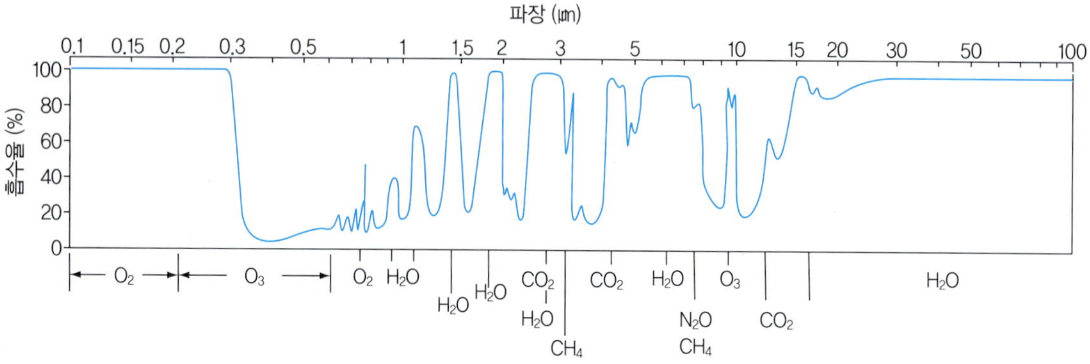

그림 2-40. 대기 중 가스성분에 의한 복사에너지의 흡수 스펙트럼

기후변화협약 제3차 당사국 총회(Conference of the Parties, COP)에서는 CO_2, CH_4, N_2O, HFCs, PFCs, SF_6 등을 6대 온실가스로 규정하였는데, 이들의 배출원과 주요 특성은 표 2-23과 같다. 여기에서 지구온난화지수는 CO_2를 기준으로 했을 때 온실가스의 적외선 흡수능력을 의미한다. 예를 들어, 동일한 농도에서 CH_4는 CO_2에 비해 온실효과를 일으키는 잠재능력이 25배 크다고 볼 수 있다. 그러나 CO_2의 경우 지구온난화지수는 낮지만, 전체 온실가스배출량의 77%를 차지하여 가장 높은 복사강제력을 갖는다.

대기 중 CO_2 농도에 따른 기온의 변화는 그림 2-41에서 보는 바와 같이 상호 밀접한 관계가 있음을 알 수 있다. 여기서 CO_2 농도는 남극의 Vostok과 EPICA (European Project for Ice Coring in Antarctica) 빙하의 기포 시료를 분석한 것으로 빙하 깊이에 따라 80만 년 전까지 오랜기간 동안의 대기권 가스성분을 그대로 간직하고 있다.

표 2-24. 대기 중 온실가스의 농도와 특성(IPCC, Climate Change 2014)

온실가스	1750년 이전 농도	2011년 농도	체류시간 (년)	지구온난화 지수(GWP)[1]	복사강제력 (W/m^2)[2]	주요 배출원
CO_2	280 ppm	391 ppm	50~200	1	1.82	에너지 사용, 산업공정
CH_4	730 ppb	1,803 ppb	12	28	0.48	폐기물, 농업/축산
N_2O	270 ppb	324 ppb	114	265	0.17	산업공정, 비료사용
CFCs	0	CFC-11 238 ppt	45	4,660	0.062	
		CFC-12 528 ppt	100	10,200	0.17	
		CFC-113 74 ppt	85	5,820	0.022	
CCl_4		86 ppt	26	1,730	0.015	
CH_3CCl_3		6 ppt	5	160	0.0004	
HFCs		HCFC-22 213 ppt	12	1,760	0.045	
		HFC-23 24 ppt	270	12,400	0.0043	
PFCs		C_2F_6 4.2 ppt	10,000	11,100	0.001	
SF_6		7.3 ppt	3,200	23,500	0.004	

1) 일정기간(100년) 동안 1 kg 온실가스의 적외선 흡수능력으로 CO_2 1 kg의 상대비율로 산출되며, IPCC에서 회기마다 갱신

2) 2005년 자료, 복사강제력(radiative forcing)은 잠재적 기후변화요인으로 그 인자의 중요도를 의미하며 1 m^2당 와트(W/m^2)로 표현

대기 중 CO_2는 화석연료의 사용량 증가와 산림벌채에 따른 식물의 흡수능력 저하 등으로 그림 2-42에서와 같이 빠르게 증가하고 있다. 이러한 추세가 지속될 경우 지구온난화는 더욱 가속화될 전망이다. 대기 중 CO_2 농도의 증가는 전 지구적인 탄소의 순환으로 설명이 가능하다. 즉, 인위적 CO_2의 배출이 미미할 경우, 대기 중의 탄소는 생물학적 또는 물리적 과정 등을 통해 바다에 용해되거나 식물의 생장과정에서 흡수된다. 따라서, 자연계의 소멸원과의 균형을 맞추는 방식으로 그 농도가 적정 수준을 유지한다.

최근 전 지구적인 탄소의 순환은 그림 2-43에서 보는 바와 같다. 지구상의 탄소는 크게 대기·지각·해양에 축적되어 상호 물질순환이 일어나며, 화석연료의 연소는 대기 중 탄소의 공급원으로 작용한다. 즉, 화석연료의 연소 등 인간의 활동에 의해 90억 톤의 탄소가 대기 중에 배출되는데 이 중에서 식물의 광합성에 의한 30억 톤과 해양유입을 통한 20억 톤의 제거량을 고려할 경우 연간 40억 톤의 탄소가 대기 중에 남는다. 이것이 지구상의 자연적인 탄소순환에 영향을 주게 되고, 결과적으로 대기 중의 CO_2 농도 증가로 이어져 지구온난화의 중요한 원인으로 인식되고 있다.

그림 2-44는 기후변화원인물질의 요소별 전 지구평균 복사강제력을 나타낸 것이다(IPCC, 2014). 여기에서 복

사강제력이 음의 값을 갖는 경우 지구대기의 온도를 떨어뜨리는데 기여하지만, 양의 값을 갖는 경우 지구온난화에 기여하게 된다. 온실가스(CO_2, CH_4, N_2O, 할로카본 화합물 등)와 대류권의 오존, 검댕은 양의 복사강제력을 나타내는 반면, 성층권의 오존, 에어로졸 및 지표면의 알베도는 음의 복사강제력을 보이고 있다. 전체 인위적 요인에 의한 순복사강제력은 2.3 W/m^2로 양의 값을 갖는데, 이것은 인위적인 활동에 따른 지구온난화를 설명한다.

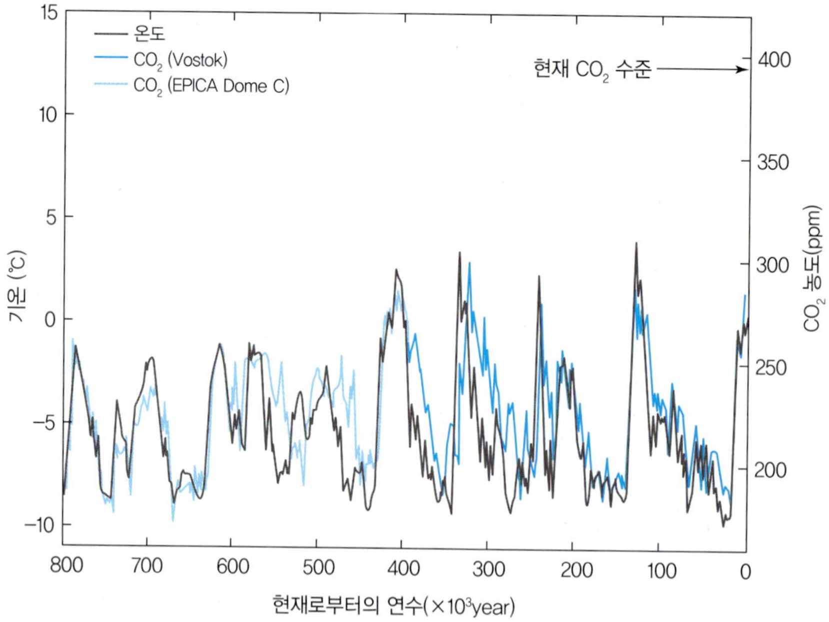

그림 2-41. 남극 빙하(Vostok & EPICA)의 얼음 기포에서 측정한 대기 중 CO_2 농도와 기온의 추이변화(Mioshevich, 2012)

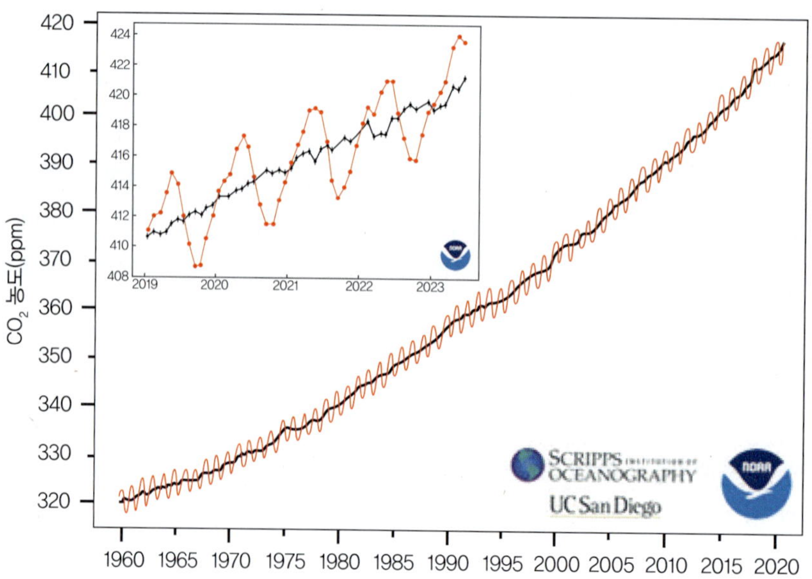

그림 2-42. 하와이 마우나로아(Mauna Loa) 지역의 대기 중 CO_2 농도 변화

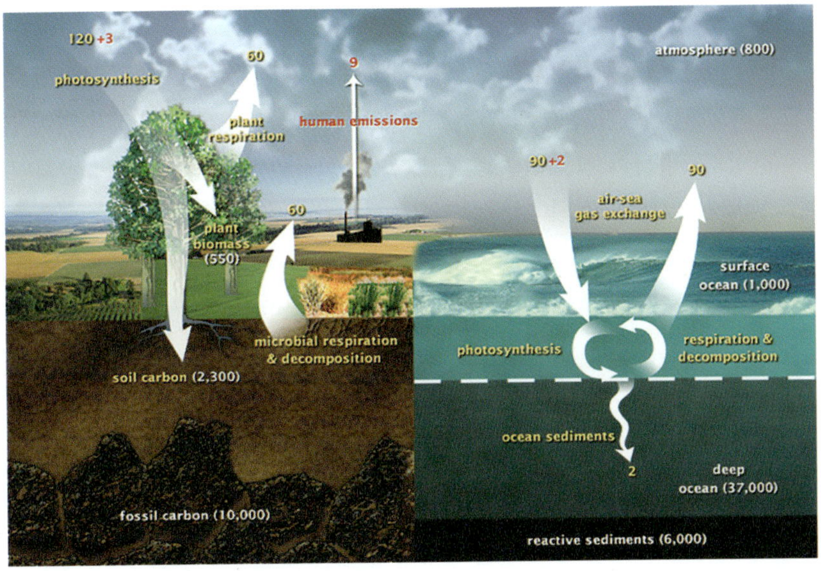

그림 2-43. 지구상의 탄소순환 [노란색 : 자연적 탄소 flux(Gt C/년), 적색 : 인위적 기원의 탄소 flux (Gt C/년), 하얀색 : 탄소 저장량(Gt), 1 Gt=10^9 ton]
(U.S. DOE, 2008; NASA Earth Observatory, 2011)

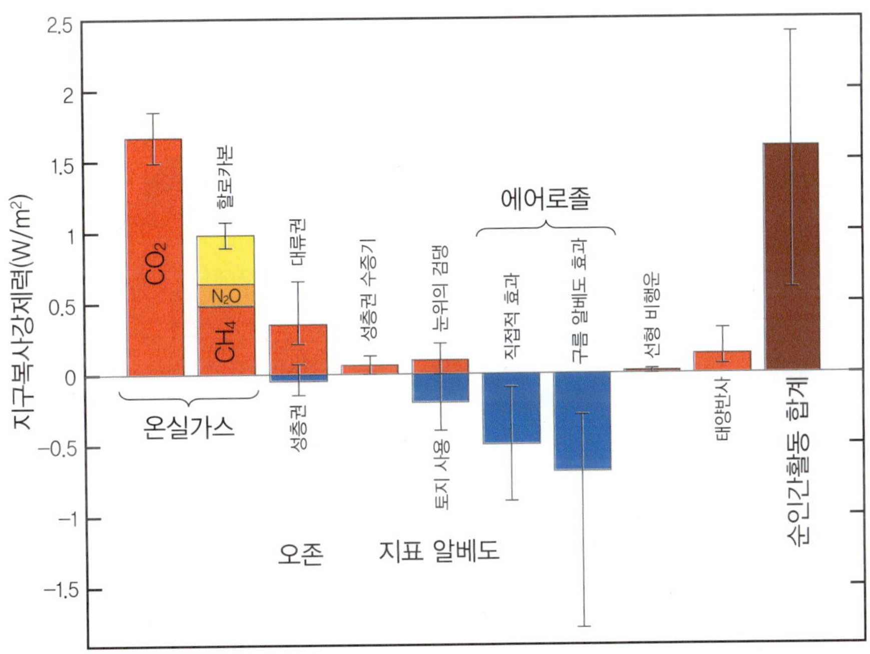

그림 2-44. 인위적 기후변화 요소별 1750년 대비 2011년 지구복사강제력(W/m^2) 변화
(IPCC Climate Change 2014, IPCC)

(3) 지구온난화의 영향

지난 20세기 동안 지구의 평균온도는 약 0.6℃ 상승한 것으로 보고되었는데, 이로 인하여 극심한 폭염과 폭풍 등의 기상이변이 자주 발생하고 사막화가 진행되었다. 또한 극지역의 빙하가 녹아 해수면이 올라가는데, 지난 100년 동안 약 20 cm 상승하였다. 빙하가 감소하면 우주로 반사되는 태양복사에너지의 반사량(알베도)이 줄어드는데, 이것은 지구온난화를 가속화시키는 작용을 한다.

지구온난화로 기온이 상승하면 오염물질의 반응속도가 빨라져 광화학스모그 발생이 늘고, 전력의 수요가 증가하여 화석연료의 소비량이 늘어나 CO_2의 배출량이 증가하게 된다. 또한 증발량이 늘어나 강수량도 증가한다. 그러나 내륙지역은 토양수분의 증발량이 늘어나 더욱 건조해짐으로써 넓은 지역에 걸쳐 사막화 현상을 가속화하고 수자원 부족문제를 초래한다.

지구온도가 향후 지속적으로 증가할 경우 일부분의 동식물이 멸종하게 될 것이다. 기온상승과 토양의 건조로 삼림의 식생대와 농작물의 재배지역이 줄고, 지역에 따라 곡물의 생산량이 감소하여 심각한 식량문제에 직면할 것이다. 또한, 말라리아와 같이 기온에 민감한 열대성 질병을 만연하게 하여 보건문제에도 큰 위협이 될 수 있다.

(4) 지구온난화의 대책

지구온난화 문제를 국제적으로 해결하기 위하여 1988년 11월에 유엔환경계획(UNEP)과 세계기상기구(WMO)가 공동으로 기후변화에 관한 정부간 협의회(IPCC)를 구성하였다. 이후 IPCC의 노력으로 1992년 브라질의 리우데자네이루에서 개최된 유엔환경개발회의에서 기후변화협약을 채택하였다. 이 협약은 직접적인 에너지 사용규제와 같이 구속력이 있는 조치 대신 온실가스의 저감목표를 설정하고, 장기적인 방향을 제시하는 기본협약으로 1994년에 발효되었다. 1997년에는 일본 교토에서 개최된 제3차 당사국 총회에서 온실가스 감축에 관한 교토의정서가 채택되었다. 기후변화협약이 기후변화 방지를 위한 노력을 하겠다는 일반적인 원칙을 담고 있다면, 교토의정서는 기후변화협약의 목적을 달성하기 위해 누가, 얼마만큼, 어떻게 줄이는가에 대한 절차와 온실가스 감축에 대한 법적 구속력이 들어 있다.

온실가스의 배출량을 줄이기 위해서는 에너지 절약과 효율의 향상, 청정에너지 개발, 산업구조 개선 등 온실가스배출량 저감을 위한 정책 및 기술개발 등의 노력이 필요하다. 또한 온실가스의 흡수원 확보를 위하여 산림보호와 신규조림사업의 확대 등도 중요하다.

표 2-25. 화석연료의 종류별 CO_2 배출계수(국제에너지기관, IEA, 2021)

연료 종류		CO_2 배출계수(tC/toe, 탄소환산 ton/석유환산 ton)
석탄(무연탄)		1.122
석유	원유	0.837
	가솔린	0.791
	등유	0.821
	경유	0.846
천연가스		0.641

8 엘니뇨와 라니냐 현상

지구촌에서 발생하고 있는 기상이변은 태평양상 해류의 비정상적인 흐름에 의한 엘니뇨와 라니냐 현상의 영향으로 알려져 있다. 정확한 원인은 규명되지 않았지만 이것은 기존의 기상모형과는 근본적으로 다른 에너지 순환 형태를 띠고 있다.

적도면의 태평양상에서 해수의 정상적인 흐름은 무역풍에 의해 동쪽에서 서쪽으로 흐르는데 이 때문에 남미연안의 경우 동쪽으로 쓸려간 해수를 채우기 위해 심층의 차가운 해수가 올라오게 되어 좋은 어장이 형성된다. 그러나 3~8년 주기로 태평양상의 무역풍이 약화되면 해수의 흐름이 동남아시아에서 해수면이 낮은 남미쪽으로 흘러 페루 등에서 해수면의 온도가 평년보다 2℃ 이상 상승하는 엘니뇨 현상이 발생한다. 여기에서 엘니뇨(El Nino)는 스페인 말로 "아기 예수" 또는 "어린 소년"으로 매년 크리스마스를 전후로 이러한 영향을 받았기 때문에 붙여진 이름이다. 엘니뇨 현상이 발생하면 페루 연안에는 태평양 적도 부근의 따뜻한 해수가 밀려와 수온이 상승하게 되어 영양염류와 용존산소가 감소해 어장이 황폐화되고, 상승기류가 발생해 중남미 지역에 폭우나 홍수 등 기상이변이 일어난다. 이와 반대로 태평양 반대쪽인 호주 일대에는 가뭄이나 산불 등의 기상이변이 발생하고 생태계 교란뿐만 아니라 농업과 수산업 등에도 큰 피해를 초래하고 있다.

라니냐(La Nina)는 "어린 소녀"라는 스페인어로 엘니뇨와 반대로 해수면의 온도가 비정상적으로 낮아지는 현상을 의미한다. 남미 연안의 차가운 해수가 더욱 차가워져 서쪽으로 흐르게 되면 인도네시아 등 동남아시아에는 극심한 장마가 발생하고, 페루 등 중남미에서는 가뭄이 그리고 미국의 태평양 연안지역에서는 극심한 추위가 나타날 수 있다.

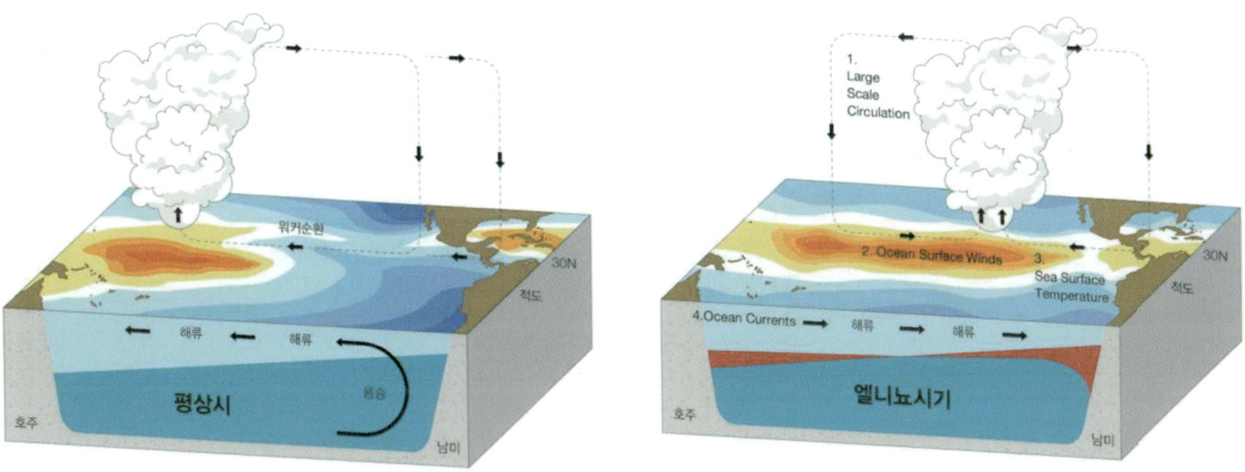

그림 2-45. 평상시와 엘리뇨 발생시 대기 및 해양의 상태
(2016 엘리뇨 백서, 기상청)

Ⅲ 수질오염

1 수질오염의 개념

1) 수질오염의 정의

- 인간의 생활 및 산업활동에 의해서 야기된 폐수·하수·분뇨 등이 하천이나 호소 등의 수역으로 배출되어 물이 본래 가지고 있던 자연상태의 물리적·화학적·생물학적 성질이 변화하게 되어, 물의 이용에 지장을 초래하거나 수중에서 서식하고 있는 각종 생물에 영향을 주는 상태
- 수질오염의 종류
  ① 유기물 증가에 의한 물속의 용존산소 부족
  ② 질소·인 등의 영양염류에 의한 부영양화 현상
  ③ 중금속 및 미량유기화합물에 의한 유독성 화학물질 오염
  ④ 감염성 세균에 의한 오염
  ⑤ 유류(oil) 오염
  ⑥ 열 오염
  ⑦ 방사선물질 오염

2) 수질오염물질

- 수질오염 물질의 종류(수질 및 수생태계 보전에 관한 법률)

표 2-26. 수질오염 물질의 종류

1. 구리 및 그 화합물	17. 염소화합물	33. 트리클로로에틸렌
2. 납 및 그 화합물	18. 유기물질	34. 폴리클로리네이티드비페닐
3. 니켈 및 그 화합물	19. 유기용제류	35. 벤젠
4. 총대장균군	20. 유류(동 · 식물성 포함)	36. 사염화탄소
5. 망간 및 그 화합물	21. 인화합물	37. 디클로로메탄
6. 바륨화합물	22. 주석 및 그 화합물	38. 1, 1-디클로로에틸렌
7. 부유물질	23. 질소화합물	39. 1, 2-디클로로에탄
8. 브롬화합물	24. 철 및 그 화합물	40. 클로로폼
9. 비소 및 그 화합물	25. 카드뮴 및 그 화합물	41. 생태독성물질(물벼룩에 대한 독성물질)
10. 산 및 알칼리류	26. 크롬 및 그 화합물	42. 1,4-다이옥산
11. 색소	27. 불소화합물	43. 디에틸헥실프탈레이트(DEHP)
12. 세제류	28. 페놀류	44. 염화비닐
13. 셀레늄 및 그 화합물	29. 황 및 그 화합물	45. 아크릴로니트릴
14. 수은 및 그 화합물	30. 유기인화합물	46. 브로모포름
15. 시안화물	31. 6가크롬화합물	47. 퍼클로레이트
16. 아연 및 그 화합물	32. 테트라클로로에틸렌	48. 아크릴아미드

2 수질오염원

수질오염을 초래할 수 있는 원인물질의 생산·보관·이동·배출의 주체가 되는 행위, 시설 및 장소 등을 말한다. 이것은 그림 2-46에서와 같이 크게 점오염원과 비점오염원으로 분류할 수 있다. 점오염원은 공장·가정·축사 등과 같이 오염물질의 발생위치 또는 발생지점을 확인할 수 있는 반면, 비점오염원은 농경지나 산림지대 등과 같이 광범위하게 분산된 지역으로부터 오염물질이 배출되는 오염원을 말한다. 비점오염원은 빗물이나 눈이 녹은 물에 의해서 발생되는데 이들 유출수가 이동하면서 자연적인 또는 인위적인 오염물질을 운반하여 하천·호소·습지·연안 및 심지어는 지하수역에까지 영향을 주고 있다.

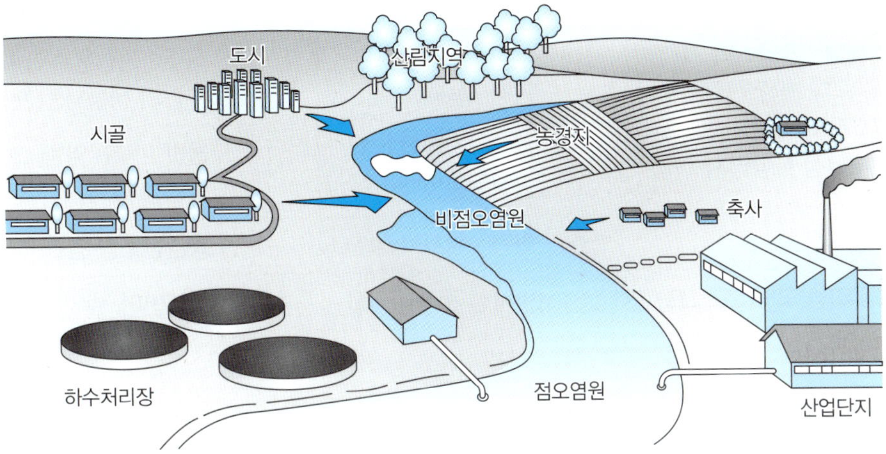

그림 2-46. 점오염원과 비점오염원

3 주요 수질오염 물질과 영향

표 2-26은 주요 수질오염 물질과 발생원 및 그 영향을 나타낸 것이다.

1) 유기물

- 수중에 유기물이 유입되면 BOD 증가
- 호기성 미생물의 대량증식으로 산소가 고갈되면 수중생물의 질식 및 어패류 폐사

2) 영양염류

(1) 부영양화 현상

- 조류와 수생식물이 대량 번식해 유기물의 총량이 증가하는 수질오염 현상
- 유기물과 함께 식물의 영양소가 되는 **질소·인 성분이** 다량 유입 → 조류와 수생식물이 빠르게 번식(녹조류 번식 시 녹조현상) → 동물성 플랑크톤과 물고기수 증가 → 호소바닥에 생물의 사체가 쌓이고 다시 분해되어 유기물량 증가 → 호기성 미생물에 의해 용존산소 고갈 → 어패류 폐사

표 2-27. 수질오염물질의 종류에 따른 발생원과 영향

수질오염 물질		발생원	영향
유기물	음식 · 하수 · 배설물 · 분뇨	생활하수 공장 · 농업폐수	호기성 미생물에 의한 유기물의 분해 과정에서 용존산소 소비
병원성미생물	세균 · 바이러스 원생동물 · 기생충	사람 · 동물의 배설물	수인성감염병 유발
수용성 무기화합물	산 · 염기 · 독성중금속 (수은 카드뮴 납 크롬)	공업폐수	생물농축에 의한 중금속 중독 pH 변화, 화학반응 초래
무기 영양염류	질산염, 인산염	비료 · 농업폐수 · 합성세제	부영양화
유기화합물	세제 · 플라스틱 · 유류 농약 · 벤젠 · 톨루엔 · 살충제	제약 · 염류 · 고무 · 플라스틱 공장 · 농약	식수 · 공업용수의 사용불가 수중의 생물활동 저해
부유물질	부유성 토양입자	토양 · 생활하수 공장 · 농업폐수	물맛 · 탁도 영향, 고가정수비용 광합성 억제
열	온배수	화력 · 원자력 발전소	용존산소량 감소, 생태계 변화
방사성물질	우라늄, 라듐, 요오드-131	방사성 광석폐기물	돌연변이, 발암유발

(2) 적조현상

- 플랑크톤의 폭발적 증식으로 해수가 변색되고 해양생물들이 피해를 입는 수질오염 현상
- 하천으로부터 질소 · 인 등의 영양염류가 풍부한 생활하수나 폐수가 바다연안에 유입되고 바닷물의 온도가 18~23℃가 되면 적조를 일으키는 플랑크톤이 폭발적으로 번식
- 적조류의 강한 독성이나 용존산소 결핍으로 어패류 폐사
- 남해안의 경우 적조현상이 자주 일어나고 있는데, 이것은 연안에 공단지역이 많아 수질오염이 심한데다 해수온도가 20℃ 정도에 이르며 수심이 얕고 섬들이 많아 해류의 영향을 적게 받기 때문
- 대책은 생활하수와 공장폐수의 방류수 수질기준 강화 및 폐기물의 해양투기 억제

3) 중금속, 합성유기물, 농약

- 생태계의 먹이사슬을 따라 생물농축현상을 초래

4) 폐유

- 기름이 유출되면 수면에 피막을 형성하여 햇빛과 산소유입 방해 → 용존산소 감소 및 이산화탄소증가 → 식물성 플랑크톤 등의 생태계 파괴로 어패류 폐사

4 수질오염 지표

1) 수질오염 지표의 정의

수질의 좋고 나쁨에 대하여 정성 또는 정량적으로 나타낼 수 있는 일종의 척도이다. 이것은 크게 이화학적 지표와 미생물학적 지표로 나눌 수 있으며, 2007년부터는 생태계의 건전성을 확보하기 위하여 물환경에 대한 생물학적 지표가 추가되었다.

이화학적 지표에는 pH를 비롯하여 DO와 BOD 등 간접적으로 수질오염을 나타내는 지표와 그 자체가 수질오염물질인 중금속 및 유해화학 물질 등 다수 항목이 있으며, 미생물학적 지표에는 대장균군, 일반세균 및 클로로필 a 등이 있다. 또한 물환경에 대한 생물학적 지표는 물의 상태에 따라 서식하는 어류와 저서생물을 이용한다.

2) 이화학적 지표

(1) pH

- 물의 산 또는 알칼리의 강도를 나타내며 수소이온농도의 역수에 상용대수를 취하여 산출

$$pH = \log \frac{1}{[H^+]} = -\log[H^+]$$

- 25℃에서 pH 7.0의 물을 중성이라 하며 7보다 작으면 산성, 이보다 크면 염기성이라 함(0~14 범위)
- 수중생태계에서 각종 생물의 성장·번식을 위해서는 pH가 중성을 유지해야 함

(2) DO (dissolved oxygen, 용존산소)

- 물에 녹아 있는 산소량(O_2)으로 수중의 미생물이 유기물을 산화분해할 때 DO가 소비
- DO가 부족하게 되면 수중에서 서식하고 있는 각종 어패류의 생존이 위협받음
- 대기 중의 산소(약 21%)는 수면의 교란상태 등에 의해 물속으로 분산·흡수되어 물의 온도, 압력 및 오염물질의 농도에 따라 평형을 이룸
- 순수한 물의 DO는 20℃에서 9.17 mg/ℓ 이며 2 mg/ℓ 이하가 되면 수중생물이 서식할 수 없음.
- 산소가 부족하면 유기물의 혐기성 분해로 메탄과 악취를 내는 황화수소·암모니아 등의 가스가 발생하고, 수질은 더욱 악화됨

(3) BOD (biological oxygen demand, 생물화학적 산소요구량)

- 공공수역의 대표적인 수질오염지표로 수중에 존재하는 유기물의 양을 간접적으로 정량화
- 수중의 유기물을 호기성 미생물이 분해하는데 필요한 산소량을 말하며, 이 값이 클수록 유기물이 다량 함유되어 수질이 오염되어 있음을 의미
- 측정은 시료를 20℃에서 5일간 배양했을 때 소비된 산소량으로 정량하여 그 값을 5일 BOD 또는 BOD_5라 하며 통상 BOD라 함

(4) COD (chemical oxygen demand, 화학적 산소요구량)

- 공장폐수와 호소 · 해양오염의 수질오염지표
- 수중의 유기물 함량을 단시간에 측정하는 지표로 산화제($KMnO_4$, $K_2Cr_2O_7$)를 이용하여 유기물을 화학적으로 산화시킬 때 소비된 산소량
- 측정은 시료에 산화제를 넣고 일정시간 가열 반응시켜 소비된 산화제의 양을 정량하여 대응하는 산소의 양으로 환산
- 자연수 중의 COD는 BOD보다 높은 값을 갖는데 이것은 미생물에 의해 분해되지 않은 유기물까지 화학적으로 산화되기 때문

(5) TOC (total organic carbon, 총유기탄소량)

- 수중에 존재하는 유기탄소의 양
- BOD와 COD는 물속 유기물질을 분해하는데 필요한 산소의 양을 토대로 오염정도를 가늠하는 간접지표이나 TOC는 미생물이나 화학물질로 분해되지 않는 난분해성 물질을 포함한 유기물질의 양을 직접 측정하기 때문에 보다 정확하고 엄격한 수질관리가 가능
- BOD와 COD가 전체 유기물질의 30~50%와 40~70%를 측정할 수 있는 반면 TOC의 경우 95% 이상 측정 가능

(6) SS (suspended solids, 부유물질)

- 무기물과 유기물을 함유하는 고형물질로서 그 크기가 0.1 μm 이상에서 약 2 mm 이하로 물에 용해되지 않고 부유하는 물질
- 부유물질이 많을 경우 어류의 아가미에 부착되어 폐사, 빛의 수중전달 및 식물의 광합성 작용 방해

(7) 냄새와 맛

- 자연수는 무미 · 무취여야 하지만 혼합 또는 용해된 물질의 특성에 따라 냄새와 맛을 띰
- 관능검사에 의해 오염여부 판정

(8) 알칼리도(alkalinity)

- 산을 중화시키는 능력으로 물의 알칼리성 정도를 나타내는 지표
- 수중의 알칼리도 유발물질(OH^-, HCO_3^-, CO_3^{2-})을 적당한 지시약(페놀프탈레인 또는 메틸오렌지)을 사용하여 황산 등 강산으로 중화적정하는데 소비되는 양을 측정한 후 탄산칼륨($CaCO_3$)으로 환산

(9) 산도(acidity)

- 알칼리성을 중화시킬 수 있는 능력으로서 산도유발물질은 탄산, 황산, 염산, 질산, 유기산 등이 있으나 자연수의 경우 주로 CO_2에 기인
- 측정은 강알칼리인 NaOH를 사용하여 중화적정하는데 소비된 양을 $CaCO_3$ 양으로 환산

(10) 경도(hardness)

- 물의 세기를 나타내며 수중의 Ca^{2+}와 Mg^{2+} 함량에 상당하는 $CaCO_3$ 양으로 환산
- 경도가 0~75 mg/ℓ 이면 연수, 75~150 mg/ℓ 이면 경수, 150~300 mg/ℓ 이면 강한 경수, 300 mg/ℓ 이상이면 아주 강한 경수로 구분
- 경도가 높은 물은 위장장해를 일으키고, 관로 등에 scale 생성 및 세탁불량 초래

2 편

(11) 질소화합물

- 수질오염물질로 중요한 것은 암모니아성 질소, 아질산성 질소 및 질산성 질소로서 이들 물질은 주로 단백질의 분해과정에서 생성되고 사람이나 동물의 배설물 등에 많이 함유되어 있으며, 부영양화의 주요 원인물질
- 정체수역에서 다량 유입되면 조류가 대량으로 번식, 물에 이취미를 내고 정수장의 여과지를 폐쇄시킬 수 있음

(12) 인화합물

- 수질오염물질로 중요한 것은 인산염으로 이것은 주로 사람이나 동물의 배설물 또는 합성세제의 사용으로 기인하고 부영양화의 주요 원인물질
- 질소화합물과 같이 정체수역에 다량 유입되면 조류가 대량으로 번식하게 되어 물에 이취미를 내고, 정수장의 여과지를 폐쇄시킬 수 있음

(13) 염소이온

- 염소 자체의 수질오염보다는 해수 또는 가정하수의 유입여부를 판별하는 간접지표로 사용

(14) 유해 중금속

- 일반적으로 구리·납·카드뮴·크롬·수은·비소 등으로 공장폐수, 광산 및 제련소 등에서 배출
- 하천에 유출되면 수중생태계의 먹이사슬에 의하여 인체 축적이 가능, 비록 소량일지라도 장기간에 걸쳐 생물농축이 발생하는데 카드뮴에 의한 이따이이따이병과 알킬수은에 의한 미나마타병이 대표적인 사례

(15) 유기화합물

- 각종 산업공정이나 화학공장 등으로부터 배출되며 PCB, 유기인계 살충제, 유기염소계 살충제, 휘발성유기화합물 등이 대표적
- 인체에 급·만성 중독을 일으키거나 발암 등의 영향

3) 미생물학적 지표

(1) 대장균군

- 그람음성의 무아포성 간균으로 유당을 분해하여 산과 가스를 발생하는 모든 호기성 또는 혐기성균을 의미, 사람과 온혈동물의 장관 속에는 서식하나 자연계 또는 냉혈동물의 장관 속에는 살지 않음
- 그 자체가 병원성 세균은 아니지만 주로 사람이나 동물의 배설물에서 발견되므로 **분변성 오염의 지표**로 사

용, 분변에는 소화기계 감염병을 일으킬 수 있는 병원체나 식중독균 또는 장독소가 존재할 가능성이 있으므로 **대장균이 존재**한다는 것은 이러한 **병원성 미생물의 존재 가능성을 시사**

- 대장균군의 특성은 병원성 세균에 비해 저항력이 강하고 검출이 용이하며, 분석이 간단하고 소독저항성은 병원균보다 강하나 바이러스보다는 약함
- 검출은 최적확수(MPN)법을 사용하는데 이것은 검수를 0.01, 0.1, 1.0, 10.0 ㎖로 4단계 이상 조제한 후 각각 5개씩 실험하여 시료 100 ㎖당 대장균군수를 확률적으로 계산, 시험은 추정·확정·완전의 3단계로 이루어짐

표 2-28. 대장균군의 차이

구분	대장균(Escherichia coli)	분원성대장균군(Fecal coliforms)	총대장균군(Total coliforms)
특성	– 온혈동물의 장내에서 가장 많이 번식 – 총대장균군, 분원성대장균군보다 분변오염 신뢰성이 가장 큰 지표 – 완전동정이 매우 복잡(높은 정확도와 신속한 동정 필요)	– 배양온도가 44℃(온혈동물의 장내온도)로 열저항성대장균군 – 총대장균군 중 분원성 오염에 더욱 가까운 지표미생물군	– 그람음성 · 무아포성의 간균으로 36~37℃에서 유당을 분해하여 가스 또는 산을 발생하는 모든 호기성 또는 통성혐기성균 – 검출과 계수가 용이, 가장 큰 폭의 안전도를 제공
적용 사례	– 감염병 연구에서는 필요하나 물 시료의 일상적인 검사에는 활용되지 않음	– 유럽의 상수원수 수질기준, 미국은 물 이용목적에 따른 수질기준으로 활용	– 프랑스 · 한국 · 일본 · 중국에서 활용 – 태국 · 말레이시아는 분원성대장균군과 동시 활용

(2) 일반세균

- 일반적으로 한천배지에서 30℃, 18~24시간에 발생하는 세균집락수

(3) 클로로필 a

- 식물성 플랑크톤의 건조유기체 중 1~2% 정도 함유, 클로로필 a의 농도가 증가한다는 것은 조류의 양이 많아진다는 것을 의미하기 때문에 부영양화 상태를 평가하는 지표로 사용

4) 생물종에 따른 지표

물의 상태에 따라 서식하는 어류와 하천·호소의 하부에서 주로 서식하는 저서생물의 종류에 따라 물환경에 대한 생태계의 건전성을 평가할 수 있다. 수질의 등급별 분류와 생물지표종은 표 2-28에서 보는 바와 같다. 일반적으로 물고기의 서식을 위해서는 DO 5 ppm 이상, BOD 5 ppm 이하가 유지되어야 한다.

5 수질기준

수역의 자연상태 또는 수자원을 적정하게 관리·보전하기 위해서는 대상이 되는 물의 질을 평가하거나 또는 도달하고자 하는 목표의 설정이 필요하다. 수질기준은 이와 같이 평가 또는 목표의 기준이 되는 물의 질적 수준을 수질오염지표 또는 수질오염물질의 농도값으로 설정해 놓은 수치를 말한다. 수질기준은 크게 환경행정의 목표가 되는 수질환경기준과 이 환경기준을 유지하기 위하여 법적 구속력을 갖는 수질규제기준으로 나누어진다.

표 2-29. 수질등급에 따른 어류와 저서생물의 지표종

등급	생물지표종			
	어류		저서생물	
매우 좋음 ~ 좋음	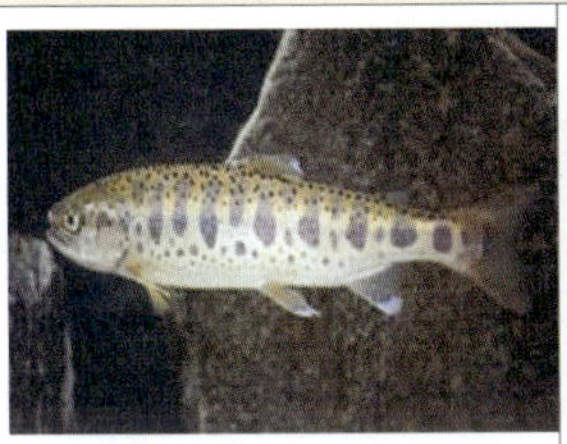	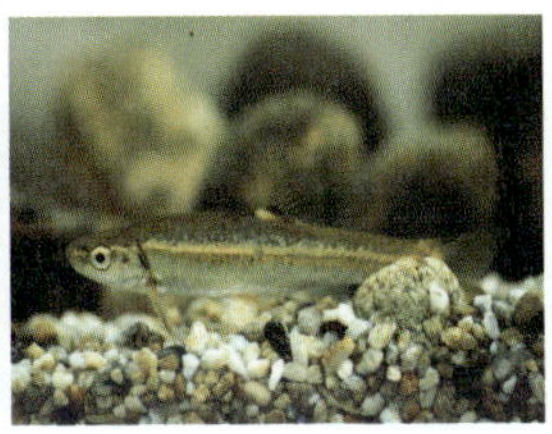	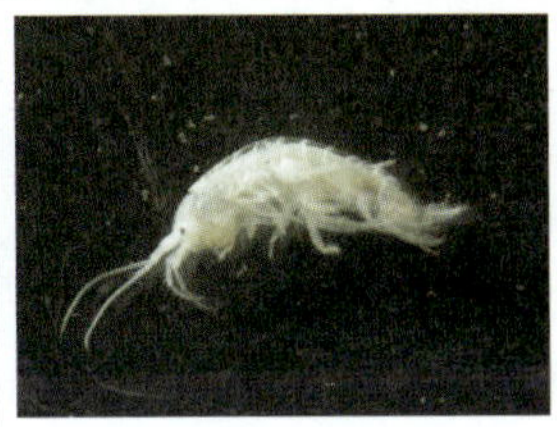	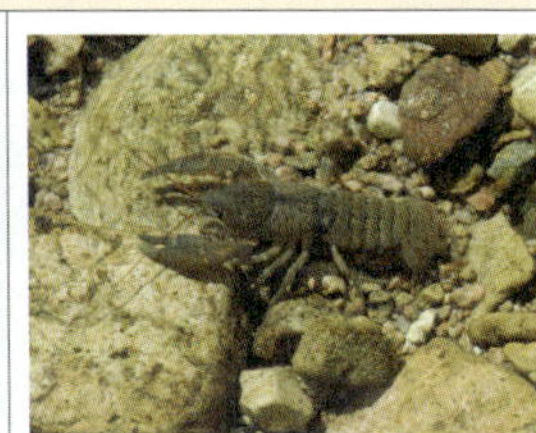
	산천어(*Onchorhynchus masou masou*)	금강모치(*Rhynchocypris kumgangensis*)	통옆새우 (*Gammarus sobaegensis*)	가재 (*Cambaroides similis*)
	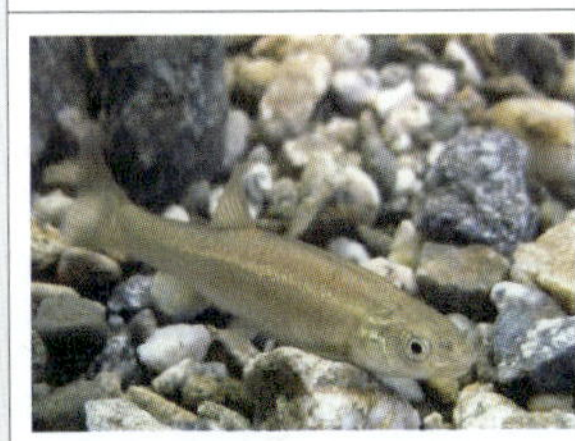	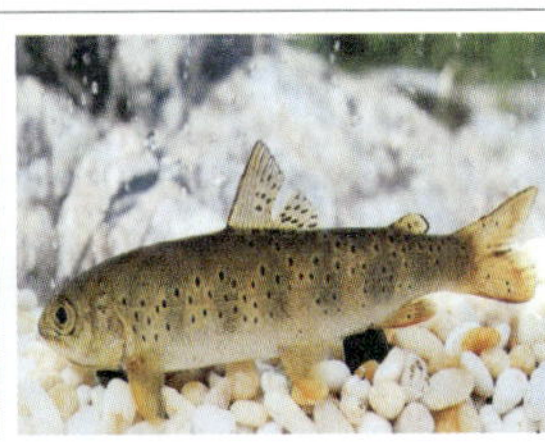	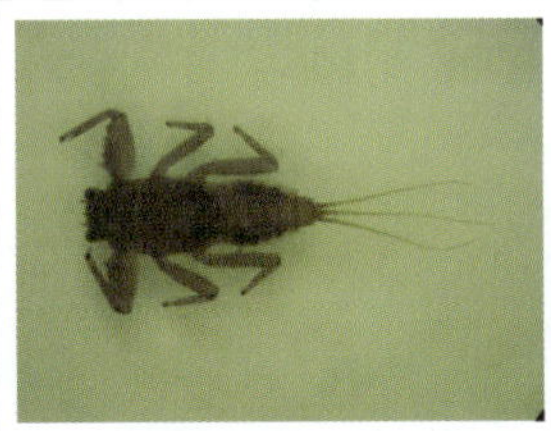	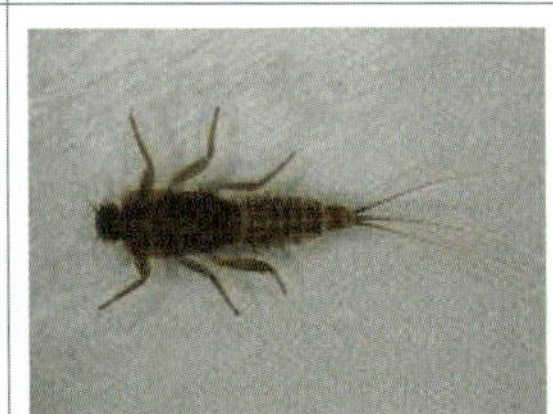
	버들치(*Rhynchocypris oxycephalus*)	열목어(*Brachymystax lenok tsinlingensis*)	뿔하루살이 (*Drunella aculea*)	민하루살이 (*Cincticostellalevanidovae*)
좋음 ~ 보통	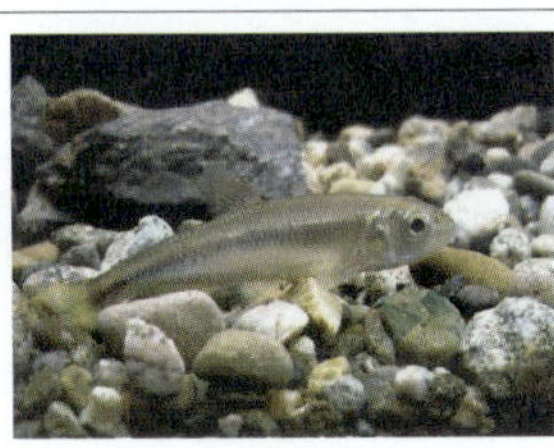	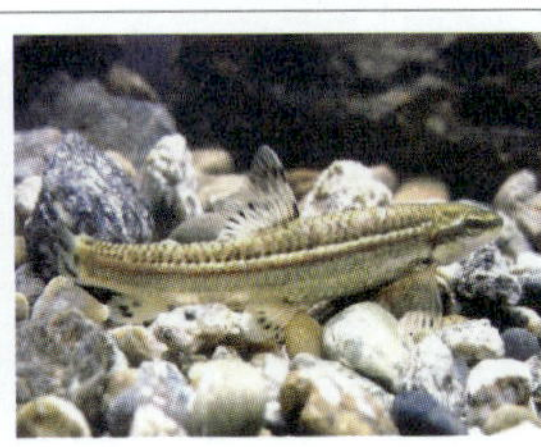	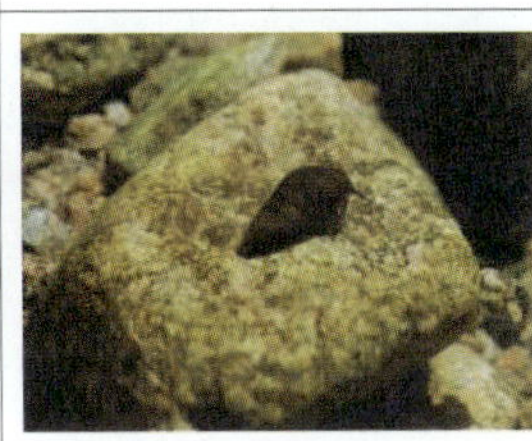	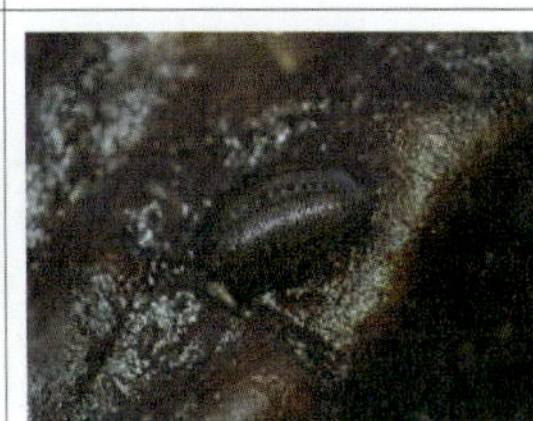
	갈겨니 (*Zacco temmincki*)	쉬리 (*Coreoleuciscus splendidus*)	다슬기 (*Semisulcospira libertina*)	조개넙적거머리 (*Alboglossiphonia lata*)
	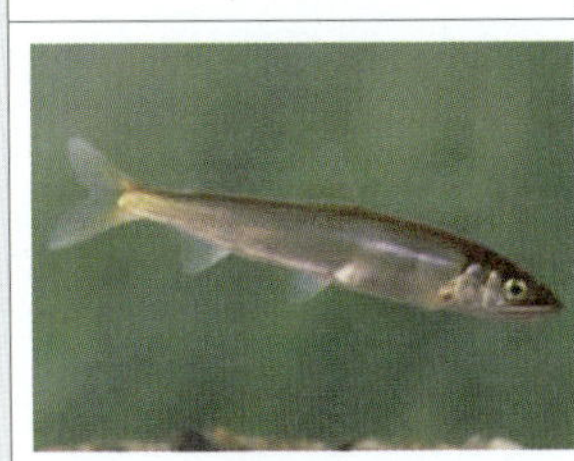	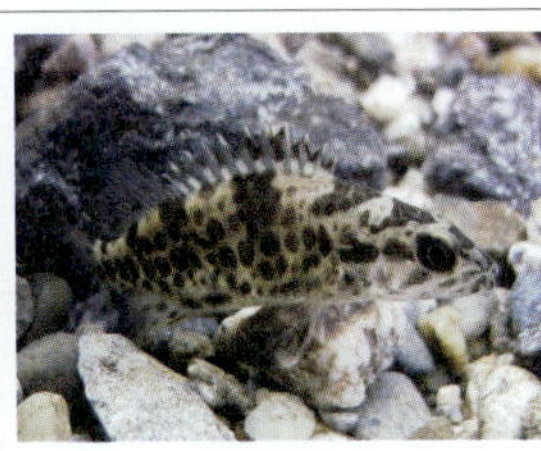	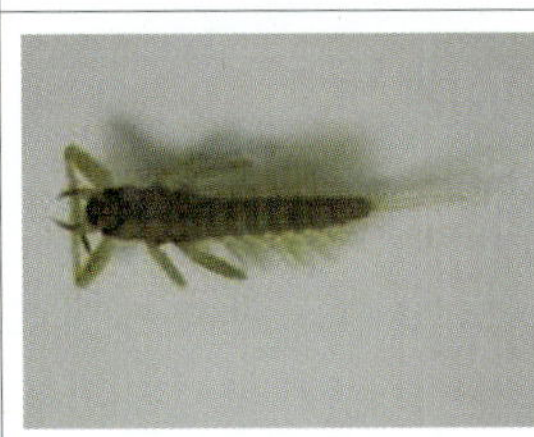	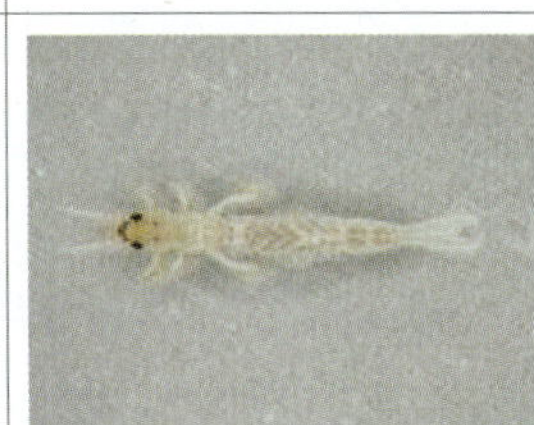
	은어 (*Plecoglossus altivelis*)	쏘가리 (*Siniperca scherzeri*)	강하루살이 (*Rhoenanthus coreanus*)	동양하루살이 (*Ephemera orientalis*)

표 2-29. 수질등급에 따른 어류와 저서생물의 지표종(계속)

등급	생물지표종			
	어류		저서생물	
보통 ~ 약간 나쁨	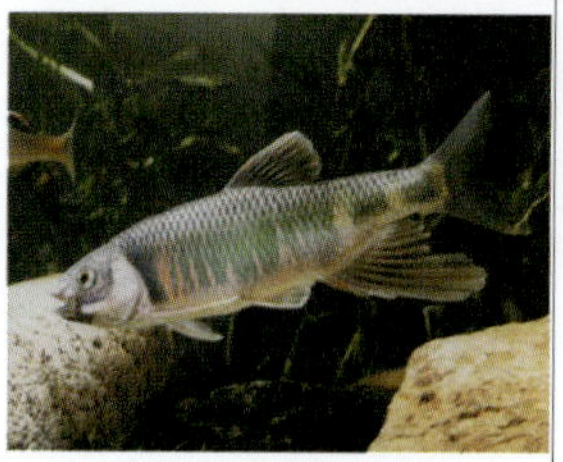	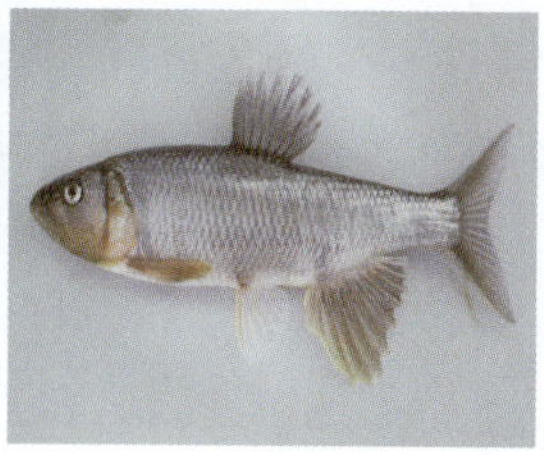	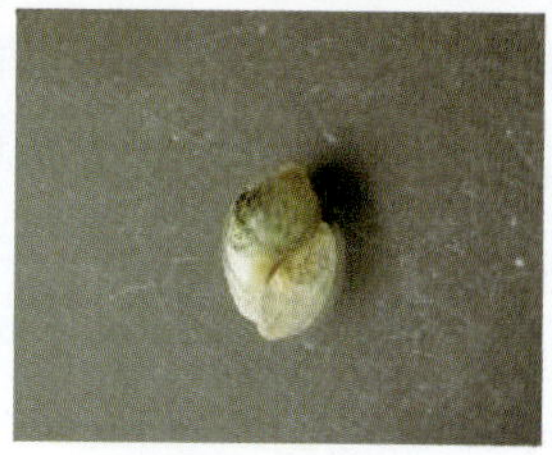	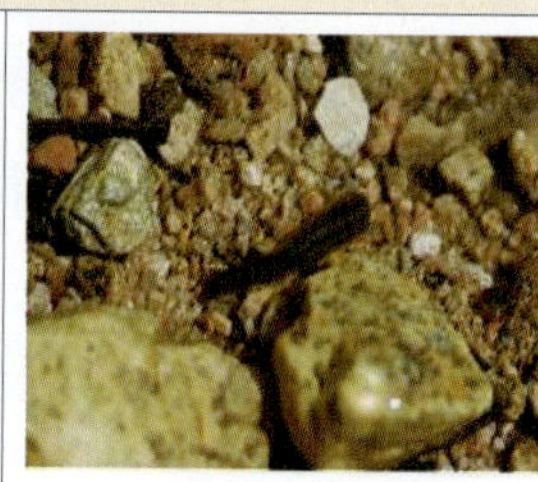
	피라미 (*Zacco platypus*)	끄리 (*Opsariichthys uncirostris*)	물달팽이 (*Radix auricularia*)	돌거머리 (*Erpobdella lineata*)
	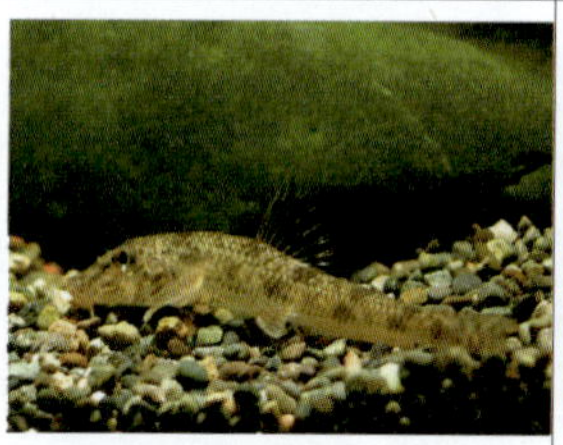	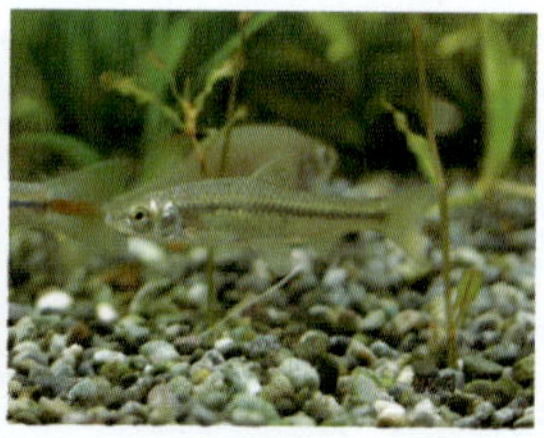	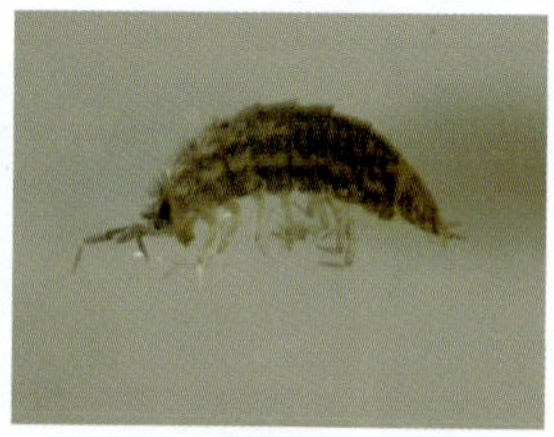	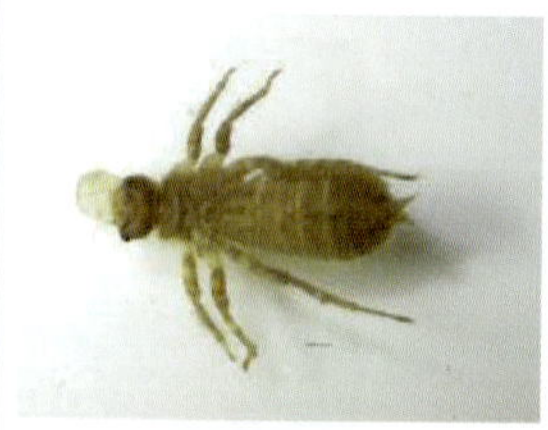
	모래무지 (*Pseudogobio esocinus*)	참붕어 (*Pseudorasbora parva*)	물벌레 (*Asellus hilsendorfi*)	밀잠자리(*Orthetrum albistylum speciosum*)
약간 나쁨 ~ 매우 나쁨	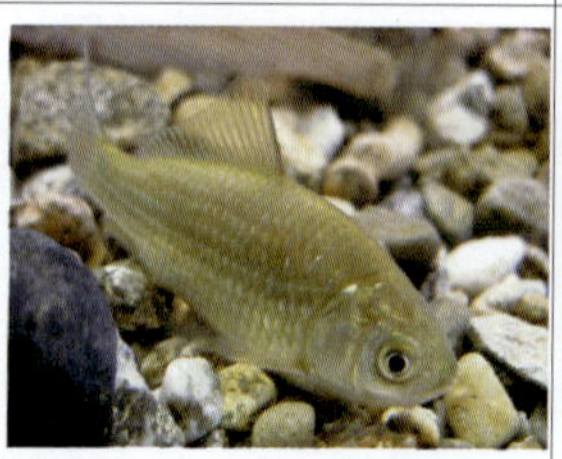	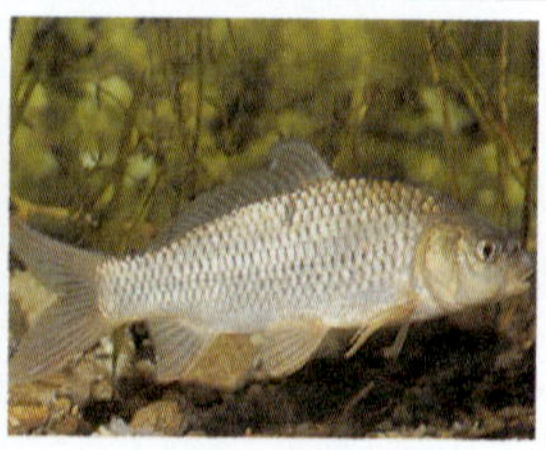	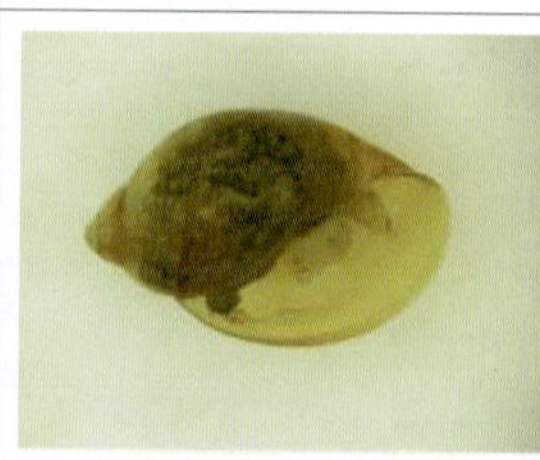	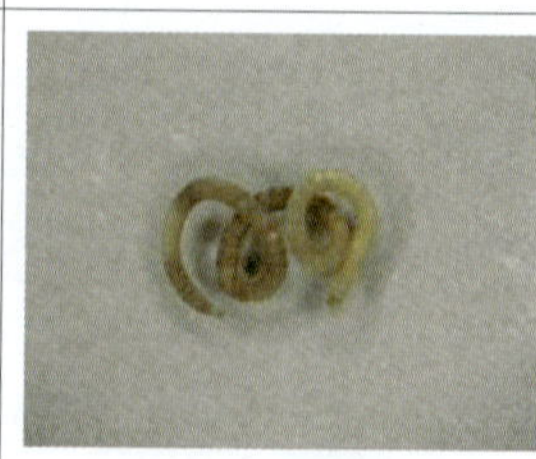
	붕어 (*Carassius auratus*)	잉어 (*Cyprinus carpio*)	왼돌이물달팽이 (*Physa acuta*)	실지렁이 (*Limnodrilus gotoi*)
	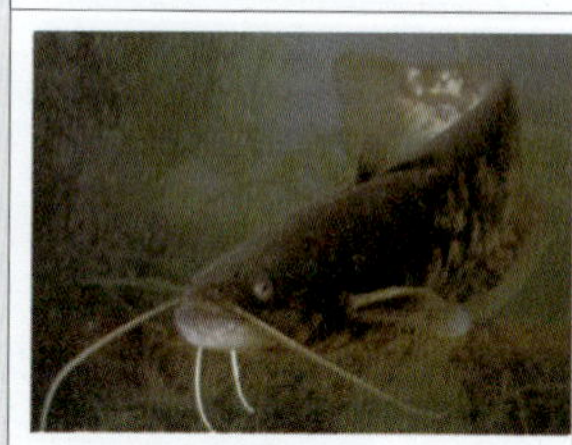	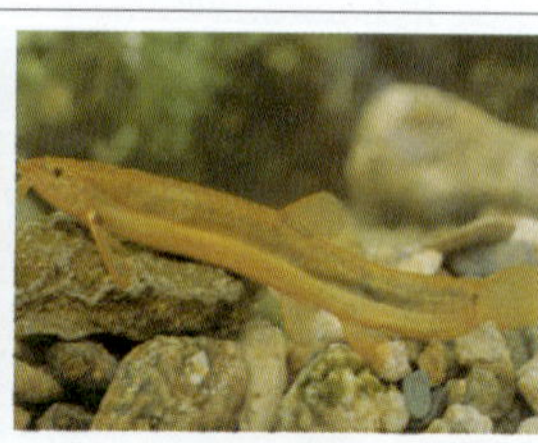	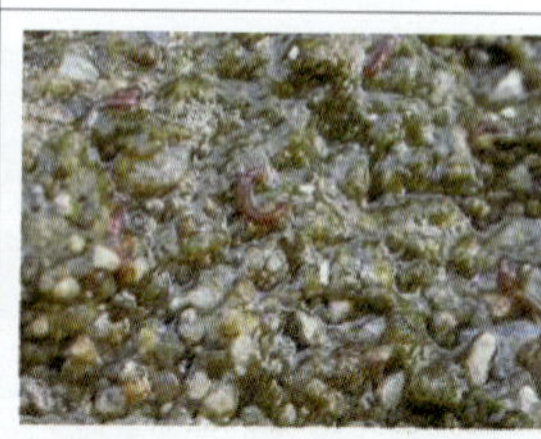	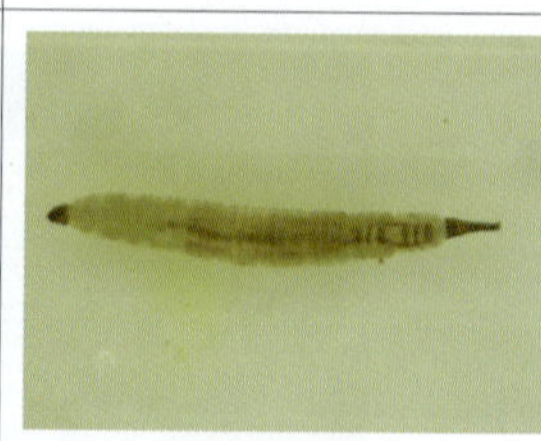
	메기 (*Silurus asotus*)	미꾸라지 (*Misgurnus mizolepis*)	붉은깔다구(*Chironomidae spp, red-type*)	나방파리류 (*Psychoda spp.*)

1) 수질환경기준

수질오염으로부터 사람의 건강을 보호하고 쾌적한 수환경을 조성하기 위한 자연상태의 수역에 대하여 설정된 수질 기준이다. 이것은 법적 구속력은 갖지 않으나 수질환경정책과 수질환경행정의 목표가 된다.

우리나라 수질환경기준은 수역별로 하천, 호소, 지하수 및 해역에 대하여 설정되어 있으며, "사람의 건강보호를 위한 기준"과 "생활환경기준"으로 나누어진다. 표 2-29와 표 2-30은 하천과 호소에서의 수질환경기준을 나타낸다.

표 2-30. 하천(river)의 수질환경기준

사람의 건강보호기준	
항목	**기준값(mg/ℓ)**
카드뮴(Cd)	0.005 이하
비소(As)	0.05 이하
시안(CN)	검출되어서는 안 됨(검출한계 0.01)
수은(Hg)	검출되어서는 안 됨(검출한계 0.001)
유기인	검출되어서는 안 됨(검출한계 0.0005)
폴리클로리네이티드비페닐(PCB)	검출되어서는 안 됨(검출한계 0.0005)
납(Pb)	0.05 이하
6가크롬(Cr^{+6})	0.05 이하
음이온계면활성제(ABS)	0.5 이하
사염화탄소	0.004 이하
1,2-디클로로에탄	0.03 이하
테트라클로로에틸렌(PCE)	0.04 이하
디클로로메탄	0.02 이하
벤젠	0.01 이하
클로로포름	0.08 이하
디에틸헥실프탈레이트(DEHP)	0.008 이하
안티몬	0.02 이하
1,4-다이옥세인	0.05 이하
포름알데히드	0.5 이하
헥사클로로벤젠	0.00004 이하

생활환경기준											
등급		상태(캐릭터)	기준								
			수소이온농도(pH)	생물화학적산소요구량(BOD)(mg/ℓ)	화학적산소요구량(COD)(mg/ℓ)	총유기탄소량(TOC)(mg/ℓ)	부유물질량(mg/ℓ)	용존산소량(mg/ℓ)	총인(T-P)(mg/ℓ)	대장균군(군수/100 ml) 총대장균군	분원성대장균군
매우 좋음	Ia		6.5~8.5	1 이하	2 이하	2 이하	25이하	7.5이상	0.02이하	50이하	10이하
좋음	Ib	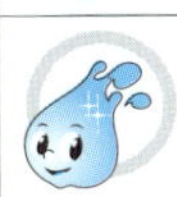	6.5~8.5	2 이하	4 이하	3 이하	25이하	5.0이상	0.04이하	500이하	100이하
약간 좋음	II	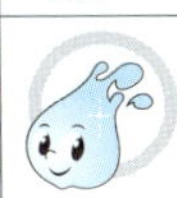	6.5~8.5	3 이하	5 이하	4 이하	25이하	5.0이상	0.1이하	1,000이하	200이하
보통	III	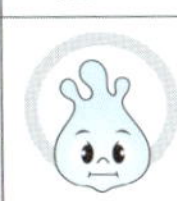	6.5~8.5	5 이하	7 이하	5 이하	25이하	5.0이상	0.2이하	5,000이하	1000이하
약간 나쁨	IV	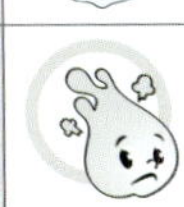	6.0~8.5	8 이하	9 이하	6 이하	100이하	2.0이상	0.3이하	–	–
나쁨	V	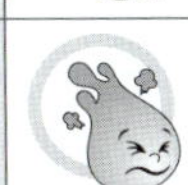	6.0~8.5	10 이하	11 이하	8 이하	쓰레기 등이 떠있지 않을 것	2.0이상	0.5이하	–	–
매우 나쁨	VI	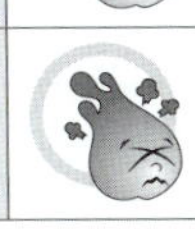	–	10 초과	11 초과	8 초과	–	2.0미만	0.5초과	–	–

비고 :
1. 등급별 수질 및 수생태계 상태
   가. 매우 좋음 : 용존산소가 풍부하고 오염물질이 없는 청정상태의 생태계로 여과 · 살균 등 간단한 정수처리 후 생활용수로 사용할 수 있음

나. 좋음 : 용존산소가 많은 편이고 오염물질이 거의 없는 청정상태에 근접한 생태계로 여과 · 침전 · 살균 등 일반적인 정수처리 후 생활용수로 사용할 수 있음

다. 약간 좋음 : 약간의 오염물질은 있으나 용존산소가 많은 상태의 다소 좋은 생태계로 여과 · 침전 · 살균 등 일반적인 정수처리 후 생활용수 또는 수영용수로 사용할 수 있음

라. 보통 : 보통의 오염물질로 인하여 용존산소가 소모되는 일반 생태계로 여과, 침전, 활성탄 투입, 살균 등 고도의 정수처리 후 생활용수로 이용하거나 일반적 정수처리 후 공업용수로 사용할 수 있음

마. 약간 나쁨 : 상당량의 오염물질로 인하여 용존산소가 소모되는 생태계로 농업용수로 사용하거나, 여과, 침전, 활성탄 투입, 살균 등 고도의 정수처리 후 공업용수로 사용할 수 있음

바. 나쁨 : 다량의 오염물질로 인하여 용존산소가 소모되는 생태계로 산책 등 국민의 일상생활에 불쾌감을 유발하지 아니하며, 활성탄 투입, 역삼투압 공법 등 특수한 정수처리 후 공업용수로 사용할 수 있음

사. 매우 나쁨 : 용존산소가 거의 없는 오염된 물로 물고기가 살기 어려움

2. 화학적 산소요구량(COD) 기준은 2015년 12월 31일까지 적용한다.

표 2-31. 호소(lakes)의 수질등급별 수질환경기준

사람의 건강보호기준
하천의 기준과 동일

생활환경기준

등급		상태(캐릭터)	기준: 수소이온농도(pH)	화학적 산소요구량(COD)(mg/ℓ)	총유기탄소량(TOC)(mg/ℓ)	부유물질량(SS)(mg/ℓ)	용존산소량(DO)(mg/ℓ)	총인(T-P)(mg/ℓ)	총질소(T-N)(mg/ℓ)	클로로필-a(Chl-a)(mg/m^3)	대장균군(군수/100 mℓ): 총 대장균군	분원성 대장균군
매우 좋음	Ia	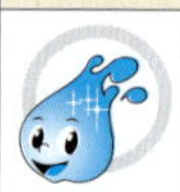	6.5~8.5	2 이하	2 이하	1 이하	7.5 이상	0.01 이하	0.2 이하	5 이하	50 이하	10 이하
좋음	Ib	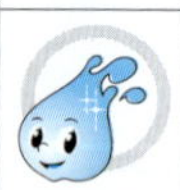	6.5~8.5	3 이하	3 이하	5 이하	5.0 이상	0.02 이하	0.3 이하	9 이하	500 이하	100 이하
약간 좋음	II	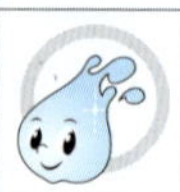	6.5~8.5	4 이하	4 이하	5 이하	5.0 이상	0.03 이하	0.4 이하	14 이하	1,000 이하	200 이하
보통	III	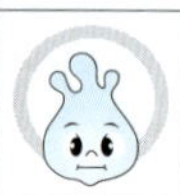	6.5~8.5	5 이하	5 이하	15 이하	5.0 이상	0.05 이하	0.6 이하	20 이하	5,000 이하	1,000 이하
약간 나쁨	IV	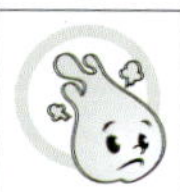	6.0~8.5	8 이하	6 이하	15 이하	2.0 이상	0.10 이하	1.0 이하	35 이하	–	–
나쁨	V	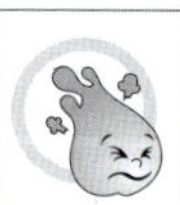	6.0~8.5	10 이하	8 이하	쓰레기 등이 떠있지 아니할 것	2.0 이상	0.15 이하	1.5 이하	70 이하	–	–
매우 나쁨	VI	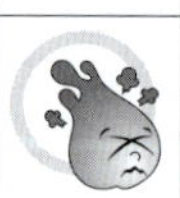	–	10 초과	8 초과	–	2.0 미만	0.15 초과	1.5 초과	70 초과		

비고 :

1. 총인, 총질소의 경우 총인에 대한 총질소의 농도비율이 7 미만일 경우에는 총인의 기준을 적용하지 아니하며, 그 비율이 16 이상일 경우에는 총질소의 기준을 적용하지 아니한다.
2. 화학적 산소요구량(COD) 기준은 2015년 12월 31일까지 적용한다.

2) 수질규제기준

수질환경 기준을 유지하기 위하여 법적 구속력을 갖는 규제수단의 하나로, 수질환경기준과 하천의 자정능력에 따라 정해지는 것이 원칙이나 경제적 및 기술적 여건을 감안하여 적용 가능한 수준으로 설정된다. 대표적인 수질 규제 기준으로는 폐수배출허용기준과 방류수수질기준이 있다

2편

(1) 폐수배출허용기준

공장 등과 같은 개별 배출업소에 적용되는 규제기준으로 각 배출업소가 오염물질을 배출할 때 지켜야 하는 최대 배출허용치 또는 허용농도를 말한다.

(2) 방류수수질기준

하수종말처리시설, 폐수종말처리시설 및 분뇨종말처리시설 등과 같이 종합적인 처리 후에 방류되는 수질에 대하여 적용되는 기준이다.

6 수질오염의 영향과 사례

1) 수인성 감염병

수인성 감염병에 의한 대규모 피해는 과거에 많이 발생하였다. 1892년 독일의 함부르크시에서는 취수원인 엘베강에 맞은 편의 알토나시에 거주하고 있는 콜레라환자의 배설물이 유입되어 18,000명의 환자가 발생하였으며, 약 8천 명이 사망하였다. 1914년 스페인의 바르셀로나시에서는 급수하는 물이 장티푸스균으로 오염되어 약 60만 명의 시민 중 18500명의 환자가 발생하여 1,800여 명이 사망하였다. 1937년 일본 오무타시에서는 이질균으로 오염된 지하수를 급수하여 1만 명이 넘는 환자가 발생하였으며, 약 600여명이 사망하였다.

2) 중금속의 생물농축

중금속에 의한 오염은 산업화 이후 널리 알려지게 되었다. 이것은 생태계의 직접적인 피해뿐만 아니라 동·식물을 통하여 체내 축적이 일어나기 때문에 인체에 만성적인 영향을 초래할 수 있다.

(1) 미나마따병

1953~59년에 걸쳐 일본 미나마따에서 **손발마비, 언어장애, 시야협착 등**의 괴질이 발생하였으며, 수십 명의 사망자와 수백 명의 중환자가 발생하였다. 나중에 미나마따시에 위치한 신일본질소비료공장의 아세트알데히드 제조공정에서 발생하는 메틸수은화합물에 의한 **수은중독**으로 밝혀졌다. 즉 수은이 함유된 공장폐수가 미나마따만 해역으로 배출되어 이곳에 서식하는 **어패류에 축적**되었으며, 이를 먹은 주민들에게 발병하였다.

(2) 이타이이타이병

1968년 일본 도야마현에서 **골다공증·전신통증이 수반된 괴질이 발생하였는데, 이것은 카드뮴 중독에 의한 대표적 사례**에 해당한다. 도야마현의 미쯔이아연제련공장에서 버린 폐광석으로부터 카드뮴이 흘러나와 지하수와 지표수가 오염되었으며, **지하수·농작물·어패류 등에 축적**되어 이를 먹은 주민들에게 발병하였다. 증상은 전신권

태 · 피로감 · 신장기능장애 · 요통 · 골연화증 · 보행곤란 등으로, 심할 경우 전신통증이 수반되었다. 병명은 중독자가 심한 통증으로 아프다는 의미의 "이타이(itai)"를 반복한데서 유래되었다.

3) PCB 중독

1968년 일본 키타큐우슈우시에서 가네미창고(주)의 제품인 미강유(쌀겨기름 · 현미오일)에 의해 가네미 사건이 발생하였다. 증상은 손발톱 변색 · 구토 · 관절통 · 체중감소 · 월경불순 · 빈혈 · 사산 · 발암작용 등 이었으며, 900여 명의 환자가 발생하였다. 이들은 PCB가 함유되어 있는 미강유라는 식용유를 섭취한 것으로 밝혀졌다.

참 고 **PCB (polychlorinated biphenyl)**

방향족 염화탄화수소에 속하는 화학물질의 총칭으로 절연성 때문에 변압기와 절연용액 등에 사용한다. 생태계에서 잘 분해되지 않아 환경오염뿐만 아니라 생물농축이 일어난다(그림 2-47).

4) 스위스 레만호 사건

1950년대 말 합성세제가 다량 함유되어 있는 하수가 레만호에 유입되면서 부영양화 현상으로 인해 심한 악취와 어폐류의 폐사로 인해 발생하였다.

5) 체코 블루베이비 사건

1953~1960년까지 체코슬로바키아에서 발생한 질산성 질소에 의한 대표적인 식수오염 사건이다. **질산성 질소**는 체내 혈액에서 헤모글로빈과 결합하여 산소운반능력을 저해하여 **청색증**을 일으키는데, 특히 어린이에게 성장발육저해와 빈혈을 일으켜 중증 또는 사망에 이르게 하였다.

6) 러브 커널 사건

1977년 미국의 뉴욕주 펄스시에서 복합화학물질로 인해 토양과 지하수가 독극물과 발암성 물질로 오염되어 발생한 사건이다. 1940년대에 후크케미칼이라는 화학회사가 러브 커널(Love Canal)이라는 미완성된 운하를 화학폐기물의 매립장으로 사용하였다. 매립 후에는 주거지역으로 활용되었으나 이 지역에서 유산율이 타지역보다 높고 선천성 기형아가 많이 출산하였다. 1978년 미국 정부는 이 지역을 환경재난지역으로 선포하고 지역주민의 강제이주 대책을 수립하였다.

7) 페놀 사건

1991년 봄에 구미공단의 한 공장에서 페놀이 유출되었는데 인근의 옥계천으로 흘러들어 낙동강 상수원을 오염시켰다. 그 영향으로 며칠 후 대구시의 상수도에서 악취가 발생하여 한동안 식수 사용이 불가능하였다.

7 생물학적 농축과 독성도 평가

1) 생물학적 농축

생태계에서 탄소·질소·인은 순환하지만, 난분해성 물질이나 중금속 성분은 먹이사슬에 의해 체내에 축적되는 생물학적 농축(bioaccumulation, 생물농축)이 일어나게 된다. 그림 2-47은 독일 해안에서 먹이사슬에 의한 PCBs의 생물농축 사례를 나타낸 것이다. 생물농축 정도는 다음의 농축계수로 표시할 수 있다.

$$\text{농축계수} = \frac{\text{생체내에서 대상물질의 농도}}{\text{물속에 있는 대상물질의 농도}}$$

또 다른 사례로는 미나마따병을 들 수 있다. 신일본질소비료공장은 미나마따만 해역으로 메틸수은화합물이 함유된 공장폐수를 배출하였다. 폐수가 해수에 흘러들었을 때 해수 중 수은농도는 0.006 ppm이었으나 식물성 플랑크톤과 치어 등의 먹이사슬을 거쳐 물고기에 이르렀을 때는 10~50 ppm 정도로 농축되었다. 수은이 농축된 수산물을 오랫동안 먹은 주민들은 수은의 생물농축으로 중추신경계 질환을 앓고 시야협착·난청·언어장애·지각장애가 발생하였으며, 300명 이상이 사망하였다.

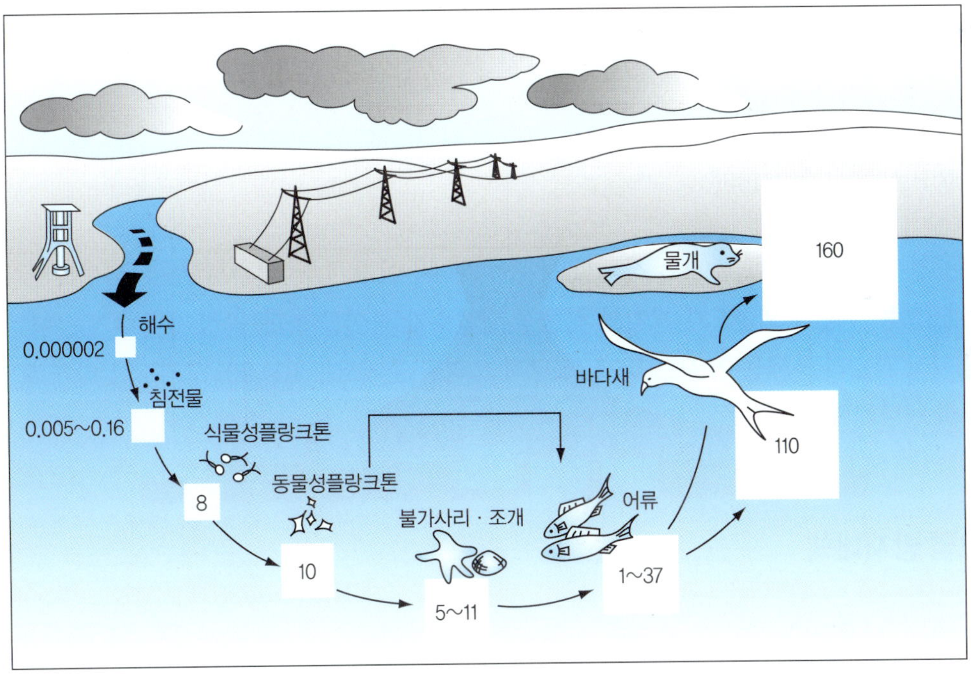

그림 2-47. PCBs의 생물농축

2) 생물독성

(1) 생물정량실험(bioassay test)

급성 독성에 대한 척도로서 독성 물질이 함유된 물 속에서 일정한 노출기간 동안 실험대상 생물의 치사도를 측정하는 것이다. 독성을 평가하는 대표적인 척도로는 TLm과 LC_{50}, LD_{50} 등이 있다.

TLm (median tolerance limit)은 물고기를 오염된 물에 노출시켜 50%가 생존할 수 있는 독성 물질의 농도를 말한다. 시험기간은 24시간, 48시간, 96시간으로 이 기간에 물고기가 절반으로 될 때의 농도를 측정하여 구한다. 일반적으로 48시간 TLm 농도를 많이 사용한다. 안전농도는 급성일 경우 48시간 TLm의 1/10, 만성일 경우 96시간 TLm의 1/100이다.

LD_{50}은 TLm의 반대개념으로 반수치사량(lethal dose 50%)이라 한다. 이것은 독성 물질을 경구투여 시 50% 치사량으로 동물의 체중 1 kg당 독성 물질의 양(mg)으로 나타낸다. **LC_{50}**은 시험용 물고기의 반수치사농도(lethal concentration 50%)이다. 이것은 독성 물질로 오염된 물에 노출 시 50%가 죽을 수 있는 농도를 말한다.

(2) 생물학적 오염도(biological index of water pollution, BIP)

수중생물의 종류와 수를 조사하여 생물학적으로 물의 오염도를 추정하는 지표이다. 수중생물은 수중환경을 어느 정도 대표하고 있으므로 생물의 종류와 수를 조사하면 물의 오염도를 판정할 수 있다. 맑은 물에는 엽록소를 가진 식물성 생물이 많으며, 오염된 물에는 엽록소가 없는 동물성 생물이 많다. 생물학적 오염도(BIP)는 다음과 같이 산정한다.

$$BIP = \frac{B}{A+B} \times 100(\%)$$

여기서, A는 검수 1 ㎖ 중 유엽록체의 식물성 생물의 개체수이고, B는 검수 1 ㎖ 중 무엽록체의 동물성 생물의 개체수이다. 보통 수중의 오염도가 커지면 식물성 생물수가 줄어들고, 동물성 생물수가 늘어나는 경향이 있다. 맑은 하천이나 저수지 등에는 이 값이 0~2, 상당히 오염된 물에서는 10~20, 그리고 심하게 오염된 물에서는 70~100 정도를 나타낸다.

8 수질오염 방지대책

1) 점오염원(point source)

공장폐수와 같이 오염물질이 특정지점 또는 좁은 지역 내에서 발생하는 것을 말하며, 배출지점을 쉽게 파악할 수 있다. 관리방안은 다음과 같다.

- 오염원 위치 및 부하량 파악
- 오염배출원 목록 작성 및 관리
- 하수처리장 및 하수관거 등 환경기초시설의 정비 및 관리
- 하수관거와 우수관거의 분리
- 무허가 및 무단방류 감시 철저
- 수질총량 규제

참 고 **수질총량 규제**

특정수역의 목표수질을 달성·유지하기 위하여 유역으로부터 배출되는 오염물질의 양을 총량으로 규제하는 제도이다. 이것은 대상수역의 목표수질을 유지하기 위한 총부하량을 산정하고, 오염원별로 배출할 수 있는 오염물질의 최대한도량을 정하여 그 양 이상은 배출하지 못하게 하는 제도이다. 일률적으로 적용하는 배출허용 기준만으로 수역의 환경 기준을 달성하거나 유지하기 어려운 경우에 문제를 해결하기 위한 방안으로, 규제수단이라기보다는 환경계획의 성격이 강하다.

2 편

2) 비점오염원(non-point source)

면오염원이라고 하며 점오염원과는 달리 오염물질이 넓은 범위에 걸쳐 발생한다. 따라서 오염원의 확인이 불분명하고 관리가 쉽지 않다. 우리나라의 경우 비점오염원에 대한 대책 부족이 수질악화의 주요 원인 중 하나로 지적되고 있다. 비점오염원 방지를 위해서는 지표수와 지하수로 씻겨 나가는 영양소나 토양유실을 줄여야 한다. 이를 위해서는 비료사용량을 줄이고, 식물이 왕성하게 비료성분을 흡수하는 시기에 뿌리며, 콩과식물 등을 윤작함으로써 자연적인 질소 고정을 유도할 필요가 있다. 또한 오염원과 수자원 사이에 위치하는 수변생태계를 보강하며, 식생완충대를 설치하는 등의 노력이 필요하다.

Ⅳ 소음 및 진동

1 소음 · 진동의 개념

- 소음은 자신이 원하는 않는 소리의 총칭으로 「소음 · 진동관리법」에서는 기계 · 기구 · 시설 기타 물체의 사용 또는 사람의 활동으로 인하여 발생하는 강한 소리로 정의, 지면 위 1.2~1.5 m에서 소음계로 측정, 단위 dB(A)
- 진동은 어떤 물체가 외부의 힘에 의하여 평형상태에 있는 위치에서 전후 · 좌우 또는 상하로 흔들리는 것으로 「소음 · 진동관리법」에서는 기계 · 기구 · 시설 · 기타 물체의 사용으로 인하여 발생하는 강한 흔들림으로 정의, 지면 위 1.2~1.5 m에서 진동계로 측정, 단위 dB(V)

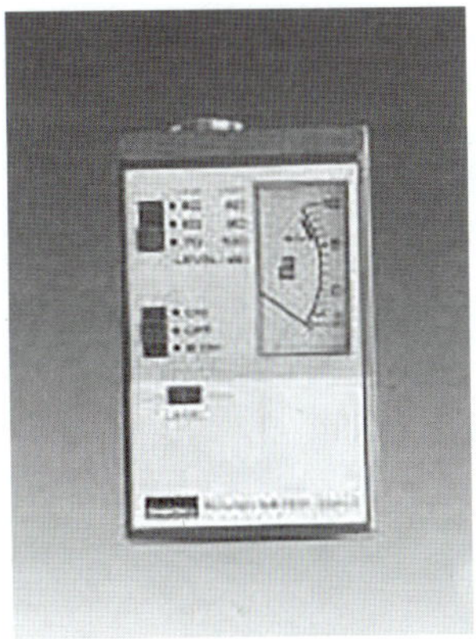

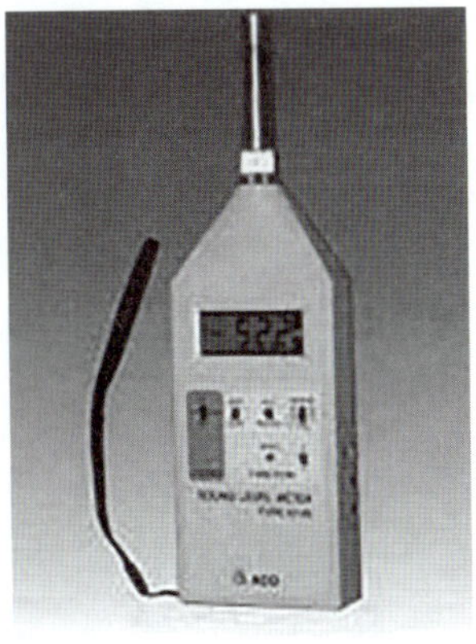

그림 2-48. 소음계(좌 : 간이소음계, 우 : 보통소음계)

1) 소리의 발생

소리(音, sound)는 음원에서 소리에너지가 방출되면 매질을 통하여 전파되어 인간의 청각기관을 자극하는데 이때 뇌신경을 통하여 느끼게 되는 감각이다. 소리의 전달은 **음파(音波, sound wave)**로 설명할 수 있다. 음원에서 소리에너지가 발생되면 그림 2-49에서와 같이 공기분자의 진동이 일어나 대기압의 주기적인 변동에 의한 음압이 발생하고 시간의 흐름에 따라 물결(波) 모양으로 나타나는데, 이것을 음파라 한다.

소리는 매질인 공기입자가 직접 청각기관까지 이동하지 않고, 매질의 운동에너지와 위치에너지의 교번작용에 의해 전달된다. 예를 들면, 북을 두드리면 가죽면이 진동하고 그 면에 접해 있는 공기를 주기적으로 밀었다 당겼다 하여 공기의 밀도가 변하게 되는데, 그 결과 대기압의 미세한 주기적인 변동으로 소리에너지가 음파로 전파된다. 따라서 **소리의 전달**은 탄성과 압력이 있는 고체·액체·기체상의 매질에서만 가능하고, 진공 중에서는 불가능하게 된다.

소리의 전파속도인 음속은 고체 > 액체 > 기체 순으로 매질에 따라 다르다. 공기 중에서 음속은 다음 식으로 산출할 수 있는데, 기온이 높을수록 음속은 빠르게 된다.

$$\text{음속(m/sec)} = 331.5 + 0.61\ t(℃)$$

2) 청각기관에서 소리의 전달

그림 2-50은 청각기관의 구조를 나타낸 것이다. 음원에서 발생한 소리에너지는 외이도를 통하여 고막을 진동시키고, 고막의 진동은 중이에 있는 추골·침골·등골로 구성된 3개의 이소골(청소골)로 전달된다. 여기에서 공기전도로 들어온 음파는 액체전도에 적합하게 변경된다. 이소골 중 등골의 진동은 타원창(oval window)이라는 막에 의해 달팽이관(코티씨기관) 내의 액체인 내이액(림프액, endolymph)에 전달되는데 달팽이관 내에는 기저막(basilar membrane)이 있고, 이 기저막에는 청신경의 신경세포(hair cells)가 있어 소리의 감각을 중뇌에 전달한다. 내이에서 림프액의 파동은 기저막에 부딪히게 되고, 이 기저막에는 신경세포가 있어 림프액의 기계적인 파동이 신경자극으로 변환되어 중뇌로 전달된다. 소리의 크기는 기저막이 진동하는 진폭에 비례하고, 소리의 높낮이는 기저막이 자극받는 위치에 따라 달라진다.

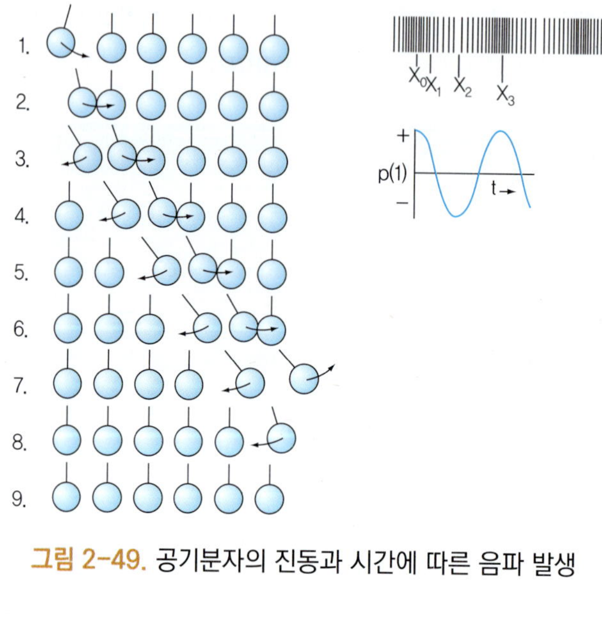

그림 2-49. 공기분자의 진동과 시간에 따른 음파 발생

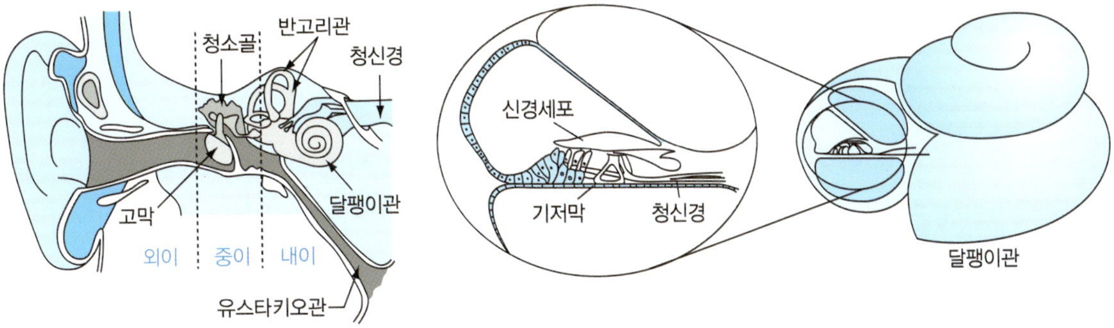

그림 2-50. 청각기관의 구조

표 2-31은 청각기관의 구조와 전달매질 및 그 역할을 나타낸다. 여기서 소리의 전달경로는 매질에 따라 다음과 같이 3단계로 나눌 수 있다.

① 공기의 파동이 기계적인 진동으로 바뀌는 단계 : 음파 → 외이 → 고막 → 이소골
② 기계적인 진동이 액체의 파동으로 바뀌는 단계 : 달팽이관 내의 액체전도
③ 액체의 파동이 신경자극으로 바뀌는 단계 : 기저막 내 신경세포에 의한 신경전도

사람이 소리를 듣기 위해서는 위의 3단계가 모두 정상적으로 이루어져야 한다. 그런데 고음에 오랫동안 노출될 경우 기저막 내 청신경 세포의 손상이 일어난다. 이 신경세포는 일단 손상되면 회복되지 않아 **영구적인 청력손실인 난청**을 일으킨다. 귀가 고음에 노출되었을 때 중이에 있는 근육이 딱딱하게 되어 귀의 민감도를 감소시킬 수 있지만, 소음 레벨을 인식하고 근육을 움직이는 시간에 차이가 있어 순간적으로 발생하는 고주파의 경우 청력손실의 원인이 된다.

소리의 전달경로를 요약하면 다음과 같이 고막에서 소리에너지가 진동에너지로 전환되어 중이의 이소골로 전달되며, 이것은 다시 내이의 타원창이라는 막에 의해 달팽이관내의 림프액에 전달된 후 기저막의 신경세포에 의해 중뇌로 전달된다.

소리에너지 발생 → 음파의 전파 → 고막의 진동 → 이소골에서 증폭 → 타원창 진동 → 내이의 달팽이관내 림프액에 전달 → 기저막의 신경세포에서 감지 → 청신경 → 중뇌 → 청감

표 2-32. 청각기관의 구조와 역할

구조	전달매질	역할
외이	기체(공기)	이 개 : 집음기 외이도 : 음의 증폭 고 막 : 진동판(소리에너지 → 진동에너지)
중이	고체(이소골)	이소골 : 증폭 임피던스 변환 이 관 : 중이의 기압조절
내이	액체(림프액)	타원창 : 이소골의 진동에너지를 달팽이관내의 림프막에 전달 달팽이관 : 관내 기저막의 신경세포에 의해 진동에너지가 중뇌로 전달

2 소음 · 진동의 척도

1) 소리의 3요소

소리는 음의 3요소인 음의 높낮이(세기), 음의 크기(대소) 및 음색으로 설명할 수 있다. 여기에서 음의 높낮이는 음파의 주파수에 의해서 그리고 음의 크기는 공기입자가 진동할 때 그 변위량의 크기(진폭)인 음압에 의해 결정된다.

(1) 소리의 높낮이

- 음파의 주파수(진동수, frequency)에 의해 결정되며 주파수가 클수록 높은 소리
- 가청주파수 20~20,000 Hz

(2) 소리의 대소

- 음파의 진폭(진폭, amplitude)에 해당되는 음압에 의해 결정되며 음압이 클수록 큰 소리
- 가청음압 2×10^{-5}~60 Pa

(3) 음색(sound colour)

- 같은 높낮이와 같은 크기의 소리라 할지라도 피아노나 바이올린의 소리는 다르게 느껴지는데 이것은 음색으로 설명

2) 소리의 물리적인 척도

(1) 음압(sound pressure, P)

- 소리의 대소를 설명하는 가장 기본적인 척도
- 소리에너지에 의해 주위 공기에 발생하는 대기압의 미세한 주기적인 변동
- 대기압(10^5 Pa)에 비해 매우 미비한 수준(최대가청음압 60 Pa)

(2) 음의세기(sound intensity, I)

- 음파의 진행방향에 수직인 단면적에 대한 단위시간의 소리에너지량
- 단위 J/(sec · m^2) 또는 W/m^2
- 가청음의세기 10^{-12}~10 W/m^2

(3) 데시벨(Decibel, dB)

- 음압과 음의세기는 절대적인 척도인 반면, 데시벨은 상대적인 척도로서 소리의 대소에 대한 척도화가 용이(그림 2-51)
- 음의세기레벨(sound intensity level, SIL)
  - 음의 물리적 절대척도인 음의세기를 상대적인 크기로 하여 대수화
  - 최소가청음의 음의세기에 대한 대상음원의 음의세기의 상대적인 크기를 대수적으로 나타냄(I : 대상음원 음의세기, I_o : 최소가청음의 음의세기 10^{-12} W/m^2)
  - SIL (dB) = 10 log I/I_o

3) 소리의 감각적인 척도

사람이 실제로 느끼는 소리는 음압과 주파수에 따라 달라지기 때문에 음압 이외에 주파수를 고려하여 척도화 한다.

(1) 소음레벨(noise level, 소음도)

- 소음계로 측정한 소리의 감각적인 척도로서 음의 물리적인 레벨(dB)을 청감보정회로(그림 2−52) 중 A 특성을 사용하여 보정한 값으로 단위는 dB(A)
- 소음계의 마이크로폰에 의해 측정된 음의세기레벨을 내장된 청감보정회로 중 A 특성에 의해 주파수 보정이 이루어짐
- 음의세기레벨 dB + 청감보정회로 중 A 특성에 의한 주파수 보정치 → 소음레벨 dB(A)
- 소음레벨의 척도에 대한 사례(그림 2−51)
    - 최소가청치(threshold of hearing) 0 dB(A)
    - 낙엽이 떨어지는 소리 10, 속삭임 20, 도서관 30~40 dB(A)
    - 1 m 거리에서의 대화 60, 혼잡한 도시나 고속도로 70, 진공청소기 80 dB(A)
    - 굴착기 90, 열차 100, 비행기 이륙 120~130 dB(A)

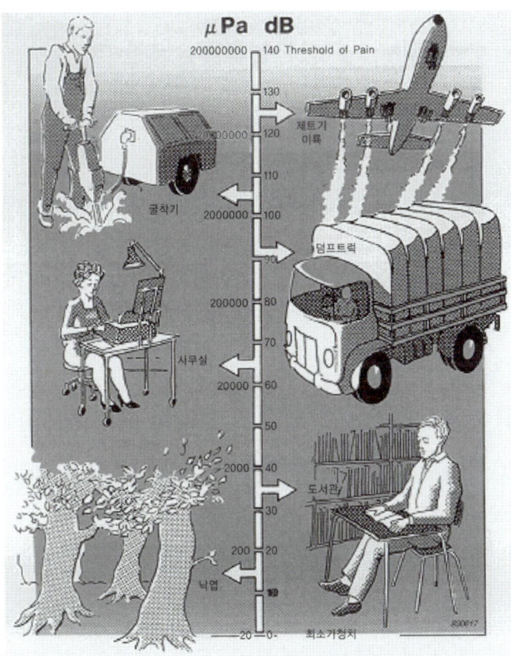

그림 2−51. 음압과 dB의 척도 비교

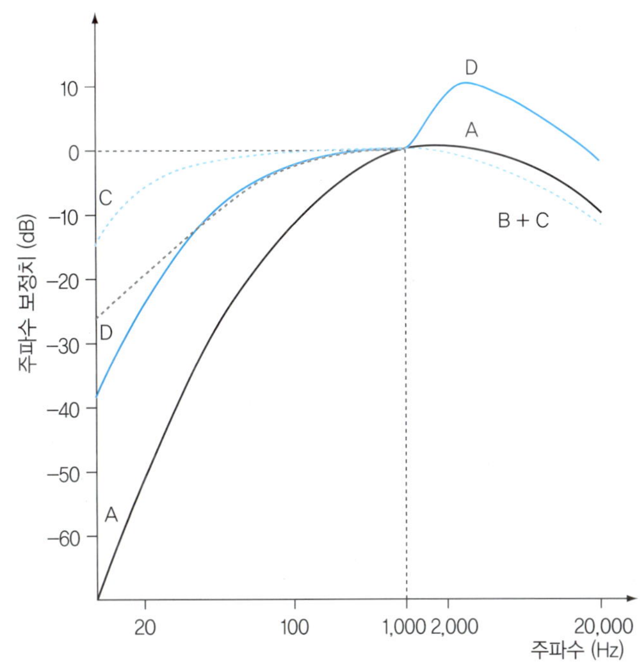

그림 2−52. 청감보정회로

(2) Phon

- 음의 감각량에 대한 상대적인 척도로 1,000 Hz 순음의 음의세기레벨
  - 1,000 Hz, 60 dB 소리 = 60 Phon
- 등청감곡선(equal loudness contour) : 같은 크기로 느껴지는 주파수별 순음을 작성(그림 2-53)
  - 청감이 가장 민감한 주파수는 4,000 Hz 전후
  - 50 Hz, 65 dB 소리 = 1,000 Hz, 40 dB 소리 = 40 Phon

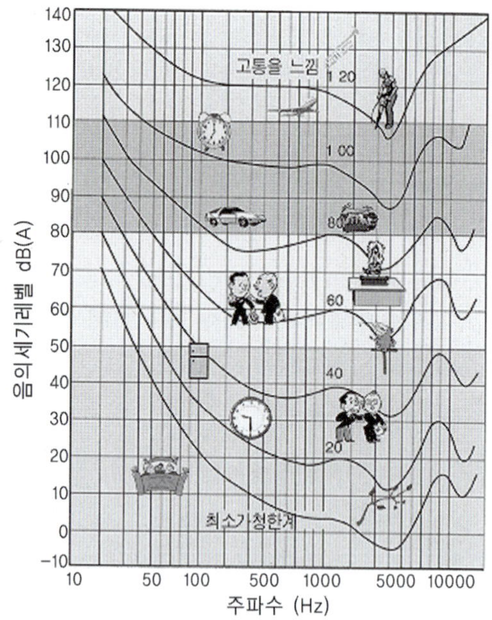

그림 2-53. 등청감곡선

4) 진동의 척도와 종류

- dB(V)와 dB(H)가 사용되는데 여기에서 V는 수직(vertical)을, H는 수평(horizontal)을 의미
- 신체의 영향부위에 따라 전신진동과 국소진동으로 구분

3 소음 · 진동의 영향

소음은 청력손실과 작업능률저하 등 일상생활에 많은 불편을 초래하고 불면증 · 정신장애 · 소화장애 · 스트레스 유발, 호르몬 과다분비, 호흡속도 감소, 말초혈관 수축 등 영향을 초래한다. 오염물질의 배출에 의한 다른 환경문제와 달리 소리에너지에 의한 감각공해로서 가장 많은 민원의 대상이 되고 있다.

1) 청력의 평가

청력은 음을 감지하는 능력으로 청력손실량을 설명하는 **청력레벨(hearing level)**을 측정하여 평가할 수 있다. 청력레벨은 오디오미터(audiometer, 청력검사장비로 특정한 주파수의 순음을 발생)의 수화기를 귀에 대고 몇 가지 특정 주파수(500, 1,000, 2,000, 4,000 Hz)의 음을 듣고서 어느 강도까지 들리는가를 측정하여, 평균적인 사람의 청력에 비해서 몇 dB 강해야 되는지를 평가한 것이다. 여기에서 **이 값이 클수록 청력손실이 크게 되어 청력은 좋지 않게 된다.** 그러나 개인차가 커서 청력레벨이 10 dB 정도인 경우도 정상으로 간주한다. 만약 2,000 Hz 또는 그 이하의 주파수에 대하여 10 dB 이상의 청력손실이 있거나 4,000 Hz 이상의 주파수에서 20 dB 이상의 청력손실이 있을 때는 그 원인규명이 필요하다.

2) 일시적인 청력손실과 영구적인 청력손실

귀의 감도(感度)는 항상 일정한 것은 아니며 그 전에 들은 음에 의해서 변화한다. 큰 음을 들은 직후는 감도가 저하되어 처음에는 일시적으로 귀가 들리지 않게 되나 시끄러운 장소에서 벗어나면 자연히 회복된다. 그러나 음이 크고 또 그 폭로시간이 길어지면, **일시적인 청력손실**을 회복하는데 수시간에서 수일이 필요하게 된다. 일시적인 청력장애(聽力障碍)가 충분히 회복되지 않은데다 다시 소음에 장시간 반복하여 노출되면 점차로 회복이 불가능한 **영구적인 청력손실**이 발생한다. 일시적인 청력손실과 영구적인 청력손실의 발생원인은 다음과 같다.

- 일시적인 청력손실(noise induced temporary threshold shift, NITTS 또는 TTS) : 달팽이관 내 신경세포의 피로현상에 기인
- 영구적인 청력손실(noise induced permanent threshold shift, NIPTS 또는 PTS) : 달팽이관 내 신경세포의 불가역적인 파괴현상에 기인(난청)

그림 2-54는 달팽이관의 기저막내 청신경세포를 나타낸 것으로, 우측의 경우 청신경세포가 손상된 경우에 해당한다. 소음의 청력손실은 저주파보다 고주파일 때 영향이 크며, 지속시간이 길수록 그리고 충격음일수록 큰 영향을 준다.

3) C_5-dip 현상과 노인성 난청

주파수에 따른 소음성 난청의 청력손실은 그림 2-55에서와 같이 주로 3,000~6,000 Hz에서 일어난다. 특히, 4,000 Hz를 중심으로 청력손실이 현저하게 되는데 이것을 **C_5-dip 현상**이라 한다. 이것은 노인성 난청과 구별되는 소음성 난청의 가장 큰 특징으로 알려져 있으나, 약의 부작용 등의 다른 원인에 의해서도 일어날 수 있다.

사람의 귀는 특별한 소음에 노출되지 않더라도 생리적인 노화현상에 의한 청신경의 퇴화로 청력손실을 겪게 된다. 이를 **노인성 난청**(presbycusis)이라 하는데, 그림 2-56에서와 같이 청력손실이 주로 고주파 영역에서 일어난다. 이러한 주파수 특징은 소음성 난청의 유무를 판단할 때 청력손실이 업무상의 소음폭로에 의한 것인지 노화현상에 의한 것이지 구별해야 하는 경우에 중요하게 된다.

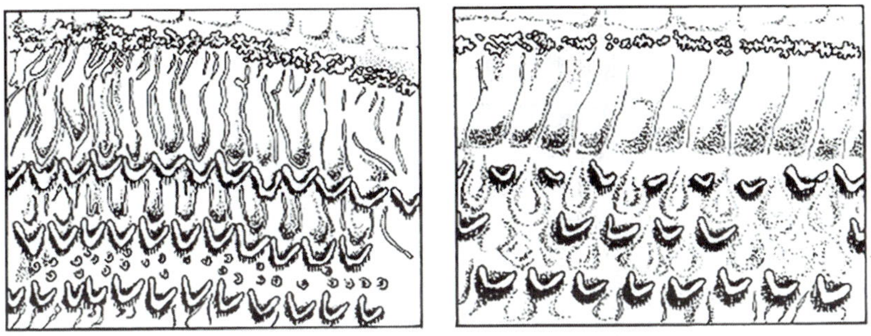

그림 2-54. 내이의 기저막내 청신경 세포의 형태(좌 : 정상, 우 : 세포탈락)

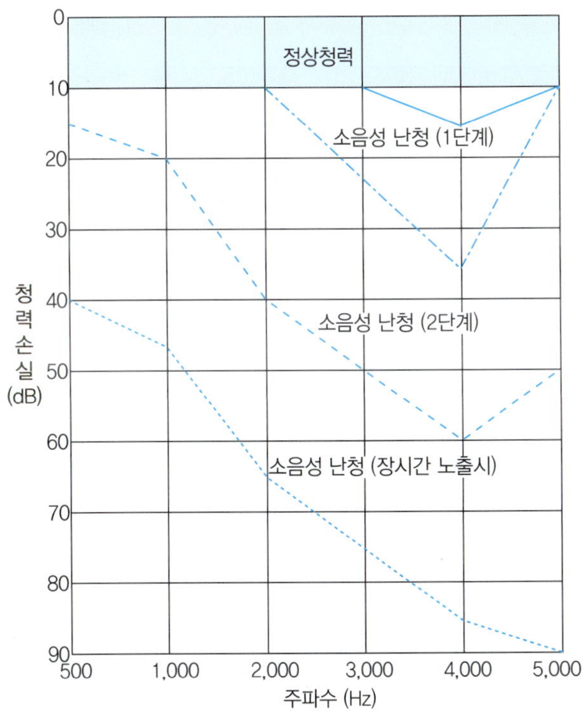

그림 2-55. 소음성 난청에 의한 주파수별 청력손실

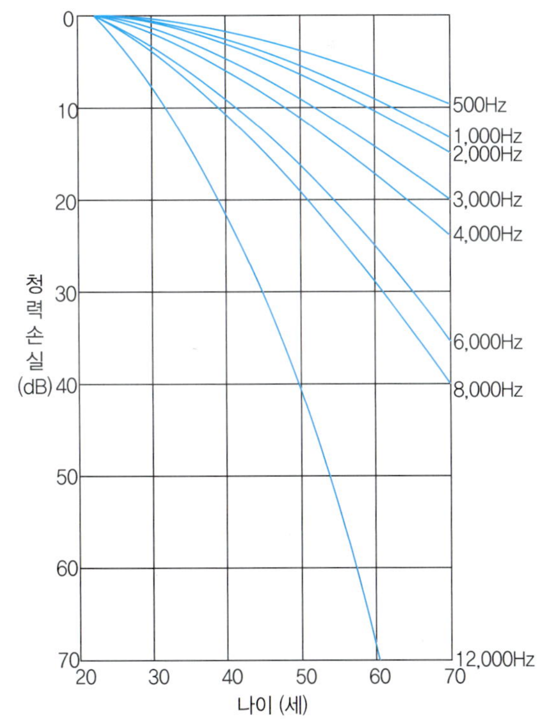

그림 2-56. 청력의 연령변화

4) 소음노출의 허용한계

- 연속음으로 8시간 동안 **90 dB(A)** 이상 폭로되지 않아야 함
- 90 dB(A) 이상의 소음은 난청, 140 dB(A) 이상은 통각(痛覺) 유발

5) 생리적 영향

소음에 노출되면 순환기의 경우 혈압이 높아져 맥박이 증가하고 말초혈관이 수축된다. 호흡기는 호흡횟수가 증가하고 호흡깊이는 감소한다. 소화기계는 침의 분비량이 저하하고 위액산도가 저하하며, 위수축 운동이 감소한다. 혈액은 혈당수준이 상승하고 백혈구수와 혈중의 아드레날린이 증가한다.

6) 진동의 영향

- **레이노병**(Raynaud's disease)과 골 · 관절장애 등 유발
- 혈액순환저해로 손가락이 창백(white finger, 수지창백현상)해지고 청색증(cyanosis)과 동통(疼痛) 유발

4 소음 · 진동기준

1) 소음의 환경기준

소음은 주 · 야간 및 용도별 지역에 따라 그 환경기준이 다르게 된다.

표 2-33. 소음의 환경기준 (단위: Leq dB(A))

구분	대상지역	기준	
		낮 (06:00~22:00)	밤 (22:00~06:00)
일반지역	녹지지역 농림지역 및 자연환경보전지역 전용주거지역 등	50	40
	생산관리지역, 일반주거지역 및 준주거지역	55	45
	상업지역 및 준공업지역	65	55
	공업지역 및 일반공업지역	70	65
도로변지역	녹지지역 농림지역 및 자연환경보전지역 전용주거지역 등 생산관리지역, 일반주거지역 및 준주거지역	65	55
	상업지역 및 준공업지역	70	60
	공업지역 및 일반공업지역	75	70

V 악취

1 악취의 정의

악취는 황화수소 · 메르캅탄류 · 아민류, 그 밖에 자극성이 있는 기체상태의 물질이 사람의 후각을 자극하여 불쾌감과 혐오감을 주는 냄새를 말한다(악취방지법 제2조). 이러한 악취유발물질들은 단일성분으로 존재하기보다는 혼합된 상태이며 그 종류가 매우 다양하다. 악취는 계절 · 시간 · 온도 등에 따라 농도 및 세기가 다르고, 처리공정에 따라서도 달라진다.

2 악취의 발생원

자연적인 발생원과 인위적인 발생원으로 나눌 수 있다. 자연발생원으로는 미생물에 의한 단백질 분해, 도시하수의 혐기성 분해 등으로 악취의 발생량이 인위적인 발생량보다 훨씬 많은 것으로 알려져 있으나 넓은 공간에서 일어나 농도가 낮기 때문에 문제시되지 않는 경우가 많다. 인위적인 발생원으로는 정유공장, 화학공장, 분뇨 및 축산처리장이나 위생처리장, 하수처리장, 양돈장, 식품공장, 합성수지 공장 등으로 도시의 대표적인 악취발생원으로 지목되고 있다. 또한 음식물쓰레기처리장, 쓰레기매립장이나 중간처리시설 또한 악취민원의 주요 대상이 되고 있다.

3 악취의 측정

악취의 측정은 복합악취와 단일악취 성분에 따라 다음과 같다. 악취의 세기는 복합악취의 경우 희석배수로 나타내며, 단일악취성분의 경우 지정악취 물질의 농도로 나타낸다.

- 복합악취 : 공기희석관능법
- 단일악취성분 : 기기분석법

4 악취의 영향

- 감각적 · 주관적 불쾌감, 혐오감, 스트레스
- 호흡기계 · 눈의 점막자극, 식욕감퇴, 구토, 두통 등

5 악취의 배출허용기준

악취의 배출허용기준은 표 2-33에서와 같이 복합악취와 지정악취물질로 나누어진다.

표 2-34. 복합악취와 지정악취물질의 배출허용기준

구분	복합악취 공업지역(희석배수)		복합악취 기타 지역(희석배수)		적용시기
	배출허용기준	엄격한 배출허용기준	배출허용기준	엄격한 배출허용기준	
배출구	1000 이하	500 ~1000	500 이하	300~500	2005년 2월 10일부터
부지경계선	20 이하	15~20	15 이하	10~15	

	지정악취물질	공업지역 (ppm)	기타 지역 (ppm)	엄격한 배출허용기준(ppm)	적용시기
1	암모니아	2	1	1~2	2005년 2월 10일 부터
2	메틸메르캅탄	0.004	0.002	0.002~0.004	
3	황화수소	0.06	0.02	0.02~0.06	
4	다이메틸설파이도	0.05	0.01	0.01~0.05	
5	다이메틸다이설파이드	0.03	0.009	0.009~0.03	
6	트라이메틸아민	0.02	0.005	0.005~0.02	
7	아세트알데하이드	0.1	0.05	0.05~0.1	
8	프로피온알데하이드	0.1	0.05	0.05~0.1	
9	뷰틸알데하이드	0.1	0.029	0.029~0.1	
10	n-발레르알데하이드	0.02	0.009	0.009~0.02	
11	i-발레르알데하이드	0.006	0.003	0.003~0.006	
12	스타이렌	0.8	0.4	0.4~0.8	
13	톨루엔	30	10	10~30	2008년 2월 10일 부터
14	자일렌	2	1	1~2	
15	메틸에틸케톤	35	13	13~35	
16	메틸아이소뷰틸케톤	3	1	1~3	
17	뷰틸아세테이트	4	1	1~4	
18	프로피온산	0.07	0.03	0.37~0.07	2010년 2월 10일 부터
19	n-뷰틸르산	0.002	0.001	0.001~0.002	
20	n-발레르산	0.002	0.0009	0.0009~0.002	
21	i-발레르산	0.004	0.001	0.001~0.004	
22	i-뷰틸알코올	4.0	0.9	0.9~4.0	

비고 :

1. "복합악취"라 함은 두 가지 이상의 악취물질이 복합적으로 존재하면서 사람의 후각을 자극하여 불쾌감과 혐오감을 주는 냄새를 말한다.
2. 배출허용기준의 측정은 복합악취를 측정하는 것을 원칙으로 한다. 다만, 사업자의 악취물질 배출 여부를 확인할 필요가 있는 경우에는 지정악취물질을 측정할 수 있다. 이 경우 어느 하나의 측정방법에 의하여 기준을 초과한 때에는 배출허용기준을 초과한 것으로 본다.
3. 복합악취의 측정은 악취공정시험방법의 공기희석관능법을 적용하며, 지정악취물질의 측정은 기기분석법을 적용한다.
4. 복합악취의 시료채취는 다음과 같이 구분하여 실시한다.
   가. 사업장 안에 높이 5 m 이상의 일정한 악취배출구와 다른 악취발생원이 혼재한 경우에는 부지경계선 및 배출구에서 각각 채취한다.
   나. 사업장 안에 높이 5 m 이상의 일정한 악취배출구외 다른 악취발생원이 없는 경우에는 일정한 배출구에서 채취한다.
   다. 가목 및 나목외의 경우에는 부지경계선에서 채취한다.
5. 지정악취물질의 시료는 부지경계선에서 채취한다.
6. "희석배수"라 함은 채취한 시료를 냄새가 없는 공기로 단계적으로 희석시켜 냄새를 느낄 수 없을 때까지 최대로 희석한 배수를 말한다.
7. "배출구"라 함은 악취를 송풍기 등 기계장치 등을 통하여 강제로 배출하는 통로(자연환기가 되는 창문 · 통기관 등을 제외한다)를 말한다.
8. "공업지역"이라 함은 다음 각호의 어느 하나에 해당하는 지역을 말한다.
   가. 국가산업단지 · 일반지방산업단지 · 도시첨단산업단지 및 농공단지
   나. 전용공업지역
   다. 일반공업지역

03 장

산업보건

I 산업보건의 개념

1 산업보건(occupational health)의 정의

– 세계보건기구(WHO)와 국제노동기구(International Labour Organization, ILO) 공동위원회(1995)
  - 모든 직업에서 일하는 근로자들의 육체적 · 정신적 · 사회적 건강을 유지 · 증진시키며, 작업조건으로 인한 질병을 예방하고, 건강에 유해한 조건의 근로자를 보호하며, 근로자를 생리적으로나 심리적으로 적합한 작업환경에 일하도록 하는 것

– 산업보건학은 근로자들에게 발생할 수 있는 건강장애요소를 예방하고 근로조건과 환경이 이들에게 적합하도록 연구 개선하는 학문으로 관련 분야는 다음과 같이 구분
  - 산업위생학 : 근로자 건강문제를 위주로 작업환경개선의 기술적 문제를 다루는 학문
  - 산업의학 : 근로자의 건강증진, 질병의 예방과 진료, 재활 등을 연구하는 학문
  - 인간공학 : 인간과 직업, 기계, 환경, 노동 등의 관계를 과학적으로 연구하는 학문
  - 산업간호학 : 근로자의 건강과 간호를 연구하는 학문
  - 기타 : 안전공학, 인류생태학, 역학 및 통계학 등

2 산업보건의 중요성

– 신체와 건강의 위험요인이 많이 존재하고 노동인구 증가
– 근로자의 권익보호 필요
– 생산성의 증대를 위한 노동력 확보와 인력관리 필요성 증대

3 산업보건의 목적

– 산업재해, 직업병 및 공업중독 예방
– 근로자의 안전과 건강보장
– 작업능률 향상

4 산업보건의 발전과정

1) 외국의 산업보건

(1) 산업혁명 이전

- **Hippocrates** (BC 460~377)
  - "광산에서 장기간 일한 근로자는 심한 호흡곤란과 기침으로 사망한다"고 하여 **직업과 질병이 관계 있음**을 기술
  - 납중독에 의한 선통발작 보고
- Discorides (1세기경, 그리스 출신의 외과의사)
  - 납중독에 따른 복부산통, 사지마비에 대하여 기록
- Paracelsus (1493~1541)
  - 야금공들의 질병을 연구, 급·만성 수은중독을 기술, 매독치료제로 수은 사용
- Georgius Agricola(1494~1555)
  - 건강에 관심을 갖고 광업과 제련에 관한 책(De Re Metallica) 저술, 진폐증에 대해 기술
- Bernardio **Ramazzini** (1633~1714)
  - 일하는 사람들의 질병(De Morbis Artificum Diatriba)을 발간(1713)
  - **직업과 직업병의 관계를 명확히 함**으로써 직업병에 관한 과학적인 체계 확립
  - 의사들은 환자의 직업을 물어보아야 한다고 함
  - **산업보건학, 산업의학 또는 산업위생학의 시조**(Father of the Occupational Medicine)

> **참고** Bernardino Ramazzini (1633~1714)
>
> 산업보건학의 시조로 불리며 Galileo, Newton과 같이 17세기의 뛰어난 과학자이며 의사이다.

이태리의 Modema와 Padua의 대학교수로서 광부, 농부, 어부, 석공을 위시하여 각종 직업인과 군인, 선원, 수도자 그리고 장의사에서 염하는 사람들까지 모든 직업에서 오는 질병에 대하여 14권에 걸친 "일하는 사람들의 질병"을 발간하였다.

(2) 산업혁명 이후

- 18세기부터 19세기에 산업혁명이 시작되면서 인구가 공장지대의 비위생적인 거주지로 집중
- 대량생산체계에 따른 새로운 위험들(화학물질, 중금속, 연소자 장시간 노동, 안전사고 등)이 노동자의 건강을 위협하는 중요한 요인으로 등장, **산업보건의 중요성이 강조**되기 시작
- Percival Pott(영국 의사)
  - 1755년 10세 미만의 굴뚝청소부에서 직업성 음낭암 보고, 검댕

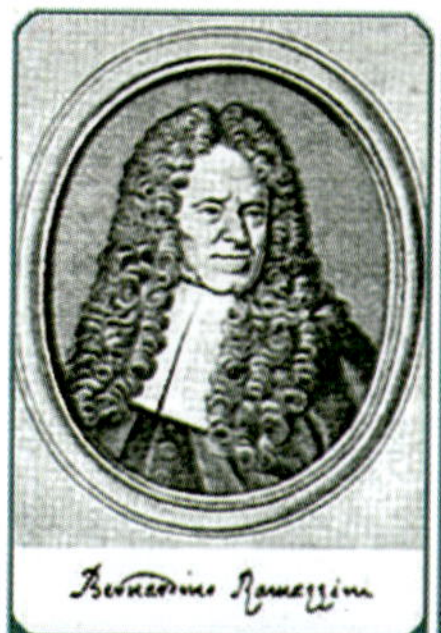

Bernardino Ramazzini [1633 - 1714]

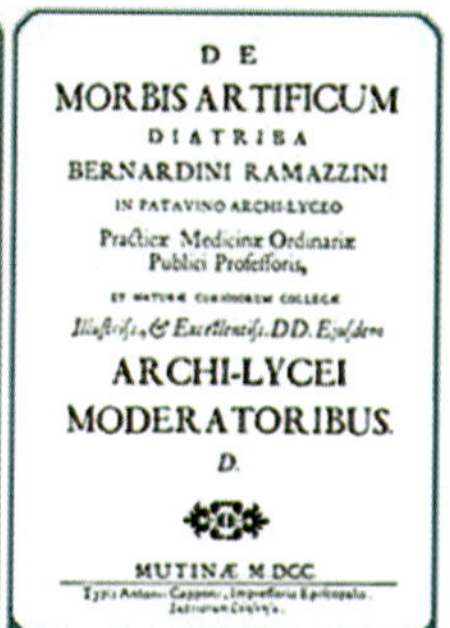

De Morbis Artificum Diatriba 표지

(soot)이 원인

- Thomas Percival(1740~1804)
  - 근로자를 위한 보건사업 처음 시작(최초 영국의 공장의사)
  - 연소자들의 작업시간과 작업조건에 관한 보고서 발표
- 최초의 공장법(Factory Acts) 제정(1833년, 영국)
  - 주 48시간 이상의 노동제한과 9세 이하의 소년고용금지, 노동감독관 배치 등 규정
- Edwin Chadwick(영국, 1800~1875)
  - 영국 노동인구의 위생상태에 관한 보고서(1842) 작성
  - 노동인구의 작업 및 생활환경을 조사하여 비참했던 상황을 보고, 1848년 공중보건법 제정에 기여
- 최초의 공중보건법(Public Health Act) 제정(1848년, 영국)
  - 공중보건국과 지방보건국 설치
- Otto von **Bismarck**(독일)
  - 근로자질병보호법(1883)과 산업재해보험법(1884) 제정, 사회보장제도의 기틀 마련
- 1919년 ILO(국제노동기구)의 설립
- Alice Hamilton(미국, 1869~1970)
  - 하버드 의과대학의 최초 여교수로 미국의 산업보건에 크게 기여
  - 1925년 납중독의 병리학적 보고(Industrial Poisons in the United States)
  - 1934년 Industrial Toxicology 저술
  - 1943년 Exploring the Dangerous Trades 자서전 저술(미국 기업들의 열악한 작업환경과 노동강도 수준 기술)

2) 우리나라의 산업보건

(1) 1950년대

- 한국전쟁으로 모든 산업이 황폐화
- 1948년 : 정부수립으로 사회부 내 노동국 발족
- **1953년 : 근로기준법** 제정
- 1955년 : 사회부가 보건사회부(노동국)로 개편

(2) 1960년대

- 1962년 : 근로기준법 시행령 제정
- 1963년 : 보건사회부의 노동국이 노동청으로 승격, 광산지역 근로자의 진폐증과 소음성 난청의 연구를 기반으로 **산업재해보상보험법** 제정
- 1963년 : 30인 이상 사업장 근로자의 건강진단 처음 시행, 유기용제중독과 직업성 피부염 확인
- 1965년 : 벤젠중독으로 인한 재생불량성 빈혈 보고
- 1967년 : 소음성 난청, 진폐증, 유기용제 및 납중독 발견
- 1968년 : 납작업자들 조사에서 납중독자 발견, 축전지 공장에서 치아산식증 발견

(3) 1970년대

- 1970년 : 벤젠중독과 유기염소화합물인 트리클로로에틸렌(TCE) 중독 유소견자 보고
- 1970년대 초 : 수은중독과 크롬중독 발견
- 1972년 : 직업병의 특수건강진단제도 도입
- 1976년 : 광산근로자에서 레이노드병 발견
- 1976년 : n-헥산(hexane, C_6H_{14})에 폭로된 근로자가 다발성 신경염으로 하반신 마비, 사회문제가 됨
- 1977년 : 직장의료보험제도 실시
- 1977년 : 통신기기 세정근로자의 사염화탄소(CCl_4) 중독 발견
- 1970년대 : 직업병 진단이 임상진단과 비특이적인 검사소견에서 보다 정밀한 진단방법으로 전환

(4) 1980년대

- 1981년 : 노동청이 노동부로 승격, **산업안전보건법**(사업주에게 근로자의 안정과 보건을 책임) 제정
- 1983년 : 작업환경측정방법 제정, 잠수작업근로자의 잠함병, 반월공단 납중독사건 발생
- 1984년 : 진폐의 예방과 진폐근로자의 보호 등에 관한 법률 제정
- 1987년 : 산업안전공단 설립
- 1988년 : 원진레이온 집단 수은중독 환자 발생, 인천·안산지역 중금속 취급 및 도금업체 종사자 중 크롬중독 증세 확인, **원진레이온 근로자 2명 이황화탄소 중독 직업병으로 판정**
- 1989년 : 산업보건연구원 설립
- 1980년대 중반 이후 : 직업병 증가가 사회문제로 부각, 1988년부터 산재직업병의 논의 개시

(5) 1990년대

- 1993년 : 이황화탄소(CS_2) 중독 사건으로 원진레이온 폐업
- 신종 직업병의 출현
  - VDT (visual display terminal, 컴퓨터영상단말기) 관련 질환
  - CTDs (cumulative traumatic disorders, 누적외상성 근골격계질환)
- 망간중독 보고, 카드뮴 중독 논란

참고 직업병 판정

직업병은 비직업성 질병과의 한계가 명확하지 않아 특정직업과 직업성 질환 사이의 인과관계를 밝히는 것이 쉽지 않다. 유해화학물질로 인한 중독의 경우 오염물질의 검출이 어려워 진단이 곤란하고, 만성 질병의 경우 오랜 잠복기를 거쳐 발병하기 때문에 판정에 많은 어려움이 있다. 직업병은 작업내용과 작업에 종사한 기간, 유해작업의 정도, 작업환경·취급원료 및 제품 자체의 유해유무, 증상의 경과, 발병 이전의 신체적 이상 등을 조사하여 종합적으로 판단한다. 직업병으로 인정받기 위해서는 특정직업에 종사한 후 질병이 발생한 것이어야 하고, 질병을 유발할 만큼 작업환경이 유해하여야 하며, 그 질병으로 인해 건강장애를 일으켰음이 판정되어야 하는 등의 조건이 모두 만족되어야 한다. 특수검진을 통하여 직업병 유소견자로 판정을 받더라도 노동부가 정한 "업무상 질병인정기준"에 합치되어야 하고 의학적 판명을 거쳐야 한다.

참 고 원진레이온의 이황화탄소 중독

원진레이온 사건은 비스코스레이온(viscose rayon, 인조견사)을 생산하던 노동자들이 이황화탄소(CS_2) 집단중독으로 발생하였다. 이황화탄소는 비스코스레이온과 셀로판제조공정 중에 그리고 사염화탄소(CCl_4) 생산원료로 사용 시 발생한다. 이것은 상온에서 무색투명하고 휘발성이 강하며, 일반적으로 불쾌한 냄새가 나는 유독성의 액체로 공기 중에서 서서히 분해되어 황색을 띤다. 만성중독 시 뇌경색증, 팔다리가 아프고 저리는 다발성 신경염, 혈액순환장애를 일으켜 협심증과 관상동맥질환, 이외에 심부전증, 간기능 및 성기능장애 등 심각한 직업병을 수반한다.

비스코스레이온을 만드는 공장에서 이황화탄소 중독증이 처음 보고된 곳은 미국으로, 1900년대부터 1930년대에 이미 정신병적 장애와 신경증상이 보고되었다. 직업병 문제가 알려진 이후 1913년부터 미국에서 일본으로 레이온 사업이 이전되었으며, 1927년에 일본에서 처음으로 중독사례가 보고되었다. 그 후 두통, 권태감, 기억력 저하, 불면증 등 심신장애와 고혈압, 신경염, 콩팥기능장애 등을 호소하는 만성중독이 보고되었으며, 1960년대 들어서는 뇌혈관장애에 따른 정신장애나 마비환자들이 보고되었다. 그런데 당시에 한일경제원조의 일환으로 일본 도레이레이온(1926년 동양레이온으로 변경)의 중고 방사기계(紡絲機械)가 국내로 도입되었으며, 흥한화학섬유주식회사(후에 세진레이온을 거처 1976년 원진레이온주식회사로 개명, 경기도 남양주시)에서 가동되기 시작하였다. 공장가동 중에 다양한 직업성 질환들이 발생하였으며, 특히 이황화탄소 중독은 커다란 사회문제가 되어 산재직업병에 대한 관심을 갖게 하는 계기가 되었다.

1993년에 원진레이온의 공장설비는 가동이 중단되었지만 이듬해 다시 중국으로 수출되었다. 지금까지 원진레이온의 수많은 근로자가 목숨을 잃었으며, 후유증으로 고통을 받고 있다. 원진재단의 녹색병원은 환자들의 보상금으로 설립되었으며, 원진레이온의 직업병환자를 비롯하여 산재환자와 서민들을 진료하고 있다.

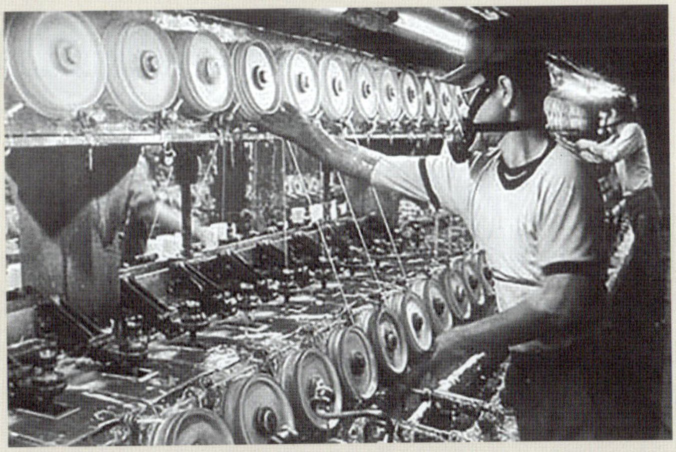

그림 2-57. 원진레이온 작업장면

Ⅱ 산업장의 작업환경관리 및 보건관리

1 작업환경의 측정과 관리

1) 작업환경의 측정과 평가

(1) 유해요인의 파악

– 원재료 · 생산물 · 부산물의 종류와 이들이 인체에 미치는 영향(화학물질의 경우 MSDS 검토)

– 공정에서 발생하는 화학적 · 물리적 · 생물학적 유해인자

– 부자연스러운 작업자세, 과다한 작업량, 단순반복 등의 인체공학적 유해요인

(2) 유해환경의 측정

– 물리적 인자 : 주로 직독식
– 생물학적 인자 : 낙균배양기로 포집하여 배양
– 화학적 인자 : 유해물질을 포집하여 실험실에서 분석, 직독식 기기, 가스검지관 등

(3) 측정의 평가

– 노동부 고시에 의해 화학물질 및 물리적 인자의 노출기준이 정해져 있음
– 노출기준은 근로자가 유해인자에 노출되는 경우 노출기준 이하 수준에서는 거의 모든 근로자에게 건강상 나쁜 영향을 미치지 아니하는 기준으로 작업장 유해인자에 대한 작업환경의 개선기준과 작업환경 측정결과의 평가기준으로 사용

참 고 MSDS

물질안전보건자료(material safety data sheet)의 약어로 "근로자의 알 권리(right to know)"에 기반을 두고, 모든 제조업 근로자에게 자신이 일하는 장소에서 발생할 수 있는 유해조건을 알리는데 그 목적이 있다. 화학물질 취급 시 발생될 수 있는 사고나 직업병을 사전에 예방하고 불의의 사고에 대응하기 위한 것으로 사업주에게 화학물질의 성분, 안전보건상의 취급주의사항 등을 작성하여 근로자에게 화학물질의 유해·위험성 등을 교육시키고 작업장에 비치토록 의무를 부과하고 있다.

참 고 작업장 유해물질의 노출기준(TLVs)

미국 정부의 산업위생전문가협의회(American Conference of Governmental Industrial Hygienists, ACGIH)가 만든 작업환경중 유해물질의 노출기준인 허용한계치(threshold limit values, TLVs)로 대부분의 근로자가 매일 반복하여 노출되어도 유해하지 않을 것이라고 생각되는 유해물질의 농도를 의미한다. 그러나 개인의 감수성에 차이가 많으므로 일부는 TLVs 이하에서도 불쾌감을 느낄 수 있고, 극소수는 기존의 질병상태가 악화되거나 직업병으로 발전하여 심각한 영향을 받을 수 있다. 이것은 법적기준이라기보다 유해물질을 관리하는 지침 또는 권고기준의 성격을 띠고 있다. 미국 정부의 법적기준은 1970년 산업안전보건청(OSHA, U.S. Occupational Safety and Health Administration)에서 만든 PEL (permissible exposure level)이 있다.

참 고 작업환경의 노출기준 평가

작업환경을 측정할 때 시료채취는 주로 1일 8시간 작업하는 근로자의 1일간 노출을 평가하기 위한 것으로 그 대표성을 인정하기 위해서는 적어도 6시간 이상 시료를 채취해야 한다. 따라서 한정된 시간에 시료가 채취된 경우 8시간 시간가중평균값(time-weighted average, TLV-TWA)으로 환산한 후 평가한다. 그러나 이 측정치는 순간적인 유해요인의 노출을 평가하지 못하는 단점이 있다. 이를 보완하기 위하여 단시간노출값(short term exposure limit, TLV-STEL) 또는 최고노출기준(ceiling, TLV-C)이 있다. 전자는 근로자가 1회에 15분간 유해요인에 노출되는 경우의 기준이며, 후자는 근로자가 1일 작업시간 동안 잠시라도 초과할 수 없는 기준을 말한다.

2) 작업환경관리의 원리

– 제거(elimination)
– 대치(substitution) : 공정 · 시설 · 물질의 변경 등
– 격리(isolation)
  • 작업자와 유해인자간에 차단막이나 방호벽(barrier) 설치, 개인보호구 착용
  • 물체 · 거리 · 시간 등이 사용될 수 있음
– 환기(ventilation)
  • 국소환기와 전체환기로 구분
  • 환기시설은 후드(hood), 덕트(duct), 공기정화장치(air cleaning device), 배기구(stack)로 구성
– 공학적인 제어(engineering control)

2 근로자의 건강관리와 건강진단

1) 건강관리

– 모든 근로자의 건강상태를 파악 · 관리한다는 적극적인 면이 강조되고 있으며, 예방의학 · 치료의학 · 재활의학 및 건강증진이 포함된 포괄적인 접근으로 건강자의 관리와 요주의자를 포함한 환자관리가 병행

2) 건강진단

산업안전보건법에 사업주가 다음과 같이 근로자에 대한 건강진단을 실시하도록 규정하고 있다.

– 일반건강진단 : 상시 사용하는 근로자의 건강관리를 위하여 주기적으로 실시(국민건강보험법 건강검진 : 사무직 근로자 2년마다 1회 이상, 그 이외에 연 1회)
– 특수건강진단 : 특수건강진단 대상 유해인자 노출 및 직업병 유소견 판정과 관련된 근로자의 건강관리를 위하여 주기적으로 실시(대상 유해인자에 따라 시기 및 주기가 다름)
– 배치전 건강진단 : 특수건강진단 대상업무에 종사할 근로자에 대하여 배치 예정업무에 대한 적합성 평가를 위하여 실시
– 수시건강진단 : 특수건강진단 대상업무로 인하여 해당 유해인자에 의한 직업성 천식, 직업성 피부염, 그 밖에 건강장해를 의심하게 하는 증상을 보이거나 의학적 소견이 있는 근로자에 대하여 실시
– 임시건강진단 : 필요에 따라 특수건강진단 대상 유해인자 또는 그 밖의 유해인자에 의한 중독 여부, 질병이환 여부 또는 질병의 발생원인 등을 확인하기 위하여 지방고용노동관서의 장의 명령에 따라 실시(고용노동부 장관은 필요하다고 인정하는 경우에 명할 수 있음)

건강진단에 따른 결과는 사후관리를 위하여 표 2-34에서와 같이 판정이 이루어진다. A의 경우 사후관리가 불필요하나 C와 D의 경우 사후관리가 필요하게 된다. 이러한 지표는 건강상태의 보호 · 유지를 위해 어떤 조치가 필요한지를 결정하기 위한 참고기준으로서 그 의미를 갖는다.

표 2-35. 건강진단에 따른 건강관리구분의 판정

건강관리구분		의미
A	건강인(정상)	건강관리상 사후관리가 필요 없는 자
C_1 C_2	직업병 요관찰자 일반질병 요관찰자	직업성 질병으로 진전될 우려가 있어 추적검사 등 관찰이 필요한 자 일반 질병으로 진전될 우려가 있어 추적관찰이 필요한 자
D_1 D_2	직업병 유소견자 일반질병 유소견자	직업성 질병의 소견을 보여 사후관리가 필요한 자 일반 질병의 소견을 보여 사후관리가 필요한 자
R	제2차 건강진단대상자	일반건강진단에서의 질환의심자
U	판정 불가	퇴직 등의 사유로 건강관리구분을 판정할 수 없는 근로자

3 산업보건교육과 건강증진사업

산업보건교육은 산업보건사업 중 가장 중요하다.

1) 산업보건교육의 내용

- 작업으로 초래될 수 있는 건강장애와 질병
- 건강진단의 검사내용과 검사의미 및 정상범위의 올바른 개념
- 작업환경측정 유해인자의 종류와 유해정도 및 대처방안
- 위생보호구의 역할과 효과 및 사용법
- 상하수도 · 식당 · 폐기물처리장 · 화장실 등 일반 위생시설에 관한 위생교육
- 생활습관의 개선과 일상적인 질병의 관리방법
- 응급환자 발생 시 대처방법
- 작업환경 측정결과, 건강진단결과, 결근이나 질병 등 사업장 내의 각종 통계

2) 산업보건교육의 방법

- 1차로 강연회, 심포지엄, 패널토의 등의 지식 전달
- 2차로 분임토의, 그룹모임, 역할극 등으로 근로자 자신들의 문제제기와 해결방법 탐구
- 보건관리자가 수시로 현장을 방문하여 상담, 개선방안 등 제시

3) 사업장의 건강증진사업

(1) 필요성

- 단순히 질병이 없는 소극적 건강관리의 개념에서 질병예방과 보다 나은 건강유지의 적극적인 개념의 일차 예방에 중점을 둔 사업의 중요성이 대두
- 건강위험요인의 파악과 제거, 건강에 필요한 자원제공, 집단보건교육, 사업결과의 평가 등이 보다 효과적으로 수행될 수 있음

2 편

(2) 건강증진사업의 효과

- 근로자
  - 참여의 편리, 비용의 최소화, 건강정보획득, 건강관리의 필요성에 관한 동기부여
  - 기업주에게 건강지지방침과 실천방안을 채택하도록 영향
- 기업주
  - 결근율 감소, 사기증가, 생산성 향상
  - 의료관련비용 감소, 대외 이미지 제고

(3) 건강증진사업의 기획과 평가

- 대상집단의 선택
- 수요 조사
- 우선순위의 결정
- 프로그램의 설계
- 평가

(4) 건강증진 프로그램의 내용

- 인식도 향상을 위한 프로그램
  - 근로자의 인식도와 관심도를 높이기 위한 것
  - 회보, 포스터, 전단, 주말교실, 건강검진 등의 수단 이용
- 생활양식 변화를 위한 프로그램
  - 금연, 절주 및 금주, 운동, 영양관리 등
- 새로 익힌 건강한 생활습관 유지를 위한 프로그램

4 근로자의 영양관리

1) 근로자의 영양관리

- 근로자의 건강확보와 작업능률 향상을 위해 중요
- 성인 남자 2,500 kcal/1식, 성인 여자 2,000 kcal/1식
- 주요 영양소와 기능
  - 탄수화물 : 근로자의 주요 에너지 공급원
  - 지방질 : 보충 에너지 공급원
  - 단백질 : 신체조직 형성
  - 비타민 : 신체의 생리기능 조절, 체내에서 합성되지 않아 음식물 섭취가 중요
  - 무기질 : 생리기능 조절(Na), 뼈와 치아 구성(Ca, Fe)

2) 근로 종류 및 근로자에 따른 영양관리

- 고온작업 : 식염, 비타민 A · B · C
- 저온작업 : 지방질, 비타민 A · B · C · D
- 소음작업 : 비타민 B_1
- 강노동작업 : 비타민류, Ca 강화식품(강화미 · 된장 · 간장 · 우유)
- 중노동자 : 충분한 단백질과 비타민 B_1
- 근육근로자 : **당질**, 지방질, 비타민 B_1

표 2-36. 주요 비타민의 기능과 함유식품

종류	기능(결핍증)	함유식품
A	어두운 곳에서 물체 구별(야맹증) 건강한 피부, 성장 촉진	간, 달걀노른자, 우유, 녹황색 채소
D	뼈와 치아의 칼슘과 인 흡수 조절(구루병) 햇빛에 의해 체내 합성	간, 달걀, 우유
B_1(티아민)	에너지대사 조절(각기병)	돼지고기, 현미, 콩
B_2(리보플라민)	에너지대사 조절(구순구각염, 설염)	우유, 유제품, 간, 달걀, 녹색채소
C(아스코르브산)	혈관을 튼튼하게 하고 상처회복 조절(괴혈병)	녹색채소, 감귤류, 딸기 열에 약해 조리 중 쉽게 손실

3) 중독에 따른 영양관리

- 벤젠 : 급성 비타민 B_1, 만성 비타민 B_6
- 암모니아 : 비타민 C
- 일산화탄소 : 비타민 B_1
- 사염화탄소 : 비타민 E
- 이황화탄소 : 비타민 B_2
- 아연 : 철, 동, 대두단백질 등
- 기타 직업성 중독 : 알칼리성 식품(우유 · 야채 · 과일 · 해초 등)

5 작업관리

1) 근로자의 적정 배치

- 근로의욕과 생산성에 직접 영향을 주기 때문에 다음의 검사결과를 검토하여 배치
  - 신체계측 : 신장, 체중, 흉위, 좌고, 상완위 등
  - 신체기능검사 : 배근력, 심폐기능, 시력, 색맹, 청력 등

- 건강진단 : 결핵, 고혈압, 간질 등
- 정신적 적성검사 : 지능검사, 성격검사, 직업적성검사 등

2 편

2) 작업동작의 합리화

– 작업자세의 안정도, 작업동작의 경제성 · 안전성 · 능률성 추구
– 사진순간 촬영 등 작업동작 연구(motion study)를 통해 개선

3) 작업시간과 생활시간의 합리화

– 시간연구(time study)를 통하여 작업시간을 합리적으로 배분

4) 근로강도에 따른 작업관리의 합리화

– 근로자들의 근로강도나 양을 조사하여 근로자들의 건강관리와 작업능률의 향상 도모
– 육체적 근로강도의 지표 : 에너지대사율(relative metabolic rate, RMR)

$$RMR = \frac{\text{작업시 소비에너지} - \text{같은 시간 동안의 안정 시 소비에너지}}{\text{기초대사량}}$$

$$= \frac{\text{근로대사량}}{\text{기초대사량}}$$

– RMR에 따른 노동 분류
- 0~1 : 경노동
- 1~2 : 중등노동
- 2~4 : 강노동
- **4~7 : 중노동**
- 7 이상 : 격노동

5) 작업조건의 합리화

– 작업자세의 합리화
– 운반방법의 개선(기계적 운반으로)
– 작업속도의 조정(생리적 리듬에 맞추어 접근)
– 작업시간과 휴식시간의 합리화
– 기계의 설계와 조작의 인체공학적 고려

6) 근로시간

(1) 국제노동기구(ILO)의 노동헌장

– 1919년 : 1일 8시간씩 주 48시간 채택
– 1931년 이후 : 1일 8시간씩 주 40시간 채택

(2) 우리나라의 근로기준법

- 휴식시간 제외 시 1일 8시간, 1주 44시간
- 2003년 9월 15일 주 5일제 실시로 1주 40시간으로 변경
- 당사자간 합의 시 1주일에 12시간 한도로 연장 가능

7) 여성 및 연소근로자의 보호

(1) 여성근로자의 보호

- 주작업 근로강도 RMR 2.0 이하
- 중량물 취급업무의 경우 중량 제한
- 서서하는 작업의 경우 작업시간 · 휴식시간 · 휴식횟수 고려
- 생리휴가, 산전 · 산후휴가 고려
- 손의 과도사용(typist, key puncher) 시 작업조건 개선 및 적정 배치
- 공업중독이 우려되는 작업장 지양

(2) 연소근로자의 보호

- 연소근로자의 특성
  - 중노동의 경우 성장 발육에 영향
  - 직업병 및 공업중독에 높은 감수성
- 보호규정(근로기준법 제5장)
  - 임산부(임신 중이거나 산후 1년이 경과되지 아니한 여성)와 18세 미만자는 도덕상 · 보건상 유해하거나 위험한 사업에 사용하지 못함
  - 보호연령 : 15세 이상~18세 미만, 작업시간 제한(1일 7시간, 주 40시간을 초과하지 못함, 당사자간의 합의 시 1일에 1시간, 1주일에 6시간 한도로 연장 가능)

6 산업피로관리

- 산업피로는 정신적, 신체적 그리고 신경적 노동부하에 대한 일종의 생체반응을 의미하며, 그 자체는 질병이 아니라 가역적인 생체변화로 건강장해에 대한 경고반응
- 휴식이나 수면으로 회복되지 않는 피로 지속시 작업능률이 저하되고 재해와 질병의 원인이 됨

1) 산업피로의 원인

(1) 작업적 요인

- 근로 및 작업시간의 연장이나 휴일 및 휴식시간의 부족
- RMR의 과대
- 작업환경 및 작업조건의 불량

(2) 신체적 요인

- 연소자와 고령자의 경우 약한 체력
- 수면부족 · 과음 · 생리 · 임신 등으로 체력저하
- 시력 · 청력 등 신체기능의 결함
- 고혈압 · 심장병 · 결핵 · 설사 등의 질병

(3) 심리적 요인

- 작업의욕저하, 흥미상실, 작업불안, 구속감
- 대인관계, 과중한 책임감, 성격 부적응 등

2) 산업피로의 형태

- 생체기능의 저하
- 에너지원의 감소
- 물질대사의 노폐물 축적
- 생체 내 물리화학적 변화
- 신체조절기능의 저하

3) 산업피로의 증상과 판정

- 자각증상
  - 주로 피로감으로 주관적임
  - 요통, 위장장애, 만성두통, 우울증, 어깨 · 목의 뻐근함과 통증, 시력저하, 초조감, 불면 등
- 생체기능 저하 : 생리 · 심리적 측정으로 판정
- 대사물질 축적 : 생화학적 측정으로 판정

4) 산업피로의 대책

- 작업조건개선 및 근로자의 적절한 보건관리
- 충분한 수면과 휴식 유도
- 적절한 휴식시간 운영
- 작업자세와 작업방법의 합리화
- 작업강도와 시간의 조절
- 음주와 약물의 남용 자제

Ⅲ 산업재해와 재해지표

1 재해의 개념

1) 재해의 정의

산업현장에서 우발적으로 발생하는 안전사고로 인한 인명피해 및 재산의 손실을 말한다. 일반적으로 인적요인이 80% 정도이나 다원적인 경우가 많다.

(1) 인적 원인

- 관리상 원인
- 생리적 원인
- 심리적 원인

(2) 환경적 원인

- 시설물 · 공구 불량
- 재료 · 취급품의 부적
- 작업장 환경 및 정돈 불량
- 복장의 불량 및 미비

2) 산업재해의 분류

안전사고의 결과로 나타나는 것이 상해와 손실이다. 상해없이 경제적인 손실만 나타나는 재해도 있으나, 이 경우도 재해에 속한다.

(1) 재해정도별 분류

- 사망
- 중경상 : 8일 이상의 노동손실
- 경상해 : 1일 이상, 7일 이하의 노동손실
- 무상해사고

(2) 상해정도별 분류

- 사망 : 사고로 인해 생명을 잃는 것
- 영구노동불능 : 사고로 인해 노동기능을 완전히 상실하는 상해(신체장애등급 제1급~제3급)
- 영구부분노동불능 : 사고로 인해 신체의 일부가 노동기능을 상실하는 상해(신체장애등급 제4급~제14급)
- 일시부분노동불능 : 의사의 진단으로 일시적으로 노동에 종사할 수 없는 상해
- 응급조치 : 치료를 받고 바로 정상 작업에 임할 수 있는 상해

3) 재해의 발생부위 및 특성

- 부위 : 손과 손가락 > 발과 발가락 > 요부 · 흉부 순, 손과 발은 왼쪽 다발
- 업종 : 제조업, 소규모 사업장 다발
- 시각 : 오전은 10~12시경, 오후는 업무시작 2~3시간 후
- 주간 : 요일별 차이는 뚜렷하지 않지만 월요일에 약간 다발
- 기타 : 학력이 낮고 낮은 연령 및 근속 1년 미만인 경우 다발

4) 산재보험관련 재해판정

- 산업재해로 인정되기 위해서는 산업안전보건법과 산업재해보상보험법에서 규정하는 산재의 조건에 합당하여야 함
- 산재인정의 핵심은 재해발생과 업무관련성, 즉 업무 기인성 또는 업무 수행성의 인정 여부

2 산업재해지표

재해율 산출과 관련하여 일반화된 국제기준은 없으며, 통계산출기준과 업무상 재해 인정범위 등이 달라 국제적으로 단순 비교하기도 어렵다. 우리나라의 경우 고용노동부에서 산업재해의 현황을 파악하고 기초자료를 확보하기 위하여 매년 산업재해를 조사하고 있다. 조사대상은 산업재해보상보험법 적용사업체에서 발생한 산업재해 중 산업재해보상보험법에 의한 업무상 재해 및 질병으로 승인을 받은 사망 또는 4일 이상의 요양을 요하는 재해로 한정되어 있다.

1) 재해지표의 종류

재해지표는 산업활동으로 인해 발생하는 재해를 비교하거나 관리하기 위한 것으로 재해의 실상을 알고 대책을 수립하는데 중요한 기초자료가 된다. 산업재해의 성격에 따라 다양한 지표가 있으나, 일반적으로 건수율, 도수율, 강도율, 평균손실일수 등이 사용되고 있다.

$$\textbf{건수율}(\text{발생률, incidence rate}) = \frac{\text{재해발생건수}}{\text{근로자수}} \times 10^3$$

$$\textbf{도수율}(\text{frequency rate}) = \frac{\text{재해발생건수}}{\text{근로시간}} \times 10^6$$

$$\textbf{강도율}(\text{severity rate}) = \frac{\text{근로손실일수}}{\text{근로시간}} \times 10^3$$

$$\textbf{평균손실일수} = \frac{\text{근로손실일수}}{\text{재해건수}}$$

여기에서 건수율은 근로자를 기준으로 했을 때 재해건수를 나타낸다. 도수율은 연근로시간 100만 시간당 재해발생건수로서 재해의 발생빈도를 나타내기 때문에 국제간 또는 국내산업간 비교척도로 사용되며, 산업활동에 따른 재해건수를 파악하는데 중요한 의미를 갖는다. 강도율은 근로손실일수에 의한 재해의 정도를 나타내는 지표로서, 동일한 1건의 산업재해가 발생했다하더라도 그 피해수준은 경상재해에서 사망에 이르기까지 다르게 되는데 그 강도를 반영할 수 있다.

이외에 고용노동부에서 매년 실시하는 산업재해분석 자료에서는 산업재해를 당한 근로자의 수가 얼마나 되는지 재해율과 천인율 또는 만인율 등으로 재해발생현황을 조사하고 있다. 여기에서 재해율(%)은 근로자수 100명을 기준한 재해자수를 의미하고, 천인율은 1,000명당 재해자수의 비율을 의미한다. 만인율은 근로자 1만 명당 재해자수의 비율을 의미하는데 주로 사망재해자수의 척도(사망만인율)로 사용되고 있다. 또한 재해자수는 업무상사고 또는 질병으로 인해 발생한 사망자와 부상자에 업무상질병 요양자수를 합한 수를 말한다.

$$\textbf{재해율}(\%) = \frac{\text{재해자수}}{\text{근로자수}} \qquad \text{재해}\textbf{천인율}(‰) = \frac{\text{재해자수}}{\text{근로자수}} \times 10^3$$

$$\textbf{사망만인율} = \frac{\text{사망자수}}{\text{근로자수}} \times 10^4$$

2) 산업재해의 발생현황

(1) 재해지표

우리나라의 산업재해의 발생추이는 그림 2-58과 같다. 여기서 천인율과 도수율은 1990년대 이후 점차 감소한 후 일정한 수준을 보이고 있으나, 강도율의 경우 비교적 일정 수준이 유지되고 있음을 알 수 있다.

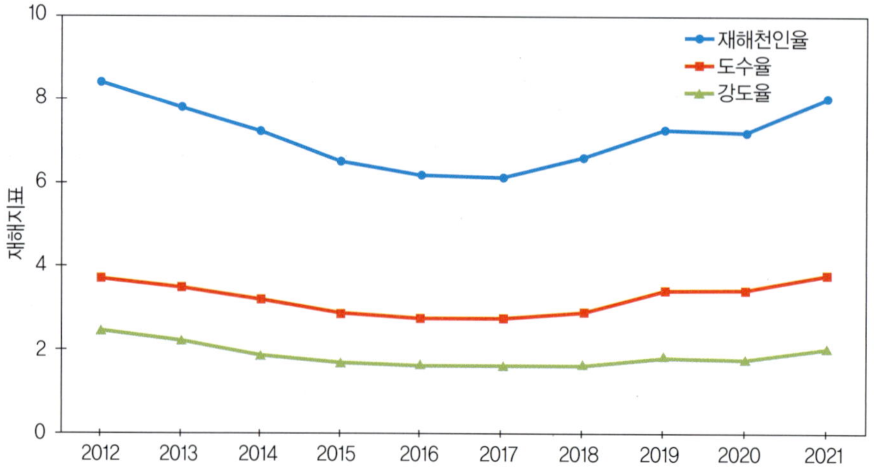

그림 2-58. 산업재해지표의 연도별 추이(2021년 산업재해 현황분석, 고용노동부)

(2) 산업별 · 규모별 · 재해유형별 발생현황

그림 2-59는 산업별 산업재해 발생현황을 파악하기 위하여 재해자와 업무상사고 재해자수의 분포를 나타낸 것이다. 여기에서 재해자수는 업무상 사고로 인한 사망자와 부상자에 업무상질병 재해자수를 합한 것이다. 그림에서 산업별 재해자 분포의 경우 업무상질병 재해자수를 제외한 업무상사고 재해자 분포와 서로 유사한 경향을 보이

고 있으며, 업무상사고의 비중이 업무상질병에 비해 높게 나타났다. 사망재해자(2021년 기준 2,080명)의 경우 업무상 질병사망자수가 업무상 사고사망자수보다 약 1.5배 많았다. 산업별로는 그림 2-60에서와 같이 **건설업**에서 가장 높았으나 사망만인율의 경우 **광업**이 가장 높게 나타났다.

업무상질병은 예방목적에 적합한 통계를 산출하기 위하여 다음과 같이 직업병과 작업관련성 질병으로 구분하고 있다. 업무상질병자수(업무상질병 요양자수 + 업무상질병 사망자수)는 직업병의 경우 **난청**이 작업관련성 질환의 경우 **신체부담작업**이 가장 높은 비중을 보인 반면(그림 2-61), 사망자수는 진폐와 뇌·심혈관질환에서 높게 나타났다(그림 2-62).

- 직업병 : 작업환경 중 유해인자와의 관련성이 뚜렷한 질병(진폐, 난청, 금속 및 중금속 중독, 유기화합물중독, 기타 화학물질 중독, 기타: 물리적 인자, 이상기압, 세균 바이러스 등)
- 작업관련성 질병 : 업무적 요인과 개인질병 등 업무외적 요인이 복합적으로 적용하여 발생하는 질병(뇌·심혈관질환, 신체부담작업, 요통, 기타: 과로, 스트레스, 간질환, 정신질환 등으로 인한 질환 등)

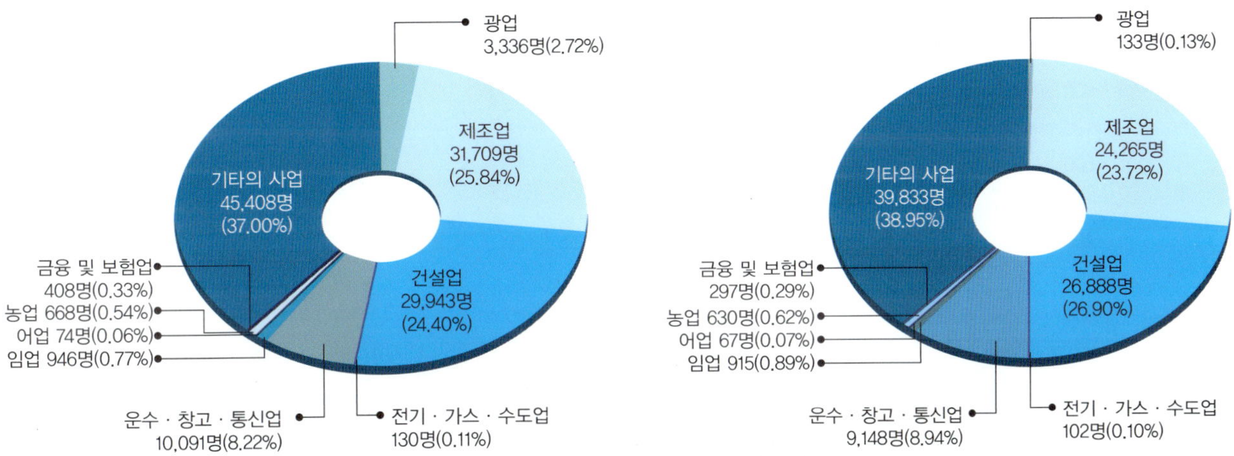

[산업별 재해자 분포] [산업별 업무상사고 재해자 분포]

그림 2-59. 산업별 재해자 및 업무상사고 재해자(우)의 발생 현황(2021년 기준33)
[기타의 사업: 도·소매업, 보건 및 사회복지사업, 음식·숙박업 등의 서비스업]

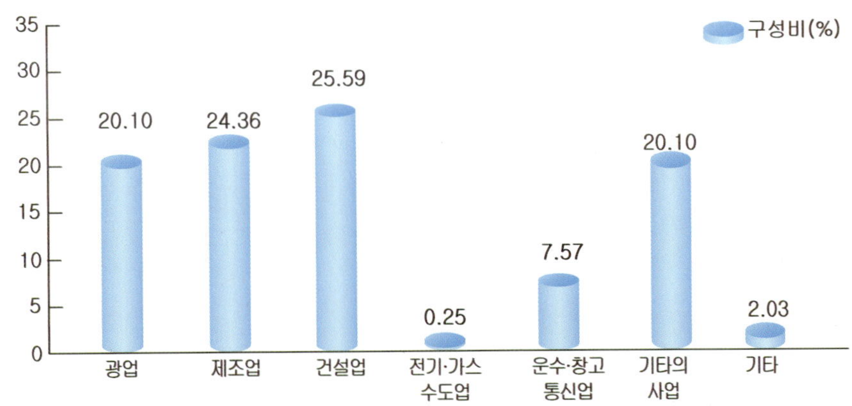

그림 2-60. 산업별 사망재해 발생현황(2021년 기준)

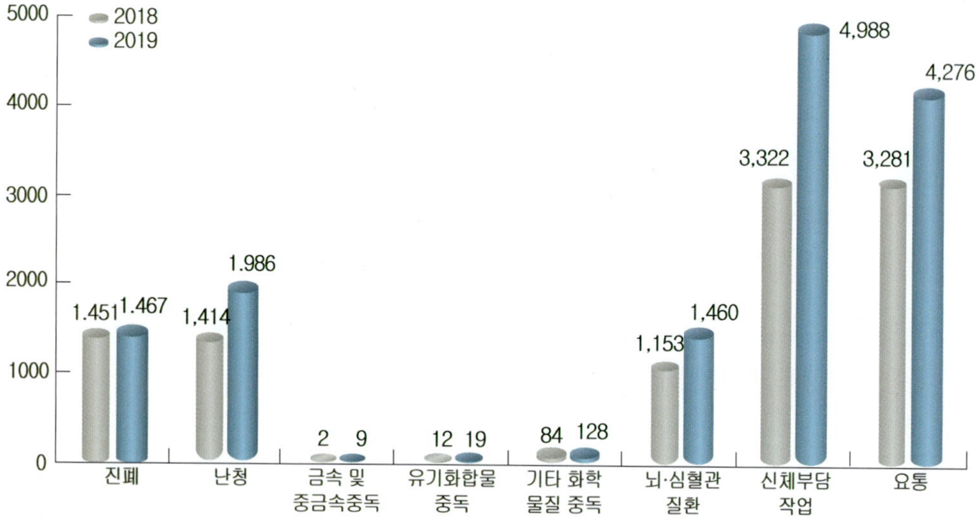

그림 2-61. 업무상질병자 발생현황 비교

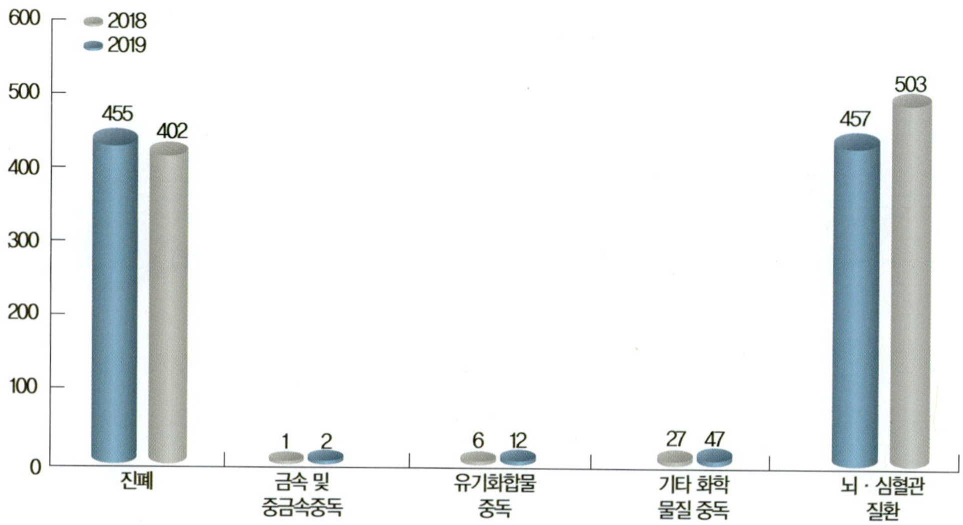

그림 2-62. 업무상질병 사망자 발생현황 비교

3 재해방지대책

1) Heinrich의 재해관찰(1959)

- 인명손상에 따라 재해를 구분
  - 사망재해(fatal accidents) : 사망 초래
  - 주요재해(major accidents) : 입원할 정도의 상해
  - 경미재해(minor accidents) : 통원할 정도의 상해
  - 유사재해(near–accidents) : 상해없이 재산피해만 초래
- 330건의 재해에 대한 관찰결과 사망을 포함한 주요재해(중상해사고), 약간의 상해가 있는 경미재해(경상해사고), 상해가 없는 유사재해(무상해사고)의 구성비가 1 : 29 : 300이라고 보고

– 주요재해만이 문제가 되고 있으나 이들 재해를 현성, 불현성, 잠재성의 개념으로 살펴보면 불현성 및 잠재성 재해의 비중이 상대적으로 크기 때문에 적절한 대책수립이 중요
  • **현성 재해**(휴업재해) : **불현성 재해**(불휴업재해) : **잠재성 재해** = 1 : 29 : 300

2) 재해예방의 4대 원칙

– 손실우연의 원칙 : 사고발생 시 조건 및 상황에 따라 달라지므로 우연성에 의해 결정
– 예방가능의 원칙 : 원칙적으로 예방이 가능하다는 전제
– 원인연계의 원칙 : 재해의 원인으로 여러 요소들이 복합적으로 작용
– 대책선정의 원칙 : 원인이 다르기 때문에 정확히 규명한 후 대책을 선정

3) 4E 대책

– 교육적 대책(education)
– 기술적 대책(engineering)
– 규제적 대책(enforcement)
– 환경적 대책(environment)

4) 안전관리

– 산업장의 안전관리 대책
– 안전관리자의 철저한 직무수행
– 재해기록 · 의료구급제도 등

Ⅳ 직업병의 관리

1 직업병의 개요

직업병은 일정 직종이 갖고 있는 특정한 요인에 의해 그 직종에 종사하는 사람에게만 발생하는 질환으로 직업기인성 질환(occupational disease)을 의미한다. 발생원인은 다음과 같다.

– 작업환경의 불량
  • 작업장의 온도 · 기압 · 소음 · 진동 · 유해광선 · 전리방사선 등의 물리적인 작업환경
  • 작업장의 분진
  • 금속 · 가스 · 유기용매 등의 화학적 요인에 의한 공업중독
– 부적당한 근로조건
– 작업환경의 불량과 부적당한 근무조건이 동시에 작용

참 고 작업장 유해요인의 분류

- 물리적 요인 : 고온, 고열, 방사선, 유해광선, 소음·진동, 이상기압
- 화학적 요인 : 분진(흄, 미스트 등), 중금속(납, 수은, 카드뮴, 니켈, 크롬 등), 유기용제(벤젠, 톨루엔, 에틸벤젠, 자이렌 등)
- 생물학적 요인 : 바이러스, 세균, 곰팡이, 바이오에어로졸
- 사회심리학적 요인 : 직무 스트레스
- 인간공학적 요인(작업요인) : 부적절한 작업 자세, 교대근무, 반복작업, 작업시간, 작업강도 등

2 물리적 환경에 기인하는 직업병

1) 고온 · 고열환경

- 이상고온 · 고열환경에서 장시간 작업 시 **열중증(heat attack)**과 피부장애 발생
- 열중증은 열경련, 열허탈증(열실신), 울열증(열사병), 만성적 열쇠약증으로 구분(표 2-36)
- 일반적인 예방대책
  - 비만자, 순환기능장애자, 음주자는 고온작업 금지
  - 근로자의 적정배치와 작업 및 휴식시간의 적정배분
  - 식염소다, 비타민 B · C 투여
  - 방열복 등의 개인보호구 착용
  - 과열방지, 인공환기 및 냉방설비 필요

표 2-37. 열중증의 증상과 대책

열중증	증상	대책
열경련 (heat cramp)	•고온환경에서 심한 근육운동 시 발한에 의한 **체내수분**과 **염분의 손실로** 근육경련 발생 •체온이나 혈압상승은 없으나 현기증 · 이명 · 두통 · 구토 등 호소	•생리식염수 주사 •체열발산 촉진
열허탈증 열실신 (heat exhaustion)	•고온환경에 장시간 폭로시 **말초혈관의 혈액순환 부전(不全)**으로 발생, 대뇌피질의 혈류량 부족이 주원인 •두통 · 구토 · 현기증을 호소하다가 의식이 흐려지고 심하면 실신 •심박출량 감소, 피부혈관 확장, 혈압 · 맥박 강하, 탈수 등	•시원한 곳에 안정 •따뜻한 차복용
울열증(鬱熱症) 열사병 (heat stroke)	•고온다습한 환경에서 격심한 육체노동을 하거나 태양복사열이 머리에 직접 조사 시 뇌막혈관의 충혈과 **뇌온상승으로 인한 체온중추신경장애** •땀을 흘리지 못해 체온이 급격히 상승(40℃ 이상), 두통 · 이명 · 동공반응소실 등(가장 치명적인 열중증)	•즉각적인 체온발산 •호흡 및 순환관리
열쇠약증 (heat prostration)	•고온작업 시 **비타민 B1의 결핍**에 의한 **만성적 열중증** •전신권태 · 식욕부진 · 위장장해 · 불면 및 빈혈 등	•비타민 B_1 공급 •충분한 영양 · 휴식

2) 이상저온

- 국소의 발적, 빈혈, 전신세포의 기능저하, 참호족 · 동창 · 동상으로 구분
- 참호족(塹壕足, trench foot) : 차가운 물속에 장시간 발을 담그고 일을 하는 잠수부에게 주로 발생
- 동창(凍瘡, chilblain) : 추위에 노출된 얼굴 · 손 · 발 등이 피부혈관 마비로 붉게 변하면서 발적 생성, 심하면 물집이 생기고 곪기도 함
- 동상(凍傷, frostbite) : 수시간 동안 영하의 온도에 노출될 때 몸의 조직이 얼어붙어 생기는 손상
  - 1도 동상 : 발적 · 부종
  - 2도 동상 : 수포형성에 의한 삼출성 염증
  - 3도 동상 : 피부와 피하조직 등 국소조직의 괴사 상태
  - 4도 동상 : 괴사 및 조직의 손실로 가장 심각한 상태
- 예방책
  - 고지방식 섭취
  - 작업관리, 방한복 착용
  - 혈액순환을 위해 지속적으로 움직일 것

참 고 **참호족(塹壕足, trench foot)**

습기와 냉기 등으로 인해 발이 파랗게 변색되고 부어오르며 통증이 수반된다. 병명은 1차 세계대전 당시 참호속의 습기 찬 환경에 오래 노출된 군인들의 발에 생긴 한냉손상에서 유래되었다.

3) 불량조명

- 근시 : 불량조명에서 장시간 미세 또는 정밀 작업 시 시력조절을 위한 과도한 긴장이 원인
- 안정피로 : 고속 업무 시 물체의 판별, 확인 등을 위해 안구조절근의 과도한 사용이 원인
- 안구진탕증 : 검은 눈동자가 떨리는 질환으로 탄광부에서 발견

4) 자외선과 적외선

- 자외선과 적외선은 비전리방사선으로 피부와 눈에 영향
- 자외선
  - 태양, 용접불꽃, 자외선램프, 눈이나 얼음 위에서 장시간 노출 시 발생
  - 발진, 홍반, 피부질환, 피부암 등
  - 광원의 차단, 보호구(안경) 착용
- 적외선
  - **온열작용**이 수반되는 초자공 · 가열공과 용광로 · 제철업 등에서 발생
  - 피부장애, 망막화상, 백내장 등
  - 광원의 차단, 보호구(안경)와 방열복 착용

5) 전리방사선

(1) 전리방사선과 비전리방사선

- 방사선은 에너지를 갖는 파동 또는 입자의 흐름으로 전리방사선(電離放射線, ionizing radiation, 이온화 방사선)과 비전리방사선으로 구분(표 2-37)
- **전리방사선**은 방사선에너지가 충분히 커서 **물질을 이온화시키는 방사선**을 의미하고 그러지 못하는 경우 비전리방사선이라 함(전리방사선을 보통 방사선이라 지칭)
- 원자를 구성하는 양성자 · 중성자 · 전자가 균형을 이루지 못할 때 방사선을 낼 수 있는 능력(방사능)을 갖는데, 이러한 물질을 방사성 물질이라고 하고 여기에서 나오는 일종의 에너지를 방사선이라 함
- 방사선은 불안정한 원소가 안정된 원소로 되면서 방출하는 에너지로 엑스(X)선, 알파(α)선, 베타(β)선, 감마(γ)선 등이 있으며, 투과력이 다름(그림 2-63)
- α선과 β선은 입자방사선으로 투과력이 작지만 X-선과 γ선은 전자기방사선으로 투과력이 크고, 중성자의 경우 가장 강함

표 2-38. 방사선의 종류

구분		종류
전리방사선 (ionizing radiation)	전자기방사선 (electromagnetic radiation)	X-ray, γ선
	입자방사선 (particulate radiation)	α입자, β입자, 중성자(neutron)
비전리방사선 (non-ionizing radiation)		자외선(UV), 가시광선(VR), 적외선(IR), 라디오파(MV, HF) 저주파(LF), 극저주파(ELF)

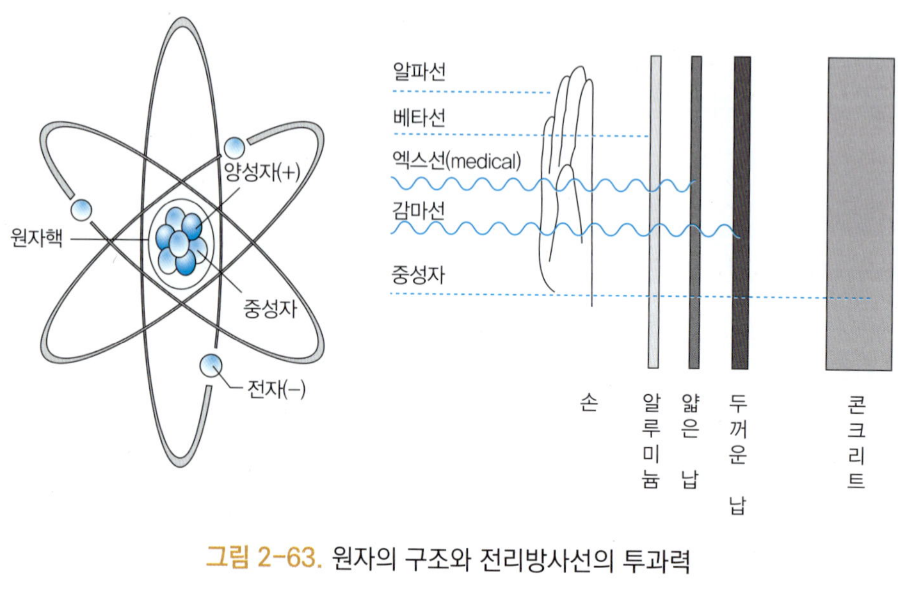

그림 2-63. 원자의 구조와 전리방사선의 투과력

(2) 발생원

– 엑스선(X–ray), **라듐**, 동위원소의 사용 · 조사 · 치료
– 선박 등의 비파괴검사
– 핵연료의 채광 · 정련 · 농축 또는 핵연료사이클의 각 시설
– 전리방사선을 이용하는 연구와 실험을 수행하는 사람
– 자연계에도 우라늄 · 라듐을 포함해 약 40종의 방사성핵종이 존재
  • 자연방사능은 장소에 따라 편차가 심하지만 1년에 2.4 mSv 수준
– 전신노출 시 1 Sv는 약간의 혈액변화를 유발하고, 2~5 Sv는 메스꺼움 · 탈모 · 출혈을 유발하며, 6 Sv 이상은 2개월 이내에 80% 이상이 사망(그림 2–64, 그림 2–65)

참 고 방사능과 방사선의 단위

방사능(radioactivity)은 어떤 물질 중 방사성핵종(방사선을 내놓는 성질을 갖는 원자핵)이 단위시간 내에 붕괴를 일으키는 방사선의 세기를 나타내며, 방사선 물질에 함유된 방사성핵종의 양과 반감기에 의해 결정된다. 방사능량의 단위는 과거에는 Ci(퀴리, radium을 발견한 폴란드 태생의 프랑스 여성물리학자 마리 퀴리(Marie Curie, 1867~1934)의 이름에서 유래)가 사용되었으나, 국제도량형총회의 결의에 따라 Bq(베크렐)이 국제단위(SI unit)가 되었다. 이것은 방사능의 발견자인 베크렐(Antoine Henri Becquerel, 프랑스, 1852~1908)의 이름을 따서 명명한 것으로, 1Bq는 매초 1개 원자핵의 붕괴수(disintegration per second, DPS)를 의미한다.

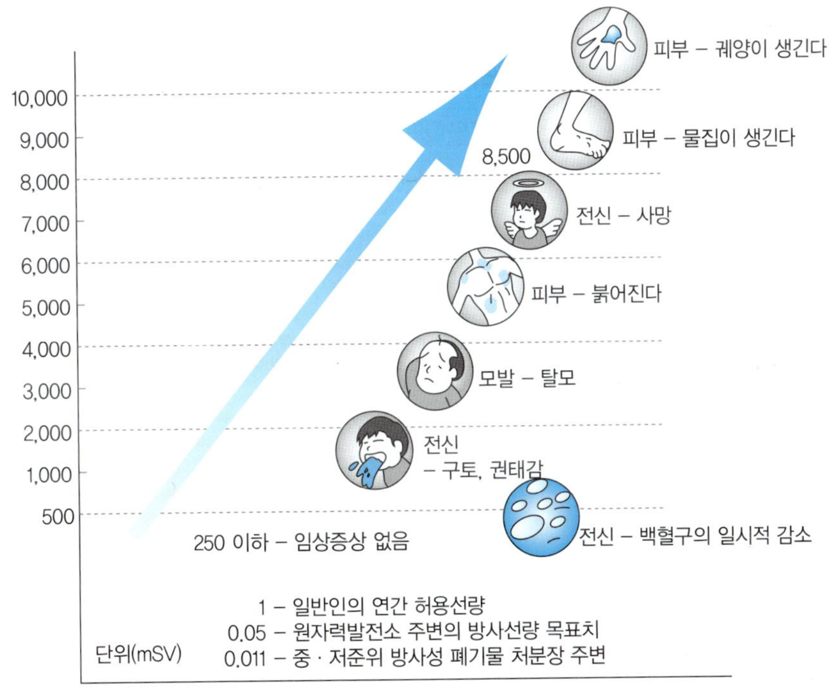

그림 2–64. 방사선의 인체영향

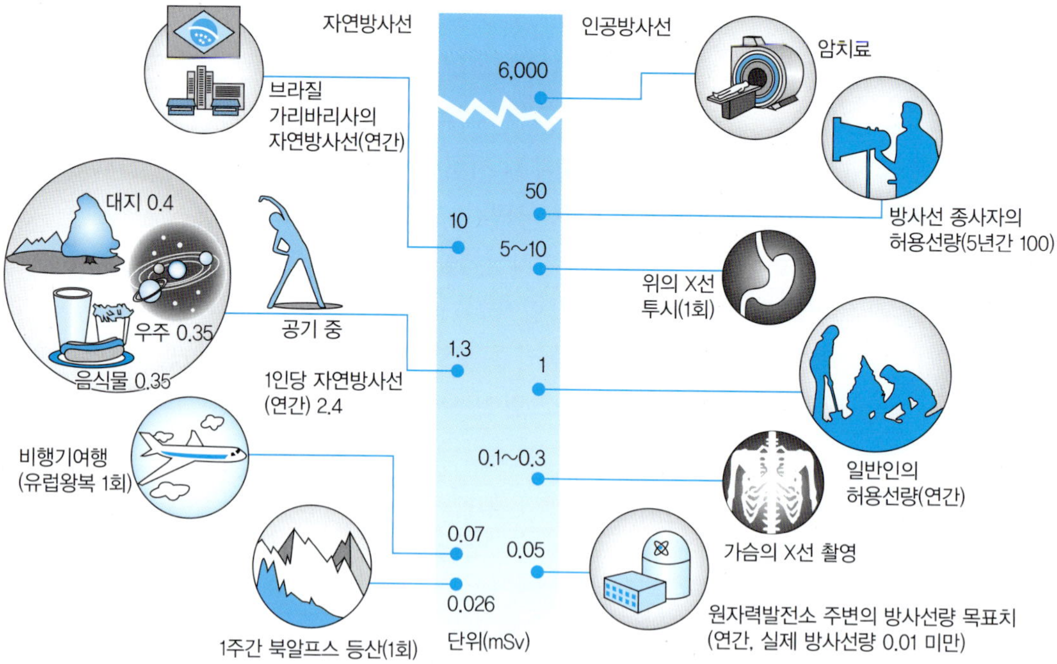

그림 2-65. 자연방사선과 인공방사선

방사선(radiation)은 흡수선량(absorbed dose), 조사선량(exposure dose), 등가선량(dose equivalent)으로 구분하여 정량화하고 있다. 흡수선량은 어떤 물질에 흡수된 방사선에너지량으로 피조사체 1 g에 100 erg의 방사선에너지가 흡수되는 것을 rad(라드)로 나타냈으나 현재는 Gy(그레이)가 사용되고 있다. 조사선량은 방사선의 조사에 의해 생성된 전하량을 의미하는데, 표준상태의 건조공기 1 cm^3 중에 1정전단위(1 esu)의 전하가 발생하는 조사선량을 1 R (뢴트겐)으로 정의한다. 그러나 **방사선의 생물학적인 영향**은 방사선의 종류에 따라 다르기 때문에 이러한 차이를 반영할 수 있는 척도가 필요하게 되는데, 이것이 등가선량이다. 단위에는 Sv(시버트, Sievert)와 rem(렘, Roentgen equivalent man, 인체 뢴트겐 당량)이 있으나, 시버트(Sv)가 등가선량의 국제단위로 사용되고 있다. 이것은 그레이(Gy)로 표현되는 방사선의 흡수량에 생물학적 효과를 반영한 것으로 방사능 노출측정 및 생물학적 영향을 연구한 스웨덴의 의학자이자 물리학자인 Rolf Maximilian Sievert의 이름을 따서 명명한 것이다.

표 2-39. 방사능과 방사선 단위의 비교

구분		국제단위(SI 단위)	구 단위	관계
방사능		Bq	Ci	1 Ci = 3.7×10^{10} Bq
방사선	조사선량	C/Kg	R	1 R = 2.58×10^{-4} C/Kg
	흡수선량	Gy	rad	1 Gy = 100 rad
	등가선량	Sv	rem	1 Sv = 100 rem

(3) 인체부위별 감수성과 증상

- 신체조직이나 장기에 따라 감수성은 차이가 있는데 세포분열이 왕성한 조직이나 장기(골수·피부 등의 재생조직)가 신경이나 근육 등의 비재생조직보다 감수성이 높음
  - **민감부위 :** 신생능력이 큰 림프조직, 생식기(고환·난소), 조혈기관(골수), 작은창자, 갑상선
  - 중간수준 : 피부, 눈동자(수정체), 위, 폐, 간 등 > 성장 중인 뼈, 연골
  - 감수성이 적은 부위 : 성숙된 골, 근육, 신경세포, 지방조직 등
- 증상
  - 혈액 : 적혈구·백혈구·혈소판이 감소하는 혈액장애(조혈기능장애)
  - 생식기 : 고환·난소장애로 불임증 유발
  - 국부증상 : 탈모, 피부건조, 지문소실, 손·발톱의 궤양, 백내장
  - 유전성 돌연변이, **악성 종양(백혈병, 갑상선암) 유발** 등

2 편

(4) 전리방사선에 대한 대책

- 사용하지 않는 방사성 물질은 밀폐된 용기에 넣어 정해진 장소(저장시설)에 보관하고 접근을 차단
- 동위원소 등 방사성 물질의 안전한 취급법을 익혀 정해진 장소(사용시설)에서 사용
- 오염방지에 최선을 다하고 오염되었을 경우 가능한 한 쉽고 빠르게 제거할 수 있도록 사전에 대비
- 오염제거에 사용한 물건이나 그 밖의 관련된 물질 또는 물건을 폐기할 때에는 정해진 장소(폐기시설)와 방법에 따라 실시
- 외부 피폭 시 가능한 방사선 발생원과의 거리를 멀리하고 적합한 차폐를 하며, 피폭시간을 짧게 할 것

참고 방사선의 이용분야

① 의료분야
- 강한 γ선을 방출하는 ^{60}Co의 경우 암치료와 질병진단 및 의료기기(주사기·압박붕대·수술기구 등)의 멸균·소독
- ^{131}I(방사선 추적자)의 경우 환자에게 투여해 요오드를 흡수하는 갑상선의 활동을 검진하여 진단

② 산업분야
- 재료의 두께를 측정하거나 기계를 분해하지 않고 결함조사 가능
- 방사선 추적자는 지하에 매설된 관의 틈을 찾는데 이용, 추적자를 관속에 흘려보낸 후 방사선이 증가하는 곳을 찾아 깨진 틈을 탐색

③ 농업분야
- 식품보존과 품종개량
- 식품의 장기보관(γ선은 투과력이 강하기 때문에 냉동식품이나 미리 포장된 식품에 조사하면 멸균소독 가능, 식품 자체의 세포도 죽일 수 있어 맛을 변질시킬 수 있음)
- 새로운 작물을 만듦(많은 양의 γ선은 세포를 죽이지만, 극소량은 작물의 특성을 변화시켜 돌연변이를 일으킴)

④ 학문연구 및 조사분야
- 고고학에서 연대 측정(모든 생물은 많은 양의 탄소를 갖고 있는데, 그중 일부는 방사성 동위원소인 ^{14}C가 되기 때문에 그 반감기로부터 고대유물의 연대 측정이 가능)
- 각종 공정관리의 추적(유속·유량·이동 등), 생산공정의 개선, 흡착·확산·마모·부식 등 규명, 액체수송, 지하수 이동조사 등 각종 연구에서 추적자로 이용

6) 이상고압

- 고막의 내외압차에 의한 불쾌감과 호기 중 $O_2 \cdot N_2 \cdot CO_2$의 분압상승으로 생체 내 용입되는 가스증가에 의한 화학적 장애
  - 산소 : 3기압 이상에서 폐의 충혈로 산소중독증
  - 질소 : 체내의 지방에 용해(지방 > 물 > 혈액)
- **잠함병**(caisson disease)
  - 가압이 된 상태에서 압력이 급격히 감소하면 가압상태의 호흡과정에서 체내로 유입된 질소가스(N_2)가 체외로 배출되지 못하고 혈액이나 조직 중에 흡수·용해되어 나타나는 질소가스전색증, 감압병의 일종
  - 잠함(潛函)은 토목공사 시 수중작업을 할 수 있도록 한 상자형의 구조물을 의미, 수중 약 10 m 하강 시 1기압씩 상승하는데 1.6기압 이상에서 발병 위험
  - 4대 증상 : 피부소양감과 사지관절통, 척추마비, 내이장애, 혈액순환 및 호흡장애
- 신체증상은 질소기포의 생성부위에 따라 다름
  - 뇌 : 시력장애 · 현기증 · 의식불명 · 경련
  - 관절 · 근육 · 뼈 : 해당부위 통증
  - 폐 : 질식 · 호흡곤란
  - 척추 : 반신불수, 마비
  - 피부 : 부풀어 오르고 가려움
  - 혈액 : 혈액순환장애

7) 이상저압

- 산소공급 부족 시 저산소증(hypoxemia)
- 고산지대의 경우 한냉 · 피로 등의 작용이 가해져 고산병 초래(해발 3,000 m 이상)
- 수면장애, 흥분, 식욕감퇴, 난청, 두통 등

8) 소음

- 물리적 유해요인 중 가장 많은 비중을 점유
- 회화방해, 불쾌감, 수면장해, 생리적 기능장해, 작업능률저하, 주의력 감소 등으로 사고위험 초래
- 소음성 난청 유발
  - 주파수 3,000~6,000 Hz 음역에서 발생, 특히 4,000 Hz 부근에서 심각(C_5-dip 현상)
  - 달팽이관 안에 있는 기저막 신경세포의 불가역적인 파괴현상(permanent threshold shift, PTS)
  - 90 dB(A) 이상 소음에 장기간 노출 시 발생(1일 8시간 작업기준 시 90 dB(A) 이하)
  - 소음성 난청은 노인성 난청, 공업중독에 의한 난청, 매독 · 스트렙토마이신 난청과 구별 필요
- 대책
  - 8시간 작업기준 시 90 dB(A) 초과 사업장은 청력보존프로그램 시행
  - 소음원의 제거나 저감, 격리 및 설치장소 변경

- 소음기 부착이나 공명음 차단, 차음 및 흡음
- 귀마개 · 귀덮개 등의 개인보호구 착용

9) 진동

2 편

- 말초혈관 순환장애의 일종으로 손가락이나 발가락 끝 부분이 창백해지는 청색증과 동통 · 저림 · 냉감을 초래하는 진동증후군 발생
- 1862년 프랑스 내과의사인 모리스 레이노드(Maurice Raynaud, 1834~1881)가 처음 발견하여 **레이노드증후군**(Raynaud's disease)이라 함

3 작업장의 분진에 의한 질병

1) 진폐증(塵肺症, pneumoconiosis)

- 분진흡입에 의하여 폐에 조직반응을 일으킨 호흡기장애
- 유해한 분진의 장기 흡입 시 폐조직 내 분진 침착으로 만성의 섬유증식반응(섬유증, fibrosis) 초래
- 진폐증을 유발하는 분진의 종류 : 유리규산(SiO_2)과 석면이 대표적
  - 섬유화 분진 : 규소, 석면, 베릴륨, 활석 등
  - 비섬유화 분진 : 칼슘이나 마그네슘의 탄산염, 철분, 주석, 흑연 등

2) 규폐증(silicosis)

- **유리규산(SiO_2)의 장기 흡입 시 발생**
- **폐조직의 섬유화(만성섬유증식)를 유발**하는 대표적인 진폐증
- 3대 직업병(규폐증 · 납중독 · 벤젠중독)의 하나로 가장 난치성을 보임
- 초기에는 무증상이었다가 호흡곤란증세가 시작되면서 발병, 기침, 흉통, 폐활량 감소
- 규폐증 말기에는 폐결핵과 함께 규폐성 폐결핵이 발생
- 발생원
  - 금속광산, 금속제련소, 탄광, 토석채취업 등의 광산관련산업
  - 주물업 · 요업 등의 산업
  - 암석분쇄, 채광, 선광, 금속이나 암석의 연마작업장 등

3) 석면폐증(asbestosis)

- 폐포의 간질에 섬유증식 초래, 특히 2~5 μm 석면섬유가 유해
- 발생원 : 절연제, 내화제, 소화용제, 자동차(브레이크라이닝) 등
- 증상 : 규폐증과 유사하나 초기에 체중 감소, **폐암**과 악성중피종의 원인

4) 탄폐증

– 탄가루에 의한 폐실환

5) 면폐증

– 폐조직의 섬유화를 초래하지 않음

4 공업중독

– 중금속(비중이 약 4 이상인 모든 금속류)과 벤젠이 대표적
– 체내 흡수 시 생체 내 물질과 결합하여 난분해성의 유기복합체 형성
– 간장 · 신장 등의 장기와 뼈에 축적

1) 공업독물의 인체침입경로

– 유해물질의 침입경로는 입 · 코 · 피부와 인위적 투여로 구분(그림 2–66)
– 호흡기계 침입 : 폐포의 모세혈관에 흡입되어 가장 빠르고 심한 전신장애 유발
– 소화기계 침입 : 간장애 유발
– 경피 침입 : 피부장애 유발
– 정맥 · 복강 · 피하 · 근육 등의 인위적 투여

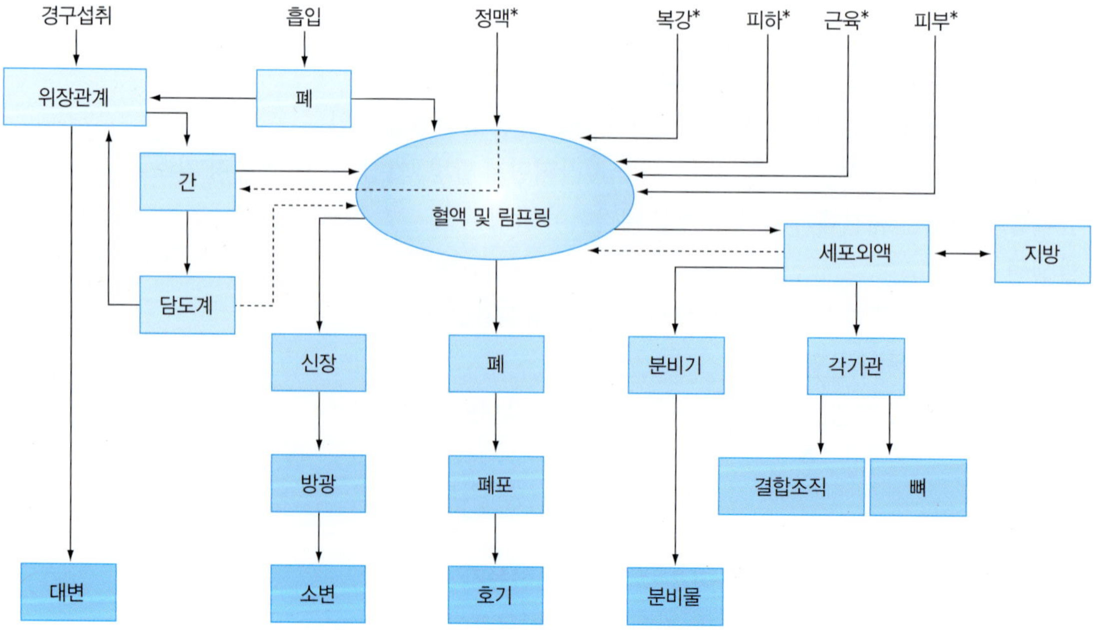

그림 2–66. 유해물질의 체내흡수 및 배설경로(*는 체내의 인위적 투여에 해당)

2) 공업독물의 인체배설경로

– 신장을 거쳐 소변으로 배설
– 장을 통해 분변으로 배설
– 금속성 물질의 배설 : 소변 〉 대변(5~10배 이상), 소변 중의 배설량은 혈중농도의 약 10배에 해당하기 때문에 혈중농도 추정이 가능
– 금속성 물질의 종류에 따른 배설형태
  • 유기인제 : 분해산물이 소변으로 직접 배설
  • Pb · Cd · Hg : 장기에 축적된 것이 혈중으로 이동된 후 소변으로 배설
  • Pb · Mn · Bi · As : 침샘으로 분비되어 황화물을 만들어 치은에 금속연(金屬緣)이 형성
  • Pb : 산모의 젖으로 분비되어 영아의 납중독 유발

3) 공업중독의 종류

(1) 납(Pb, 연) 중독

– 회백색의 비철금속으로 비교적 연함(soft)
– 발생원
  • 연광산, 연제련, 크리스탈 유리 · 도자기 제조, 농약
  • 자동차 축전지제조, 활자의 식자 또는 조판작업, 인쇄업, 페인트 안료제조
  • 납용접작업(연관공), 교통기관의 배출가스(휘발유의 anti-knocking제) 등
– 초기증상 : 권태, 체중감소, 식욕부진, 변비, 복부팽만감, 연선, 헤모글로빈(Hb)량 저하, 빈혈 등
– 중독진행 : 연산통, 관절통, 신근마비 등 신경 및 근육계통의 장해, 중추신경계장애, 말초신경병증
– 체내 납은 모유를 통해 배설되기 때문에 영아 납중독의 원인
– **납중독의 4대 징후**(조기진단에 유용)
  • 적혈구의 수명단축에 의한 빈혈과 혈관수축으로 피부창백(蒼白)
  • 연선(lead line, 치은연에 암자색의 황화연(PbS)이 침착되어 착색)
  • 호염기성 과립적혈구수 증가
  • 소변에 coproporphyrin 검출

(2) 카드뮴(Cd) 중독

– 은백색의 잘 부식되지 않은 금속
– 발생원 : 도금작업, 도자기 안료, 합금제조, 합성수지, 비료제조 등
– 간과 신장에 축적되어 간과 신장기능장해, 골연화증 등 골격계장해, 이따이이따이병
– 증상
  • 급성 중독 시 : 구토, 설사, 복통, 폐부종
  • 만성 중독 시 : 신장기능장애, 폐기종, 단백뇨(3대 증상)

(3) 수은(Hg) 중독

- 상온에서 유동성 액체, 상온·상압에서 쉽게 증발하기 때문에 신체흡입이 용이
- 주로 신장에 축적, 유기수은중독은 **미나마타병(Hunter–Russel 증후군)**으로 알려짐
- 환경오염문제로 알려진 것은 주로 유기수은이지만 산업장의 경우 무기수은중독이 문제
- 발생원
  - 유기수은(알킬수은, 아릴수은 등) : 농약, 의약품, 산업폐수(메틸수은에 의한 미나마타병) 등
  - 무기수은(질산수은, 승홍 등) : 소독제·살균제·화학약품제조 등
  - 금속수은 : 수은광산, 수은정련, 수은체온계, 각종 계측기제조 등
- 증상 : 피로감, 기억력 감퇴, 두통, 구토·복통·설사, 구내염, 근육떨림 등
  - 급성 중독 : 구토, 폐렴, 신장장애 등
  - 만성 중독 : 청력·시력·언어장해 및 보행장해 등의 중추신경장애와 구내염

(4) 크롬(Cr) 중독

- 강력한 산화제, 색소관련 산업장에 널리 사용(도금공정, 가죽제조 등)
- 3가와 6가크롬이 사용되나 6가크롬인 중크롬산이 인체에 유해
- 호흡기계 장애(비염·인두염·기관지염·비중격천공), 특히 비중격천공은 대표적인 병변
- 피부궤양·피부염 유발

(5) 벤젠(C_6H_6) 중독

- 대표적인 유기용제, 유기화합물의 기본원료(용제·추출제, 엔진 첨가제)
- 급성 중독 : 두통·이명·현기증·구토·근육마비·의식상실 등, 심하면 사망
- 만성 중독 : **조혈기능장애**(적혈구와 백혈구 감소로 재생불량성 빈혈, 백혈병)

참고 유기용제와 건강장해

유기용제는 강한 지용성과 휘발성을 갖기 때문에 인쇄·도장·표면가공·접착·세정 등의 산업분야에 널리 사용되고 있다. 화학적으로 분류하면 방향족탄화수소류(벤젠 등), 염화지방족탄화수소류(트리클로로에칠렌 등), 알코올류(메탄올 등), 케톤류(아세톤 등), 에테르류, 에스테르류 등으로 나누어진다. 건강장해는 공통적으로 신경조직에 친화성이 있고(고농도 폭로 시 마취작용), 점막을 자극하며 피부의 탈지작용으로 염증·각화·균열 등을 수반한다. 대부분의 유기용제는 피부를 자극하고, 뇌손상 또는 말초신경의 손상을 초래한다. 이외에 화재나 폭발의 위험이 있다.

(6) 인체영향에 따른 원인물질

- 폐암 : 석면, 비소, 니켈, 크롬
- 골수기능 억제 : 벤젠(재생불량성 빈혈)
- 콜린에스터라제(cholinesterase) 억제 : 유기인계 살충제(말라티온, 파라티온)의 경우 살충성분의 아세틸콜린에 대한 분해효소인 콜린에스터라제의 작용을 억제(신경전달물질인 아세틸콜린 축적 → 근육수축·마비 → 파리·모기 등의 곤충에 치명적)

- 중추신경 억제 : 아세톤
- 경련제 : DDT, 페놀
- 간장장애 : 비소, 클로로포름(간세포 손상)
- 용혈제 : 비소
- 신장독성 : 수은, 납, 카드뮴(세뇨관 손상)
- 중추신경 및 말초신경장애, 정서불안, 정신착란, 지능저하 : 납
- 사지떨림(근육경련), 미나마타병 : 수은
- 금속증기열 : 아연 · 동 · 마그네슘 · 카드뮴 · 망간 · 니켈 · 수은 · 연 · 비소 · 베릴륨 등 금속흄 다량 흡입시 발생, 아연이 대표적

참 고 **금속증기열(metal fume fever)**

금속산화물의 증기를 다량 흡입시 기도점막에 손상이 일어나면서 생기는 발열현상을 말한다.

표 2-40. 유해금속의 종류에 따른 급성 및 만성 중독 증상

금속	증상	
	급성	만성
무기연	경련, 복부산통(연산통) 등의 위장장애 연선	빈혈, 신근마비 · 관절통 · 근육통 등의 신경 및 근육장애 피로감, 불안감, 체중감소, 말초신경장해 폴피린뇨, 적혈구중 ALA-D[1] 저하, ALA뇨 호염기성 과립적혈구 증가, 신장장애
카드뮴	구토, 설사 등의 급성 위장장애 발열, 기관지염, 폐부종, 호흡곤란	폐기종, 신장기능장애, 단백뇨, 골연화증 이타이이타이병의 원인물질
수은	설사, 폐렴, 신장장애	구내염, 치은염, 정신불안정, 시야협착
알킬수은[2]		Hunter-Russel 증후군(구심성 시야협착 · 운동실조 · 언어장해 · 감음성 난청 · 지각이상) 미나마타병의 원인물질
크롬	피부 · 점막 자극, 궤양	비중격궤양 · 천공, 신장장애, 알레르기성 접촉성 피부염, 알레르기성 기관지천식, 폐암
망간		망간폐렴, 파킨슨증후군(사지진전 · 돌진증 · 운동실조 · 가면상 표정 · 언어장애 등)
비소	피부 · 점막자극, 비소진 (홍진 · 습진 · 구진), 안결막, 각막장애, 호흡기계장애(비점막이상), 소화기계장애	비소진, 피부변화(흑피증 · 백반 등), 말초신경장애(다발성신경염), 폐암, 보웬병(Bowen), 비중격궤양 · 천공, 만성기관지염
베릴륨	피부 · 점막자극(접촉성 피부염 · 피부궤양 · 피하육아종), 기관지염, 폐수종, 폐렴	피부장애(육아종형성), 폐육아종(베릴륨폐), 알레르기성 접촉성 피부염, 안장애(결막염 · 각막궤양), 기침, 숨참, 호흡곤란

[1] ALA-D : 아미노레부린 탈수소효소(aminolevulinate dehydratase)

[2] 유기수은에 의한 중독

참고 수은중독과 미나마타병

유기수은은 의약이나 농약 등의 용도로 사용되며, 아주 다양한 종류의 화합물로 이루어져 있다. 그중에서도 유해성이 문제가 되는 것은 메틸수은으로 대표되는 **알킬수은**과 아세트산페닐수은으로 대표되는 **아릴수은**이다. 메틸수은중독의 전형적 증상은 사지의 지각이상, 언어활동에 사용하는 근육실조·마비로 인한 발음장애, 청력장애, 보행실조, 주변부에서 중심을 향해 진행되는 시야협착 등이며, 보고자의 이름을 따서 헌터-러셀(Hunter-Russel) 증후군이라고 한다. 일본에서 발생한 미나마타병도 메틸수은에 의한 중독으로 밝혀졌다. 유기수은의 일종인 페닐수은은 대기 중에서나 몸 속에서 쉽게 분해되어 2가의 무기수은이 되기 때문에 중독증상이 무기수은중독과 유사하다.

일반인의 수은 노출은 수중 포유류를 포함한 생선 섭취가 가장 흔한 원인으로 지적되고 있다. 이것은 대기·폐수 중에 포함된 금속 및 무기수은이 수중으로 들어가 유기수은으로 변하고, 유기수은은 먹이사슬을 거치면서 축적이 이루어지기 때문이다. 따라서 먹이사슬의 상위에 있는 생선일수록 수은중독에 심각한 영향을 주는 것으로 알려져 있다.

5 신체부담업무로 인한 질병

컴퓨터 영상단말기(VDT, video display terminal)를 직업적으로 다루는 일이 많아지고 자동차·금속·전자 등 제조업 분야에서 단순반복 작업이 많아지면서, 이로 인한 누적외상성 질환(cumulative trauma disorders, CTDs) 등의 근골격계질환이 새로운 직업병으로 발생되고 있다.

1) VDT (visual display terminal) 증후군

- 사무자동화, 컴퓨터의 보급으로 등장
- 눈의 증상(안정피로)과 근육계·정신신경계 증상이 주가 됨

2) 누적외상성 질환(cumulative trauma disorders, CTDs)

- 부적당한 작업자세나 환경에서 신체의 한 부위를 오랫동안 반복적으로 사용함으로써 근육·관절·혈관·신경 등에 미세한 손상이 발생하여 목·어깨·팔·손목·손가락·팔·허리·다리 등 근골격계에 저림·쑤심 등의 동통이 수반되는 근골격계질환으로 만성적인 건강장애를 유발(그림 2-67)
- 예방은 간단한 운동과 휴식, 편안한 작업환경과 올바른 작업자세

3) 근골격계질환의 발생원인

장기간에 걸친 단순반복작업이나 무리한 힘이 가해지는 작업, 잘못된 작업자세로 작업을 수행하는 경우에 발생하며, 일반적인 발생원인은 다음과 같다.

- 반복동작
- 지속적인 작업시간
- 불안정한 작업자세
- 무리한 힘이 필요한 작업

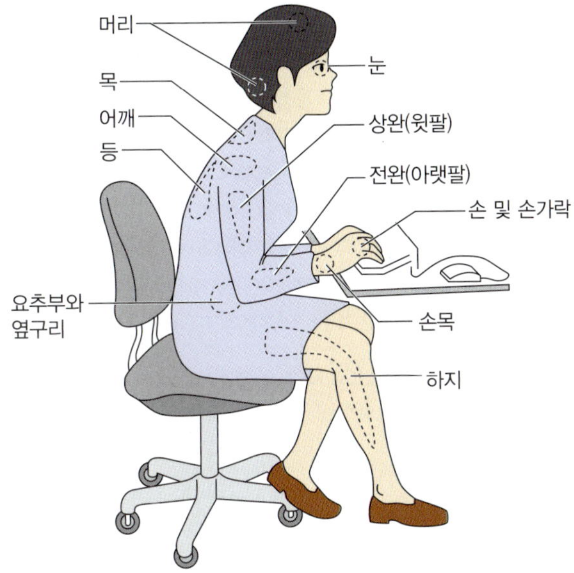

그림 2-67. 신체부위별 누적외상성 질환의 발생부위

6 직업병의 예방 및 근로자의 보건관리대책

직업병의 예방대책으로는 먼저 작업환경관리를 철저히 하여 근본적으로 직업병 발생요인이 되는 유해물질이나 인자를 제거하여야 한다. 유해물질을 유해하지 않은 다른 것으로 바꾸고, 원료를 바꾸기 어려운 경우는 생산공정이나 작업방법을 개선하여 근로자에게 유해물질이 노출되지 않도록 하고 유해물질이 확산되지 않도록 작업공정을 폐쇄하거나 작업장을 격리시키며, 국소배기장치를 설치하여 환기를 통해 유해물질을 희석시켜야 한다. 또한 개인위생보호구를 공급하여 필요시 적절히 착용하도록 하고, 육체적·정신적 부담이 경감되도록 작업방법 및 작업시간을 개선하며, 작업내용이 변경되거나 유해업무에 종사하게 될 때에는 사전에 반드시 안전위생교육을 실시하여야 한다.

또한 근로자의 건강진단을 통해 직업병 및 일반질환을 조기에 발견하여 이에 대한 적절한 조치를 취하고, 사업장의 부서별·직종별 재해발생 및 직업병의 발생상황을 파악하여 원인에 따른 대책을 세워야 한다. 다음은 산업보건에 대한 일반적인 대책으로 직업병의 예방수준에 따른 구체적인 내용은 표 2-40에서 보는 바와 같다.

- 작업장의 환경개선 및 안전관리 대책
- 작업조건이나 작업방법의 개선대책
- 건강진단과 결과조치, 보호구 사용, 보건교육 등의 근로자 보건대책
- 법적규제와 보상대책

표 2-41. 직업병의 예방수준에 따른 대책

예방수준	대책
1차예방	• 사용전 독성검사(premarket testing) • 대체 또는 제거(substitution/elimination) • 공학적 제어(engineering controls) • 개인보호장비(personal protective devices) • 작업환경모니터링(environmental monitoring) • 생물학적 모니터링(biological monitoring)
2차예방	• 의학적 집단검진(medical screening) • 임상적 치료(clinical care)
3차예방	• 재활(rehabilitation)

04장 식품위생

I 식품위생의 개념

1 식품위생의 정의

1) WHO 환경위생전문위원회(1955년 제네바)

- Food hygiene means all measures necessary for enduring the safety, wholesomeness, and soundness of food at all stages from its growth, production or manufacture until its final consumption.
- 식품위생이란 식품의 재배, 생산, 제조로부터 사람이 섭취하는 과정까지의 모든 단계에 걸쳐 식품의 ① 안전성(safety), ② 완전무결성(wholesomeness), ③ 건전성(soundness)을 확보하기 위한 모든 수단을 의미
- 위의 3가지를 식품위생의 3대 요소라 하며, 안전성이 가장 중요

2) 우리나라 식품위생법

- **식품으로 인한 위생상의 위해를 방지하고 식품영양의 질적 향상을 도모함으로써 국민보건의 증진**에 이바지함을 목적으로 제정(1962)
- 식품위생은 **식품, 식품첨가물, 기구** 또는 **용기·포장**을 대상으로 하는 음식에 관한 위생으로 정의

2 식품위생관리

- 식품을 통한 병원미생물의 감염(**식중독**, 식품을 통한 기생충질환, 식품매개감염병)
- **식품보전** 및 식품의 오염(폐수·농약·각종 유해물질·방사능 등) 방지
- 식품위생 행정활동, 부정식품의 단속 및 유통관리, 식품검역 등(예방행정이 중요)

II 식품에 의한 건강장해

- 식품매개감염병 : 세균성 감염병, 바이러스성 감염병
- 인수공통감염병 : 탄저, 결핵, 브루셀라증, 돼지단독, 살모넬라증 등
- 식중독 : 세균, 화학물질, 자연독, 곰팡이독
- 기생충질환 : 선충류, 조충류, 흡충류, 원충류 등

1 식품매개감염병

- 세균·바이러스·원충 등의 병원체가 음식물·손·기구·위생동물 등을 거쳐 경구적으로 체내에 침입하여 질병을 발생
- 식중독과 경구적 침입이라는 공통점이 있으나 다른 특징에 차이점을 보임

1) 분류

- 세균성 : 장티푸스, 파라티푸스, 세균성이질, 콜레라 등
- 바이러스성 : 소아마비(polio), 유행성 간염 등
- 원충성 : 이질아메바 감염증

2) 감염경로

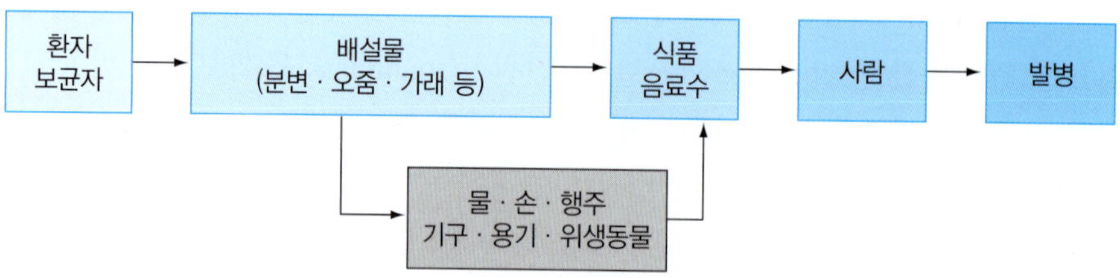

그림 2-68. 식품매개감염병의 감염경로

3) 특징

- 폭발적인 유행이나 집단적인 발생이 가능
- 환자의 발생률이 계절에 따라 다르며, 여름에 다발
- 연령과 성별에 따른 유행은 음식에 대한 기호와 경제적인 수준 차이에 기인
- 병원체가 식품 속에서 증식할 수 있어 발병률이 높음
- 물에 의한 감염보다 잠복기간이 짧고 가족집적성이 높음

4) 대책

- 감염원 : 환자의 조기발견 및 격리, 음식물 취급자의 정기적인 건강진단 등
- 감염경로 : 감염경로가 되는 전파체 또는 환경조건 제거
- 숙주 : 신체의 면역력 증가 및 예방접종 실시

2 인수공통감염병(zoonosis)

병원체가 사람과 동물 간에 상호 전파되어 사람과 동물 모두 감염되는 질병으로 주로 가축으로부터 감염된다.

표 2-42. 인수공통감염병과 특징

종류	특징
결핵(tuberculosis)	우형 결핵균이 병원체, 주로 우유로 감염
탄저(anthrax)	소 · 말 · 돼지 · 양으로부터 피부상처 · 경구 · 호흡기계로 감염
파상열(브루셀라증, undulant fever)	소 · 양 · 말 · 닭 등에서 감염(직접 접촉, 유제품 등 식품매개)
야토병(tularemia)	산토끼의 고기로부터 감염
돼지단독 (swine erysipelas)	돼지나 이환동물의 고기로부터 감염
소해면상뇌증 (bovine spongiform encephalopathy : BSE)	감염시 소의 뇌조직이 스펀지 형태로 변하면서 방향감각을 잃고 미친 듯이 흥분하는 증세 때문에 광우병(mad cow disease)이라 불림, 원인은 변형 프리온 단백질(abnormal prion protein)로 동물성 사료에 의한 감염이 일반적인 견해
렙토스피라증 (leptospira species)	감염된 동물의 소변에 오염된 물 · 토양 · 음식물에 노출 시 상처 난 피부를 통해 감염

참고 크로이츠펠트-야콥병(Creutzfelt-Jakob disease, CJD)

소에 발생하는 치명적인 감염성 뇌질환인 소해면상뇌증(牛海綿樣腦症, BSE)과 비슷한 사람의 증세를 크로이츠펠트-야콥병이라 한다. 이것은 독일의 신경과학자인 크로이츠펠트(Creutzfeldt HG)와 야콥(Jakob AM)이 의해 1920년대에 처음 발견하였으며, 인구 백만명 당 1명 정도로 발생하는 희귀한 질병이다. 50~60대 연령층에서 주로 나타나며, 노인성 치매와 유사한 증상을 보이지만 뇌조직이 스펀지 모양으로 변한다. 크로이츠펠트-야콥병은 다음의 4가지로 구분하고 있다.

(1) 산발성 크로이츠펠트-야콥병(sporadic CJD)

발병원인이 밝혀지지 않았으며, 크로이츠펠트-야콥병의 약 85%를 차지한다.

(2) 가족성 크로이츠펠트-야콥병(familial CJD)

크로이츠펠트-야콥병의 10~15%를 차지하며, 프리온 단백질을 코딩하는 유전자(prion protein gene)에 특징적인 돌연변이가 나타난다.

(3) 의인성 크로이츠펠트-야콥병(iatrogenic CJD)

크로이츠펠트-야콥병의 1~2%를 차지한다. 과거에는 환자의 뇌하수체에서 유래된 오염된 성장호르몬을 주사맞았을 때 발생하였으나, 최근에는 크로이츠펠트-야콥병에 걸린 사람을 수술한 수술도구의 재사용, 환자로부터 유래된 조직이나 장기이식 등에 의해 발병하는 것으로 알려져 있다.

(4) 변종크로이츠펠트-야콥병(variant CJD, vCJD)

최근 새로 분류된 크로이츠펠트-야콥병으로 소의 광우병(소해면상뇌증, BSE)과 연관성이 의심되어 인간광우병이라 불린다. 이것은 우울증·불안·무기력·시각장애와 걸을 때 비틀거리는 증세가 나타나며 언어장애·자율운동조절장애 등 신경장애가 수반된다. 병이 진행되면서 뇌가 스펀지처럼 변하고 기억력을 잃는 등 심한 치매증세를 보이다가 일단 발병하면 1년 이내에 사망한다. 크로이츠펠트-야콥병(CJD)처럼 인간의 뇌에 손상을 일으켜 사망하지만, 병리학적이나 임상학적인 관점에서 서로 다른 특징이 있다. CJD는 잠복기간이 수십 년으로 보통 50대 후반 이후 발병하거나 40대 후반이 되어야 증세가 나타나 보통 1년 이내에 사망하지만, vCJD는 연령에 관계없이 발병하는 대신 병의 진행이 다소 느린 편이다.

원인물질인 프리온은 물리적, 화학적 저항성이 매우 커서 엑스선(X-ray)을 조사하거나 조리과정을 통해서는 사멸시킬 수 없다. 따라서 질병발생을 예방하기 위해서는 동물성 사료금지를 통해 광우병의 발생위험을 줄이고, 광우병에 걸린 소와 vCJD 감염 가능성이 있는 사람의 혈액관리 등을 철저하게 관리하여 감염 가능성을 차단하는 것이 중요하다. 크로이츠펠트-야콥병(CJD) 및 변종 크로이츠펠트-야콥병(vCJD)은 현재「감염병의 예방 및 관리에 관한 법률」에서 제3급감염병으로 지정하고 있다.

3 식중독(food poisoning)

인체에 유해한 미생물이나 유해물질이 함유된 식품을 섭취함으로서 발생되는 건강장애로, 소화기계 감염병과는 경구적 침입이라는 공통점이 있으나 그 차이점은 다음과 같다.

표 2-43. 세균성 식중독과 소화기계 감염병의 차이점

항목	세균성 식중독	소화기계 감염병
감염원	식품	물 또는 식품
식품의 역할	증식매체	운반매체
병원균의 독력	약함	강함
감염 양식	식품중의 대량증식한 균이나 독소섭취로 발병	미량의 병원체에 의해서도 발병
잠복기	짧음	길음
2차 감염(전염성)	없음(예외 : 살모넬라, 장염비브리오)	많음(병원체와 사람 사이 감염환 성립)
면역획득	없음	대부분 있음

4 식품관련 기생충질환

1) 육류 및 동물배설물을 통해 감염되는 기생충

- 쇠고기 : 무구조충(taenia saginata, beef tapeworm, 민촌충)
- 돼지고기 : 유구조충(taenia solium, pork tapeworm, 갈고리촌충), 선모충(trichinella spiralis)
- 가축(고양이) : 톡소플라즈마(toxoplasma, 톡소포자충이 인간과 가축에서 발견되며 성인의 경우 감수성이 낮아 불현성감염이 많으나, 태아·신생아는 감수성이 높아 감염 후 유산이나 사산)

참고 무구조충과 유구조충

쇠고기에 있는 민촌충은 중심온도가 66℃ 이상 가열하면 사멸하지만, 돼지고기의 유구촌충은 77℃ 이상이 되어야 사멸한다. 유구촌충은 설사나 구토 등을 일으킬 수 있으며, 심하면 사람의 목숨까지도 잃을 수 있어 주의가 필요하다. 가열하지 않고 육회로 먹으면 기생충에 감염되기 쉬우므로 날로 먹는 것을 지양하는 것이 바람직하다.

2편

2) 어패류와 게를 통해 감염되는 기생충

- 간흡충(clonorchis sinensis, 간디스토마)
  - 제1중간숙주 : 우렁이
  - 제2중간숙주 : 피라미 · 잉어 · 붕어 등의 민물고기
- 폐흡충(paragonimus westermanii, 폐디스토마)
  - 제1중간숙주 : 다슬기
  - 제2중간숙주 : 가재와 게(담수)
- 요꼬가와흡충(metagonimus yokogawai)
  - 제1중간숙주 : 다슬기
  - 제2중간숙주 : 은어 · 잉어 · 송어 등(우리나라는 특히 은어의 피낭유충)
- 광절열두조충(diphyllobothrium latum, fish tapeworm, 긴촌충)
  - 제1중간숙주 : 물벼룩
  - 제2중간숙주 : 민물고기 또는 반담수어인 송어 · 농어 · 연어 등
- 아니사키스(anisakis, 고래회충)
  - 바다생선(대구 · 오징어 · 생태 · 고등어 · 조기 등)

3) 야채관련 기생충

- 회충, 구충, 편충, 동양모양선충, 유구낭충, 이질아메바, 람블편모충 등

4) 예방

- 식육 관련
  - 식육을 완숙해서 섭취
  - 도축장의 위생검사 철저
- 민물고기, 바다생선 관련
  - 생선회를 금하고, 조리 후 도마 · 칼 · 식기구의 청결
  - 생수음용 자제
- 채소 관련
  - 흐르는 물에 5회 이상 세척
  - 분변관리, 파리구제 등

Ⅲ 식중독

일종의 급성 위장장애 또는 신경장애를 일으키는 중독성 질병으로 세균, 유해화학물질, 자연유독물, 곰팡이독소 등이 음식물에 혼입되거나 오염되어 경구적으로 섭취 시 발생한다. 식중독 발생의 역학적 특성은 다음과 같다.

- 급격히 집단적으로 발생
- 발생지역이 국한되고 계절에 관계없이 발생하나 여름에 다발
- 2차 감염이 거의 없고(사람이 종말감염), 병후면역이 형성되지 않음

식중독은 원인물질을 기준으로 다음과 같이 분류하고 있다.

① 세균성 식중독(감염형, 독소형)
② 바이러스성 식중독
③ 화학물질에 의한 식중독
④ 자연독에 의한 식중독(동물성 · 식물성)
⑤ 곰팡이독에 의한 식중독

1 세균성 식중독

세균성 식중독은 다음과 같이 감염형과 독소형으로 나눌 수 있다.

- 감염형 식중독
  - 식품섭취 후 신체 내에서 발육증식한 균 자체가 원인(내독소 분비)
  - 살모넬라균속, 장염비브리오균, 장출혈성 대장균, 웰치균 등
  - 잠복기가 독소형에 비해 길고 가열요리에 의한 예방효과가 큼(균사멸 시 식중독 발생하지 않음)
- 독소형 식중독
  - 식품섭취 전에 세균이 분비한 독소(외독소)가 원인
  - 미리 생성된 독소섭취로 이환되는 식중독
  - 보튤리누스균, 황색포도상구균 등

참고 내독소(endotoxin)과 외독소(exotoxin)

내독소는 세균의 세포 내부에서 발견되는 독성물질로 단백질·다당류·지질의 복합체로 이루어진 항원이다. 이것은 균체 내 독소로 불리는데 균이 살아있는 동안에는 독소를 분비하지 않지만 균이 죽으면 체외로 나와 독작용을 일으킨다. 반면 외독소는 세균이 증식하면서 특유의 독소를 분비하기 때문에 균체외 독소의 의미를 갖는다.

1) 감염형 식중독

감염형 식중독의 임상소견과 소화기계 감염병의 임상소견은 엄격히 구별하기 곤란한 경우가 많으며, 세균분류학적으로도 똑같은 살모넬라 균속의 장티푸스균(*Salmonella typhi*), 파라티푸스균(*Salmonella paratyphi*)은 감염병의 원인균이고, 장염균(*Salmonella enteritidis*), 쥐티푸스균(*Sal. typhimurium*), 돼지콜레라균(*Sal. choleraesuis*) 등은 식중독의 원인균이다.

2 편

(1) 살모넬라균(Salmonella)

- 원인균 : 살모넬라는 2435 혈청형이 있는데, 대표적인 식중독균은 다음과 같음
  - 장염균(*Salmonella enteritidis*)
  - 쥐티푸스균(*Salmonella typhimurium*)
  - 돼지콜레라균(*Salmonella choleraesuis*)
- 그람음성의 통성 혐기성균
- 감염원 : 보균자 또는 보균동물(쥐 · 개 · 고양이 등)
- 감염경로 : 쥐 · 파리 · 바퀴에 의한 조리과정의 오염 또는 불완전조리된 육류
- 잠복기 : 평균 20시간(6시간~3일)
- 주증상 : **급격한 발열(38~40℃)과 오한**, 두통, 복통, 설사, 구토
- 원인식품 : 어육류, 유제품 등의 장기저장식품(주로 6~9월 발생)
- 발병률 75%, 치명률 1~3%

(2) 장염비브리오균

- 원인균 : *Vibrio parahaemolyticus*, 호염균으로 2~3% 염도에서 잘 발육하나 10% 이상 성장 정지
- 감염원 : 해수관련 어패류, 회나 초밥 등 식품
- 잠복기 : 평균 12시간(8~20시간)
- 주증상 : 복통(특히 상복부), 설사, 구토, 혈변, 미열(37~38℃)
- 원인식품 : **어패류, 오이 및 야채소금절이**(5~10월 발생, 특히 여름에 다발)
- 발병률 30~95%, 치명률 0.5% 이내
- 예방은 수돗물 세정이 효과적(담수에 사멸)

(3) 장출혈성대장균

- 원인균 : *Escherichia coli* O157 : H7, O26, O111 등
- 감염원 : 환자의 변이나 덜 익힌 쇠고기 등 식품과 물을 매개로 전파, 사람 간의 직접전파도 가능
- 잠복기 : 평균 12시간(성인 10~30시간, 유아 짧음)
- 주증상 : 장출혈(장 정착 후 침습성 독소 분비), 복통, 오심, 구토 등(영 · 유아에게 위험)
- 세균성 식중독 중 다발

(4) 필로박터균(Campylobacter)

- 원인균 : Campylobacter jejuni(감염경로의 다양성과 높은 전염성으로 약 90% 점유), Campylobacter coli
- 감염원 : 가금류(닭)와 가축(소, 돼지)의 장관, 애완동물 대변, 오염된 물 또는 환경
- 감염경로 : 오염된 음식(특히 덜 익힌 육류)이나 물 섭취, 교차오염
- 잠복기 : 평균 2~5일(최소 1일~최대 10일)
- 주증상 : 복통(특히 오른쪽 하복부), 설사(혈변 포함), 발열, 오한, 구토, 메스꺼움 등
- 원인식품 : 덜 익힌 가금류(특히 닭고기), 비살균 우유 또는 유제품, 오염된 물
- 발병률 : 0.01~0.02%, 치명률 0.01% 이하

> **참고** **Campylobacter와 Salmonella의 비교**
>
> Campylobacter 감염(특히 C. jejuni)은 세계적으로 가장 흔한 세균성 식중독의 원인 중 하나로 알려져 있지만, 국내에서는 여전히 Salmonella가 더 많이 보고되고 있다. Campylobacter는 주로 개별 감염 사례로 나타나는 반면, Salmonella는 대규모 집단 발생 사례가 많아 공중보건에서 중요하게 다루어지고 있다.

2) 독소형 식중독

(1) 황색포도상구균

- 원인균 : 황색포도알균(*Staphylococcus aureus*)
- 원인물질 : 균의 증식과정에서 생성된 장독소(enterotoxin), **내열성**(100℃, 30분간 가열해도 파괴되지 않음)
- 감염원 : 화농성 질환의 조리인, 오염된 우유와 유제품
- 잠복기 : 1~6시간(평균 3시간)
- 주증상 : 급성 위장염 증상(구토·구기·설사·복통), 발열은 거의 없음(38℃ 이하)
- 원인식품 : 유제품·**김밥**·**도시락**·**가공식품**, 늦은 봄과 가을에 발생
- 치명률 : 1% 이하

(2) 보툴리누스균(Botulinus)

- 원인균 : *Clostridium botulinum*
- 원인물질 : **통조림**·소시지 등의 오염된 식품, **혐기성 상태**에서 균이 증식하면서 신경독소(neurotoxin) 분비, 보툴리즘이라 불리며 독소는 열에 쉽게 파괴
- 감염원 : 토양(널리 분포), 동물의 분변, 연안의 어패류 등
- 잠복기 : 12~36시간(평균 24시간)
- 주증상 : 신경계 증상(시력저하, 복시, 동공확대, 연하곤란, 복부팽만, 호흡곤란), 신경계 증상 전에 소화계 증상(구역·구토·복토·설사 등) 발생, 발열은 거의 없음
- 원인식품 : 혐기성 상태의 통조림, 햄·소시지, 야채, 과일 등
- 치명률 : **25%**(10~80%)

(3) 세레우스균

- 원인균 : 바실루스세레우스균(*Bacillus cereus*), 아포(spore)를 형성하는 세균으로 다양한 식품에 자연적으로 존재
- 두 종류의 식중독을 유발

구분	구토형	설사형
원인 독소	세레울라이드(cereulide)	장독소(enterotoxin)
독소 생성	섭취 전 식품내 생성	식품 섭취 후 장내 생성
열 안정성	안정(내열성)	불안정
증상	오심, 구토	복통, 설사
잠복기	3시간	8~16시간
원인식품	쌀밥, 볶음밥 등 전분류 식품	육류, 채소가 포함된 요리

(4) 퍼프린젠스균(Clostridium perfringens, 웰치균)

- 원인균 : Clostridium perfringens(내열성 포자를 형성하는 혐기성 세균으로 조리과정에서 사멸되지 않을 가능성이 높음, 균 자체가 장에서 증식한 후 독소(enterotoxin)를 생성하여 증상 유발 → 감염형 및 독소형 식중독의 특징을 가짐)
- 감염원 : 고기류(특히 육즙이 포함된 음식), 가금류, 대량 조리된 음식
- 감염경로 : 조리된 음식이 실온에 2시간 이상 방치되거나 충분하게 가열되지 않은 음식 섭취
- 잠복기 : 평균 8~16시간(최소 6시간~최대 24시간)
- 주증상 : 복통, 수양성 설사(혈변 없음), 메스꺼움(구토는 드묾), 일반적으로 경미하며 24시간 이내 회복
- 원인식품 : 고기류, 가금류, 육즙이 포함된 음식, 조리 후 실온 방치된 음식
- 발병률 : 단체 급식이나 대량 조리 환경에서 흔히 발생, 치명률은 매우 낮음
- 예방 : 조리된 음식은 2시간 이내 섭취하거나 4℃ 이하로 냉장 보관, 재가열 시 75℃ 이상

3) 세균성 식중독의 예방대책

(1) 오염방지

- 신선한 식품재료를 사용
- 조리 또는 식품제조 및 취급자는 손의 소독·세척을 습관화
- 위장장해·편도선염·화농성질환자의 식품조리업무 종사금지
- 식품조리종사자의 수시 검변으로 보균자에 의한 사고예방
- 도마·행주 등의 조리기구와 식기류는 청결하게 하고 자주 소독
- 쥐와 곤충에 의한 오염방지

(2) 증식억제

- 식품을 실온에서 오랫동안 방치하는 것을 피하고 저온에서 보존
- 식품 내에 존재하는 미생물은 냉동에 의해 사멸되는 것이 아니라 증식만 억제, 냉동을 중지하면 다시 증식

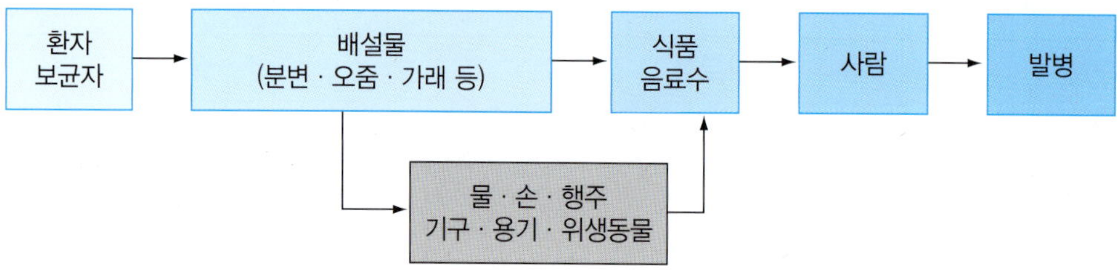

그림 2-69. 세균성 식중독의 감염경로와 예방

(3) 살균

- 살모넬라 · 장염비브리오 · 병원성대장균 등에 의한 감염형 식중독 및 보툴리누스 식중독은 섭취 전에 식품을 충분히 가열 조리하면 예방 가능
- **포도상구균 식중독**은 내열성이 강해 가열 조리만으로 예방이 곤란

2 바이러스성 식중독

1) 노로바이러스(Norovirus)

- 1968년 미국 오하이오주 노워크(Norwaik)에서 처음 발견되었으며, 직경이 약 25~38 nm의 작은 크기로 공기 중에 떠다니기 쉬운 특성을 가지고 있음
- 유아에서 성인까지 폭넓은 연령층에서 감염성 위장염을 일으키며, 주로 겨울철에 집단적으로 발생
- 감염원 : 환자의 토사물 · 분변 · 분비물 및 신체접촉이며, 물 특히 오염가능성이 높은 지하수, 오염된 패류나 굴 등
- 전파경로 : 오염된 식품, 음용수를 섭취하거나, 사람과의 접촉, 환자의 토사물을 완전히 제거하지 못하여 공기 중 부유하는 바이러스를 먹게 될 때
- 집단감염의 원인 : 공기나 신체접촉 등을 통해 급속도로 전파되기 때문에 요양원, 병원, 학교, 연회장 등 많은 음식을 동시에 여러 사람들이 먹게 되는 장소에서 발생하기 쉬움
- 주요 증상 : 메스꺼움 · 구토 · 설사 · 복통 등의 증상이 감염 후 24~48시간 정도 후에 나타남
- 예방 : 85℃, 1분 이상 가열하면 완전히 사멸, 염소소독, 자외선 조사 등

3 화학적 식중독

식품의 본래 구성성분 이외의 화학물질이 첨가되거나 혼입으로 발생하며, 세균성이나 자연독 식중독과는 달리 계절성이 없고 식품의 종류에 따른 특이성이 적다.

1) 유해금속류

- 비소 : 농약의 오용
- 납 : 납으로 된 식품조리용 기구나 상수도관
  - 만성 중독 : 체중감소 · 지각소실 · 빈혈 등
  - 급성 중독 : 복통 · 구토 · 설사 · 혼수 · 사지마비 등
- 수은 : 승홍의 오용이나 농약, 시야협착 · 언어장애 · 지각장애 등의 신경장애(미나마따병)
- 카드뮴 : 금속식기, 기구류(도금제로 사용)
  - 급성 중독 : 구토 · 복통 · 설사 · 의식장애 등
  - 만성 중독 : 신장장애 · 골연화증, 이따이이따이병 등
- 유해금속 중독의 특징
  - 생물농축에 의한 만성 중독을 일으키지만 다량 섭취 시 구토 · 복통 · 설사증상(구토는 공통증상)

2) 농약

- 신체기관의 기능장애나 환경호르몬으로 작용, 암의 발생원인
- 종류
  - 유기염소제 : DDT, dieldrin, BHC, lindane 등으로 생태계 잔류효과 큼, 국내는 1979년 생산 중지
  - 유기인제 : parathion, malathion, diazinone 등으로 살충효과가 빠르고 체내분해가 용이, 살충성분의 아세트콜린에 대한 분해효소인 콜린에스터라제의 작용을 억제하여 마비효과 유발
  - 카바메이트제 : 유기인제와 작용기전이 비슷
  - 페녹시제 : 주로 제초제로 사용

3) 용기 및 포장

- 합성수지에서 용출된 Formaldehyde나 Phenol : 발암성 물질
- 비스페놀 A : 식품과 드링크캔의 라이닝에 사용, 식중독 이외에 내분비교란물질(남자의 생식능력 저하)로 작용
- Phthalates : 플라스틱 가소제로 사용, 내분비교란물질

4) 불량첨가물

(1) 유해감미료

- Cyclamate : 인공감미료로 사용되었으나 발암물질로 밝혀져 사용금지
- Toludine
  - 색소의 원료로 감미가 설탕의 200배이나 독성이 강함
  - 식중독사고 다발, **살인당**으로 불림
- Dulcin
  - 식품첨가물로 사용되었으나 혈액독 등 독성이 강해 사용금지

(2) 허용되지 않는 유해 인공착색료

- Auramine : 황색(단무지)
- Rhodanine B : 적색(과자류, 빙과류)
- 공업용 색소 : 식중독의 원인

5) 메탄올(불량주)

- 과실주 기준 : 1.0 mg/ℓ 이하
- 기타 주류 : 0.5 mg/ℓ 이하
- 증상 : 두통, 구토, 복통, 실명

인공감미료 아스파탐(Aspartame)과 발암성 분류기준

아스파탐은 현재 우리나라에서 가장 많이 쓰이고 있는 인공감미료로서, 그린스위트라는 상품으로 판매되고 있다. 아스파탐은 섭취 후 아미노산으로 대사되어 1 g당 4 kcal의 열량을 낸다. 이렇게 열량을 내는 면에 있어서는 설탕과 같지만 약 200배 강한 당도를 갖는다. 이로 인해 설탕보다 약 200배 만큼 적은 양을 사용할 수 있다. 국제암연구소(IARC)는 2023년 7월 아스파탐을 발암가능물질(2B)에 포함한다고 밝혔으나, 하루 섭취 권고량을 체중 1 kg당 40 mg으로 유지하였다. 발암 위험도에 따라 확정적 발암물질의 경우 1군, 발암추정물질의 경우 2A군, 발암가능물질의 경우 2B군으로 분류하고 있다. 자료 부족 등으로 분류가 불가능한 경우는 3군으로, 발암성 물질로 의심되지 않는 경우 4군으로 분류한다.

4 자연독에 의한 식중독

자연식품 자체가 내포하고 있는 유독물질의 섭취로 발생한다.

1) 동물성 자연독

(1) 복어 식중독

- Tetrodotoxin이 원인독성분으로 알 · 난소 · 고환 · 간 등에 다량 함유
- 5~6월의 산란기에 독성 최대
- 내열성(100℃에서 4시간 가열해도 파괴되지 않음)
- 증상
  - 중추 및 말초신경에 대한 신경독
  - 입술 · 혀끝 · 손끝의 지각마비로 시작
  - 두통 · 복통 · 구토 등의 위장장애 지속
  - 사지의 운동마비로 운동불능 및 언어장애
  - 호흡근 마비로 호흡곤란 및 청색증 발현

(2) 조개류 중독

- Venerupin이 원인독성분으로 모시조개 · 바지락 · 굴에 함유
- 초기증상은 전신권태 · 구역 · 구토 · 변비 · 두통 등
- 심하면 피하출혈(배 · 목 · 다리), 토혈, 혈변, 혼수 등
- Saxitoxin은 섭조개 · 홍합 · 대합조개에 함유, 복어중독과 같은 마비를 보이며 열에 안정적임
- 해수중의 유독성 플랑크톤에 의해 형성된 독소가 축적되어 발생, 적조해역 조개류의 섭취 삼가

2
편

2) 식물성 자연독

(1) 독버섯 중독

- Muscarin, muscaridine, cholin, neurin, phalin 등
- 식물성 자연독에 의한 식중독 중 가장 많이 발생
- 외형이 아름다운 버섯은 의심(100% 발병률, 10~100% 치명률)

(2) 맥각 중독

- 보리나 호밀 등 맥류의 개화기에 맥각균의 기생에 의한 독성분
- Ergotoxin, ergotamine, ergometrin 등

(3) 솔라닌 중독

- **감자**의 새싹이나 태양에 노출되어 녹색의 색소가 침착된 곳의 solanine 독성분
- 물에 잘 녹지 않으며 열에 강해 보통의 조리법으로 파괴되지 않음
- 발아부분과 녹색부분을 제거한 후 섭취
- 복통 · 두통 · 현기증 · 언어장애 · 환각작용 유발(발열 없음)

(4) 기타

- 청매 : amygdalin
- 독미나리 : cicutoxin
- 목화씨 : gossypol

5 곰팡이독 식중독

곰팡이의 대사산물로서 사람 또는 동물에게 기능적 및 기질적 장애를 초래하는 물질을 곰팡이독소(mycotoxin)로 총칭한다. 우리나라는 6~9월에 고온다습하여 곰팡이의 발육에 적합하다.

1) 아플라톡신(aflatoxin) 식중독

- Aspergillus flavus라는 곰팡이에 의해 생성되는 독성분이 원인물질로 곰팡이의 이름을 따서 독성분을

aflatoxin이라 함
- 탄수화물이 풍부한 쌀 · 보리 · 옥수수 등에서 발생
- 간출혈, 신장출혈 이외에 발암성

2) 황변미 식중독

- 장기간 부적당하게 저장된 쌀에서 곰팡이의 대사산물(citrinin, 시트리닌)에 의해 쌀이 황색으로 변색

Ⅳ 식품의 변질과 보존

1 식품변질의 개념

식품의 변질(spoilage)이란 식품을 자연조건에 방치할 경우 그 본래의 성질을 잃게 되어 영양물과 비타민이 파괴되고 향미가 손상되거나 탈수가 되어 식용에 부적합하게 되는 현상을 말한다. 예를 들어 우유에 침전물이 생기거나 계란과 어류 등이 침전하지 않고 뜨는 것은 변질된 것으로 볼 수 있다. 이것은 식품의 물리적 · 화학적 변화를 의미하며, 다음과 같이 구분할 수 있다.

1) 부패(putrefaction)

- 단백질이 혐기성 **미생물**에 의해 분해되어 아미노산, 아민이 되고, 이때 암모니아 · 황화수소 · 메탄 등이 생성되어 악취가 발생
- 단백질이 주성분인 육류 · 어패류 · 계란류 등

2) 변패(deterioration)

- 탄수화물이나 지방질 식품이 **미생물**에 의해 분해
- 주류 · 버터 등의 당질이나 지방질이 주성분인 식품
- 탄수화물이 산소가 없는 상태에서 분해되는 것을 발효(fermentaion)라 함

3) 산패(rancidity)

- 유지(油脂)를 오래 방치하였을 때 산소 · 빛 · 세균 · 효소 · 열 · 습기 등의 작용에 의한 화학적 변화
- 맛을 잃고 비타민 · 아미노산 등의 영양소도 파괴되며, 심할 때는 독성을 지님

4) 자기소화(self digestion)

- 동물이나 어류가 죽으면서 근육이 굳어지는 사후경직 후 pH · 온도 등의 영향을 받아 내부의 각종 **효소**에 의해 근육이 연화되어 분해되는 현상(미생물과는 관련이 없음)

- 저온에서 지연(식품의 물리적인 보존방법)
- 자기소화가 끝나면 부패되기 시작, 섭취시 균의 대사물에 포함되어 있는 유해성 아민(amine)에 의해 부패성 식중독 발생
- 초기부패로 판정할 수 있는 세균수는 식품 1 g당 10^8으로 이때 쉰냄새가 나며 신선하지 않은 상태, 안전한 계는 10^5 이하

2
편

2 식품의 보존방법

- 미생물의 번식을 억제할 수 있는 조건을 만들거나 미생물을 살균하여 보존
- 미생물의 번식 요소 : 온도 · 습도 · 영양분 · pH 등(햇빛은 장애요소)

1) 물리적 처리법

(1) 가열법(heating)

- 포자를 형성하지 않는 미생물 : 80℃에서 30분이면 사멸
- 완전멸균 : 120℃에서 20분 정도 가열
- 음식물 고유의 향미 · 비타민 · 영양가 등의 손상

(2) 냉장 및 냉동법(cold refrigeration)

- 자기소화의 지연 또는 정지로 미생물 번식의 지연 또는 억제 가능
- 냉장법 : 0~10℃ 사이의 저장으로 식품의 단기간 저장에 사용
- 냉동법 : 0℃ 이하의 저장으로 식품의 장기간 보존이 가능
- 호한세균의 경우 냉장온도에서 발육할 수 있어 주의 요망, 장기간의 냉장은 음식물을 변질

(3) 건조 및 탈수법(drying)

- 미생물 번식에 필요한 습도 제거
- 수분함량이 40%이면 미생물 번식이 완만해지고, 15% 정도에서 증식 억제

(4) 자외선 및 방사선 이용법(radiation)

- 살균작용 이용
- 자외선의 유효파장 250~270 nm
- 다량의 식품을 장기보존 시 방사선 처리

(5) 통조림(canning)

- 통속의 가스를 제거하고 밀봉 처리
- 식품의 장기보존 가능

2) 화학적 처리법

(1) 방부제 첨가법

- 식염 · 초산 · 알코올 등의 정균작용에 의해 방부처리
- 식품방부제(보존제)의 구비조건
  - 인체에 독성이 없을 것
  - 미량으로 효과가 있을 것
  - 무색 · 무미 · 무취일 것
  - 식품에 어떤 변화가 없을 것
  - 사용방법이 간편하고 가격이 저렴할 것

(2) 소금 · 설탕 절임법(salting and sugaring method)

- 음식물에 소금(염장법, 10%)이나 설탕(당장법, 50%)을 고농도 첨가
- 탈수작용과 세균의 원형질 분리로 미생물의 발육 억제

(3) 산저장(pickling)

- pH가 낮은 초산을 사용하여 세균, 곰팡이, 효모와 같은 미생물의 발육 억제
- 과실과 야채 저장에 이용

(4) 훈연법(smoking)

- 목재(참나무, 벚나무, 떡갈나무)를 불완전연소시켜 얻은 연기 속의 알데하이드, 페놀, 알코올, 아세톤(aceton), 개미산(formic acid) 등의 살균작용 이용
- 주로 육류나 어류의 저장과 가공에 활용, 특히 햄 · 베이컨 · 조개 등

(5) 가스저장법

- CO_2나 N_2 가스를 이용하여 호기성 부패세균의 번식 억제

V 식품의 위생관리

1 식품위생행정의 강화

- 사람의 생명과 건강유지에 직결되기 때문에 모든 보건행정 중에서 가장 중요
- 사후관리보다 예방행정이 중요

2 식품안전관리인증기준(HACCP) 제도

- 1993년 국제식품규격위원회(CODEX)가 'HACCP 적용을 위한 가이드라인'을 제시하고 전세계 회원국에 식품 안전성 제고를 위하여 HACCP 제도 도입을 권고함에 따라 정부는 1995년「식품위생법」에 위해요소중점관리기준 규정을 신설하고 1996년「식품위해요소 중점관리기준」을 제정함으로써 HACCP 제도를 도입
- HACCP(해썹, 식품안전관리인증기준) : 식품의 원재료부터 제조·가공·조리, 유통단계를 거쳐 최종 소비자가 섭취하기 전까지의 각 과정에서 발생 가능한 위해요소를 확인·평가하여 중점적으로 관리하는 사전예방 식품안전관리시스템으로 위해 방지를 위한 사전 예방적 식품안전관리체계
  - HA (Hazard Analysis, 위해요소 분석) : 발생 가능한 생물학적·화학적·물리적 위해요소를 분석하는 것 → 위해요소를 사전에 파악
  - CCP (Critical Control Point, 중요관리점) : "반드시 필수적으로 관리하여야 항목"이란 의미로 식품을 만드는 주요 공정이나 단계를 중점 관리하여 위해요소를 예방, 제거하거나 허용수준 이하로 감소시키는 것 → 위해요소의 발생 여건들을 차단
- 사전에 식품안전성을 확보하고 국민 건강을 보호하기 위하여 위해발생 가능성이 높은 식품과 국민 다소비식품 등을 대상으로 HACCP 의무 적용 제도를 도입하여 지속적으로 확대

• HACCP 의무 적용의 단계별 추진 현황

1~2차('06~'14)	① 어육가공품 중 어묵류 ② 냉동식품 중 피자류 · 만두류 · 면류 ③ 냉동수산식품 중 어류 · 연체류 · 조미가공품 ④ 빙과류 ⑤ 비가열음료 ⑥ 레토르트 식품* ⑦ 배추김치
3차('14~'20)	① 과자 · 캔디류 ② 빵류 · 떡류 ③ 초콜릿류 ④ 어육소시지 ⑤ 음료류 ⑥ 즉석 섭취식품 ⑦ 국수 · 유탕면류 ⑧ 특수용도식품

* Retort Food : 오래 보관할 수 있도록 살균하여 알루미늄 봉지에 포장한 식품

- HACCP 인증 및 기술지원 업무 등을 수행하기 위해 2014년 1월에 (재)한국식품안전관리인증원이 설립되었으나 식품과 축산물의 이원화된 안전관리를 해소하기 위해 한국식품안전관리인증원으로 통합(식품 및 축산물 안전관리인증기준 제정 · 시행, 2015.12.22)

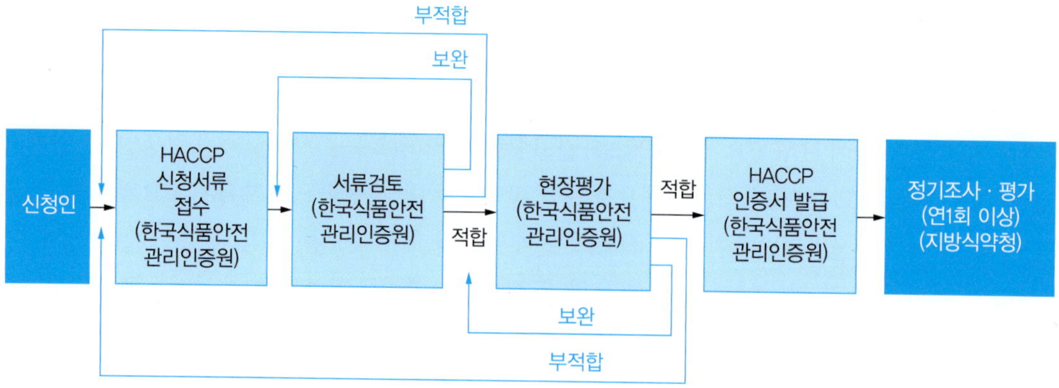

– HACCP의 7대 원칙
- 위해요소(HA) 분석 : 원재료와 제조공정상의 생물학적 · 화학적 · 물리적 위해요소 분석
- 중요관리점(CCP) 결정 : 식품의 위해를 방지 · 제거하거나 안정성 확보방안 결정
- 각 CCP에 대한 관리기준 설정 : 유해관리의 허용기준(한계치) 및 실천여부 판단
- CCP 모니터링 방법 설정 : 관리기준의 준수여부 검증
- 개선조치 방법 설정 : 관리기준을 벗어날 경우 개선조치
- 검증방법 설정 : HACCP가 적절하게 시행되고 있음을 검증
- 기록의 유지 및 관리방법 설정 : HACCP 계획에 따른 실천여부 확인

3 식중독 발생신고

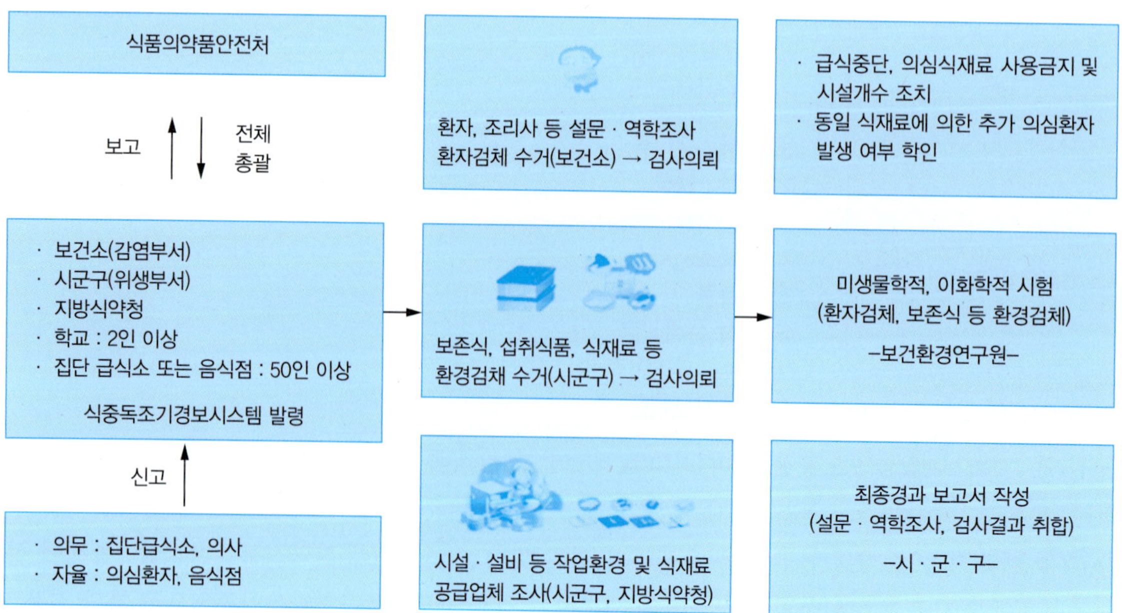

* 식중독 조기경보 시스템 : 식중독 발생 학교와 동일한 식재료를 사용하는 학교에 주의 경보

Memo

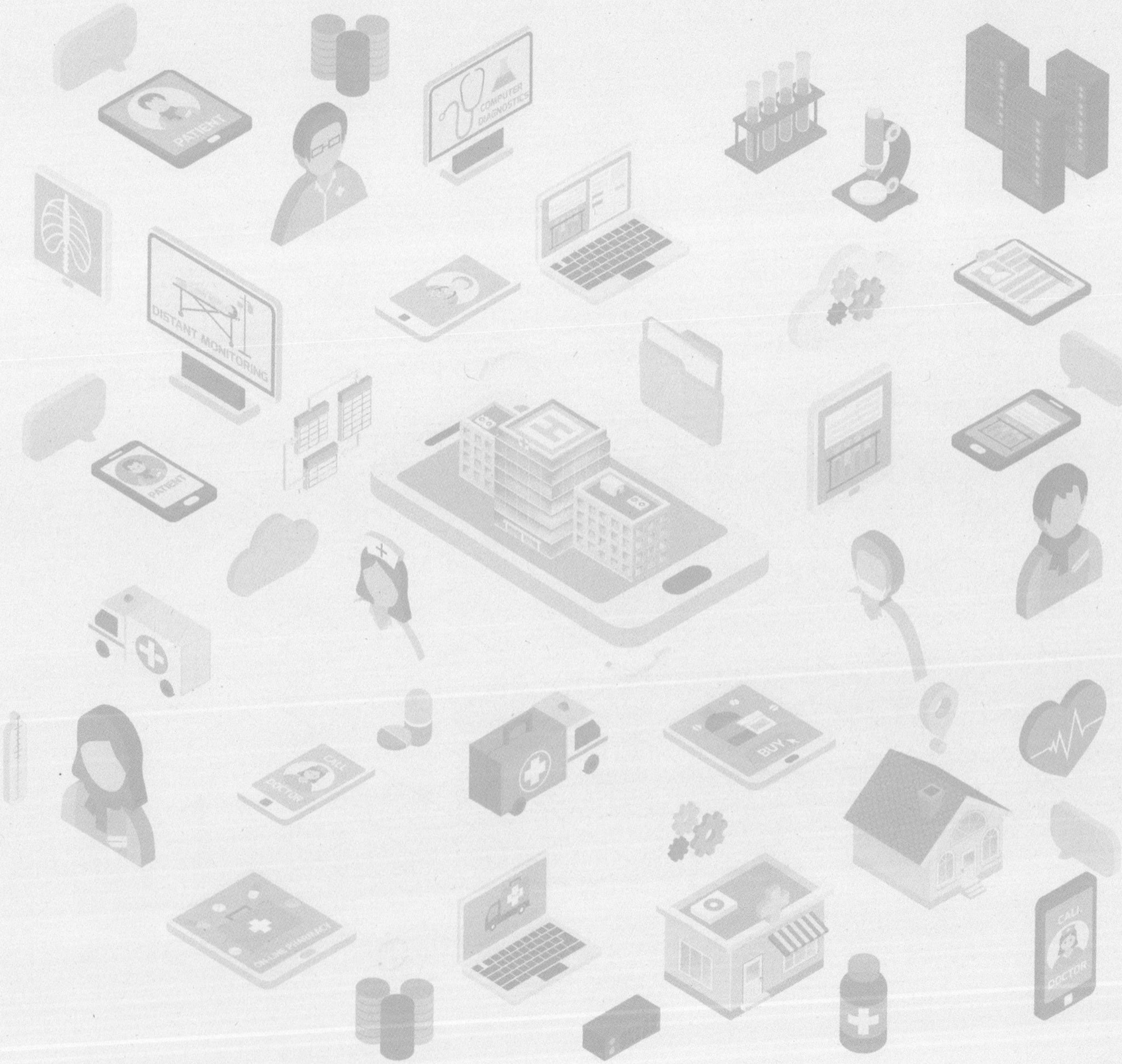

P U B L I C H E A L T H

3편

역학 및 질병관리

학습목표

1장 역학

- 역학의 정의와 역할을 설명할 수 있다.
- 역학과 의학과의 차이 및 역학의 개념변천을 설명할 수 있다.
- 역학조사의 사례를 설명할 수 있다.
- 질병발생의 3대 요인을 설명할 수 있다.
- 질병발생의 인과관계를 설명할 수 있다.
- 기술역학을 설명할 수 있다.
- 단면연구, 환자-대조군연구, 코호트연구를 비교하여 설명할 수 있다.
- 전향성 조사와 후향성 조사의 장단점을 설명할 수 있다.
- 교차비(오즈비)와 비교위험도를 설명할 수 있다.
- 실험역학의 특성과 이중맹검법을 설명할 수 있다.
- 역학적 연구방법들의 인과관계 규명의 확실성 수준을 비교할 수 있다.
- 4대 역학현상을 설명할 수 있다
- 비, 비율, 분율의 차이점을 설명할 수 있다.
- 유병률과 발생률을 비교하여 설명할 수 있다.
- 역학적 진단검사에 따른 타당도와 신뢰도를 설명할 수 있다.
- 민감도와 특이도를 설명할 수 있다.

2장 감염병의 관리

- 전염병 생성에 필요한 6가지 요소를 설명할 수 있다.
- 급성감염병과 만성감염병의 차이를 비교 설명할 수 있다.
- 감수성지수 또는 접촉감염지수를 설명할 수 있다.
- 숙주의 면역 종류를 설명할 수 있다.
- Vaccine과 Toxoid의 차이를 설명하고 접종이 가능한 감염병의 종류를 분류할 수 있다.
- 불현성감염이 중요시 되는 이유를 설명할 수 있다.
- 잠복기와 세대기를 비교 설명할 수 있다.
- 보균자의 종류를 열거할 수 있다.
- 집단면역을 설명할 수 있다.
- 감염병의 일반적 관리방법을 열거할 수 있다.
- 건강격리(검역)를 설명할 수 있다.
- 제1급감염병의 역학적 특성 및 관리방법을 설명할 수 있다.
- 제2급감염병의 역학적 특성 및 관리방법을 설명할 수 있다.
- 제3급감염병의 역학적 특성 및 관리방법을 설명할 수 있다.
- 제4급감염병의 역학적 특성 및 관리방법을 설명할 수 있다.
- 급성감염병과 만성감염병의 역학적 특성을 설명할 수 있다.
- 소화기계감염병의 종류와 관리대책에 대하여 설명할 수 있다.
- 장티푸스의 관리방법을 토의할 수 있다.
- 호흡기계감염병의 종류를 열거하고 그 특징을 설명할 수 있다.
- 절지동물매개감염병의 종류를 열거하고 그 특징을 설명할 수 있다.
- 동물매개감염병의 종류를 열거하고 그 특징을 설명할 수 있다.
- 폐결핵의 집단검진 방법을 토의할 수 있다.
- 만성감염병인 결핵, 한센병, 성병, AIDS, B형간염 등의 원인과 관리방안을 설명할 수 있다.

3장 기생충질환의 관리

- 기생충의 종류와 그에 따른 증상을 설명할 수 있다.
- 기생충의 종류에 따른 중간숙주를 열거할 수 있다.
- 선충류를 열거하고 그 생활환을 설명할 수 있다.
- 조충류를 열거하고 그 종류에 따른 특징을 설명할 수 있다.
- 간흡충증을 설명할 수 있다.
- 폐흡충증을 설명할 수 있다.
- 장흡충증을 설명할 수 있다.
- 유구조충증을 설명할 수 있다.
- 무구조충증을 설명할 수 있다.
- 광절열두조충증을 설명할 수 있다.
- 이질아메바증을 설명할 수 있다.
- 질트리코모나스증을 설명할 수 있다.
- 아니사키스증을 설명할 수 있다.

4장 만성질환의 관리

- 만성질환의 특성을 설명할 수 있다.
- 악성신생물의 역학적 특성과 관리방안을 설명할 수 있다.
- 고혈압증의 역학적 특성과 관리방안을 설명할 수 있다.
- 뇌졸중의 역학적 특성과 관리방안을 설명할 수 있다.
- 동맥경화증의 역학적 특성과 관리방안을 설명할 수 있다.
- 당뇨병의 역학적 특성과 관리방안을 설명할 수 있다.

01장 역학

I 역학의 개념

1 역학의 정의와 역할

1) 역학(epidemiology, 疫學)의 어원

- Epi (upon, ~에 관한) + demio (people, 사람들) + logy (science, 학문)
- 기원전 3세기경 히포크라테스의 저서명 "Epidemic"에서 유래

2) 역학의 정의

- 인간집단(환자를 포함한 지역사회주민)을 대상으로 질병의 발생빈도와 분포를 측정하여 원인적 연관성에 근거한 발생원인을 규명하고 질병발생에 대한 예방대책을 강구하는 데 목적을 둔 학문
- 인간집단을 연구하는 학문으로 의생태학의 한 분야(J.E. Gordon)

3) 역학의 개념변천

- 역병(疫病)을 연구하는 학문에서 시작, 여기서 疫은 돌림병 · 전염병 · 역귀 · 열병의 의미
- 과거에는 전염병의 발생원인과 관련된 요인을 규명하고 이를 통제하기 위한 예방대책 수립에 사용
- 오늘날은 만성 질환과 각종 사회문제(흡연 · 음주 · 범죄 · 자살 · 재해 · 중독 · 교통사고 · 직업병 등)의 원인규명에도 활용

4) 역학의 역할

- 질병발생의 원인규명 : 감염성질환의 경우 감염원과 전파경로, 만성질환의 경우 위험요인 등
- 질병발생과 유행의 감시
- 질병의 자연사와 예후 이해
- 임상분야에 활용(질병의 진단 및 치료효과 평가 등)
- 질병발생의 예방 및 관리를 위한 공공정책 개발
- 연구전략의 개발
- 보건사업의 기획 및 평가자료 제공(작전역학, Omran)

참 고 **작전역학**

역학은 보건사업의 기획이나 평가에 필요한 근거자료를 제공한다. 보건의료시설이나 보건의료자원의 배분 등을 계획할 때는 질병의 발생빈도나 그 특성이 고려되어야 한다. 제한된 자원을 효과적으로 할당하고 제공함으로써 지역주민에게 필요한 보건의료서비스 향상을 도모하기 위해서는 경영관리학적 요소까지 포함해 보건사업의 기획, 수행, 효과를 평가할 필요가 있는데, 이러한 분야를 Omran은 작전역학(operational epidemiology)이라 하였다. 작전역학은 기술역학, 분석역학, 실험역학 등의 다양한 역학적 연구방법론에 의존하지만, 사회과학, 통계학, 계량경제학, 체계분석, 경영학 등의 많은 기법을 활용하는 실제 응용학문으로써 역학의 역할을 보건사업의 평가영역까지 확장시킨 것이다.

2 의학과 역학의 비교

1) 의학

- 환자 개개인을 대상으로 진단과 치료에 초점을 맞추고 실험실 대신 의료시설 내에서 이루어짐
- 기초의학(해부학 · 생리학 · 병리학 · 미생물학 · 생화학 등)과 임상의학(내과 · 외과 · 소아과 · 피부과 등)으로 구분

2) 역학

- 인간집단을 대상으로 환경과 질병과의 관계에 초점을 맞추어 생태학적 지식, 관찰, 통계학적 분석기법을 활용하여 위험요인에 대한 연관성이나 인과관계 규명을 통해 질병발생의 원인을 찾아 예방을 강구하는 학문
- 질병의 원인병원체가 분리 또는 동정되지 않는 단계에서도 질병발생의 효율적인 예방이 가능

3 역학조사의 고전 사례

1) John Snow(영국, 1813~1858)의 콜레라 연구

- 1854년 당시 영국에서 크게 유행하던 콜레라의 원인규명을 위한 보고서(On the Mode of Communication of Cholera) 작성
  - 인간의 상호왕래로 전파
  - 환자와 접촉한 사람에게 주로 발병
  - 빈곤자 및 군집생활과 관련
  - 임상적으로 위장계를 침범하는 질병
- 인간집단을 대상으로 콜레라 환자의 발생분포(Broad street 중심)를 관찰함으로써 일정한 식수원(water pump)과 콜레라 환자 사이에 관련이 있을 것이라는 가설을 설정하고 이를 입증
- 1883년 Robert Koch에 의한 콜레라균 발견 약 30년 전에 콜레라 발생의 원인규명을 통해 창궐을 예방(근대 역학의 시조)

2) Goldberger의 펠라그라(pellagra) 연구

- 1735년 스페인 Casal에 의해 한센병의 일종으로 봄(200여 년간 전염병으로 인식)
- 1915년 미국 공중위생국의 Goldberger에 의해 옥수수를 주식으로 하는 사람들에게 발생하며, 동물성 단백질에 함유된 niacin(nicotinic acid)의 영양소 결핍증임을 밝힘(실험역학)
  - 12명의 죄수에게 동물성 단백질의 섭취를 제한하여 인위적으로 환자군을 만듦
  - 환자의 분비물을 본인과 부인의 인후점막에 묻혀 감염이 발생되지 않음을 입증

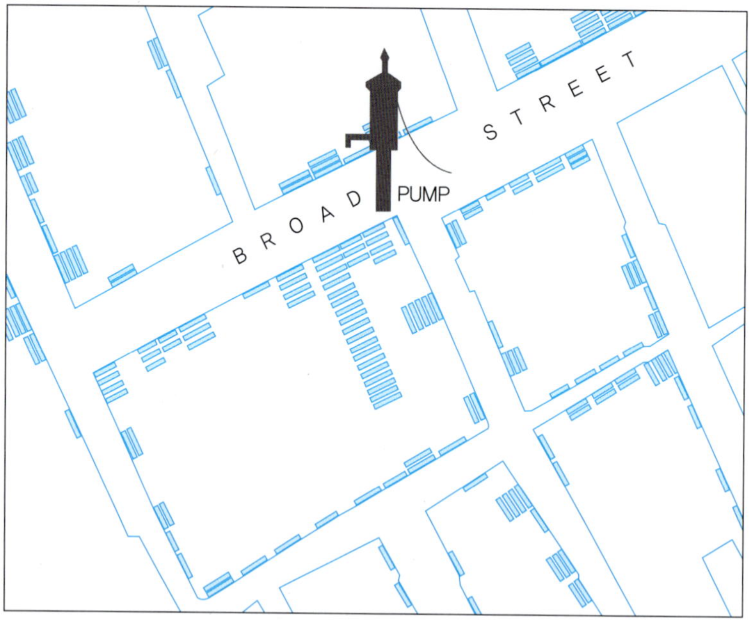

그림 3-1. 영국 런던에서 콜레라 발생으로 인한 사망자수 분포도
(막대모양은 집안에서 죽은 사람수를 나타냄)

3) Doll 등의 폐암 연구

- 1950년 담배가 폐암과 관계있다고 보고되었으나 역학적으로 많은 의문이 제기
- 1956년 생명보험에 가입된 사람들을 대상으로 한 역학조사에서 인과관계 입증
- 흡연과 폐암 사이의 역학조사 결과
  - 통계적 유의성을 입증하였으며
  - 비교위험도가 매우 크고
  - 양-반응관계(dose-response relationship)가 성립(흡연량과 폐암발생 사이에 비례적 대응관계)

참 고 펠라그라(pellagra)

두뇌의 지적장애, 구내염, 염증으로 거칠어진 피부 등의 특징을 보이는 혹종(或種)의 질환이 스페인, 이탈리아, 미국 남부지방에서 오랫동안 유행되었는데 이를 "pellagra"라고 하였다. 이것은 그리스말로 갑자기 병이 덮친 피부 "pella agra"에서 유래한 것이다.
오늘날 이것은 비타민 B 복합체인 니코틴산의 결핍으로 생기는 비타민 결핍증으로 밝혀졌다. 주로 채식을 하거나 알코올 중독 또는 간경화증이 있을 때 나타난다. 초기증상은 혀가 붉어지고 입에 통증이 오며, 피부색이 갈색으로 변하고 벗겨진다. 또한 메스꺼움과 불면증이 생기고 우울증을 동반한다. 장기간 지속될 경우 노인성 치매로 발전하거나 사망하게 된다.

참 고 니코틴산(nicotinic acid)과 나이아신(niacin)

니코틴 분자는 두 개의 고리를 가진 구조로 되어 있다. 이것을 강산으로 처리하면 고리 하나가 파괴되는데 이때 남게 된 것이 산성을 띠기 때문에 니코틴산(nicotinic acid)이라 한다. 니코틴은 자색의 유독성 물질이지만 니코틴산은 그렇지 않다. 이 물질은 영양소인 비타민(vitamin)의 일종으로 섭취 부족 시 펠라그라의 원인이 된다. 이것은 1915년 미국 공중위생국에 근무하는 Goldberger가 죄수들을 대상으로 실험한 결과, 건강한 사람에게 음식을 제한함으로써 이 병을 유발시킬 수 있고, 환자들의 식사에 우유 같은 음식을 제공함으로써 치유할 수 있다는 것이 입증되었다. 그런데 문제는 니코틴산이라는 명칭이 사람들로 하여금 건강에 유해한 **니코틴과 혼돈**을 일으켜 **담배를 피우면 이 영양소를 섭취할 수 있다고 착각**할 수 있거나 **식료품포장지에서 니코틴산을 보고 사람들이 독성분이 함유된 것**으로 **착각**할 수 있다는 것이다. 따라서 이를 "nicotinic"의 처음 두 글자와 "acid"의 처음 두 글자를 따고 "vitamin"의 일종이라는 뜻에서 어미 "-in"을 붙여 "niacin(나이아신)"으로 표기하고 있다.

Ⅱ 질병발생의 역학적 개념

1 다인설

1) 삼각형 모형설(epidemiologic triangle)

- 질병발생의 생태학적 모형 중 가장 기본적인 이론으로 **감염병 발생**을 잘 설명
- 질병발생이 병인 · 숙주 · 환경의 상호작용에 의해 결정, 균형(Balance)일 때 건강상태
- 환경은 숙주와 병인과의 관계에서 지렛대 역할(lever theory)
- 병원성 미생물에 의한 질병발생에서 환경보건의 중요성 강조

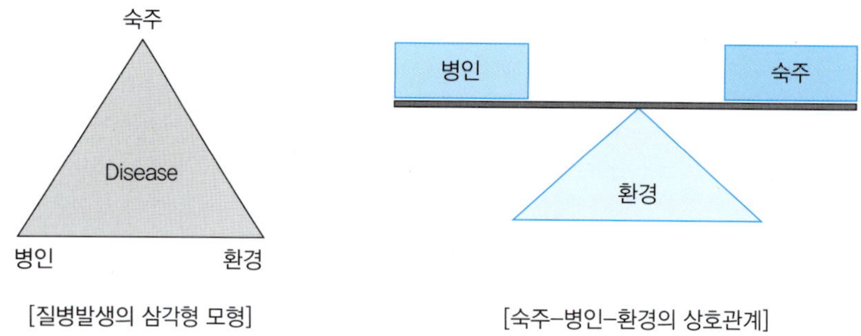

그림 3-2. 질병발생의 삼각형 모형(좌)과 숙주·병인·환경의 상호작용(우)

(1) 병인적 요인

- 질병발생의 원인이 되는 직접적 요인으로 질과 양, 상태에 따라 그 작용이 다름
  - 생물학적 요인 : 세균, 바이러스, 기생충 등
  - 물리화학적 요인 : 계절, 기상, 대기, 수질, 열, 각종 유해물질, 영양소 결핍 등
  - 사회적 요인 : 정신적 긴장이나 스트레스 등

(2) 숙주적 요인

- 질병발생에 영향을 미치는 인체 내부의 요인으로 병인에 대한 감수성이나 면역기전에 따라 다름
  - 유전적 요인 : 질병의 감수성과 관련된 내적 요인
  - 생물학적 요인 : 성별, 연령별 특성
  - 체질적 요인 : 과거 질병에 대한 폭로경험, 영양상태

(3) 환경적 요인

- 질병발생에 영향을 미치는 인체 외부의 요인
  - 생물학적 요인 : 병원소, 매개곤충, 기생충의 중간숙주 존재
  - 물리화학적 요인 : 계절변화, 기후, 주택, 실내외의 환경
  - 사회적 요인 : 인구조직, 경제상태, 사회적 관습, 주민들의 생활습관 등

2) 수레바퀴(wheel) 모형설

- 질병발생을 숙주적 요인과 환경적 요인과의 상호작용으로 설명, 여기서 숙주적 요인의 중심은 유전적 요인
- 암 등의 **만성질환 발생**을 잘 설명

3) 거미줄(원인망) 모형설(web of causation)

- 질병발생을 특정요인이 아닌 선행적인 여러 요인들이 거미줄처럼 연결되어 있다고 보고 이들의 상호작용으로 설명

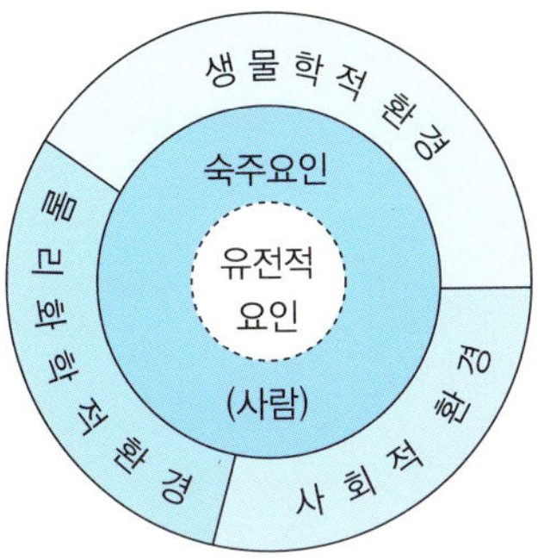

그림 3-3. 질병발생의 수레바퀴 모형

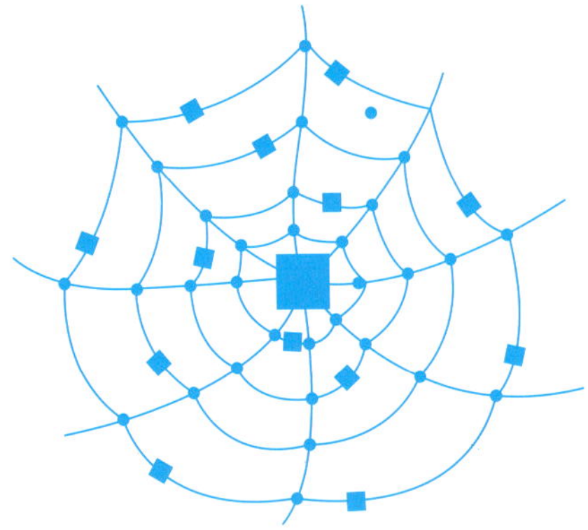

그림 3-4. 질병발생의 거미줄 모형

2 질병발생의 인과관계 판단

- 역학에서는 병원체를 동정하여 확정되어야 원인이라고 간주하는 것이 아니라 질병발생의 원인적 연관성을 규명하여 인과관계를 판단, 여기에서 **원인적 연관성 규명**이란 위험요인과 질병발생의 관계가 어떤 특성을 가졌느냐를 밝히는 것임
- 역학적 인과관계의 추론과정
  - 먼저 위험요인에 노출된 집단과 노출되지 않은 집단 간의 **질병발생률을 비교**, 결과에 영향을 줄 수 있는 여러 가지 바이어스(bias)의 영향을 배제하고 위험요인과 질병발생 사이의 **통계적 연관성을 평가**
  - 이후 이러한 연관성이 인과관계를 가지는지 여러 가지 기준을 이용하여 판단
- 인과관계 판정기준(충족 요건)은 1965년 힐(Hill)에 의해 제시되었으나, 위험요인 노출과 질병발생간의 시간적 선후관계를 제외한 나머지 항목은 절대적인 조건으로 볼 수 없으며, 예외가 있을 수 있음
  ① 시간적 선후관계(temporality) : 위험요인 노출이 항상 질병발생 보다 앞서 있어야 한다는 의미
  ② 연관성의 강도(strength) : 위험요인과 질병발생과의 연관성의 강도가 클수록 인과관계의 가능성이 높다는 것을 의미(대기오염 수준이 높은 지역에서 폐암발생률이 1.01~1.16배 높지만 흡연자 비흡연자보다 4~16배 높을 경우 대기오염보다는 흡연이 폐암의 원인일 가능성이 높다고 볼 수 있음)
  ③ 연관성의 일관성(consistency) : 관찰대상, 연구방법, 연구시점이 다르더라도 비슷한 결과가 발생되어야 한다는 의미
  ④ 연관성의 특이성(specificity) : 위험요인이 특정 질병에는 관련성을 보이나 다른 질병에는 관련성을 보이지 않아야 한다는 의미
  ⑤ 양-반응관계(dose-response relationship or biological gradient) : 위험요인에 대한 노출정도가 커지거나 작아질 때 이에 따라서 질병발생의 위험도가 더 커지거나 더 작아질 수 있는데 이 경우 인과관계의 가능성이 높아진다는 의미(생물학적 기울기라 함)
  ⑥ 생물학적 설명 가능성(개연성, biological plausibility) : 위험요인의 노출이 질병을 유발할 것이라는 설명이 강할수록 인과관계의 가능성이 높아진다는 의미
  ⑦ 기존 학설과의 일치성(coherence) : 추정된 위험요인이 기존 지식이나 소견과 일치할수록 인과관계의 가능성이 높아진다는 의미

⑧ 실험적 입증(experimental evidence)

⑨ 기존의 다른 인과관계와의 유사성(analogy) : 기존에 밝혀진 인과관계와의 유사한 연관성(analogy)이 관찰되면 인과관계의 가능성이 높아진다는 의미

Ⅲ 역학적 연구방법

1 역학조사의 개념

1) 조사방법

관찰과 실험을 통하여 가능하게 되는데 인구집단을 대상으로 하기 때문에 실험적인 연구보다는 주로 관찰적인 방법이 사용되고 있다.

- 관찰적인 방법
  - 조사대상에 실험적 처리나 자극을 가하지 않고 자연상태 그대로 관찰하여 기술하고 비교 · 평가하는 조사
  - 기술역학, 분석역학 등
- 실험적인 방법
  - 인간집단을 대상으로 하는 아주 제한된 실험에 의한 조사(투약효과의 판정이나 예방접종의 결과가 비처리군에 비해 효과가 있는지 등)
  - 임상시험과 지역사회시험 등

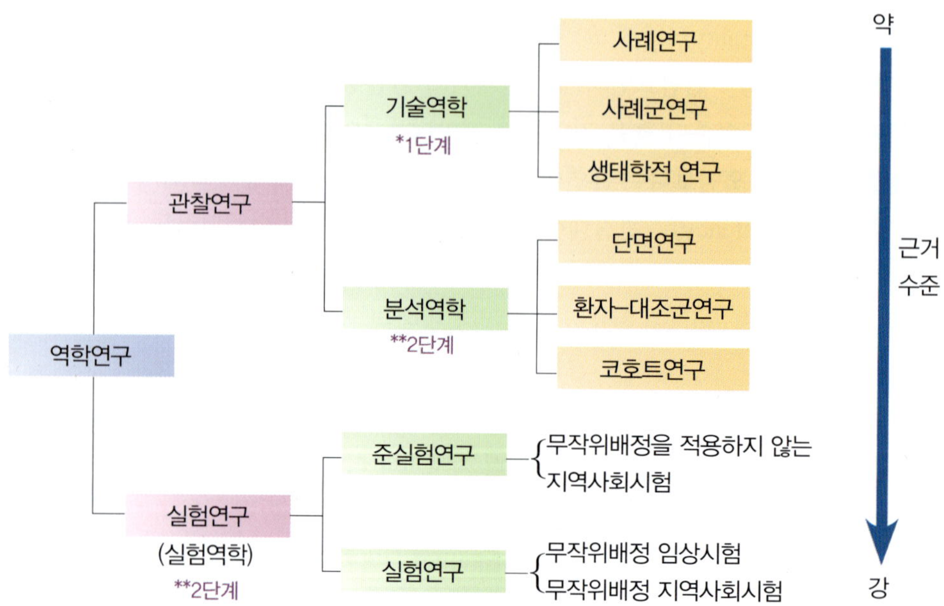

그림 3-5. 역학적 연구방법의 분류와 인과적 연관성에 대한 근거 수준
(*, ** : 조사내용에 따른 단계적 분류를 의미)

2) 조사내용에 따른 분류

- 1단계 역학 : 기술역학적인 조사
- 2단계 역학 : 분석 또는 실험역학적인 조사
- 3단계 역학 : 이론역학적인 조사

3) 역학조사환(epidemiologic study cycle)

- 기술역학적 조사에 의해 자료를 수집·분석하여 질병발생에 대한 가설을 설정하고, 이 가설이 옳은지 그른지를 검증하기 위해 분석역학적인 조사가 이루어진 후 가설의 입증결과를 근거로 질병발생을 수식화하는 이론역학으로 이어지는 일련의 조사과정
- 기술역학과 분석역학의 가장 큰 차이점은 가설의 유무(분석역학은 가설을 가지고 이를 검증하기 위한 조사이지만, 기술역학은 가설 없이 상황판단을 위한 사실현황 조사)

참 고 **가설(假說, hypothesis)**

아직 정설(定說)로 인정되지 못한 것으로 검증할 만한 가치가 있어 여러 가지 방법으로 연구 중인 설(說)을 말한다. 예를 들면 담배와 폐암과의 관계가 입증되기 전 상호 관련성을 근거로 "흡연은 폐암을 유발한다"와 같은 가설을 설정할 수 있다.

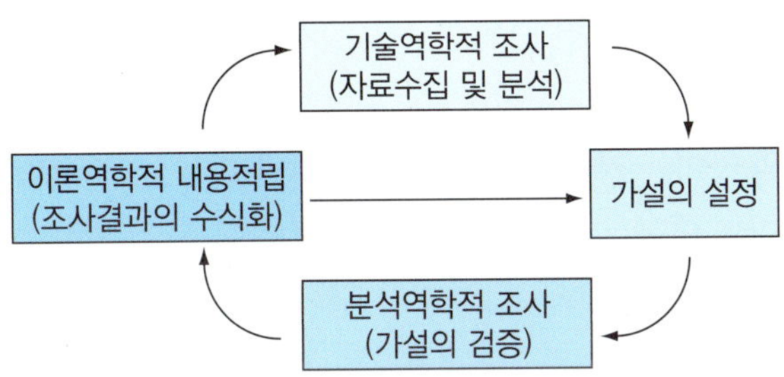

그림 3-6. 역학조사환

2 역학적 연구방법의 종류

1) 기술역학(descriptive epidemiology)

- 인구집단을 대상으로 질병의 발생분포 및 유행경향을 파악하기 위하여 조사자의 주관을 배제하고 이와 관련된 모든 현상을 사실적으로 기술하여 질병발생과의 관련성 및 상관관계 유무를 관찰하여 가설을 설정할 수 있도록 하는 1단계적인 역학연구
- 조사내용
  - 인적 특성(who) : 나이, 성별, 인종, 결혼 및 가족상태, 사회·경제적인 수준, 직업

- 시간적 특성(when) : 질병유행의 주기적(추세 또는 순환)·계절적 변화 또는 불규칙 변화
- 지역적 특성(where) : 행정구역, 농촌–도시, 열대–온대–한대 등 국가나 지역사회의 특성
- 질병발생의 원인적 특성(what) : 질병발생 및 유행과 관련된 환경적 특성

– 인구집단을 대상으로 사람·시간·장소와 관련지어 질병분포 특성을 파악함으로써 질병발생의 빈도 차이를 설명할 수 있는 위험요인(risk factor), 즉 질병발생과 관련이 있을 것으로 볼 수 있는 잠재적 질병발생요인을 찾아내는 가장 기본적인 과정

– 사람, 시간, 장소에 따라 질병의 빈도를 기술할 때 연구대상이나, 어떤 자료를 이용하는지에 따라 사례연구, 사례군연구, 생태학적 연구, 단면연구(가설이 없는 경우) 등이 있음

2) 분석역학(analytical epidemiology)

– 기술역학적인 조사결과를 바탕으로 **질병발생에 대한 가설을 설정**하고 이를 입증함으로써 위험요인과 **질병발생과의 상호 관련성을 정량화하여 인과관계(why)를 규명**하고자 하는 2단계 역학연구

(1) 단면연구(cross-sectional study)

– 일정한 시점에서 인구집단이 가지고 있는 위험요인의 노출여부와 대상질병의 이환여부를 조사한 후 위험요인의 노출여부에 따른 유병률을 산출하여 상호 관련성을 조사, 유병률 조사라 함

– 위험요인의 노출여부와 질병유무를 동시에 조사하기 때문에 위험요인이 질병에 선행하였는지를 구분하기 어려워 인과관계 파악이 곤란, 이러한 이유로 기술역학적 방법으로 분류하기도 하는데 이 경우 분석역학적 연구를 위한 가설의 설정에 기여하고 적절한 의료서비스의 계획 수립에도 유용하여 많은 국가에서 국민의 건강상태를 측정하기 위하여 정기적인 단면연구를 실시하고 있음, 우리나라의 경우 3년 주기로 국민영양조사를 실시

– 기술역학적 조사방법과의 차이는 가설의 존재 유무에 따라 다름, 기술역학은 가설이 없는 상태에서 상황파악을 위해 실시한 반면, 단면 연구는 가설이 있는 상태에서 이를 입증하고자 함

– 장점
  - **단시간에 적은 비용으로 조사 가능**
  - 동시에 위험요인과 여러 종류의 질병발생과의 관련성에 대한 비교 조사 가능

– 단점
  - 일정한 시점에서 조사가 이루어져 질병발생과 위험요인과의 시간적 선후관계가 분명하지 않기 때문에 질병발생에 대한 예측력이 낮음
  - 상관관계를 알 수 있으나 인과관계 규명은 어려움
  - 조사대상인구가 많아야 함(드문 질환이거나 드문 노출수준을 가지는 위험요인인 경우 비효율적)

(2) 환자–대조군연구(case-control study)

– 질병에 이환된 환자군과 질병이 없는 대조군을 선정하여 질병발생의 위험요인에 대한 노출여부를 조사하여 상호 관련성 및 인과관계를 규명(정량화)

– 질병발생이 이루어진 환자(결과)로부터 과거 위험요인(원인)과의 관련성(노출여부)을 조사, 후향성 조사

(retrospective study, 기왕조사)라 함
  • 원인(위험요인)? ← 결과(질병발생)
– 질병발생과 위험요인의 상호 관련성은 오즈비 OR (odds ratio, 교차비 또는 비차비)로 정량화

$$OR = \frac{\text{환자군의 위험요인 노출비}}{\text{대조군의 위험요인 노출비}}$$

– 질병에 이환된 인구집단(환자)이 조사대상에 포함(병력조사)
– 장점
  • 단기간에 적은 비용으로 조사 가능
  • 조사대상자의 수가 적어도 가능
  • 희귀질병이나 잠복기간이 긴 질병의 조사에 적합
– 단점
  • 위험도 산출이 불가(모집단이 없기 때문)
  • 적절한 대조군 선정이 곤란(위험요인 이외의 다른 요인(성별 · 연령 · 생활여건 등)이 환자군과 비슷해야 함)
  • 기억력이나 과거의 기록에 의존하기 때문에 편견(bias)이 개입될 수 있음

참고 오즈(odds)

어떤 사건이 일어날 확률(p)과 일어나지 않을 확률의 비(odds = p/(1-p)로 정의된다.

참고 바이어스(Bias, 편견, 비뚤림)

측정치가 여러 가지 방법에 의해 추정된 참값과 다를 때를 의미한다. 역학연구에서는 위험요인과 결과 사이의 부정확한 결과를 초래하는 비확률적 계통오류(systematic error)를 말한다. 바이어스는 연구대상자의 선정과 자료의 수집, 분석 및 결과해석 과정에서 발생하며, 사실과 체계적으로 다른 결론을 유도하는 요인이 된다. 이것은 크게 선택 바이어스(selection bias), 정보 바이어스(information bias), 교란 바이어스(confounding bias)로 나누어진다. 주로 선택 바이어스는 연구대상자의 선택 과정에서, 정보 바이어스는 연구의 수행과정, 특히 각종 정보(자료)의 수집과정에서, 교란 바이어스는 제3의 변수인 교란변수에 의해 초래되는 연구결과의 왜곡으로 인해 발생한다.

참고 교차비(OR) 산출의 예

폐암과 흡연력에 대한 상호 관련성을 파악하기 위하여 환자군과 대조군으로 나누어 과거 흡연력을 조사한 결과 다음과 같은 자료를 얻었다. 교차비(OR)를 산출하고 그 의미를 기술하시오.

표 3-1. 환자-대조군연구의 결과

위험요인		폐암 유	폐암 무
과거 흡연력	있음	10	5
	없음	90	495
계		100	500

- 교차비 산출
  - 환자군의 위험요인 노출비 = 10/90
  - 대조군의 위험요인 노출비 = 5/495
  - 대조군에 대한 환자군의 흡연력 교차비(OR)
- 교차비 해석 : 값이 클수록 연관성의 강도가 크다고 볼 수 있음
  과거 흡연력이 있는 사람들은 흡연력이 없는 사람들에 비해 폐암에 걸릴 **가능성**이 11배 높다.

참고 위험도란?

질병발생 위험성이 있는 인구집단에서 질병이 없는 사람의 질병발생확률을 의미한다. 이것은 모집단이 있는 코호트연구에서 인구집단의 질병발생을 관찰하여 산출할 수 있다.

(3) 코호트연구(cohort study)

- 코호트(cohort) : 동일한 특성을 갖는 인구집단을 의미, 흡연코호트와 출생코호트 등이 대표적인 사례
- 질병에 이환되지 않은 인구집단을 대상으로 특정 위험요인에 노출된 집단과 노출되지 않은 집단의 질병발생을 관찰한 후 두 집단 간 질병발생률의 크기(위험도, risk)를 비교하여 특정 위험요인과 질병발생 간의 인과관계를 규명하는 역학조사방법, 전향성 조사(prospective study, 계획조사)라 불림
  - 원인(위험요인) → 결과(질병발생) ?
- 질병발생의 위험도(risk) : 위험요인 노출에 따른 인구집단의 질병발생률로부터 산출
  - 위험요인과 질병발생의 상호 관련성을 정량적으로 평가할 수 있도록 하여 인과관계를 설명
  - 비교위험도(relative risk, RR)와 기여위험도(attributable risk, AR)로 구분

  ① 비교위험도(RR)

$$RR = \frac{\text{위험요인 노출군의 질병발생률}}{\text{위험요인 비노출군의 질병발생률}}$$

② 기여위험도(AR) : 위험요인으로부터 초래되는 질병발생의 기여정도

AR = 위험요인 노출군의 질병발생률 − 위험요인 비노출군의 질병발생률

– 장단점(전향성 조사)
- 편견개입이 작고 위험요인과 질병발생과의 명확한 인과관계 규명이 가능
- 위험도 직접 산출이 가능
- 조사에 많은 시간과 비용이 소요되며, 많은 대상자를 필요로 함
- 희귀한 질병이나 잠복기간이 긴 질병조사에 부적합

– 위험요인의 노출에 대한 정보수집 시점에 따라 전향성 코호트연구와 후향성 코호트연구로 구분
- 전향성 코호트의 경우 일반적인 코호트연구방법에 해당
- 후향성 코호트연구의 경우 조사시점에서 과거의 원인을 가지고 현재의 결과를 조사하는 방법(의무기록이나 고용기록 등에 근거하여 질병발생의 위험요인을 가진 사람과 갖지 않은 사람 사이에 현재까지 발생된 질병발생률의 차이를 조사)

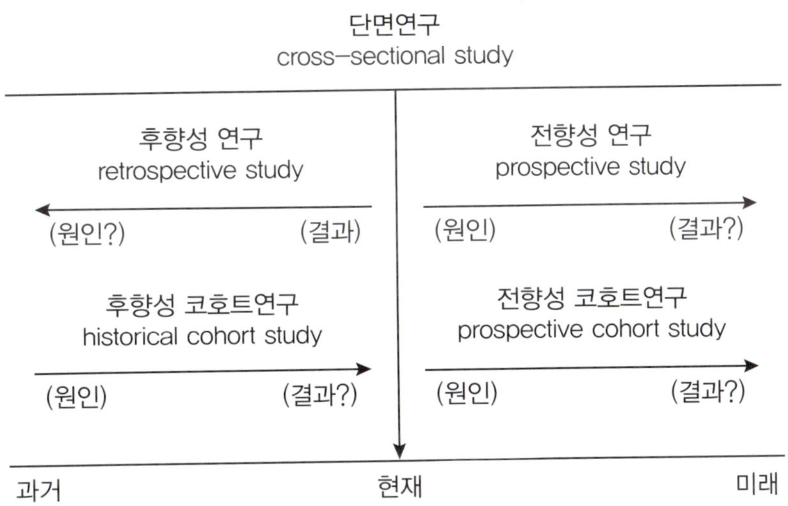

그림 3-7. 전향성 연구와 후향성 연구의 관계

표 3-2. 전향성 연구의 후향성 연구의 비교

	전향성 연구(prospective study)	후향성 연구(retrospective study)
방법	현재의 어떤 원인이 향후 어떤 **결과**를 초래할지 **조사**하는 방법으로 계획조사(計劃調査)라 함	현재의 결과가 과거 어떤 원인에 의해 발생하게 된 것인지를 밝히고자 하는 **원인조사 방법**으로 기왕조사(旣往調査)라 함
대상	질병에 이환되지 않은 건강한 인구집단	질병에 이환된 인구집단(병력조사)
장점	편견(bias)을 줄일 수 있음 위험도 산출이 가능	단시간에 적은 비용으로 조사 가능 희귀질병이나 긴 잠복기의 질병조사에 적합
단점	많은 시간과 노력, 경비가 소요	기억에 의존하여 편견이나 주관에 치우칠 수 있음

참고 위험도 산출의 예

폐암과 흡연의 상호 관련성을 파악하기 위하여 전향성 코호트연구를 실시한 결과 다음과 같은 자료를 얻었다. 비교위험도, 기여위험도, 기여위험분율을 산출하고 그 의미를 기술하시오.

표 3-3. 코호트연구의 결과

	폐암		계
	발생	미발생	
흡연군	a (8)	b (992)	a + b (1,000)
비흡연군	c (4)	d (1996)	c + d (2,000)

– 비교위험도(relative risk, RR, 상대위험도)

• $RR = \dfrac{\text{위험요인에 노출된 코호트(흡연군)의 질병발생률}}{\text{위험요인에 노출되지 않은 코호트(비흡연군)의 질병발생률}}$

$$= \frac{a/(a+b)}{c/(c+d)}$$

$$= \frac{8/1,000}{4/2,000} = 4$$

• 의미 : 흡연하는 사람의 폐암발생율은 흡연하지 않는 사람에 비해 4배 높다. 여기에서 값이 클수록 연관성의 강도가 크다고 볼 수 있다.

– 기여위험도(귀속위험도)

• 기여위험도(attributable risk, AR)

$$AR = (\text{흡연군의 질병발생률} - \text{비흡연군 질병발생률}) = \frac{a}{a+b} - \frac{a}{a+b}$$

$$= \frac{8}{1,000} - \frac{4}{2,000} = \frac{6}{1,000} \text{ (건/인년)}$$

• 의미 : 흡연군의 폐암발생율은 비흡연군보다 1,000인년당 6건이 더 많다.

– 기여위험분율(attributable risk rate, ARR)

• $ARR(\%) = \dfrac{\text{흡연군의 질병발생률} - \text{비흡연군의 질병발생률}}{\text{흡연군의 질병발생률}} \times 100$

$$= \frac{8/1,000 - 4/2,000}{8/1,000} \times 100 = 75\%$$

• 의미 : 흡연군의 폐암발생률 중 흡연으로 인한 기여위험분율은 75%이다.

참 고 질병발생률(incidence rate)과 인년(person-year)

질병발생률은 코호트연구에서와 같이 질병발생 가능성이 있지만 아직 질병에 이환되지 않은 인구집단을 대상으로 **일정기간 동안** 질병의 이환여부를 관찰하여 질병발생의 위험도를 정량화 할 수 있는 지표이다. 이것은 다음 식과 같이 질병발생 위험성이 있는 인구집단에서 **일정기간** 동안 **새로 발생한 질병**의 사례수로 정의할 수 있다.

$$\text{1000명당 발생률} = \frac{\text{일정기간 동안 새로 발생한 질병자수}}{\text{일정 기간 동안 해당 질병이 발생할 가능성을 지닌 인구수}} \times 1000$$

그러나 조사대상자가 사망이나 추적 실패 등으로 인해 각 개인에 대한 관찰기간이 일치하지 않을 수 있는데, 이 경우 다음 식과 같이 1000인년당 발생률을 구하여 질병발생의 위험도를 평가할 수 있다.

$$\text{1000인년당 발생률} = \frac{\text{일정기간 동안 새로 발생한 질병자수}}{\text{총인년(해당기간 동안 각 조사대상자의 관찰기간 합)}} \times 1000$$

여기에서 인년(person-year)은 조사대상자의 추적 관찰기간이 일치하지 않을 때 각 개인별로 질병에 이환되지 않은 관찰기간들의 합으로 구할 수 있다. 예를 들면 1,000명을 1년 관찰한 경우와 100명을 10년 관찰한 경우 모두 1,000인년으로 동일한 의미를 갖는다. 또한 100명을 1년, 100명을 2년, 또 다른 100명을 3년, 나머지 100명을 4년 추적 관찰한 경우도 모두 합하면 1,000인년이 된다.

코호트연구에서 인년을 사용하는 이유는 대상자의 관찰기간이 다르더라도 모든 가능한 정보를 이용하기 위함이다. 즉, 연구대상자를 장기간 관찰하다 보면 여러 가지 이유로 중도탈락자가 발생하여 대상자마다 관찰기간이 다를 수 있다. 따라서 연구대상자마다 분모에 대한 기여가 다르기 때문에 이런 차이를 고려한 인년을 분모로 사용하고 있다. 이것은 질병발생의 가능성이 관찰기간 내의 모든 시점에서 일정하다는 가정을 전제로 한다.

코호트연구를 통해 그림 3-7과 같은 결과를 얻었을 때 인년을 구해 질병발생을 설명할 수 있다.

- 7년의 추적 관찰기간 동안 7명의 연구대상자가 질병에 걸리지 않는 상태의 건강한 개인별 관찰기간을 모두 합하면 33인년이 됨
- 관찰기간 동안 질병이 발생한 수는 3명이므로 질병발생은 3명/33인년이 되고 이것은 "0.091명/인년" 또는 "9.1명/100인년"으로 설명 가능

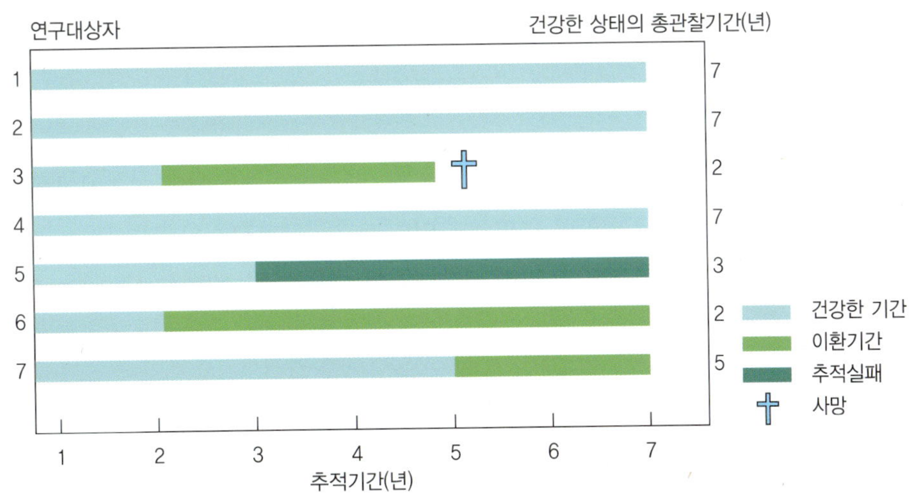

그림 3-8. 코호트연구에서 추적조사에 따른 질병발생 사례

3) 실험역학(experimental epidemiology)

(1) 조사대상

- **질병발생의 원인을 실험적으로 규명**하려는 2단계 역학연구
- 연구대상에 어떤 자극이나 실험조작을 가하여 그 반응이나 결과를 보는 방법으로 가장 확실성이 높아 질병 예방 및 진단 또는 치료효과 판정에 효과적
- 사람을 대상으로 하는 임상시험의 경우 윤리적인 문제로 인해 동물을 대상으로 하는 전임상시험(preclinical, 임상시험이 시작되기 전단계라는 의미, in vitro(실험실 실험)과 in vivo(동물실험)으로 구분)을 통하여 안전성이 확보된 후 인체적용이 가능(고도의 윤리성, 과학성, 효율성 확보가 요구)
- 신약의 치료효과 판정이나 예방접종 등 제한된 임상시험에만 활용

참고 **역학적 조사방법에 따른 인과관계 규명의 확실성 정도와 실험역학의 문제점**

- 0% < 기술역학적 연구 < 환자-대조군연구 < 코호트연구 < 실험적 연구 < 100% 확실성
- 실험역학의 경우 확실성이 가장 높지만 질병발생의 원인규명에서 적용하기 어려운 가장 큰 이유는 실험대상이 사람으로 인도적·윤리적 문제를 수반하기 때문

(2) 조사대상의 선정

- 모집단으로부터 조사 대상의 선정방법
  - 전수조사(全數調査, census)
  - 표본조사(標本調査, sample survey)
- 표본조사대상의 추출방법
  - 무작위추출법(random sampling method)
  - 편의선택법(quota sampling method) : 무작위추출이 어려운 경우 조사자가 주관에 의해 할당
  - 무계획추출법(응모법)
  - 짝지우기법(matching method)
- 맹검법(blind method, 눈가림법)
  - 실험의 내용을 아는 것이 결과의 판정에 영향을 줄 수 있는 경우 조사자나 피조사자의 선입견 등에 의해 실험결과의 신뢰성이 낮아지는 것을 막기 위해 도입
  - 조사자와 피조사자의 편견 개입을 막기 위해 이중맹검법 사용

4) 이론역학(theoretical epidemiology)

- 질병의 발생과 유행이 갖는 특성을 **이론적으로 수식화 또는 모형화**하는 3단계 역학으로서 질병발생이나 유행의 예측에 활용
- 질병발생과 유행은 다음과 같은 역학의 4대현상으로 설명
  - 시간적 현상
  - 지리적(지역적) 현상

- 생물학적 현상
- 사회적 현상

(1) 시간적 현상

① 추세변화(장기변화)

– 수십 년을 주기로 질병발생이 반복되는 현상

– 장티푸스, 디프테리아, 성홍열 등

② 순환변화(주기변화)

– 수년을 주기로 질병발생이 반복되는 현상

– 홍역(2~3년), 백일해(2~4년), 일본뇌염(3~4년)

③ 단기변화

– 시간별, 날짜별, 주일별로 질병발생 양상이 변화

– 급성 감염병의 집단발생을 설명

④ 계절변화

– 계절에 따라 유행

- 여름 : 소화기계질환
- 겨울 : 호흡기계질환
- 가을철 : 쯔쯔가무시증, 렙토스피라증, 신증후군출혈열 등

⑤ 불규칙 변화

– 규칙성이 없는 돌발적 유행

– 콜레라, 페스트, SARS 등의 외래감염병

(2) 지리적(지역적) 현상

– 지리적으로 유행하는 질병의 종류가 다르게 되는 현상

- 범발적(pandemic, 범세계적) : 인플루엔자, AIDS
- 전국적(epidemic, 유행적) : 장티푸스
- 지방적(endemic, 편재적) : 간흡충증, 폐흡충증, 사상충증(풍토병 또는 토질병)
- 산발적(sporadic, 불규칙) : 렙토스피라증

참 고 풍토병이란 특정지역에서만 존재하는 발생요인에 의해서 그 지역에서만 계속 발생되는 질병으로 간디스토마, 폐디스토마는 대표적인 사례에 해당한다.

(3) 생물학적 현상

- 숙주의 요인으로 나이 · 성별 · 인종 특성에 따른 유행
  - 나이 : 연소자는 급성감염병, 노인은 당뇨병 · 심혈관계질환 많음(영유아기의 경우 면역력이 낮음)
  - 인종 : 결핵은 흑인, 백혈병은 백인에 다발

(4) 사회적 현상

- 도시 · 농어촌 · 인구밀도 · 교통 · 사회문화 · 의료수혜도 · 직업 등 사회적 특성에 따른 유행
  - 인구밀도가 높은 대도시 : 호흡기계질환
  - 위생환경이 열악한 농어촌 : 소화기계질환
  - 빈곤층 : 결핵
  - 부유층 : 당뇨
- 교통기관의 발달은 감염병의 유행속도를 가속
- 사회구조나 환경위생이 열악한 국가의 경우 사람에서 사람으로 전파되는 결핵, 디프테리아, 백일해 등의 호흡기계질병이 증가
- 홍수나 비가 많은 국가는 세균성이질 또는 이질아메바 감염증, 콜레라, 장티푸스 등 수인성 감염병이 다발

Ⅳ 질병발생의 빈도 및 위험도 산출

1 비(ratio), 분율(proportion), 비율(rate)

1) 비(ratio)

- 각각의 수치비교
- 분모와 분자가 상호 배타적임
- 성비, 흡연자와 비흡연자의 비

2) 분율(proportion)

- 전체에 대한 상대적 수치
- 분자가 분모에 포함
- 백분율, 백만분율

3) 비율(rate)

- 비의 특수한 형태
- 어떤 사건이 일어나는 정도를 일정한 기준(인구, 시간 등)을 두고 척도화
- 발생률, 유병률, 사망률

> **참고** 비, 분율, 비율의 사례
>
> 아파트 A동과 B동의 주민이 1,500명과 500이라고 할 때 각각의 흡연자는 다음 그림과 같다.
>
> 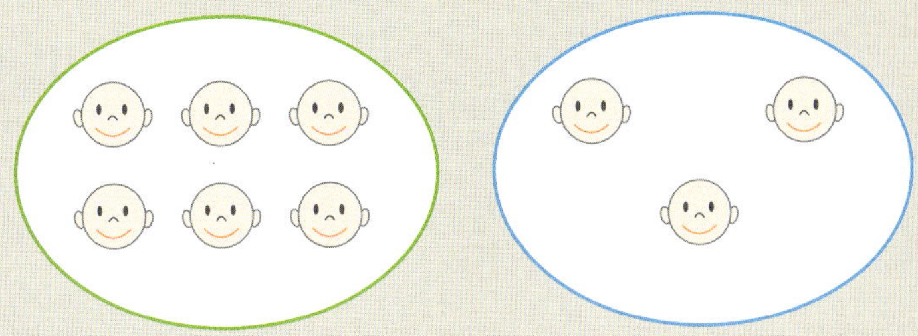
>
>
> - A동과 B동의 흡연자수의 비 = 6 : 3 = 2 : 1
> - A동 흡연자수의 백분율 = 6 / (6+3) = 0.667 = 66.7%
> - A동은 흡연자가 많고 B동은 흡연자가 적다고 할 수 있는가? A동과 B동의 전체 인구수가 다르기 때문에 일정한 인구수(1,000명)를 기준으로 흡연자수를 산출해야 함, 즉 비율의 개념 적용이 필요
>   - A동의 흡연자 비율 = 6/1500 × 1,000 = 4명
>   - B동의 흡연자 비율 = 3/500 × 1,000 = 6명

2 유병률과 발생률

1) 유병률(prevalence rate)

- 어느 시점 또는 일정기간 동안 인구 중에 해당질병에 이환된 **모든 환자**의 발생빈도로서 일정시점의 인구집단 내에서 해당질병의 환자수가 얼마인지 설명(정태통계)

$$유병률 = \frac{모든\ 환자수}{인구} \times 10^x$$

- 분자의 환자수가 어느 한 시점의 환자만을 포함하면 시점유병률(point prevalence rate)이라 하고, 질병의 발생시점을 알기 어려운 경우 기간유병률(period prevalence rate) 산출이 용이, 이 경우 분자는 일정기간 동안 질병에 이환된 모든 환자수를 포함
- 발생률과 질병의 이환기간에 따라 달라짐(유병률 ≒ 발생률 × 질병의 평균이환기간)
- 급성 감염병의 경우 유행기간이 극히 짧아 유병률 ≒ 발생률
- 질병관리에 필요한 병상수, 전문의수, 약품생산 추정에 유용

2) 발생률(incidence rate)

- 일정기간 동안 인구집단 내에서 **새로 발생한 환자**의 발생빈도(동태통계)

$$발생률 = \frac{새로\ 발생한\ 환자수}{인구} \times 10^x$$

- 질병에 걸릴 확률(위험도) 산출 및 질병의 발생 메커니즘 규명에 유용

3 질병발생의 위험도 산출

– 질병발생의 원인이 되는 속성이나 요인에 폭로됨으로써 질병에 이환될 위험수준을 정량화

1) 비교위험도(relative risk, 상대위험도)

– 질병발생의 원인이 되는 위험요인에 대한 상대적인 발병정도를 척도화

• $\text{비교위험도} = \dfrac{\text{위험요인 노출군의 질병발생률}}{\text{위험요인 비노출군의 질병발생률}} = \dfrac{a/(a+b)}{c/(c+d)} = \dfrac{a(c+d)}{c(a+b)}$

2) 기여위험도(attributable risk, 귀속위험도)

– 질병발생의 원인이 되는 어떤 특정 위험요인으로 인해서 초래되는 기여정도를 설명
– 위험요인 노출군의 질병발생률과 위험요인 비노출군의 질병발생률 차이로부터 산출
– 위험요인으로 인한 질병발생이 얼마인지 알 수 있기 때문에 이 요인을 제거할 경우 질병감소율을 예측할 수 있음

• 기여위험도 = 위험요인 노출군의 질병발생률 – 위험요인 비노출군의 질병발생률

$$= \frac{a}{(a+b)} = \frac{c}{(c+d)}$$

• $\text{기여위험분율}(\%) = \dfrac{\text{노출군의 질병발생률} - \text{비노출군의 질병발생률}}{\text{노출군의 질병발생률}} \times 100\%$

참 고 비교위험도와 기여위험분율의 산출 예

흡연자 1,000명과 비흡연자 2,000명을 대상으로 폐암 발생에 관한 전향성 코호트연구를 실시한 결과 흡연자의 폐암 환자 발생이 20명이고, 비흡연자는 4명이었다. 이때 비교위험도와 기여위험분율은?

$\text{비교위험도} = \dfrac{20/1,000}{4/2,000} = 10$

$\text{기여위험분율} = \dfrac{20/1,000 - 4/2,000}{20/1,000} = \dfrac{18}{20} = 90\%$

V 역학적 연구의 평가

역학적인 연구는 인구집단을 대상으로 이루어지기 때문에 시간과 비용을 고려하지 않을 수 없다. 임상적인 진단에서처럼 자세한 병력조사나 신체검사, 병리검사, X-선 촬영 등을 전부 활용할 수 없는 경우가 많다. 역학적인 연구에서는 많은 사람들에게 제한된 진단방법을 적용하여 질병을 진단함으로서 수집된 자료의 경우 임상에서 수집된 자료보다 취약점이 많을 수밖에 없다. 그러나 공중보건학적인 관점에서 집단검진은 매우 중요하게 되는데 그 목적은 다음과 같다.

3 편

- 유행의 및 환자의 조기발견
- 질병에 관한 역학적 연구
- 질병발생에 관한 기전 규명
- 보건교육에의 활용 등

1 바람직한 역학적 진단검사법의 기준

- 쉽고, 간편하고, 비용이 저렴하고
- 감수성과 특이성이 높아야 하며
- 조사대상자에 대한 접근도가 높아야 함

2 타당도(validity) 평가

- 진단검사법이 참값(true value)에 얼마나 가깝게 측정되었는지 정확도(accuracy)를 설명
- 검사대상자들의 유병여부를 정확하게 판별할 수 있는 능력
- 표 3-4의 진단검사에 따른 타당도 평가지표 : 민감도, 특이도, 예측도
  - 민감도(sensitivity, 감수성) : 검사대상자 중에서 실제 질병이 있는 사람을 진단검사에서 질병이 있다고, 즉 양성(positive, +)으로 판정해 주는 정도(좋은 치료방법이 있어 조기진단이 중요한 질병의 경우 민감도가 높은 검사가 바람직, 결핵)

$$민감도 = \frac{a}{(a+c)}$$

  - 특이도(specificity, 특이성) : 검사대상자 중에서 실제 질병이 없는 사람을 진단검사에서 질병이 없다고, 즉 음성(negative, −)으로 판정해 주는 정도(사회적으로 오명이 될 수 있는 질병의 경우 특이도가 높은 검사가 바람직, 초기단계의 AIDS)

$$특이도 = \frac{d}{(b+d)}$$

• 예측도(predictability) : 양성 예측도와 음성 예측도로 나누어지는데, 전자는 질병이 있는 것으로 진단된 사람 중에서 실제 질병이 있는 사람의 비율을 의미하고, 후자는 질병이 없는 것으로 진단된 사람 중에서 실제 질병이 없는 사람의 비율을 의미

$$양성\ 예측도 = \frac{a}{(a+b)}$$

$$음성\ 예측도 = \frac{d}{(c+d)}$$

표 3-4. 질병의 유무에 따른 진단검사결과

		질병		계
		있음	없음	
진단검사	양성	a	b	a + b
	음성	c	d	c + d
계		a + c	b + d	a + b + c + d

– 진단검사결과에 따른 유병률(prevalence rate) : 어떤 특정기간에 전체 대상자 중에서 질병을 가지고 있는 구성비로 만성질환의 질병관리에 필요한 인력 및 자원의 추정에 이용

$$유병률 = \frac{a+c}{(a+b+c+d)}$$

– 정확도에 영향을 미치는 요인
  • 기준의 명확성
  • 설정기준치의 수준
  • 집단검진 내 측정대상 질병의 유병률
  • 측정의 신뢰도
  • 연구자의 편견과 양심 등

3 신뢰도(reliability) 평가

– 같은 대상자에게 검사를 실시하거나 유행여부를 판정할 때 동일한 결과를 얻을 수 있는 능력으로 정밀도(precision), 반복성(repeatability) 또는 재현성(reproducibility)을 설명
– 측정자료의 일관성 정도를 반영
– 낮은 신뢰도는 기술적 문제와 측정대상의 생물학적 문제가 원인

4 타당도와 신뢰도의 관계

– 바람직한 진단검사법은 타당도와 신뢰도 확보가 중요
– 신뢰도가 높다고 해서 타당도가 높다고 할 수 없음
– 타당도가 높으면 신뢰도는 어느 정도 확보되어 있음

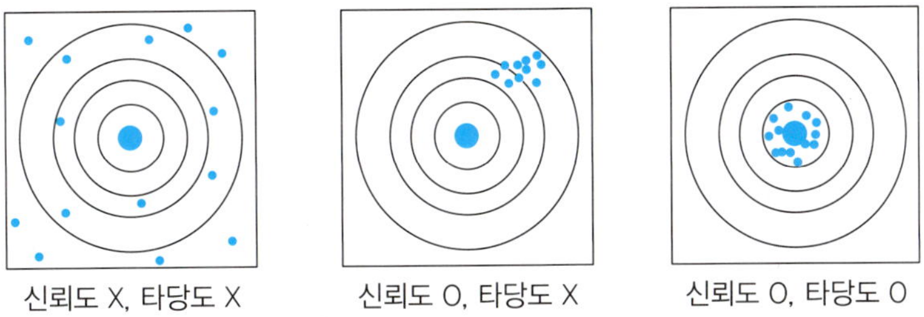

그림 3-9. 타당도와 신뢰도

5 역학조사의 오차방지

– 오차발생의 요인
  • 조사자(관측자)에 의한 오차
  • 피조사자에 의한 오차
– 오차를 줄이기 위한 방법
  • 조사자 : 조사자의 능력과 주관이 반영되지 않도록 단순화 또는 기계화 필요
  • 피조사자 : 조사내용이나 방법 등 세심한 계획하에 조사 진행
  • 맹검법의 적용 : 조사와 피조사자의 편견개입을 방지
– 역학조사의 오차 최소화를 위한 고려사항
  • 조사자의 관찰오차 방지
  • 조사자의 편견 배제
  • 조사대상의 선정이나 조사자료 처리과정의 오차 방지
  • 조사결과의 해석상의 오차 방지
  • 조사대상인 개체 및 인구집단의 변동 방지

02장 감염병의 관리

I 감염병의 개념

1 용어 정의

1) 감염병(infectious disease)

- 병원체의 감염(infection)으로 질병이 발생된 경우로 전염병보다 포괄적인 개념
- 감염은 병원체의 숙주 침입으로 인한 발육·증식을 의미

2) 전염병(communicable disease)

- 감염병이 전염성을 가지고 새로운 숙주에게 전파가 이루어지는 병
- 전염병 발생과정 6단계 성공

3) 풍토병(endemic disease)

- 지속적으로 일정지역에 국한하여 높은 발생빈도를 보이는 감염병
- 지방병 또는 토질병(土疾病)이라 함

4) 유행병(epidemic disease)

- 한 지역사회나 집단에 어떤 질병이 **평소에 나타났던 수준 이상으로 많이 발생**
- 대부분의 전염병이 특정지역의 지방병(풍토병)이었는데, 문명의 발전과 교류로 인적·물적 왕래가 활발해짐에 따라 다른 지역으로 전파되어 세계적인 유행도 가능

2 새로운 전염병의 유행 사례

- 아프리카의 후천성 면역결핍증(AIDS)
- 일본의 장출혈성 대장균감염증(Enterohemorrhagic Escherichia coli)
- 영국의 광우병(Bovine Spongiform Encephalopathy, BSE)
- 호주의 탄저(Anthrax)
- 미국의 라임병(Lyme disease) : 1973년 미국 코네티컷주 라임(Lyme) 시에서 처음 발생, 진드기에 의해 감염
- 중앙아프리카의 에볼라열(Ebola fever) : 1976년 자이레와 수단 등에서 처음 발병되었으며 원숭이로부터 전

염 추정, 에볼라바이러스에 의한 인수공통감염병으로 사망률이 높음

– 한국의 신증후군출혈열(유행성출혈열, Hemorrhagic Fever with Renal Syndrome) : 들쥐 배설물에 의한 한탄바이러스·서울바이러스에 의해 고열과 함께 신장장애 초래

– 반코마이신내성 황색포도구균(Vancomycin Resistant Staphylococcus Aureus, VRSA) 감염증 : 항생제의 오남용으로 인한 내성균인 슈퍼박테리아 출현

– 크로이츠펠트-야콥병(Creuzfeldt Jakob disease, CJD) : 광우병은 1986년 영국에서 발생한 소의 전염병이었는데 1996년에 처음 인간에게 발명(인수공통감염병)

– 중증급성호흡기증후군(severe acute respiratory syndrome, SARS) : 변종 코로나바이러스(SARS-CoV, SARS-associated coronavirus)에 의한 바이러스성 호흡기질환으로 2002년 중국 광동성에서 시작하여 전 세계로 전파된 신종전염병

– 신종인플루엔자 A(H1N1) (novel swine-origin influenza A(H1N1))
  • 돼지에서 기원한 A형 인플루엔자 변종 바이러스(H1N1)가 감염을 일으킨 호흡기질환
  • 2009년과 2010년에 전 세계적으로 유행

– 중동호흡기증후군(middle east respiratory syndrome, MERS)
  • 2012년 사우디아라비아에서 메르스-코로나바이러스(MERS-CoV)에 의해 최초 환자발생 후 중동지역을 중심으로 확대
  • 국내에서도 2015년 5월에 환자가 발생

– 코로나바이러스감염증-19
  • 중증급성호흡기증후군 코로나바이러스-2(SARS-CoV-2)에 의한 급성 호흡기질환으로 2019년 12월 중국 후베이성 우한시에서 환자 발생 후 전 세계로 빠르게 전파된 신종전염병(코로나19)
  • 2020년 제1급 법정감염병으로 지정(신종감염병증후군)되었으나, 2022년 제2급 법정감염병으로 지정된 후 다시 2023년 8월에 제4급 법정감염병으로 변경

참 고 **바이러스의 유행**

바이러스는 분류체계로 보면 가장 낮은 단계의 하등생물로 세포 밖에서는 생명체로 존재하지 않는 무생물이기도 하다. 세균은 세포로 구성되어 있으며 세포 안에는 핵과 세포질이 있지만, 바이러스는 핵만 있고 세포질이 없다. 물론 DNA(혹은 RNA)와 함께 약간의 단백질이 있지만 하나의 생명체를 구성할 만한 수준은 아니다. 따라서 바이러스는 반드시 숙주가 있어야만 살아갈 수 있어 사람, 돼지, 새, 식물의 세포 안에 침투하여 숙주의 세포기관들을 이용해 번식한다.

바이러스는 고등동물과 달리 그 구성물질이 아주 작기 때문에 가장 빨리 변신할 수 있으며, 약간의 변화만으로도 다른 특징을 띠게 된다. 지금까지 인류에게 가장 큰 피해를 준 사례는 1918년 전 세계에서 2,500만 명의 사망자를 낸 스페인 독감이다. 인플루엔자 바이러스에 의한 독감은 일반적인 감기와 달리 전신에 격심한 증세를 동반하며 사망에 이르게 한다. 1957년 아시아 독감(100만 명 사망), 1968년 홍콩 독감(70만 명 사망), 1999년 조류 독감 등이 주기적으로 찾아오는 이유는 바이러스가 끊임없이 변신하기 때문이다(그림 3-10).

1918년 스페인 독감은 H1N1 인플루엔자 A 바이러스에 의해 유행하였다. 이후 1957년, 1968년, 2009년에 발생한 독감 유행은 1918년 바이러스의 변이에 의해 발생하였다. 인플루엔자 바이러스는 RNA 바이러스로 변이 속도가 매우 빠르다. 바이러스 표면에는 H와 N의 돌기가 있는데, H는 숙주세포에 들어갈 때 열쇠 역할을 하고 N은 증식한 뒤 숙주세포를 빠져나올 때 절단기 역할을 한다. 이들 단백질은 H가 18종, N이 11종이 알려져 있고, H와 N 사이의 조합으로 신종인플루엔자 바이러스가 생겨난다. 1957년 전의 독감 바이러스는 H1N1으로 명명되었다. 1957년 아시아 독감은

H2N2, 1968년 홍콩독감은 H3N2형으로 둘 다 조류인플루엔자와 돼지독감 바이러스 유전자가 융합을 일으켜 생겨난 것이다. 2009년에는 돼지에서 기원한 A형 인플루엔자 변종 바이러스(H1N1)가 출현하여 전 세계적으로 호흡기 질환이 유행하게 되었다.

바이러스를 퇴치하는 백신은 조제가 쉽지 않은데 이 또한 바이러스의 특징에서 기인한다. 바이러스의 경우 살아가는데 필요한 가장 필수적인 조건(DNA와 단백질)만 갖고 있기 때문에 공격할 여지가 적다. 따라서 바이러스를 죽이는 치료제를 만들면 숙주에게도 많은 손상을 준다. 세균의 경우 고등동물과 다른 형태의 세포기관들을 갖고 있기 때문에 백신을 만들기가 상대적으로 유리하다.

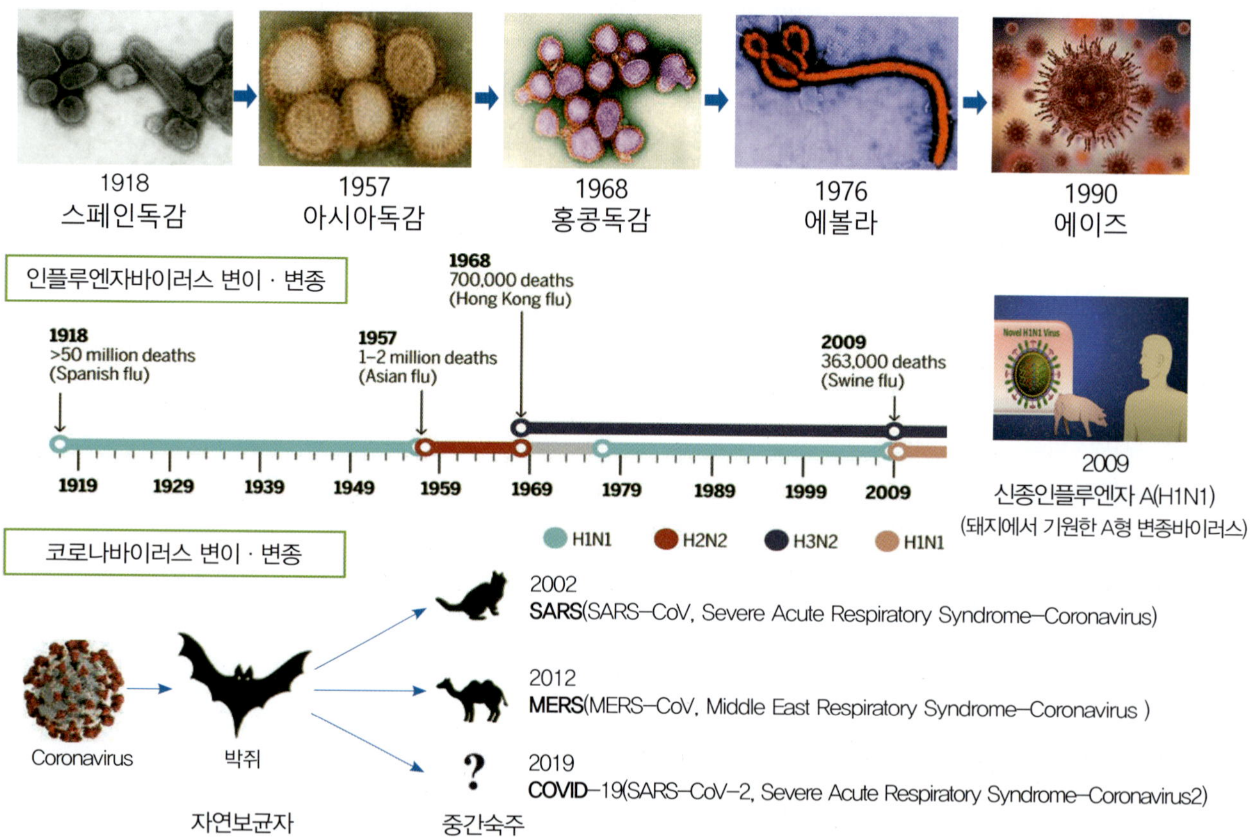

그림 3-10. 바이러스 감염병의 유행 추이

(「Coronaviruses: SARS, MERS and COVID–19, Korean Journal of Clinical Laboratory Science」, 「The 1918 influenza pandemic: 100 years of questions answered and unanswered, Science Translational Medicine」, 「Designed by Freepik」)

바이러스 변이(變異)와 변종(變種)의 차이

체내에 침투한 바이러스는 세포에 자신의 유전물질인 DNA 또는 RNA를 무수히 복제하고 증식한다. 이 과정에서 바이러스의 유전자 염기서열이 일부 변하게 되는데, 기존 바이러스의 특징을 그대로 가진 채 감염속도 같은 일부 특징이 달라지는 것을 '변이'라고 한다. 변이가 반복되어 유전자 변이가 쌓이게 되면 기존 바이러스의 유전정보가 크게 달라지거나 중요 부위의 구성이 바뀌면서 성질과 형태가 달라지는데 이것을 '변종'이라 한다. 학술적으로 바이러스의 염기서열이 1% 이상 달라지면 변종, 1% 미만으로 달라지면 변이라고 한다. 예를 들어, 코로나19 바이러스인 SARS-CoV-2는 2003년 SARS(중증급성호흡기증후군)를 일으킨 바이러스 'SARS-CoV'와 약 21% 차이가 있어 서로 다른 변종 바이러스로 분류되었다.

3 전염병 발생설의 변천

1) 종교설 : 초자연적인 신(神)에 의한 재앙이나 벌로 설명하여 신벌설이라 함

2) 점성설 : 별자리 이동으로 전염병 유행, 전쟁, 기아 등을 설명

3) 장기(瘴氣)설

- 나쁜 공기나 공기 중의 유독물질로 설명, 연기소독법
- Malaria의 어원(나쁜 mal + 공기 aria) 유래
- 기원전 Hippocrates의 기록에서 볼 수 있으며, 19세기 말까지 지배적

4) 전염설

- 16세기경 사람과 사람의 접촉으로 설명, 질병전파의 이론적 사고가 싹틈
- 유럽전역에 유행된 페스트와 성병의 유행 설명

5) 세균설(미생물병인론)

- Anton van Leeuwenhook(1676)의 현미경 렌즈 발견으로 미생물 관찰 가능
- Louis Pasteur(1822~1895) 질병의 자연발생설을 부정하고 세균에 의한 질병발생설 주장

6) 다요인설

- 질병발생을 여러 가지 요인에 의한 상호작용으로 설명, 역학적 삼각형(3대 요인설) · 수레바퀴 · 거미줄 모형설 등이 대표적
- 3대요인설은 질병발생의 생태학적 모형 중 가장 널리 사용되고 있으며, 병인 · 숙주 · 환경 등의 상호작용으로 질병발생 설명
  - 병인 : 질병이 발생하는데 필수적인 요인
  - 숙주 : 질병의 대상이 되는 사람으로서 질병발생에 영향을 주는 인체 내부의 요인
  - 환경 : 질병의 발생에 영향을 주는 인체 외부의 요인

4 감염병의 유행

1) 감염병 유행의 3대 요인

(1) 감염원(傳染源) – 병인

- 병원체를 보유하고 있어 감수성 숙주에게 병원체를 전파시킬 수 있는 근원

- 병원체를 전파하는 생물과 일체 사물을 통칭
- 환자, 보균자, 감염동물, 흙, 물 등의 **병원소**(reservoir of infection)
- 오염식품, 오염식기구, 생활용구 등

(2) 감염경로 – 환경

- 감염원으로부터 감수성 보유자에게 병원체가 운반되는 과정
  - 직접접촉전파
  - 공기전파(비말전파)
  - 동물매개전파
  - 개달물전파

(3) 감수성 숙주(susceptible host) – 숙주

- 면역력이 낮아 감염이 잘 되는 숙주

2) 감염병 유행의 3대 조건

- 질병발생은 병인·숙주·환경의 상호작용에 의해 이루어짐(병인이 질적·양적으로 충분하고 숙주집단의 감수성이 높으며, 환경이 숙주보다 병인에게 유리하게 작용하는 경우 쉽게 발생)
- 감염병의 3대 유행조건
  - 감염원 : 양적·질적으로 충분한 병원체가 존재할수록(병독성이 클 경우 숙주사망으로 불리)
  - 감염경로 : 전파체가 다양하고 많이 존재할수록
  - 감수성 숙주 : 감수성이 높은 숙주집단이 많을수록

Ⅱ 감염병의 발생과정

감염병 발생은 병원체가 전염원에서 다른 숙주로 전파하여 감염사슬이 형성될 때 가능하다. 이것은 다음과 같이 6단계의 연쇄과정으로 진행되며, 이들 구성요소 중 하나라도 결여, 방해, 차단되면 감염병 발생은 이루어지지 않는다.

① 병원체
② 병원소
③ 병원소로부터 병원체의 탈출
④ 전파
⑤ 새로운 숙주로의 침입
⑥ 감수성 숙주의 감염

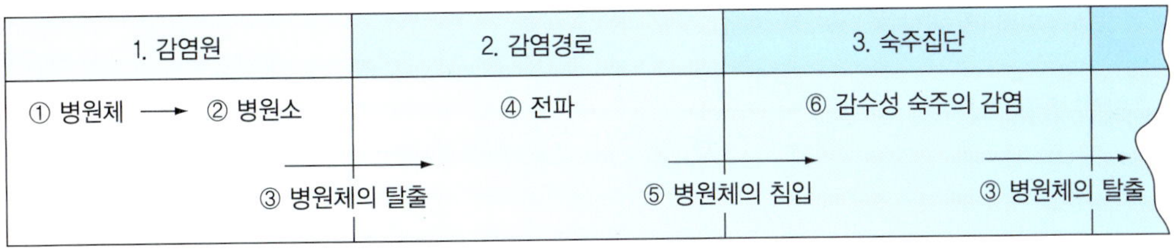

그림 3-11. 감염병의 생성과정

1 병원체(pathogen)

1) 병원체의 종류

- 세균(bacteria)
  콜레라, 장티푸스, 디프테리아, 결핵, 한센병, 백일해, 세균성이질 등
- 바이러스(virus)
  폴리오, 홍역, 유행성 이하선염, 일본뇌염, 공수병, 후천성면역결핍증(AIDS), 두창 등
- 리케차(rickettsia)
  발진티푸스, 발진열, 쯔쯔가무시증 등
- 기생충(parasite)
  회충증, 구충증, 간흡충증, 폐흡충증, 유구조충증, 이질아메바증, 트리코모나스증, 말라리아, 사상충증 등
- 프리온과 같은 변형 단백질
  크로이츠펠트–야콥병(CJD)
- 진균(fungi) 또는 사상균(fungus)
  무좀, 칸디다증

2) 병원체의 숙주감염특성에 따른 지표

병원체가 숙주에 침입하게 되면 감염이 이루어지게 되는데, 그 증상은 불현성감염에서 사망에 이르기까지 매우 다양하다. 병원체와 숙주의 상호작용은 감염성과 병원성 및 독성으로 설명이 가능하게 되는데, 이들 지표는 표 3-5의 각 구성요소를 고려하여 다음과 같이 정량할 수 있다. 여기에서 병원성과 독성은 병원체의 숙주감염에 대한 보다 세부적인 정보를 제공한다.

(1) 감염성(infectivity)

- 병원체가 숙주 내에 침입·증식하여 숙주에게 불현성감염을 포함한 질병반응을 일으키게 하는 성질
- 감염여부는 병원체의 병원성·독성·양(dose), 숙주의 감수성 등의 영향을 받음
- 임상실험의 경우 **숙주의 50%가 감염을 일으키는 병원체의 최소량**(infection dose, ID_{50})으로 평가되나 지역사회주민을 대상으로 한 역학조사에서는 다음과 같이 산출

$$\text{감염력}(\%) = \frac{\text{감염자수}}{\text{감수성 있는 대상자 총수}} = \frac{A + B + C + D + E}{N} \times 100$$

– 2차발병률(secondary attack rate)로도 감염성 파악 가능

$$2차발병률(\%) = \frac{\text{최초 환자와 접촉한 감수성자중 발병자수}}{\text{최초환자와 접촉한 감수성자수}} \times 100$$

(2) 병원성(pathogenicity)

– 감염된 사람들 중 현상감염의 발현비율로 병원체가 숙주에게 질병을 일으키게 하는 성질

$$병원력(\%) = \frac{\text{환자수}}{\text{감염자수}} = \frac{B + C + D + E}{A + B + C + D + E} \times 100$$

(3) 독성(virulence)

– 임상증상을 발현한 사람 중에서 매우 심각한 임상증상이나 장애를 초래하는 정도를 의미하며, 숙주에 대한 병원체의 위험도를 설명

$$독력(\%) = \frac{\text{중환자수} + \text{사망자수}}{\text{환자수}} \times 100$$

– 치명률(case fatality rate)은 독성의 지표로서 가장 심각한 결과(사망)를 설명

$$치명률\ (\%) = \frac{\text{사망자수}}{\text{환자수}} = \frac{E}{B + C + D + E} \times 100$$

표 3-5. 숙주와 병원체의 상호작용에 따른 결과

숙주와 병원체의 상호작용					
감염 실패	감염				
	불현성감염 (무증상)	질병			
		경미한 증상	중등도 증상	심각한 증상	사망
	(A)	(B)	(C)	(D)	(E)
감수성이 있는 대상자 총수 (N)					

참 고 **병원체의 종류에 따른 병원성과 독성**

- 결핵균 : 병원성과 독성이 모두 낮음
- 홍역 바이러스 : 병원성은 높고 독성은 낮음
- 광견병 바이러스 : 병원성과 독성이 모두 높음

참고 감염력, 병원력, 독력, 치명률의 산정 사례

전체 학생이 100명인 A 초등학교에서 COVID-19가 발생하였다. 여기에서 불현성감염 25명, 현성감염 35명, 현성감염자 중 중증환자 2명, 그리고 사망자는 3명이라고 할 때 COVID-19 감염병의 감염력, 병원력, 독력, 치명률은?

감염력 = 감염자수(불현성감염 + 현성감염) / 감수성이 있는 대상자 총수 = 60/100

병원력 = 발병자수(현성감염자수) / 감염자수 = 35/60

독력 = (중환자수 + 사망자수) / 발병자수 = (2+5)/35 = 5/35

치명률 = 사망자수 / 발명자수 = 3/35

3편

3) 병원체의 숙주감염 특성에 따른 시간

(1) 잠복기(incubation period)

- 병원체가 숙주에 침입하여 증상이 발현되기까지 필요한 기간
- 이 기간 중 인체 또는 분비물에서 병원체가 발견되지 않을 때를 잠재기간(latent period)이라 함
- 잠복기 기간의 결정요인
  - 병원체의 특성이나 병원체수
  - 숙주로의 침입경로
  - 감염형태(국소 또는 전신감염)
  - 병리반응을 일으키는 기전(침입, 독소 또는 면역 병리반응 등)
  - 숙주의 면역상태 등

(2) 전염기간(communicable period)

- 잠복기를 지나면서 병원체의 체내검출이 이루어진 후 병원체 배출시점부터 종료되기까지의 기간
- 숙주의 저항력이 증가하면 체내의 병원체가 감소하여 배출이 종료
- 만성보균자의 경우 전염기간이 길게 됨

(3) 세대기(generation time)

- 감염시작 시점부터 병원체의 배출이 가장 많아 감염력이 가장 높은 시점까지의 기간
- 감염병의 전파관리에 중요

4) 잠복기와 세대기에 따른 감염병의 관리

(1) 호흡기계 감염병

- 대부분 잠복기 말기부터 전구기에 삼출성의 상태가 심하여 기침·객담·콧물 등의 분비물이 증가하기 때문에 이 기간에 병원체가 다량 배출되어 감염성이 강하고 이 시기가 지나면 일반적으로 감염력이 감소
  - 유행성이하선염의 경우 임상증상이 나타나기 5일 전부터 바이러스를 배출하기 시작하여 임상증상 발현 후 4일까지 배출하지만 임상증상 발현 하루 전 가장 많은 양의 바이러스가 배출되어 감염력이 가장 높음
  - 백일해와 홍역의 경우 임상증상이 나타나기 전 잠복기 동안에 강한 감염력을 나타내는 대표적인 사례
- 잠복기와 전구기에 이미 감염의 위험이 크기 때문에 환자 발견 뒤에 시행하는 격리조치는 전파예방 효과가 제한적임, 예방접종 등의 숙주관리가 중요

(2) 소화기계 감염병

- 대부분 임상증상이 발현된 후 병원체가 배출되며 호흡기계 전염병에 비해 전염기간이 김
- 환자발견 뒤에 시행하는 격리조치는 감염병 관리에 효과적
- 임상증상이 사라진 이후에도 병원체를 배출하는 경우도 있어 지속적인 관리가 요구

2 병원소(reservoir)

- 병원체가 생존하고 증식하면서 감수성 있는 다른 숙주에게 전파시킬 수 있는 일종의 감염원
- 병원체의 생존과 증식을 위한 장소를 제공하고 영양소를 갖고 있음
- 종국적 감염원(ultimate source of infection)
  - 인간병원소 : 환자, 보균자
  - 동물병원소 : 소, 말, 돼지, 개 등
  - 토양 등

1) 인간병원소

환자는 임상증상이 있어 비교적 쉽게 치료와 격리 등 필요한 조치를 취할 수 있지만, **보균자**는 인식할 수 있는 임상증상 없이 병원체를 가지고 있다가 다른 숙주에게 전달하기 때문에 **역학적으로 매우 중요**하다. 인체감염은 임상증세나 감염방식에 따라 다음과 같이 구분한다.

- 감염상태
  - 현성감염 : 임상증세가 있는 감염상태
  - 불현성감염 : 임상증세가 없는 감염상태
  - 혼합감염 : 2종 이상의 병원체가 함께 감염된 상태
  - 중감염 : 감염되어 있는 상태에서 동일 병원체에 다시 감염된 상태
  - 자가감염 : 자신이 가지고 있는 병원체에 의해 자신이 다시 감염된 상태

역학적인 관점에서 불현성감염이 중요한데 그 이유는 다음과 같다.

- 불현성감염의 크기가 현성감염보다 크고(불현성감염이 파악되어야 해당 질병의 규모나 발생양상 파악이 가능)
- 불현성감염자도 전염력을 갖고 있는데 건강한 사람과 마찬가지로 활동력이 있어 환자보다도 전염의 기회를 많이 가지며
- 뚜렷한 임상증상이 없어 색출이 어렵고 격리와 감시가 곤란하기 때문

(1) 환자

– 역학적 의미 : 병원체에 감염되어 자각적·타각적으로 임상증상이 있는 자
  - 은닉환자(hidden case)
  - 간과환자(missed case)
  - 전구기환자(카타르기, catarrh stage) : 질환초기환자
  - 현성환자 : 홍역, 두창 등은 주로 현성환자가 전염원으로 작용
– 전염병관리에서는 현성환자보다 은닉·간과·전구기 환자가 중요
  - 현성환자 : 감시 및 경계의 대상
  - 나머지 : 행동에 제한을 받지 않아 활동범위가 넓음

(2) 보균자(carrier)

– 자각적·타각적으로 임상증상이 없는 병원체보유자로서 감염원으로 작용하는 감염자
– 역학적인 관점의 감염병관리상 환자보다 중요한 대상
  - 자유로운 활동이 가능해 활동범위가 넓고
  - 자타가 경계하지 않아 전파기회가 많으며
  - 환자수보다 많아 전염원으로 크게 작용
– 무증상기간에 따른 보균자의 종류와 전염병 : 표 3-6
– 보균기간에 따라 일시보균자(예 : 홍역)와 만성보균자(예 : 장티푸스)로 구분
– 보균자에 의해 가장 크게 유행이 되는 감염병 : 디프테리아
– 전염병관리상 가장 어려운 관리대상 : 건강보균자
– 디프테리아가 홍역에 비해 전파관리가 어려운 이유
  - 홍역은 현성환자로부터 대부분 감염되지만 디프테리아는 95% 이상이 보균자로부터 감염
  - 보균자나 경증환자는 환자색출이 힘들고 규제나 감시없이 자유롭게 움직일 수 있어 활동범위가 넓음

표 3-6. 무증상기간에 따른 보균자의 종류와 보균자가 병원소로 작용하는 감염병

보균자	특징	대상 감염병
회복기(병후) 보균자	감염성 질환에 이완된 후 임상증상이 완전히 소실되었으나 병원체를 배출하는 감염자	세균성이질, 장티푸스 등의 소화기계 감염병 디프테리아
잠복기보균자	잠복기간 중에 병원체를 배출하는 감염자	디프테리아, 홍역, 백일해, 유행성이하선염, 수막구균성수막염 등의 호흡기계 감염병
건강보균자	감염 처음부터 끝까지 감염에 의한 임상증상이 전혀 없지만 병원체를 보유하는 감염자	디프테리아, 폴리오, 일본뇌염, 세균성이질, B형간염 등

2) 동물병원소

- 동물이 병원체를 보유하고 있으며 인간에게 감염시키는 감염원으로 작용
- 척추동물과 인간 사이에 상호 전파되는 병원체에 의한 질병을 인수공통감염병이라 하며, 인류에게 새로운 신종감염병의 발생에 중요한 역할
- 인수공통감염병의 종류
  - 소 : 결핵, 탄저, 파상열(Brucellosis), 살모넬라증
  - 돼지 : 탄저, 파상열, 살모넬라증, 일본뇌염
  - 말 : 탄저, 살모넬라, 유행성뇌염
  - 양 : 탄저, 파상열
  - 개 : 공수병(광견병), 톡소플라즈마
  - 쥐 : 페스트, 발진열, 살모넬라증, 서교증, 렙토스피라증, 쯔쯔가무시증
  - 고양이 : 살모넬라증, 톡소플라즈마

3) 토양

- 파상풍, 진균류의 병원소로 작용

3 병원소로부터 병원체의 탈출

- 인체에 침입한 병원체는 자신의 종을 연속시키기 위해 세대기를 지나면 체외로 빠져나감
- 탈출경로는 다음과 같이 다양하지만 병원체가 숙주에서 숙주로 이동하는 경우 탈출경로와 침입경로가 거의 일치
- 질병의 자연사 경과에 따라서 탈출경로를 달리하기도 함

1) 호흡기계 탈출

- 코, 비강, 인후, 기도, 기관지, 폐가 중심(역학적으로는 입도 포함, 기침 · 재채기 · 대화 등)
- 폐결핵, 백일해, 홍역, 수두, 두창 등의 호흡기계감염병

2) 장관 탈출

- 분변이나 토사물로 탈출
- 이질, 콜레라, 장티푸스, 파라티푸스, 간디스토마, 폴리오 등의 소화기계 감염병

3) 비뇨기관 탈출

- 소변이나 성분비물로 탈출
- 임질, 매독 등의 성병

4) 개방병소(상처)로 탈출

- 체표의 농양 등 상처부위로 직접 탈출
- 화농성 질병, 한센병, 피부병 등

5) 기계적 탈출

- 곤충의 흡혈이나 주사기로 탈출
- 말라리아와 사상충증은 흡혈절지동물을 통해
- AIDS와 B형 · C형 간염바이러스는 주사바늘을 통해

3 편

4 전파

1) 전파의 유형

(1) 직접전파(direct transmission)

- 병원소와 새로운 숙주간 병원체의 이동에 중간매개체(전파체, vehicle) 없이 직접전파
  - 피부접촉이나 교상(bite)
  - 기침이나 재채기의 비말에 섞여 나온 병원체가 바로 타인의 호흡기나 점막에 침입
  - 병변부위의 삼출액을 통해 바로 점막에 침입(성접촉)
  - 모체의 병원체가 태반을 통해 태아에게 감염되는 수직전파(풍진, 매독, AIDS 등)

(2) 간접전파(indirect transmission)

- 병원체가 공기 · 물 · 음식 등의 중간매개체를 거친 후 전파
- 성립요건 : 전파체가 존재하고 병원체가 병원소 탈출 후 일정기간 생존능력이 있을 것
- 전파체의 종류
  - 비활성전파체 : 공기, 물, 우유, 식품, 혈액, 개달물 등 무생물
  - 활성전파체 : 곤충과 같은 생물

참 고 **개달물(fomites)**

비활성전파체로 숙주의 내부로 들어가지 않고 병원체를 운반하는 수단으로써만 작용하는 손수건, 침구, 의복, 완구, 헌책 등을 의미한다.

표 3-7. 병원체의 탈출, 전파 및 침입경로에 따른 대상 감염병

탈출	전파	침입	대상 감염병
기도분비물	직접전파(비말) 공기매개전파(비말핵) 개달물 등	기도, 점막	홍역, 디프테리아, 결핵, 인플루엔자, SARS
분변	음식, 파리, 손, 개달물	입(소화기)	장티푸스, 소아마비, 콜레라, A형간염, 세균성이질, 장출혈성 대장균감염증
혈액	주사바늘	피부(자상부위)	AIDS, B형 · C형간염
	흡혈절족동물	피부(자상부위)	말라리아, 사상충, 일본뇌염, 황열, 뎅기열
병변부위 삼출액	직접전파(접촉, 성행위) 파리	성기 · 안구점막 피부 등	단순포진, 임질, 매독, 피부감염증, 트라코마

2) 전파체의 종류에 따른 유형

(1) 비활성전파

- 공기매개
  - 병원체를 함유하고 있는 비말핵(droplet nuclei, 환자의 입과 코에서 배출된 비말이 수분증발로 발생하는 비말의 미소잔류물) 또는 먼지에 의한 전파(비말전파)
  - 호흡기계 감염병(디프테리아, 결핵, 인플루엔자, 성홍열 등)의 가장 중요한 전파경로
- 물매개 : 장티푸스, 파라티푸스, 콜레라, 세균성이질 등의 수인성 감염병
- 식품매개 : 소화기계 전염병 및 인수공통감염병
- 개달물 : 트라코마, 결핵, 디프테리아 등
- 이외에 우유, 혈액 등이 있음

(2) 절지동물에 의한 활성전파(vector-borne transmission)

- 파리 · 모기 · 이 · 벼룩 등의 절지동물에 의한 전파로 지역적 · 계절적으로 제한
- 절지동물의 종류에 따라 질병이 다름(표 3-8)
- 기계적 전파와 생물학적 전파로 구분
  - 기계적 전파 : 병원체가 단순히 파리나 바퀴벌레의 다리 또는 몸에 붙어서 전파
  - 생물학적 전파 : 병원체가 감염된 생물체 내에서 일정기간 생물학적 변화 후 전파
- 생물학적 전파는 병원체가 매개생물 내에서 거치는 생활사에 따라 구분(표 3-9)

표 3-8. 절지동물에 의해 전파되는 주요 감염병

매개생물	대상 감염병
모기	말라리아, 사상충증, 일본뇌염, 황열, 뎅기열
파리	장티푸스, 파라티푸스, 이질, 폴리오, 리슈마니아증, 아프리카 수면병, 로아사상충증
진드기	재귀열, 신증후군출혈열, 쯔쯔가무시증(양충병, 털진드기), 수면병, 라임병
이	발진티푸스, 재귀열, 참호열
쥐벼룩	페스트, 발진열

표 3-9. 활성전파체의 생물학적 전파

종류	생물학적 과정과 매개곤충(감염병)
증식형	• 병원체가 수적으로만 증식한 후 전파 • 쥐벼룩(페스트), 모기(황열 · 일본뇌염 · 뎅기열), 이(재귀열 · 발진티푸스), 벼룩(발진열)
발육형	• 수적 증식 없이 발육 후 전파 • 모기(사상충증), 파리(로아사상충증)
발육증식형	• 병원체가 발육과 증식이 동시에 일어난 후 전파 • 모기(말라리아), 체체파리(수면병)
배설형	• 곤충의 위장관 내에서 병원체가 증식한 후 배설을 통해 전파 • 이(발진티푸스), 벼룩(발진열, 페스트)
경란형	• 알을 통해 다음 세대까지 병원체의 전파가 이루어짐(난소전이형) • 진드기(쯔쯔가무시증, 록키산홍반열, 재귀열)

5 새로운 숙주에 침입

- 병원소로부터 탈출과 전파에 성공한 병원체는 새로운 숙주에 침입 가능
- 소화기계 감염병은 소화기계로 탈출하여 소화기계(경구적)로 침입하고, 호흡기계 감염병은 호흡기계로 탈출하여 호흡기계로 침입
- 점막, 피부, 태반, 곤충의 교상이나 주사기에 의한 기계적 탈출의 경우 침입경로 유사
- 침입경로에 따른 감염병의 종류 : 표 3-10

표 3-10. 침입경로에 따른 감염병의 종류

호흡기		소화기		성기점막		점막, 피부	
감염병	병원체	감염병	병원체	감염병	병원체	감염병	병원체
결핵	세균	전염성 설사	바이러스	매독	세균	트라코마	클라미디아
한센병	세균	이질	세균, 아메바	임질	세균	파상풍	세균
두창(천연두)	바이러스	브루셀라증	세균	연성하감	세균	페스트	세균
풍진	바이러스	콜레라	세균	AIDS	바이러스	발진티푸스	리케치아
디프테리아	세균	장티푸스	세균			일본뇌염	바이러스
성홍열	세균	파라티푸스	세균			렙토스피라증	스피로헤타
수막구균성 수막염	세균	살모넬라	세균				
인플루엔자	바이러스	식중독	세균				
백일해	세균	폴리오	바이러스				
홍역	바이러스	A형간염	바이러스				
유행성이하선염	바이러스						
폐렴	세균						

6 감수성 숙주의 감염

- 숙주에게 병원체가 침입했다 하더라도 충분한 면역력이 있는 경우 감염 또는 감염으로 인한 질병은 발생되지 않고 감수성이 있는 경우만 감염이 성립
- 병원체가 숙주 내에 침입하였을 때 이에 대항할 수 있는 방어작용을 저항력 또는 면역이라 하며, 전자는 비교적인 의미를 갖는 반면 후자는 절대적인 의미를 지님
- 숙주의 감염이나 질병발생은 숙주의 감수성(susceptibility) 또는 면역(immunity)에 의해 설명

1) 감수성

- 병원체에 대항하여 감염을 저지할 수 없는 상태
- **급성 호흡기계 전염병**의 경우 감염되어 발병하는 율이 일정, 이를 감수성지수 또는 접촉감염지수라 함
- **감수성지수**(접촉감염지수, contagious index)
  - 두창, 홍역 95%
  - 백일해 60~80%
  - 성홍열 40%
  - 디프테리아 10%
  - 폴리오 0.1%
- 두창과 홍역의 경우 감수성자가 환자와 접촉시 95%가 감염
- 감수성 지수가 높은 경우 현성 감염이 이루어진 반면 낮은 경우 불현성감염이 이루어짐

2) 면역(immunity)

– 어떤 특정의 병원체 또는 독소에 대해 저항성을 갖는 방어작용
– 생체의 내부환경이 외인성 물질에 의한 교란을 막아 항상성을 유지하기 위한 기전
– 선천면역과 후천면역으로 나눌 수 있으나 주로 후자를 의미(그림 3–12)
  • 선천면역 : 태어날 때부터 가지고 있는 면역으로 인종·개인차 있음
  • 후천면역 : 병원체 감염 후나 예방접종 등에 의해 후천적으로 형성, 능동면역과 수동면역으로 구분
– 면역기전에 따른 면역의 종류와 대상 감염병 : 표 3–11

(1) 능동면역(active immunity)

– 병원체나 독소 등의 항원 자극에 의하여 숙주 스스로가 면역항체를 형성
  • 자연능동면역 : 병원체 감염 후 형성되나 병원체의 종류에 따라 지속시간이 다름(표 3–12)
  • 인공능동면역 : 약독화 생균 또는 사균백신, 순화독소(toxoid, 변성 독소) 등의 **예방접종**에 의해 형성

(2) 수동면역(passive immunity, 피동면역)

– 다른 숙주에 의해 형성된 면역항체를 받아서 면역이 성립(병원체를 가축에 주사하여 생긴 항체를 포함한 면역혈청을 뽑아 사람에게 주사)
  • 자연수동면역 : 모체로부터 태반이나 수유를 통해서 얻는 면역(지속시간 3~6개월)
  • 인공수동면역 : 회복기혈청(면역효과가 가장 큼)이나 면역항체를 포함한 감마글로블린(γ–globulin), 항독소(antitoxin) 등을 주사하여 얻는 면역(주로 환자가족이나 보호자가 대상)

(3) 능동면역과 수동면역의 차이점

– 능동면역은 면역력이 강하고 장시간 지속
– 수동면역은 면역효과가 빠르지만 면역력이 강하지 못해 지속시간이 짧고(인공수동의 경우 수일에서 2개월 이내), 혈청병이 수반될 수 있음

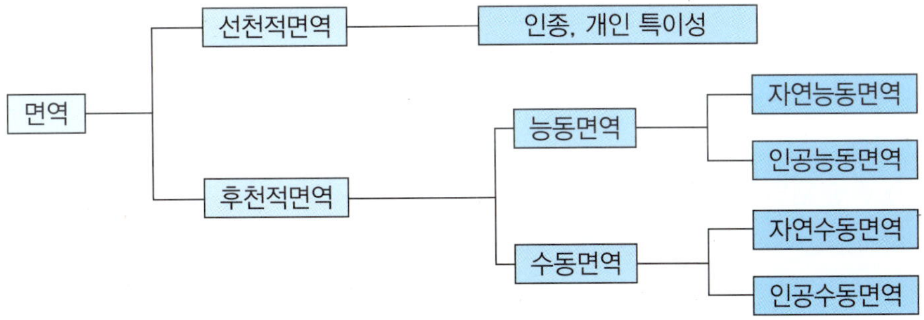

그림 3–12. 면역의 분류

표 3-11. 능동면역과 수동면역에 따른 면역기전과 해당 감염병의 종류

종류	면역기전 또는 접종제제		해당 감염병
능동면역	자연능동면역	불현성감염 후 질병이환 후	두창, 홍역, 수두, 유행성이하선염, 백일해, 성홍열, 발진티푸스 장티푸스, 콜레라, 페스트
	인공능동면역	**생균백신**	두창, 탄저, 광견병, 결핵, 황열, 폴리오(Sabin), 홍역, 유행성이하선염, 풍진, 일본뇌염
		사균백신	장티푸스, 파라티푸스, 콜레라, 백일해, 일본뇌염, 폴리오(Salk) B형간염, 페스트
		순화독소	디프테리아(diphtheria), 파상풍(tetanus)
수동면역	자연수동면역	모유 · 태반	홍역, 폴리오, 디프테리아
	인공수동면역	**항독소 · 면역혈청**	파상풍 · 디프테리아(**항독소**), 홍역 · B형간염(**감마글로불린제제**)

표 3-12. 자연능동면역과 해당 감염병

항목		해당 감염병
영구면역	현성	두창, 홍역, 수두, 유행성이하선염, 콜레라, 백일해, 성홍열, 발진티푸스, 장티푸스, 페스트
	불현성	일본뇌염, 폴리오
약한면역		디프테리아, 인플루엔자, 수막구균성 수막염, 세균성이질, 폐렴
감염면역		매독, 임질, 말라리아

참 고 **감염면역(premunition)**

병원체를 체내에 지니고 있는 동안은 같은 병원체에 대해 면역력이 생기는 것을 말한다. 대표적으로 매독의 경우 병원체에 의하여 질병에 걸려 있을 때는 같은 병원체에 대하여 면역을 가지고 있어서 이중감염은 되지 않지만, 병이 나은 후에는 체내 면역력이 같이 없어져 다시 동일한 질병에 걸릴 수 있다.

(4) 집단면역

- 지역사회 인구 중 면역을 획득한 비율이 어느 정도 되면 그 지역사회는 마치 해당 질병에 면역된 것처럼 유행이 발생하지 않는데 이를 **집단면역(herd immunity)**이라 하며, 그 수준은 다음과 같이 집단 내 면역을 가진 인구의 비율로 정의

$$\text{집단면역수준}(\%) = \frac{\text{면역이 형성된 인구수}}{\text{지역사회 총인구수}} \times 100$$

- 감염병의 유행 여부는 인구집단의 감수성자(면역이 없는 사람) 비율과 그 전파력이 중요하게 되는데, 기초감염재생산수와 감염재생산수로 설명이 가능

- **기초감염재생산수**(basic reproduction number, R_0) : "모든 인구가 감수성이 있다고 가정할 때(면역이 없는 상태), 한 사람의 감염자가 감염시킬 수 있는 평균 인원수"로 정의하며, 해당 인구집단에서 감염병의 전파력을 나타내는 기본적인 지표(질병마다 다른 값을 가짐 : 홍역 12~18, 디프테리아 6~7, 수두 5~7, SARS 3, MERS 0.6~0.9)
- **감염재생산수(reproduction number, R)** : "면역을 가진 인구집단에서 감염자 한 명이 감염시킬 수 있는 사람의 수(면역이 형성된 인구집단에서의 실제 2차 감염자수)"로 정의하며, 면역을 가진 사람이 있으면 감염자와 감수성자의 접촉 기회가 줄어들어 기초감염재생산수보다 작아짐($R < R_0$) → 지역사회에서 질병의 실제 전파력을 나타내는 지표로서 확진자 1명이 주변사람 몇 명을 감염시키는지를 설명
- 신종감염병이 아닌 지역사회에 유행하는 감염병의 경우 예방접종이나 과거 감염 등으로 인해 일부 인구는 면역력을 가지는데, 이때 지역사회의 실제 감염재생산수(R)은 기초감염재생산수 R_0보다 작아지게 됨($R < R_0$). 즉, 지역사회에 새로운 질병이 유행하게 되면 감염과정을 거치면서 일부 사람들에게 면역력이 생기게 되고 이로 인해 감염재생산수가 줄어들어 유행 종식이 이루어지나 신생아 출생이 늘어나면서 다시 유행할 수 있음

– 지역사회에서 면역을 가진 인구의 비율(집단면역수준)을 p라 하면, 2차 감염자수는 p만큼 덜 발생하기 때문에 실제 감염재생산수(R)의 경우 다음과 같이 구할 수 있음

$$R = R_0 - R_0 \times p$$

– 감염재생산수(R)에 따라 질병의 유행양상이 달라짐
  - $R > 1$: 감염병이 유행(1명의 감염자가 1명 이상을 추가 감염시킴)
  - $R = 1$: 감염자수가 일정하게 유지(풍토병)
  - $R < 1$: 감염병이 소멸(집단면역 효과가 작용)

기초감염재생산수가 4인 질병에 대해 지역주민의 85%가 면역을 가질 때 질병의 유행양상은?

$$R = R_0 - R_0 \times p = 4 - 4 \times 0.85 = 0.6$$

- R = 0.6으로 1보다 작아 유행이 일어나지 않고 소멸
- 즉, 지역주민의 15%가 감수성자로 남아 있지만 지역사회 전체가 면역된 것처럼 유행이 발생하지 않음(집단면역의 개념이 적용)

지역사회에서 홍역($R_0 \fallingdotseq 15$)의 유행을 예방하는 데 필요한 면역인구 비율은?

- $R < 1$이 되어야 하므로 $R_0 - R_0 \times p < 1$, 즉 $(R_0 - 1)/R_0 < p$
- 홍역의 경우 $R_0 \fallingdotseq 15$, (15−1)/15 = 93% → 따라서 94% 이상의 면역인구가 요구됨
- 지역사회에서 홍역을 예방하기 위한 집단면역의 한계치 94%를 한계밀도(threshold density)라 함

참고 백신(vaccine)과 순화독소(toxoid)

생균이나 사균 자체가 항원으로 작용할 수 있는 것을 의미한다. 생균백신은 병원성 미생물의 독력을 인위적으로 약화시킨 것으로 1회 접종하여 장기간 면역이 지속된다. 사균백신은 병원성 미생물을 물리화학적으로 사멸처리 후 접종하며 추가 접종이 필요하게 된다. 순화독소는 세균의 체외독소를 변성하여 독소를 불활성화시킨 것을 말한다.

참고 항원(antigen)과 항체(抗體, antibody)

항원이란 약독화 생균이나 사균 또는 화학물질에 의해 신체를 자극하여 항체를 형성할 수 있는 것으로 오늘날 **면역반응을 일으켜 항체를 만드는 물질**을 총칭한다. 병원체의 모양은 그대로 이지만 병원성을 제거하면 항원으로 작용하기도 한다.

항체란 면역반응에서 항원의 자극으로 체내에 만들어져 항원과 특이적으로 결합하는 단백질을 총칭한다. 생체에 바이러스, 세균 및 그 밖의 세포나 동식물성 항원이 침입하면 면역체계가 자극되어 항원 특이성을 갖는 단백질이 합성된다. 이 단백질이 항체이며 화학적으로 면역글로불린이라 한다. 항체는 혈청내의 단백질인 감마글로불린(γ-globulin) 속에 가장 많고 세포표면이나 체액 속에도 존재한다.

참고 면역(免疫, immunity)

면역의 원래 의미는 어떠한 의무에서 자유롭게 된다는 것이다. 근세에 이 말이 의학 영역에 받아들여져 전염병으로부터 피하는 뜻의 "면역"이 되고, 다시 세균·바이러스 등의 감염에서 벗어나거나 예방하는 뜻으로 사용되었다.

고대로부터 경험적으로 병원체에 따라서 감염이 이루어진 후 회복된 환자는 같은 병원체에 대하여는 저항성이 있다는 사실이 알려져 있었다. 예를 들면 고대 그리스에서는 페스트가 맹위를 떨쳐 잇따라 많은 사람이 죽었을 때, 이미 페스트에 걸렸다가 치유된 사람만이 환자를 간호하였다. 또 15세기에 중국과 아라비아에서는 천연두 환자의 고름을 접종하거나 그 부스럼 딱지를 가루로 만들어 흡입시켜서 중증이 되지 않도록 하였다.

18세기에 들어와 영국의 의사 제너는 우두에 감염된 소의 젖을 짜는 부인이 천연두에 걸리지 않는다는 것을 알고, 우두를 인위적으로 사람에게 접종하여 천연두 예방에 성공하였다. 프랑스의 세균학자 파스퇴르는 제너의 업적을 기념하기 위하여, "종두" 조작에 대해서 백시네이션(vaccination)이란 용어를 부여하였다. 종두(種痘)는 천연두를 예방하기 위하여 백신을 인체의 피부에 접종하는 일을 말한다. 이것은 면역원으로 사용한 우두의 근본인 백시니아 바이러스(vacca는 소를 의미)의 이름을 딴 것이다.

19세기 말에는 코흐와 파스퇴르가 병원성 미생물을 분리하고, 순수배양이 가능해지면서 전염병의 원인도 밝혀졌으며 닭콜레라·탄저·광견병 등의 예방법도 개발되었다. 1881년 한 번 전염병에 걸려도 회복되면 두 번 다시 같은 전염병에 걸리지 않는다는 면역의 개념이 파스퇴르가 제창하였다. 오늘날의 세포성 면역의 견해를 처음 제창한 것은 러시아의 세균학자 E. 메치니코프이며, 그는 세포의 식세포작용 연구결과에서 이 작용이 면역현상에 중요한 위치를 차지한다는 것을 주장하였다. 1990년 독일의 세균학자 E. 베링과 일본의 기타사토 시바사브로(北里柴三郎)는 디프테리아와 파상풍균에 대한 항독소가 사람의 혈청 속에 있다는 것을 발견하여, 면역의 본체가 항체의 존재라는 사실을 밝혔다.

Ⅲ 감염병 유행의 감시 및 역학조사

1 감염병 감시체계 운영

– 감염병감시(infectious disease surveillance) : 감염병 발생과 관련된 자료 및 매개체에 대한 자료를 체계적이고 지속적으로 수집, 분석 및 해석하고 그 결과를 제때 필요한 사람에게 배포하여 감염병 예방 및 관리에 사용하도록 하는 일체의 과정

– 감염병감시체계 : 감염병 발생시 의무적으로 지체없이 관할보건소에 신고토록 하는 전수감시체계와 일정한 기준에 의해 참여하는 의료기관을 표본감시기관으로 지정하여 7일 이내에 관할보건소에 신고하도록 하는 표본감시체계(sentinel surveillance system)를 운영하고 있음

– 신고 주체, 신고 방법 및 시기
  - 의사, 치과의사, 한의사, 의료기관의 장, 육군, 해군, 공군 또는 국방부 직할 부대의 장은 감염 병발생시 감염병웹신고시스템(http://is.kdca.go.kr) 또는 팩스를 이용하여 신고서식을 작성하여 관할보건소장에게 신고
  - 전수감시 대상 감염병은 감염병환자, 의사환자, 병원체보유자를 진단한 경우, 감염병환자 등의 사체를 검안한 경우, 해당 감염병으로 사망한 경우 제1급감염병은 즉시, 제2급 및 제3급감염병은 24시간 이내 신고
  - 표본감시 대상 감염병은 감염병환자, 의사환자, 병원체보유자를 진단한 경우, 감염병 환자 등의 사체를 검안한 경우 7일 이내 신고

– 법정감염병의 신고 및 보고 체계
  - 의료기관에서 법정감염병 환자 발생 시 감염병웹신고시스템(http://is.kdca.go.kr)을 통해 관할 보건소로 신고하면 관할 보건소는 시스템을 이용하여 시·도 보건과로 보고, 시·도보건과에서는 관련 정보를 확인하여 질병관리청으로 보고가 이루어짐
  - 전수감시체계 : 모든 의료기관에서 제1급·제2급·제3급 감염병환자 등을 진단했을 때 환자발생을 사례별로 보건당국에 신고하여, 감염병환자등의 관리와 유행 확산방지 대응을 가능하도록 하는 감시체계
  - 표본감시체계 : 국가 관리가 필요한 감염병 중 감염병환자 발생의 전수 보고가 어렵거나 중증도가 비교적 낮고 발생률이 높은 감염병에 대해 일부 표본기관을 지정하여 자료를 지속적, 정기적으로 수집·분석·배포하여 이를 감염병의 예방·관리에 활용하는 감시체계로 표본감시기관의 의사, 의료기관의 장이 주 1회 질병관리청 또는 관할 보건소로 신고함

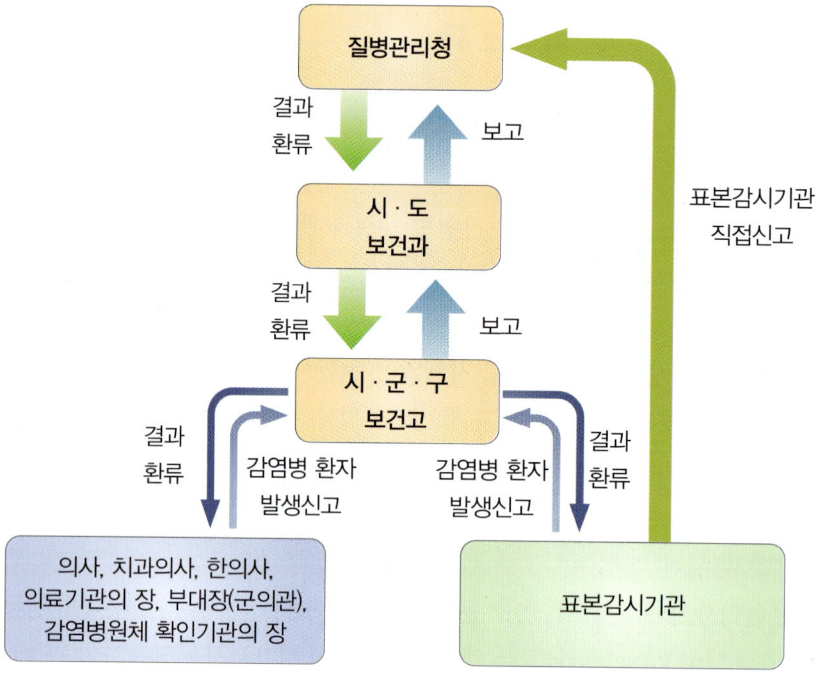

그림 3-13. 법정감염병의 신고 및 보고 체계

2 감염병 위기대응

- 목표 : 감염병 재난에 대한 예방 및 대비 태세를 사전에 구축하고 감염병 재난 발생 시 신속한 대응을 통하여 위기상황 조기 종식 유도
- 방침
  - 감염병 재난 발생에 대한 대비태세 확립
  - 감염병 재난 발생 시 효과적 대응 및 추가 확산 차단
  - 신속 · 정확 · 투명한 정보 공개를 통한 국민 불안 해소
- 종합상황실 설치 및 운영 : 질병관리청장은 감염병 정보의 수집 · 전파, 상황관리, 감염병이 유입되거나 유행하는 긴급한 경우의 초동조치 및 지휘 등의 업무를 수행하기 위하여 상시 긴급상황실을 설치 · 운영하여야 하며, 담당업무는 다음과 같음
  - 감염병위기상황 접수 · 파악 · 전파 등
  - 국내 · 외 감염병 현황 상시 모니터링 및 상황전파를 위한 시스템 · 장비의 구축 운영
  - 종합상황실 업무계획 수립 · 조정 및 관련 매뉴얼 제 · 개정 등 종합상황실 운영
  - 감염병전문콜센터(1339) 관리 및 운영
- 감염병전문콜센터(1339) 주요 업무
  - 전화(1339) 및 온라인을 통한 감염병 환자 신고 접수 및 상담, 예방법, 조치사항 안내
  - 해외여행 입 · 출국자에 대한 감염병 예방 방법 등 안내
  - 감염병 관련 추가문의 시 담당부서 및 업무담당자 중계

표 3-13. 감염병의 위기경보 수준

구분		위기유형	주요 대응활동
1단계	관심 (Blue)	– 해외에서의 신종감염병의 발생 및 유행 – 국내 원인불명 · 재출현 감염병의 발생	– 감염병별 대책반 운영(질병관리청) – 위기징후 모니터링 및 감시 대응 역량 정비 – 필요 시 현장 방역 조치 및 방역 인프라 가동
2단계	주의 (Yellow)	– 해외에서의 신종감염병의 국내 유입 – 국내 원인불명 · 재출현 감염병의 제한적 전파	– 중앙방역대책본부(질병관리청) 설치 · 운영 – 유관기관 협조체계 가동 – 현장 방역 조치 및 방역 인프라 가동 – 모니터링 및 감시 강화
3단계	경계 (Orange)	– 국내 유입된 해외 신종감염병의 제한적 전파 – 국내 원인불명 · 재출현 감염병의 지역사회 전파	– 중앙방역대책본부(질병관리청) 운영 지속 – 중앙사고수습본부(복지부) 설치 · 운영 – (행안부) 범정부 지원본부 운영 검토 – 필요 시 총리주재 범정부 회의 개최 – 유관기관 협조체계 강화 – 방역 및 감시 강화 등
4단계	심각 (Red)	– 국내 유입된 해외 신종감염병의 지역사회 전파 또는 전국적 확산 – 국내 원인불명 · 재출현 감염병의 전국적 확산	– 범정부적 총력 대응 – 필요시 중앙재난안전대책본부 운영

3 신종감염병 관리

– 목적 : 국가 위기상황을 초래할 가능성이 높은 해외유입 신종감염병 및 생물테러 대상 감염병을 조기인지(early detection)하고 신속대응(rapid detection)하여 감염병 확산 차단

– 관리대상 감염병 : 치명률이 높고, 지속적인 전파 가능성이 있으며 효과적인 예방치료제가 없거나 미흡한 수준으로 사회경제적 파급력이 높은 제1급감염병(디프테리아의 경우 예방접종대상 감염병으로 감염병정책국에서 관리)

표 3-14. 신종감염병 관리대상의 종류

구 분	대상 질병
호흡기(4종)	중동호흡기증후군(MERS), 중증급성호흡기증후군(SARS), 동물인플루엔자 인체감염증, 신종인플루엔자
바이러스성출혈열(6종)	에볼라바이러스병, 마버그열, 라싸열, 크리미아콩고출혈열, 남아메리카출혈열, 리프트밸리열
생물테러(5종)	두창, 페스트, 탄저, 보툴리눔독소증, 야토병
기타(1종)	신종감염병증후군(증상 및 징후)

참고 WHO 감염병 유행의 위험도에 따른 6단계 경보

① 1단계 : 동물에 한정된 감염
② 2단계 : 동물 간 간염을 넘어 소수 사람에 대한 감염
③ 3단계 : 사람들 사이에서 감염이 증가된 상태
④ 4단계(Epidemic, 유행) : 사람 간 감염이 급속히 확산하여 유행이 시작되는 초기상태
⑤ 5단계 : 감염이 널리 확산되어 최소 2개의 국가에서 유행하는 상태
⑥ 6단계(Pandemic, 대유행) : 다른 대륙으로까지 추가 감염이 발생한 상태(전염성이 강한지, 특정지역을 넘어 다른 대륙으로까지 광범위하게 전염이 되었는지, 그리고 많은 인명이 사망하였는지 등을 고려하여 결정 : 1968년 홍콩독감, 2009년 신종플루, 2020년 코로나19 유행 시 선언)

참고 팬데믹(Pandemic)

면역력을 갖고 있지 않은 사람들에게 질병이 전 세계로 전염·확산되는 현상을 말한다. 과거 사례로는 장티푸스, 천연두, 페스트, 콜레라, 인플루엔자 등이 있고, 최근 사례로는 AIDS와 2009년의 인플루엔자 플루(H1N1 Flu), 2020년의 코로나바이러스감염증-19(COVID-19) 등이 있다. 유사한 용어로는 아프리카 서부에서 발생한 에볼라바이러스병, 중국에서 발생한 SARS와 같이 특정 지역의 많은 사람들에게 단기간 내에 빠른 속도로 전파되는 **에피데믹(Epidemic)**, 그리고 말라리아, 뎅기열과 같이 특정지역에서 주기적으로 환자가 발생하는 **엔데믹(Endemic)** 등이 있다.

4 감염병 유행의 역학조사

- 감염병의 차단과 확산방지 등을 위하여 감염병 환자 등의 발생규모를 파악하고 감염원 및 발생과정을 추적하는 등의 활동
- WHO는 1997년 "전염병 시대가 다시 온다"는 슬로건을 채택하여 감염병 발생에 대한 경각심을 고취
- 우리나라에서는 1998년 이후 대규모 식품매개성(*Salmonella enteritidis*가 대표적) 및 수인성 질환(세균성이질)이 유행하였으며, 최근에는 결핵, 유행성이하선염, 쯔쯔가무시증, 말라리아, 중증급성호흡기증후군, 신종인플루엔자 등이 유행

5 유행조사의 순서

일반적으로 ① 유행의 확인, 진단의 확인, 규모의 파악 ② 유행의 원인조사 ③ 환자대책 마련 ④ 전파차단 ⑤ 보고서 작성 순으로 이루어지지만, 역학적인 조사방법론의 차원에서 보면 다음과 같은 순서로 이루어진다.

1) 기술역학적 조사

- 환자의 확인 : 임상적 · 세균학적 · 생화학적 진단에 따른 발생분포
- 유행여부의 확인 : 평상시와 다른지 통계적 유의성

- 발생일시의 확인 : 잠복기를 고려하여 유행의 시간별·날짜별 변화 등
- 유행의 지리적 분포 확인 : 환자발생의 지역별 분포와 집적성 등
- 환자의 인적 특성 확인 : 직업·연령·성별 등의 관련성

2) 분석역학적 조사

- 기술역학적인 조사결과를 바탕으로 가설을 설정하고 이를 입증하여 질병발생과 위험요인과의 인과관계를 규명함으로써 상호 관련성을 정량화

3
편

3) 이론역학적 조사

- 감염병의 유행현상 및 특성을 수식화

4) 대책수립

- 조사결과를 정리하여 감염병의 예방 및 관리대책을 수립

6 감염병 유행의 유형

- 공통의 전파경로를 갖는 공통매개체전파와 사람과 사람에 의한 연쇄전파로 분류

1) 공동매개체전파(common-vehicle spread)

(1) 수인성 감염병의 역학적 특성

- 환자발생이 폭발적(2~3일 내에 급증)이나 2차 감염자가 적음
- 환자발생이 급수구역 내로 제한
- 연령·성별·직업·빈부차 등에 의한 이환율의 차가 없고, 발병률과 치명률이 낮음
- 계절과 관계없이 발생하고 가족집적성이 비교적 낮음

(2) 우유계 감염병의 역학적 특성

- 환자발생이 우유배달 지역과 일치
- 잠복기가 비교적 짧고
- 발병률과 치명률이 수인성 전염병보다 높음

2) 연쇄전파(propagated spread)

- 환자로부터 새로운 환자를 발생시키는 전파양식
- 전파초기에 급속히 증가하다가 유행후기에 환자발생이 점진적으로 감소

Ⅳ 감염병의 일반적인 관리

- 감염병 생성의 6요소 중 어느 한 개 또는 몇 개를 집중 관리할 경우 전파의 차단 가능
- 효율적인 감염병관리를 위해서는 감염병의 종류에 따라 구성요소의 관리대상이 달라짐
- 외래전염병의 경우 국내 침입 자체를 막아야 하므로 철저한 검역이 중요
- 일반적인 관리방법은 크게 전파예방, 면역증강, 환자관리 등으로 이루어짐
- 전파예방 : 감염원 및 감염경로의 관리, 전파차단
  - 감염원 관리 : 병원소의 제거 및 관리(격리와 건강격리)
  - 감염경로 관리 : 환경위생관리
  - 행정적인 관리 :「감염병의 예방 및 관리에 관한 법률」
- 숙주의 면역증강
  - 예방접종 실시
  - 영양관리, 적절한 운동과 휴식, 충분한 수면 등
- 환자관리
  - 예방되지 못한 환자의 격리 및 치료시설의 확충
  - 조기진단과 조기치료를 통해 중증화 방지 및 감염원으로 작용하지 못하도록 조치
  - 지속적인 보건교육 및 환자관리

1 전파예방

1) 병원소의 제거 및 관리

- 동물이 병원소인 인수공통감염병(우형결핵, 페스트, 탄저, 광견병 등)은 감염원이 되는 가축을 도살함으로써 전파를 예방
- 인간이 병원소인 경우 외과적으로 수술을 하거나 약물요법으로 치료하여 병원소로의 역할을 제거(장티푸스 만성보균자의 경우 담낭절제술)하거나 격리

2) 병원소의 격리(segregation)

- 환자격리(isolation) 또는 건강격리(quarantine)를 통하여 감염병의 전파를 줄일 수 있는데 이들의 개념을 합쳐서 격리(segregation)라 함

(1) 격리(isolation)

- 격리기간(입원치료기간)은 해당 감염병 환자 등으로 밝혀진 시점부터 감염력이 소멸된 시점까지
- 조사나 진찰, 동행하여 치료받게 하거나 입원시킬 수 있는 감염병 환자 등(강제처분 대상)
  - 제1급감염병
  - 제2급감염병 중 결핵, 홍역, 콜레라, 장티푸스, 파라티푸스, 세균성이질, 장출혈성대장균감염증, A형간

염, 수막구균감염증, 폴리오, 성홍열 또는 질병관리청장이 정하는 감염병
  - 제3급감염병 중 질병관리청장이 정하는 감염병
  - 세계보건기구 감시대상 감염병 : 두창 · 폴리오 · 신종인플루엔자 · 중증급성호흡기증후군 · 콜레라 · 폐렴형 페스트 · 황열 · 바이러스성 출혈열 · 웨스트나일열
- 불필요한 감염병 : 일본뇌염, 파상풍, 발진티푸스(이의 구제 후), 파상열, 쯔쯔가무시증, 기생충병 등
- 발병하기 전 감염성을 갖는 질병(홍역, 백일해 등)이나 은닉환자, 간과환자, 보균자 등의 존재는 격리효과를 감소시킴

3
편

(2) 건강격리(quarantine, 검역)

- 외래감염병의 국내침입을 방지하기 위한 가장 중요한 대책
- 전염병 유행지역에서 입국하는 감염의심자나 접촉자에 대해 취해지는 격리
- 건강격리기간(quarantine period) : 해당 감염병의 최대잠복기
  - 콜레라 : 5일
  - 페스트 · 황열 : 6일
  - 중증급성호흡기증후군 · 동물인플루엔자 인체감염증 : 10일
  - 중동호흡기증후군(MERS) : 14일
  - 에볼라바이러스병 : 21일
  - 신종인플루엔자 및 질병관리청장이 고시하는 감염병 : 최대잠복기

(3) 환경위생관리

- 병원체가 병원소로부터 탈출하여 새로운 숙주에 침입하는 전파과정을 차단
- 대상 감염병의 종류에 따라 내용과 효과가 다름
  - 소화기계 : 환자의 배설물이나 오염된 물건 소독, 구충 · 구서, 식품위생 등으로 효과적
  - 호흡기계 : 객담의 소독, 공기소독, 환기 등이 있으나 비효과적
  - 곤충매개 : 매개곤충의 구제로 효과적
- 호흡기계 감염병의 경우 환경위생보다 보균자 관리와 예방접종 등이 중요

(4) 행정적 관리

- 기존에는「전염병예방법」에 의해 제1군 · 제2군 · 제3군 · 제4군전염병, 지정전염병 등으로 관리
- 2009년 12월 29일「감염병의 예방 및 관리에 관한 법률(감염병관리법)」로 개정, 2010년 12월 30일부터 시행
  - 전염병 용어를 사람들 사이에 전파되지 않는 질환을 포괄할 수 있는 **감염병** 용어로 변경
  - 감염병의 예방 및 관리를 효율적으로 수행하기 위하여「기생충질환 예방법」과「전염병예방법」통합
  - 최근 국제보건환경의 변화에 따라 세계보건기구가 마련한「국제보건규칙」의 관리대상 질환에 신종감염병 등이 포함됨에 따라 세계보건기구 감시대상 감염병을 국가적으로 관리하도록 하고, 감염병의 예방 · 관리에 관한 주요 사항을 심의하기 위하여 감염병관리위원회를 설치하며, 신종감염병 및 생물테러감염병 등에 효율적으로 대응하고자 함
  - 감염병은 제1군 · 제2군 · 제3군 · 제4군 · 제5군 감염병 · 지정감염병, 세계보건기구 감시대상 감염병, 생물테러감염병, 성매개감염병, 인수공통감염병 및 의료관련감염병으로 구분

표 3-15. 법정감염병의 종류와 신고주기(개정 전)

감염병	특성	해당 질병	신고주기
제1군 (6종)	수인성 · 식품매개 집단발생 또는 유행 즉시 방역대책 수립	콜레라, 장티푸스, 파라티푸스, 세균성이질, 장출혈성 대장균감염증, A형간염	지체 없이
제2군 (12종)	국가예방접종 대상	디프테리아, 백일해, 파상풍, 홍역, 유행성이하선염, 풍진, 폴리오, B형간염, 일본뇌염, 수두, b형헤모필루스인플루엔자, 폐렴구균	지체 없이
제3군 (19종)	간헐적 유행가능성이 있어 그 발생의 감시 및 방역대책 수립 필요	말라리아, 결핵, 한센병, 성홍열, 수막구균성 수막염, 레지오넬라증, 비브리오패혈증, 발진티푸스, 발진열, 쯔쯔가무시증, 렙토스피라증, 브루셀라증, 탄저, 공수병, 신증후군출혈열, 인플루엔자, 후천성면역결핍증(AIDS), 매독, 크로이츠펠트-야콥병(CJD) 및 변종크로이츠펠트-야콥병(vCJD), C형간염, 반코마이신내성황색포도알균(VRSA)감염증, 카바페넴내성장내세균속균종(CRE)감염증	지체 없이
제4군 (19종)	국내 신종감염병 또는 해외유입감염병	페스트, 황열, 뎅기열, 바이러스성 출혈열, 두창, 보툴리눔독소증, 중증 급성호흡기 증후군(SARS), 동물인플루엔자 인체감염증, 신종인플루엔자, 야토병, 큐열(Q熱), 웨스트나일열, 신종감염병증후군, 라임병, 진드기매개뇌염, 유비저(類鼻疽), 치쿤구니야열, 중증열성혈소판감소증후군(SFTS), 중동호흡기증후군(MERS), 자카바이러스 감염증	지체 없이
제5군 (6종)	정기적인 조사가 필요한 기생충 감염병	회충증, 편충증, 요충증, 간흡충증, 폐흡충증, 장흡충증	7일 이내
지정 감염병 (17종)	유행여부의 조사 · 감시 활동 필요	수족구병, 임질, 클라미디아감염증, 연성하감, 성기단순포진, 첨규콘딜롬, 반코마이신내성장알균(VRSA) 감염증, 메티실린내성황색포도알균(MRSA) 감염증, 다제내성녹농균(MRPA) 감염증, 다제내성아시네토박터바우마니균(MRAB) 감염증, 카바페넴내성장내세균속균종(CRE) 감염증, 장관감염증, 급성호흡기감염증, 해외유입기생충감염증, 엔테로바이러스 감염증	7일 이내

* 인플루엔자는 표본감시감염병으로 7일 이내에 신고함

- 2018년 법률 개정으로 법정감염병의 분류체계가 기존 질환별 특성(물/식품매개, 예방접종대상 등)에 따른 군(群)별 분류에서 감염병의 심각도 · 전파력 · 격리수준을 고려한 급(級)별 분류로 개편(시행 2020.1.1)
  - 개정 전 제1군~제5군감염병 및 지정감염병 총 80종 → 개정 후 제1급~제4급감염병 총 86종
  - 바이러스성 출혈열(1종)을 개별 감염병(에볼라바이러스병, 마버그열, 라싸열, 크리미안콩고출혈열, 남아메리카출혈열, 리프트밸리열)으로 분리 · 열거
  - 인플루엔자 및 매독을 제4급감염병(표본감시대상)으로 변경
  - 사람유두종바이러스감염증을 제4급감염병에 신규 추가
- 2023년 8월 기준 제4급감염병에 질병관리청장이 지정하는 감염병을 포함하고 매독을 4급에서 3급으로 상향 조정하는 감염병관리법 개정안을 논의중에 있으며, 코로나바이러스감염증-19의 경우 2급에서 4급으로 하향 조정이 이루어짐

• 법정감염병 분류체계 개정 전후 비교

<table>
<tr><th colspan="3">개정 전</th></tr>
<tr><th>분류</th><th>감염병 특성</th><th>신고 시기</th></tr>
<tr><td>제1군</td><td>물 또는 식품을 매개로 발생</td><td rowspan="4">지체 없이</td></tr>
<tr><td>제2군</td><td>예방접종 대상</td></tr>
<tr><td>제3군</td><td>간헐적 유행이 가능하여 감시하고 대책 수립이 필요</td></tr>
<tr><td>제4군</td><td>신종감염병 또는 해외유행 감염병</td></tr>
<tr><td>제5군</td><td>기생충감염병 (표본감시)</td><td rowspan="2">7일 이내</td></tr>
<tr><td>지정 감염병</td><td>유행여부 조사를 위해 감시가 필요 (표본감시)</td></tr>
</table>

<table>
<tr><th colspan="4">개정 후</th></tr>
<tr><th>분류</th><th>심각도·전파력</th><th>신고시기</th><th>격리수준</th></tr>
<tr><td>제1급</td><td rowspan="4">치명률이 높거나 우려가 큼
↑
감염병 유행 여부 조사를 통한 관리 (표본감시)</td><td>즉시</td><td>음압격리와 같은 높은 수준의 격리</td></tr>
<tr><td>제2급</td><td rowspan="2">24시간 이내</td><td>격리 필요</td></tr>
<tr><td>제3급</td><td>격리 불필요</td></tr>
<tr><td>제4급</td><td>7일 이내</td><td>격리 불필요</td></tr>
</table>

표 3-16. 법정감염병의 분류체계(개정 후)

구분	제1급감염병 (17종)	제2급감염병 (21종)	제3급감염병 (25종)	제4급감염병 (24종)
특성	생물테러감염병 또는 치명률이 높거나 집단 발생 우려가 커서 발생 또는 유행 즉시 신고하고 음압격리가 필요한 감염병	전파가능성을 고려하여 발생 또는 유행시 24시간 이내에 신고하고 격리가 필요한 감염병	발생 또는 유행 시 24시간 이내에 신고하고 발생을 계속 감시할 필요가 있는 감염병	제1급~제3급 감염병 외에 유행 여부를 조사하기 위해 표본감시 활동이 필요한 감염병(*성매개감염병)
종류	• 에볼라바이러스병 • 마버그열 • 라싸열 • 크리미안콩고 출혈열 • 남아메리카 출혈열 • 리프트밸리열 • 두창 • 페스트 • 탄저 • 보툴리눔독소증 • 야토병 • 신종감염병증후군 • 중증급성호흡기증후군(SARS) • 중동호흡기증후군(MERS) • 동물인플루엔자 인체감염증 • 신종인플루엔자 • 디프테리아	• 결핵 • 수두 • 홍역 • 콜레라 • 장티푸스 • 파라티푸스 • 세균성이질 • 장출혈성대장균 감염증 • A형간염 • 백일해 • 유행성이하선염 • 풍진 • 폴리오 • 수막구균 감염증 • b형헤모필루스 인플루엔자 • 폐렴구균 감염증 • 한센병 • 성홍열 • 반코마이신내성황색포도알균(VRSA) 감염증 • 카바페넴내성장내세균속균종(CRE) 감염증 • E형간염	• 파상풍 • B형간염 • 일본뇌염 • C형간염 • 말라리아 • 레지오넬라증 • 비브리오패혈증 • 발진티푸스 • 발진열 • 쯔쯔가무시증 • 렙토스피라증 • 브루셀라증 • 공수병 • 신증후군출혈열 • 후천성면역결핍증(AIDS) • 크로이츠펠트-야콥병(CJD) 및 변종크로이츠펠트-야콥병(vCJD) • 황열 • 뎅기열 • 큐열 • 웨스트나일열 • 라임병 • 진드기매개뇌염 • 유비저 • 치쿤구니야열 • 중증열성혈소판감소증후군(SFTS) • 지카바이러스 감염증 • 매독*	• 인플루엔자 • 회충증 • 편충증 • 요충증 • 간흡충증 • 폐흡충증 • 장흡충증 • 수족구병 • 임질* • 클라미디아감염증* • 연성하감* • 성기단순포진* • 첨규콘딜롬* • 반코마이신내성장알균(VRE) 감염증 • 메티실린내성황색포도알균(MRSA) 감염증 • 다제내성녹농균(MRPA) 감염증 • 다제내성아시네토박터바우마니균(MRAB) 감염증 • 장관감염증 • 급성호흡기감염증 • 해외유입기생충 감염증 • 엔테로바이러스 감염증 • 사람유두종바이러스 감염증* • 엠폭스(MPOX) • 코로나바이러스감염증-19
신고	즉시	24시간 이내	24시간 이내	7일 이내
감시	전수	전수	전수	표본

※ 신고 경로 : 의사, 치과의사, 한의사, 의료기관의 장, 부대장, 병원체 확인기관의 장 등 → 관할 보건소장(제1급감염병의 경우 신고서 제출 전에 구두 · 전화로 질병관리청장 또는 관할 보건소장에게 신고)

– 법정감염병의 신고기간 개선

• 개정 전

구분	신고기간	신고대상
제1군~제4군감염병	지체없이	발생, 사망, 병원체 검사결과
제5군 및 지정감염병*	7일 이내	발생
예방접종 후 이상반응	지체없이	이상반응 발생

• 개정 후

구분	신고기간	신고대상
제1급감염병	즉시	발생, 사망, 병원체 검사결과
제2, 3급감염병	24시간 이내	
제4급감염병*	7일 이내	발생, 사망
예방접종 후 이상반응	즉시	이상반응 발생

* 표본감시감염병의 경우

– 법정감염병의 신고방법 개선

개정 전	개정 후
질병관리본부장 또는 감염병환자등의 소재지를 관할하는 보건소장에게 정보시스템을 이용하여 제출	신고서를 질병관리청장에게 정보시스템을 이용하여 제출하거나 감염병환자 등 또는 신고인 관할보건소장에게 정보시스템 또는 팩스를 이용하여 제출

– 법정감염병의 신고의무자 확대 : 치과 진료시에도 법정감염병 발생 여부를 알 수 있어 치과의사에게도 감염병 진단시 신고 의무 부여

개정 전	개정 후
의사, 한의사	의사, 치과의사, 한의사

– 법정감염병의 업무종사의 일시제한 : 일시제한기간의 판단요건 중 감염병의 전파와 관련성이 낮은 "증상" 삭제

개정 전	개정 후
증상 및 감염력이 소멸	감염력이 소멸

표 3-17. 법정감염병의 종류

기생충감염병	WHO 감시대상 감염병	생물테러감염병
기생충에 감염되어 발생하는 감염병 중 질병관리청장이 고시하는 감염병	WHO가 국제공중보건의 비상사태에 대비하기 위하여 감시대상으로 정한 질환으로서 질병관리청장이 고시하는 감염병	고의 또는 테러 등을 목적으로 이용된 병원체에 의하여 발생된 감염병 중 질병관리청장이 고시하는 감염병
• 회충증 • 편충증 • 요충증 • 간흡충증 • 폐흡충증 • 장흡충증 • 해외유입기생충감염증	• 두창 • 폴리오 • 신종인플루엔자 • 중증급성호흡기증후군(SARS) • 콜레라 • 폐렴형 페스트 • 황열 • 바이러스성 출혈열 • 웨스트나일열	• 탄저 • 보툴리눔독소증 • 페스트 • 마버그열 • 에볼라열 • 라싸열 • 두창 • 야토병
성매개감염병	**인수공통감염병**	**의료관련감염병**
성 접촉을 통하여 전파되는 감염병 중 질병관리청장이 고시하는 감염병	동물과 사람 간에 서로 전파되는 병원체에 의하여 발생되는 감염병 중 질병관리청장이 고시하는 감염병	환자나 임산부 등이 의료행위를 적용받는 과정에서 발생한 감염병으로서 감시활동이 필요하여 질병관리청장이 고시하는 감염병
• 매독 • 임질 • 클라미디아 • 연성하감 • 성기단순포진 • 첨규콘딜롬 • 사람유두종바이러스 감염증	• 장출혈성대장균감염증 • 일본뇌염 • 브루셀라증 • 탄저 • 공수병 • 동물인플루엔자 인체감염증 • 중증급성호흡기증후군(SARS) • 변종크로이츠펠트-야콥병(vCJD) • 큐열 • 결핵 • 중증열성혈소판감소증후군(SFTS)	• 반코마이신내성황색포도알균(VRSA, Vancomycin-resistant *Staphylococcus aureus*) 감염증 • 반코마이신내성장알균(VRE, Vancomycin-resistant *Enterococci*) 감염증 • 메티실린내성황색포도알균(MRSA, Methicillin-resistant *Staphylococcus aureus*) 감염증 • 다제내성녹농균(MRPA, Multidrug-resistant *Pseudomonas aeruginosa*) 감염증 • 다제내성아시네토박터바우마니균(MRAB, Multidrug-resistant *Acinetobacter baumannii*) 감염증 • 카바페넴내성장내세균속균종(CRE, Carbapenem-resistant Enterobacteriaceae) 감염증

참고 **의료관련감염병 슈퍼박테리아와 감염대책**

슈퍼박테리아는 항생제에 내생을 지녀 쉽게 제거되지 않은 세균을 지칭한다. 특히 다제내성균의 경우 치료가 어렵기 때문에 예방이 최선이다. 이를 위해서 평소 필요 이상의 항생제 복용을 금하고, 기구 소독, 손위생, 감염관리의 중요성 등이 강조된다.

- 주요 감염병의 연도별 환자발생 현황: 표 3-18
  - 수인성 감염병 : 지속적으로 발생(A형간염의 경우 2011년부터 자료 수집)
  - 예방접종대상인 유행성이하선염과 수두 : 지속적으로 다발
  - 모기매개 감염병인 말라리아와 일본뇌염 지속적으로 발생
  - 가을철 발열성 질환(렙토스피라증, 쯔쯔가무시증, 신증후군출혈열) : 지속적으로 발생(쯔쯔가무시증의 경우 다발)
  - 각종 해외유입감염병 : 해외여행의 증가에 따라 세균성이질, 콜레라, 장티푸스 등 수인성 감염병의 해외유입사례 증가

표 3-18. 법정감염병 발생신고현황(2022 감염병 신고현황 연보, 질병관리청) (단위: 신고수)

분류	감염병명	2012	2013	2014	2015	2016	2017	2018	2019	2020	2021	2022
제1급	에볼라바이러스병	–	–	–	–	–	–	–	–	0	0	0
	마버그열	–	–	–	–	–	–	–	–	0	0	0
	라싸열	–	–	–	–	–	–	–	–	0	0	0
	크리미안콩고출혈열	–	–	–	–	–	–	–	–	0	0	0
	남아메리카출혈열	–	–	–	–	–	–	–	–	0	0	0
	리프트밸리열	–	–	–	–	–	–	–	–	0	0	0
	두창	0	0	0	0	0	0	0	0	0	0	0
	페스트	0	0	0	0	0	0	0	0	0	0	0
	탄저	0	0	0	0	0	0	0	0	0	0	0
	보툴리눔독소증	0	0	1	0	0	0	0	1	1	0	0
	야토병	–	–	–	–	–	–	–	–	0	0	0
	신종감염병증후군	0	0	0	0	0	0	0	0	60,726	570,072	0
	중증급성호흡기증후군(SARS)	0	0	0	0	0	0	0	0	0	0	0
	중동호흡기증후군(MERS)	–	–	–	185	–	–	1	–	0	0	0
	동물인플루엔자 인체감염증	0	0	0	0	0	0	0	0	0	0	0
	신종인플루엔자	0	0	0	0	0	0	0	0	0	0	0
	디프테리아	0	0	0	0	0	0	0	0	0	0	0

분류	감염병명	2012	2013	2014	2015	2016	2017	2018	2019	2020	2021	2022
제2급	결핵	39,545	36,089	34,869	32,181	30,892	28,161	26,433	23,821	19,933	18,335	16,264
	수두	27,763	37,361	44,450	46,330	54,060	80,092	96,467	82,868	31,430	20,929	18,547
	홍역	3	107	442	7	18	7	15	194	6	0	0
	콜레라	0	3	0	0	4	5	2	1	0	0	0
	장티푸스	129	156	251	121	121	128	213	94	39	61	38
	파라티푸스	58	54	37	44	56	73	47	55	58	29	31
	세균성이질	90	294	110	88	113	112	191	151	29	18	31
	장출혈성대장균 감염증	58	61	111	71	104	138	121	146	270	165	211
	A형간염	1,197	867	1,307	1,804	4,679	4,419	2,437	17,598	3,989	6,583	1,890
	백일해	230	36	88	205	129	318	980	496	123	21	31
	유행성이하선염	7,492	17,024	25,286	23,448	17,057	16,924	19,237	15,967	9,922	9,708	6,358
	풍진	28	18	11	11	11	7	0	8	2	0	0
	폴리오	0	0	0	0	0	0	0	0	0	0	0
	수막구균감염증	4	6	5	6	6	17	14	16	5	2	3
	b형헤모필루스 인플루엔자	–	0	0	0	0	3	2	0	1	1	1
	폐렴구균 감염증	–	–	36	228	441	523	670	526	345	269	339
	한센병	5	7	6	2	4	3	6	4	3	5	2
	성홍열	968	3,678	5,809	7,002	11,911	22,838	15,777	7,562	2,300	678	505
	반코마이신내성황색포도알균(VRSA) 감염증	–	–	–	–	–	0	0	3	9	2	1
	카바페넴내성장내세균속균종(CRE) 감염증	–	–	–	–	–	5,717	11,954	15,369	18,113	23,311	30,548
	E형간염	–	–	–	–	–	–	–	–	191	494	528
	코로나바이러스감염증-19	–	–	–	–	–	–	–	–	–	–	28,424,635
	엠폭스	–	–	–	–	–	–	–	–	–	–	4
제3급	파상풍	17	22	23	22	24	34	31	31	30	21	23
	B형간염	289	117	173	155	359	391	392	389	382	453	332
	일본뇌염	20	14	26	40	28	9	17	34	7	23	11
	C형간염	–	–	–	–	–	6,396	10,811	9,810	11,849	10,115	8,308
	말라리아	542	445	638	699	673	515	576	559	385	294	420
	레지오넬라증	25	21	30	45	128	198	305	501	368	383	415
	비브리오패혈증	64	56	61	37	56	46	47	42	70	52	46
	발진티푸스	0	0	0	0	0	0	0	0	0	0	0
	발진열	41	19	9	15	18	18	16	14	1	9	4
	쯔쯔가무시증	8,604	10,365	8,130	9,513	11,105	10,528	6,668	4,005	4,479	5,915	6,235
	렙토스피라증	28	50	58	104	117	103	118	138	114	144	125
	브루셀라증	17	16	8	5	4	6	5	1	8	4	5
	공수병	0	0	0	0	0	0	0	0	0	0	0

분류	감염병명	2012	2013	2014	2015	2016	2017	2018	2019	2020	2021	2022
제3급	신증후군출혈열(유행성출혈열)	364	527	344	384	575	531	433	399	270	310	302
	후천성면역결핍증(AIDS)	868	1,013	1,081	1,018	1,060	1,008	989	1,006	818	773	825
	크로이츠펠트-야콥병(CJD) 및 변종 크로이츠펠트-야콥병(vCJD)	45	34	65	33	43	38	54	53	64	68	61
	황열	0	0	0	0	0	0	0	0	0	0	0
	뎅기열	149	252	165	255	313	171	159	273	43	3	103
	큐열	10	11	8	27	81	96	163	162	69	46	56
	웨스트나일열	1	0	0	0	0	0	0	0	0	0	0
	라임병	3	11	13	9	27	31	23	23	18	8	22
	진드기매개뇌염	0	0	0	0	0	0	0	0	0	0	0
	유비저	0	2	2	4	4	2	2	8	1	2	2
	치쿤구니야열	0	2	1	2	10	5	3	16	1	0	8
	중증열성혈소판감소증후군(SFTS)	–	36	55	79	165	272	259	223	243	172	193
	지카바이러스 감염증	–	–	–	–	16	11	3	3	1	0	3

1) 0 : 환자발생이 없는 경우, – : 신고 · 보고 대상이 아닌 경우(법정감염병으로 지정되기 이전)
2) 표본감시체계를 통하여 보고된 자료는 제외
3) 각 질병별로 규정된 신고 범위(환자, 의사환자, 병원체보유자)의 모든 보고건을 포함
4) 제3급 B형간염은 감염병의 진단기준 고시 개정(2016. 1. 7.)에 따라 신고범위가 변경되어 2016년부터 급성B형간염에 한해 작성
5) 2020, 2021년 제1급 신종감염병증후군은 코로나19로 신고 · 보고된 건수이며, 코로나19는 '감염병의 진단기준 고시 개정(2022. 4.5.)'에 따라 2022년부터 제2급으로 신고하도록 변경됨

참 고 2022년 발생신고가 없는 감염병(26종)

- 제1급 : 에볼라바이러스병, 마버그열, 라싸열, 크리미안콩고출혈열, 남아메리카출혈열, 리프트밸리열, 두창, 페스트, 탄저, 보툴리눔독소증, 야토병, 신종감염병증후군, 중증급성호흡기증후군, 중동호흡기증후군, 동물인플루엔자인체감염증, 신종인플루엔자, 디프테리아
- 제2급 : 홍역, 콜레라, 풍진, 폴리오
- 제3급 : 발진티푸스, 공수병, 황열, 웨스트나일열, 진드기매개뇌염

표 3-19. 법정감염병 사망신고현황(2022 감염병 신고현황 연보, 질병관리청) (단위: 신고수)

분류	감염병명	2012	2013	2014	2015	2016	2017	2018	2019	2020	2021	2022
제1급	신종감염병증후군	0	0	0	0	0	0	0	0	922	5,030	0
	중동호흡기증후군(MERS)	–	–	–	38	0	0	0	0	0	0	0
제2급	결핵	2,466	2,230	2,305	2,209	2,186	1,816	1,800	1,610	1,356	1,430	–
	수두	0	0	0	0	0	0	1	0	0	0	1
	장티푸스	0	0	1	0	0	0	0	1	0	0	0
	파라티푸스	0	0	0	0	0	0	0	1	0	0	0
	장출혈성대장균감염증	0	1	0	0	0	0	3	1	1	0	3
	A형간염	0	1	0	1	2	3	2	10	1	2	3
	풍진	1	0	0	0	0	0	0	0	0	0	0
	수막구균 감염증	0	0	0	1	0	1	1	1	0	0	0
	폐렴구균 감염증	–	–	6	34	18	67	115	75	68	36	56
	카바페넴내성장내세균속균종(CRE) 감염증	–	–	–	–	–	37	143	203	226	277	539
	E형간염	–	–	–	–	–	–	–	–	1	0	2
	코로나바이러스감염증-19	–	–	–	–	–	–	–	–	–	–	26,397
제3급	파상풍	1	1	0	0	2	0	2	1	2	0	2
	B형간염	0	1	1	0	0	1	2	4	3	1	3
	일본뇌염	5	3	4	2	3	2	1	6	2	5	0
	C형간염	–	–	–	–	–	0	5	4	7	8	11
	말라리아	0	2	5	0	1	3	4	1	1	0	0
	레지오넬라증	3	0	0	1	8	17	22	21	28	10	16
	비브리오패혈증	37	31	40	13	12	24	20	14	25	22	18
	발진열	0	0	0	0	0	0	0	0	0	0	1
	쯔쯔가무시증	9	23	13	11	13	18	5	8	7	11	20
	렙토스피라증	0	0	0	0	0	0	0	0	0	0	1
	신증후군출혈열(유행성출혈열)	8	7	3	7	3	0	0	2	2	2	3
	후천성면역결핍증(AIDS)	150	150	142	153	159	171	136	122	108	112	142
	크로이츠펠트-야콥병(CJD) 및 변종크로이츠펠트-야콥병(vCJD)	2	4	3	0	6	5	11	8	6	5	11
	큐열	0	0	0	0	0	1	0	0	0	0	0
	라임병	0	0	0	1	0	0	0	0	0	0	0
	유비저	0	1	0	0	0	0	0	0	0	0	0
	중증열성혈소판 감소증후군(SFTS)	–	17	16	21	19	54	46	41	37	26	40

1) 2012년 이후 사망 신고가 있는 감염병에 한해 작성함
2) 0 : 사망 신고건이 없는 경우, – : 신고 · 보고 대상이 아닌 경우(법정감염병으로 지정되기 이전)
3) 표본감시체계를 통하여 보고된 자료는 제외
4) 감염병 사망은 해당 감염병으로 인한 사망으로 진단한 경우 신고함(단, 제3군 CRE 감염증 사망은 혈액에서 CRE가 분리된 사람이 검체 채취 후 30일 이내에 사망한 경우 신고함)
5) 결핵 사망현황은 익년 9월 말 통계청에서 공표하는 '사망원인통계를 따르고 있어, 2022년 결핵 사망자수는 2023년 9월 경 통계청에서 공표 예정
6) 후천성면역결핍증(AIDS) 사망은 「후천성면역결핍증 예방법」 제5조제1항 · 제3항에 따라 HIV 감염인이 후천성면역결핍증으로 인하여 사망하거나 그 외의 사인으로 사망한 경우를 모두 포함하여 집계
7) 2020, 2021년 제1급 신종감염병증후군은 코로나19로 신고 · 보고된 건수이며, 코로나19는 '감염병의 진단기준 고시 개정(2022.4.5.)'에 따라 2022년부터 제2급으로 신고하도록 변경됨

참고 **법정감염병으로 인한 사망자(2022년 기준) : 27,269명**

코로나바이러스감염증-19(26,397) 〉 카바페넴내성장내세균속균종감염증(539명) 〉 후천성면역결핍증(142명) 〉 폐렴구균감염증(56명) 〉 중증열성혈소판감소증후군(40명) 등

표 3-20. 법정감염병 신고증감현황(2022 감염병 신고현황 연보, 질병관리청)

분류	감염병명	2021		2022		증감 (신고수)	증감률 (%)
		신고수	10만명당 발생률	신고수	10만명당 발생률		
제1급	신종감염병증후군	570,072	1101.93	0	0.00	△570,072	△100.0
제2급	결핵	18,335	35.44	16,264	31.56	△2071	△11.30
	수두	20,929	40.46	18,547	35.99	△2382	△11.38
	장티푸스	61	0.12	38	0.07	△23	△37.70
	파라티푸스	29	0.06	31	0.06	2	6.90
	세균성이질	18	0.03	31	0.06	13	72.22
	장출혈성대장균감염증	165	0.32	211	0.41	46	27.88
	A형간염	6,583	12.72	1,890	3.67	△4693	△71.29
	백일해	21	0.04	31	0.06	10	47.62
	유행성이하선염	9,708	18.77	6,358	12.34	△3350	△34.51
	수막구균감염증	2	0.00	3	0.01	1	50.00
	b형헤모필루스인플루엔자	1	0.00	1	0.00	0	0.00
	폐렴구균 감염증	269	0.52	339	0.66	70	26.02
	한센병	5	0.01	2	0.00	△3	△60.00
	성홍열	678	1.31	505	0.98	△173	△25.52
	반코마이신내성황색포도알균(VRSA) 감염증	2	0.00	1	0.00	△1	△50.00
	카바페넴내성장내세균속균종(CRE) 감염증	23,311	45.06	30548	59.27	7237	31.05
	E형간염	494	0.95	528	1.02	34	6.88
	코로나바이러스감염증-19	–	–	28,424,635	55151.78	28,424,635	–
	엠폭스	–	–	4	0.01	4	–
제3급	파상풍	21	0.04	23	0.04	2	9.52
	B형간염	453	0.88	332	0.64	△121	△26.71
	일본뇌염	23	0.04	11	0.02	△12	△52.17
	C형간염	10,115	19.55	8308	16.12	△1807	△17.86
	말라리아	294	0.57	420	0.81	126	42.86
	레이오넬라증	383	0.74	415	0.81	32	8.36
	비브리오패혈증	52	0.10	46	0.09	△6	△11.54
	발진열	9	0.02	4	0.01	△5	△55.56
	쯔쯔가무시증	5,915	11.43	6235	12.10	320	5.41
	렙토스피라증	144	0.28	125	0.24	△19	△13.19
	브루셀라증	4	0.01	5	0.01	1	25.00
	신증후군출혈열(유행성출혈열)	310	0.60	302	0.59	△8	△2.58
	후천성면역결핍증(AIDS)	773	1.49	825	1.60	52	6.73
	크로이츠펠트-야콥병(CJD) 및 변종크로이츠펠트-야콥병(vCJD)	68	0.12	61	0.12	△7	△10.29
	뎅기열	3	0.01	103	0.20	100	3333.33
	큐열	46	0.09	56	0.11	10	21.44
	라임병	8	0.02	22	0.04	14	175.00
	유비저	2	0.00	2	0.00	0	0.00
	치쿤구니야열	0	0.00	8	0.02	8	–
	중증열성혈소판 감소증후군(SFTS)	172	0.33	193	0.37	21	12.21
	지카바이러스감염증	0	0.00	3	0.01	3	–

1) 2021년, 2022년 발생 신고가 있는 감염병에 한해 작성함
2) 0 : 환자발생이 없는 경우, – : 신고 • 보고 대상이 아닌 경우(법정감염병으로 지정되기 이전)
3) 표본감시체계를 통하여 보고된 자료는 제외
4) 각 질병별로 규정된 신고 범위(환자, 의사환자, 병원체보유자)의 모든 보고건을 포함
5) 제3급 B형간염은 감염병의 진단기준 고시 개정(2016.1.7.)에 따라 신고범위가 변경되어 2016년부터 급성B형간염에 한해 작성
6) 2020, 2021년 제1급 신종감염병증후군은 코로나19로 신고 • 보고된 건수이며, 코로나19는 '감염병의 진단기준 고시 개정(2022.4.5.)'에 따라 2022년부터 제2급으로 신고하도록 변경됨

코로나19는 전년 대비 4886.2% 증가('21년 570,072명 → '22년 28,424,635명)

표 3-21. 법정감염병 해외유입 및 주요 유입국가 현황(2022 감염병 신고현황 연보, 질병관리청) (단위: 신고수)

분류	감염병명	2012	2013	2014	2015	2016	2017	2018	2019	2020	2021	2022	'22년도 주요유입국가
계		352	495	400	491	541	531	597	755	5,495	11,992	56,046	
제1급	신종감염병증후군	0	0	0	0	0	0	0	0	5,379	11,961	0	
	중동호흡기증후군(MERS)	–	–	–	1	0	0	1	0	0	0	0	
제2급	수두	5	12	11	21	11	18	11	125	6	0	0	
	홍역	2	3	21	3	9	3	5	86	6	0	0	
	콜레라	0	3	0	0	1	5	2	1	0	0	0	
	장티푸스	22	14	22	23	12	50	92	44	5	0	7	인도네시아, 네팔, 미얀마, 방글라데시
	파라티푸스	30	18	7	13	8	19	15	18	3	0	0	
	세균성이질	42	65	38	25	23	70	145	106	9	0	2	필리핀
	장출혈성대장균감염증	3	3	5	1	2	16	15	18	2	0	1	베트남
	A형간염	18	18	21	25	26	37	20	42	0	0	0	
	백일해	0	0	0	4	0	3	1	2	0	0	0	
	유행성이하선염	1	4	2	2	4	6	3	2	1	0	0	
	풍진	1	0	0	0	0	1	0	7	1	0	0	
	수막구균감염증	0	0	1	0	0	0	0	1	0	0	0	
	폐렴구균감염증	–	–	0	1	1	0	1	0	0	0	0	
	한센병	–	–	–	–	–	–	–	2	0	0	0	
	성홍열	0	0	0	1	3	2	1	1	1	0	0	
	카바페넴내성장내세균속균종(CRE)감염증	–	–	–	–	–	0	2	0	0	0	2	네팔, 인도
	E형간염	–	–	–	–	–	–	–	0	0	0	1	일본
	코로나바이러스감염증-19	–	–	–	–	–	–	–	–	–	–	55,864	베트남, 필리핀, 태국, 일본, 몽골
	엠폭스	–	–	–	–	–	–	–	–	–	–	3	독일, 아랍에미리트
제3급	B형간염	1	2	0	2	1	0	1	1	1	0	0	
	일본뇌염	0	0	1	0	0	0	1	0	0	0	1	네팔
	C형간염	–	–	–	–	–	11	28	17	7	5	4	몽골, 중국, 우크라이나
	말라리아	53	60	80	71	71	79	75	74	29	20	38	남수단, 가나, 우간다, 태국
	레지오넬라증	0	0	0	0	0	0	0	1	0	0	0	
	비브리오패혈증	0	0	0	0	1	0	0	0	0	0	0	
	발진열	0	0	0	0	0	0	0	2	0	0	0	
	쯔쯔가무시증	4	5	5	4	3	2	3	1	0	0	1	나이지리아
	렙토스피라증	0	0	0	0	0	0	1	1	0	0	0	
	브루셀라증	0	1	0	2	3	2	2	1	0	1	0	
	신증후군출혈열(유행성출혈열)	1	2	0	2	0	0	0	1	0	0	1	나이지리아
	크로이츠펠트-야콥병(CJD) 및 변종 크로이츠펠트-야콥병(vCJD)	0	0	1	0	0	0	0	0	0	0	0	
	뎅기열	149	251	164	255	313	171	159	273	42	3	103	베트남, 태국, 필리핀, 인도네시아, 네팔, 싱가포르, 인도
	큐열	1	2	0	2	2	1	0	0	0	0	0	
	웨스트나일열	1	0	0	0	0	0	0	0	0	0	0	

분류	감염병명	2012	2013	2014	2015	2016	2017	2018	2019	2020	2021	2022	'22년도 주요유입국가
	라임병	1	8	3	6	9	13	4	11	1	0	5	미국, 몽골, 베트남
	유비저	0	2	2	4	4	2	2	8	1	2	2	태국
	치쿤쿠니아열	0	2	1	2	10	5	3	16	1	0	8	인도네시아, 캄보디아, 필리핀
	지카바이러스감염증	–	–	–	–	16	11	3	3	0	0	3	베트남, 태국, 필리핀

1) 2012년 이후 해외유입 신고가 있는 감염병에 한해 작성함
2) 0 : 환자발생이 없는 경우, – : 신고 • 보고 대상이 아닌 경우(법정감염병으로 지정되기 이전)
3) 결핵, 후천성면역결핍증 및 표본감시체계를 통하여 신고된 자료는 제외
4) 각 질병별로 규정된 신고 범위(환자, 의사환자, 병원체보유자)의 모든 신고 건을 포함
5) 2020, 2021년 제1급 신종감염병증후군은 코로나19로 신고 • 보고된 건수이며, 코로나19는 '감염병의 진단기준 고시 개정(2022.4.5.)'에 따라 2022년부터 제2급으로 신고하도록 변경됨

전년보다 증가한 주요 감염병(2022년 기준)

제1급 : 없음

제2급 : 카바페넴내성장내세균속균종(CRE, Carbapenen-resistant Enterobacteroceae)감염증, 코로나바이러스감염증-19, 엠폭스(MPOX, 원숭이두창)

제3급 : 말라리아, 뎅기열, 라임병, 쯔쯔가무시증 등

전년보다 감소한 주요 감염병(2022년 기준)

제2급 : A형간염, 결핵, 수두 등

제3급 : B형간염, C형간염 등

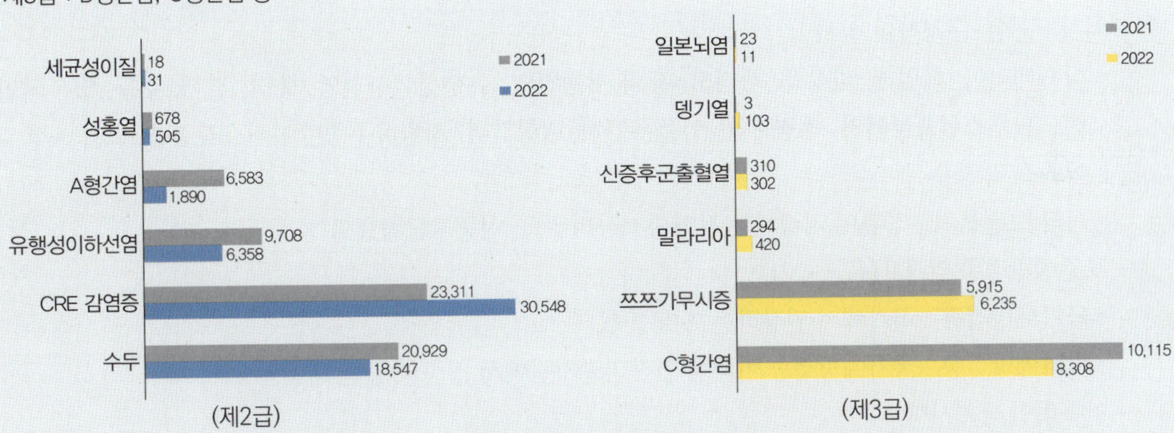

그림 3-14. 최근 2년간 주요 감염병 신고현황(2022 감염병 신고현황 연보, 질병관리청)

2022년 기준 주요 해외유입감염병

신고현황 : 코로나바이러스감염증-19 > 뎅기열 > 말라리아 순

유입지역 : 아시아 지역이 전체의 약 53.8% 차지

구분		코로나바이러스감염증-19	뎅기열	말라리아
환자수 (단위 : 명)	전체	28,424,635	103	126
	해외유입	55,864(0.2%)	103(100%)	38(30.2%)

2 숙주의 면역증강

- 숙주의 면역력을 증강시키기 위해 감수성자에 대해 예방접종 실시
  - 시작은 1882년(고종 19년) 지석영 선생에 의한 종두접종, 국내의 경우 1960년대 종두 유행 종식
  - 단기적인 효과를 위해서는 면역혈청이나 γ-globulin 접종
- 이외에 영양관리, 적절한 운동과 휴식, 충분한 수면 등

1) 예방접종

- 기초접종과 추가접종으로 구분하여 실시
  - 기초접종 : 최단시간 내에 적절한 방어면역획득을 위해 시행하는 접종
  - 추가접종 : 기초접종 후 얻어진 방어면역을 장기간 유지하기 위해 재차 시행하는 접종
- 기초접종으로 얻어지는 역가(titer)는 어느 시점에서 떨어지기 때문에 이 역가를 높이기 위하여 추가접종이 필요, 추가접종으로 얻어진 역가는 기초접종보다 상승하는데 이를 회복반응이라 함
- 예방접종 시 주의사항
  - 나이에 따른 정확한 양의 접종과 접종방법 사용
  - 예방접종약의 저온보관(2~4℃) 및 운반 시 저온상태 유지(ice box)
  - 유효기간 및 금기사항 확인

2) 필수예방접종

- 시장·군수·구청장이 실시
  - 디프테리아, 백일해, 파상풍, 폴리오, 홍역, B형간염, 유행성이하선염, 풍진, 결핵, 수두, 일본뇌염, b형 헤모필루스인플루엔자, 폐렴구균, 인플루엔자, A형간염, 사람유두종바이러스감염증, 그룹 A형 로타바이러스 감염증
  - 기타 보건복지부장관이 지정하는 감염병 : 장티푸스, 신증후군출혈열
- 표준예방접종 일정표(표 3-22)
  - 국가예방접종 : 국가에서 권장하는 예방접종
  - 기타예방접종 : 국가예방접종 이외에 민간의료기관에서 접종 가능한 예방접종
- 일반적인 금기사항
  - 이전 백신 접종 시 심한 알레르기 반응(아나필락시스 등)
  - 백신 성분에 대한 심한 알레르기 반응(아나필락시스 등)
- 개별 백신별로 금기사항과 주의사항은 다름
  - 임신이 금기사항인 예방접종 : MMR, 수두, 일본뇌염(생백신)

표 3-22. 표준예방접종 일정표

<table>
<tr><th></th><th>대상 감염병</th><th>백신 종류 및 방법</th><th>횟수</th><th>출생시</th><th>4주이내</th><th>1개월</th><th>2개월</th><th>4개월</th><th>6개월</th><th>12개월</th><th>15개월</th><th>18개월</th><th>19~23개월</th><th>24~35개월</th><th>만4세</th><th>만6세</th><th>만11세</th><th>만12세</th></tr>
<tr><td rowspan="19">국가예방접종</td><td>B형간염</td><td>HepB</td><td>3</td><td>HepB 1차</td><td></td><td>HepB 2차</td><td></td><td></td><td>HepB 3차</td><td></td><td></td><td></td><td></td><td></td><td></td><td></td><td></td><td></td></tr>
<tr><td>결핵</td><td>BCG (피내용)</td><td>1</td><td></td><td>BCG 1회</td><td></td><td></td><td></td><td></td><td></td><td></td><td></td><td></td><td></td><td></td><td></td><td></td><td></td></tr>
<tr><td rowspan="2">디프테리아 파상풍 백일해</td><td>DTaP</td><td>5</td><td></td><td></td><td></td><td>DTaP 1차</td><td>DTaP 2차</td><td>DTaP 3차</td><td></td><td colspan="2">DTaP 4차</td><td></td><td></td><td colspan="2">DTaP 5차</td><td></td><td></td></tr>
<tr><td>Tdap/Td</td><td>1</td><td></td><td></td><td></td><td></td><td></td><td></td><td></td><td></td><td></td><td></td><td></td><td></td><td></td><td colspan="2">Tdap/Td 6차</td></tr>
<tr><td>폴리오</td><td>IPV(사백신)</td><td>4</td><td></td><td></td><td></td><td>IPV 1차</td><td>IPV 2차</td><td colspan="4">IPV 3차</td><td></td><td></td><td colspan="2">IPV 4차</td><td></td><td></td></tr>
<tr><td>b형헤모필루스 인플루엔자</td><td>Hib</td><td>4</td><td></td><td></td><td></td><td>Hib 1차</td><td>Hib 2차</td><td>Hib 3차</td><td colspan="2">Hib 4차</td><td></td><td></td><td></td><td></td><td></td><td></td><td></td></tr>
<tr><td rowspan="2">폐렴구균</td><td>PCV(단백결합)</td><td>4</td><td></td><td></td><td></td><td>PCV 1차</td><td>PCV 2차</td><td>PCV 3차</td><td colspan="2">PCV 4차</td><td></td><td></td><td></td><td></td><td></td><td></td><td></td></tr>
<tr><td>PPSV(다당질)</td><td>–</td><td></td><td></td><td></td><td></td><td></td><td></td><td></td><td></td><td></td><td></td><td colspan="5">고위험군에 한하여 접종</td></tr>
<tr><td rowspan="2">로타바이러스</td><td>RV1</td><td>2</td><td></td><td></td><td></td><td>RV 1차</td><td>RV 2차</td><td></td><td></td><td></td><td></td><td></td><td></td><td></td><td></td><td></td><td></td></tr>
<tr><td>RV5</td><td>3</td><td></td><td></td><td></td><td>RV 1차</td><td>RV 2차</td><td>RV 3차</td><td></td><td></td><td></td><td></td><td></td><td></td><td></td><td></td><td></td></tr>
<tr><td>홍역 유행성이하선염 풍진</td><td>MMR</td><td>2</td><td></td><td></td><td></td><td></td><td></td><td></td><td colspan="2">MMR 1차</td><td></td><td></td><td></td><td colspan="2">MMR 2차</td><td></td><td></td></tr>
<tr><td>수두</td><td>Var</td><td>1</td><td></td><td></td><td></td><td></td><td></td><td></td><td colspan="2">VAR 1회</td><td></td><td></td><td></td><td></td><td></td><td></td><td></td></tr>
<tr><td>A형간염</td><td>HepA</td><td>2</td><td></td><td></td><td></td><td></td><td></td><td></td><td colspan="5">HepA 1~2차</td><td></td><td></td><td></td><td></td></tr>
<tr><td rowspan="2">일본뇌염</td><td>IJEV(사백신)</td><td>5</td><td></td><td></td><td></td><td></td><td></td><td></td><td colspan="4">IJEV 1~2차</td><td>IJEV 3차</td><td></td><td>IJEV 4차</td><td></td><td>IJEV 5차</td></tr>
<tr><td>LJEV(생백신)</td><td>2</td><td></td><td></td><td></td><td></td><td></td><td></td><td colspan="4">LJEV 1차</td><td>LJEV 2차</td><td></td><td></td><td></td><td></td></tr>
<tr><td>사람유두종바이러스</td><td>HPV2</td><td>2</td><td></td><td></td><td></td><td></td><td></td><td></td><td></td><td></td><td></td><td></td><td></td><td></td><td></td><td colspan="2">HPV 1~2차</td></tr>
<tr><td>인플루엔자</td><td>IIV(사백신)</td><td>–</td><td></td><td></td><td></td><td></td><td></td><td colspan="10">IIV 매년 접종</td></tr>
</table>

• 백신 두문자어

백신종류	두문자어	백신
B형간염	HepB	Hepatitis B vaccine
결핵	BCG(피내용)	Intradermal Bacile Calmette–Gúerin vaccine
디프테리아 · 파상풍 · 백일해	DTaP	Diphtheria and tetanus toxoids and acellular pertussis vaccine adsorbed
	Td	Tetanus and diphtheria toxoids adsorbed
	Tdap	Tetanus toxoid, reduced diphtheria toxoid and acellular pertussis vaccine, adsorbed
디프테리아 · 파상풍 · 백일해 · 폴리오	DTaP–IPV	DTaP, IPV conjugate vaccine
폴리오	IPV	Inactivated poliovirus vaccine
b형헤모필루스인플루엔자	Hib	*Haemophilus influenzae* type b vaccine
디프테리아 · 파상풍 · 백일해 · 폴리오 · b형헤모필루스인플루엔자	DTaP–IPV/Hib	DTaP, IPV, *Haemophilus influenzae* type b conjugate vaccine
폐렴구균	PCV	Pneumococcal conjugate vaccine
	PPSV	Pneumococcal polysaccharide vaccine
로타바이러스	RV1	Rotavirus vaccine(monovalent)
	RV5	Rotavirus vaccine(pentavalent)
홍역 · 유행성이하선염 · 풍진	MMR	Measles, mumps, and rubella vaccine
수두	VAR	Varicella vaccine
A형간염	HepA	Hepatitis A vaccine
일본뇌염	IJEV	Inactivated Japanese encephalitis vaccine
	LJEV	Live–attenuated Japanese encephalitis vaccine
사람유두종바이러스	HPV	Human papilomavirus vaccine
인플루엔자	IIV	Inactivated influenza vaccine

참고 백신 접종방법(예방접종도우미, 질병관리청)

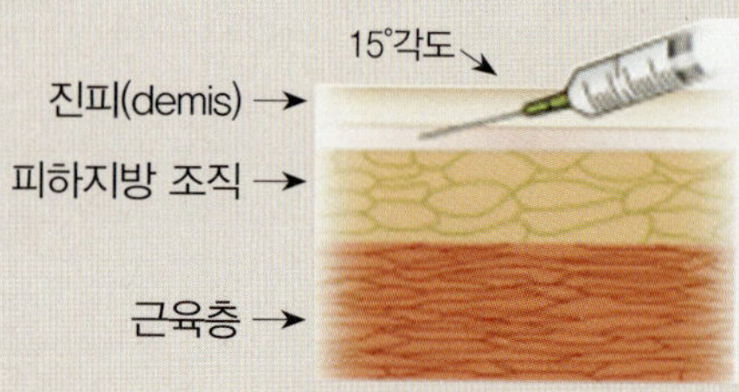

피내주사

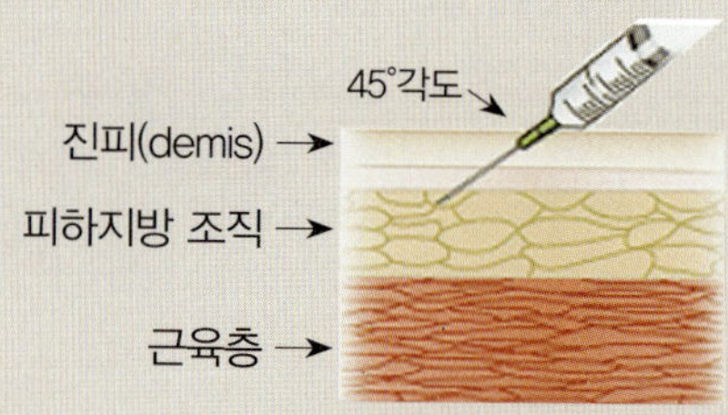

피하주사

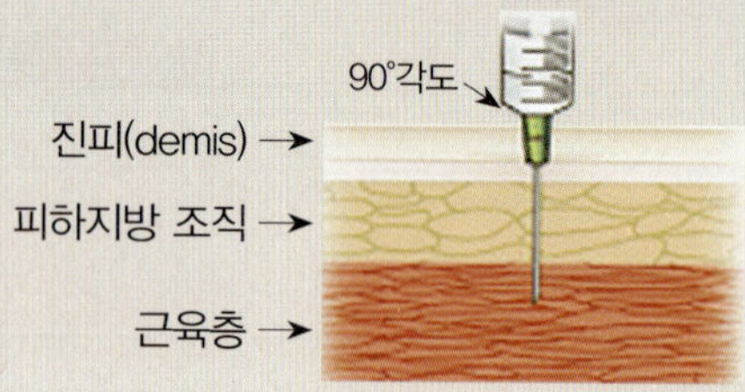

근육주사

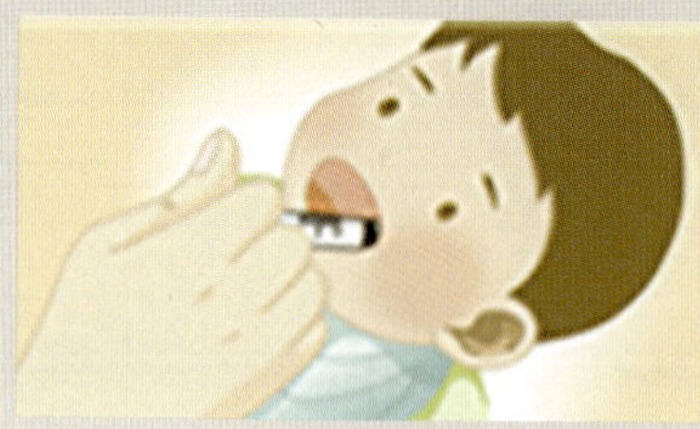
경구투여

3) 성인의 예방접종

표 3-23. 성인의 예방접종 대상감염병

대상감염병	백신종류	만 19~29세	만 30~39세	만 40~49세	만 50~59세	만 60~64세	만 65세 이상
인플루엔자	Flu	위험군에 대해 매년 1회			매년 1회		
파상풍/디프테리아/백일해	Tdap/Td	Tdap으로 1회 접종, 이후 매 10년마다 Td 1회					
폐렴구균	PPSV23	위험군에 대해 1회 또는 2회					1회
	PCV13	위험군 중 면역저하자, 무비증, 뇌척수액누출, 인공와우 이식 환자에 대해 1회					
A형간염	HepA	2회		항체검사 후 2회	위험군에 대해 항체검사 후 2회 접종		
B형간염	HepB	위험군 또는 3회 접종/감염력이 없을 경우 항체 검사 후 3회 접종					
수두	Var	위험군 또는 접종력/감염력이 없을 경우 항체검사 후 2회 접종					
홍역/유행성이하선염/풍진	MMR	위험군 또는 접종력/감염력이 없을 경우 1회 또는 2회 접종 ; 가임 여성은 풍진 항체 검사 후 접종					
사람유두종 바이러스 감염증	HPV	만25~26세 이하 여성 총 3회					
대상포진	HZV					1회	
수막구균	MCV4	위험군에 대해 1회 또는 2회					
B형 헤모필루스 인플루엔자	Hib	위험군에 대해 1회 또는 3회					

연령 권장 : 면역의 증거가 없는(과거 감염력이 없고 예방접종력이 없거나 불확실) 대상 연령의 성인에게 권장됨

※ 연령권장의 경우에도 해당 질병의 위험군(각주 참고)에게는 접종을 더욱 권장함

위험군 권장 : 특정 기저질환, 상황 등에 따라 해당 질병의 위험군에 권장

국가예방접종사업으로 무료접종

V 급성감염병의 관리

- 역학적 특성
  - 급성감염병 : 발생률이 높고, 유병률이 낮음
  - 만성감염병 : 발생률이 낮고, 유병률이 높음

- 급성감염병의 분류
  - 병원체의 인체침입경로 : 소화기계 감염병, 호흡기계 감염병, 피부점막 감염병 등
  - 병원체의 전파수단 : 곤충매개감염병, 동물매개감염병, 공기매개감염병, 수인성 감염병 등

표 3-24. 급성감염병의 종류

소화기계 감염병	장티푸스, 콜레라, 세균성이질, 아메바성이질, 장출혈성대장균 감염증, 폴리오, 파라티푸스, A형간염, E형간염, 로타바이러스 등
호흡기계 감염병	디프테리아, 백일해, 홍역, 유행성이하선염, 두창, 풍진, 수두, 인플루엔자, 성홍열, 레지오넬라증, 중증급성호흡기증후군(SARS), 중동호흡기증후군(MERS), 코로나바이러스감염증-19(COVID-19), 수막구균 감염증, 수족구병 등
절지동물매개 감염병	페스트, 발진열, 발진티푸스, 일본뇌염, 말라리아, 사상충증, 황열, 쯔쯔가무시증, 신증후군출혈열
동물매개 감염병	공수병, 탄저, 렙토스피라증, 브루셀라증, 동물인플루엔자 인체감염증

1 소화기계 감염병

환자나 보균자의 분변을 통해 배출된 병원체가 식품과 음료수 등에 오염되어 경구적으로 침입한 후 감염을 일으키는 질병으로 장티푸스, 콜레라, 세균성이질 및 이질아메바 감염증, 파라티푸스, 폴리오, A형간염 등이 있다.

1) 장티푸스(typhoid fever)

우리나라의 대표적인 토착성 감염병으로 살모넬라 타이피균 감염에 의한 급성 전신성 열성질환이다. 환경위생이 불량한 국가에서 다발하지만, 위생상태가 양호한 선진국에서도 외부의 유입 등으로 일정 수준의 환자가 존재하기도 한다. 우리나라의 경우 과거에 비해 환자수가 감소했지만 토착화된 과정에서 이미 만연된 보균자 때문에 최근에도 매년 200~300명의 환자가 꾸준히 보고되고 있다. 증상으로는 지속적인 고열(치료하지 않은 경우 4주~8주 동안 지속), 두통, 간장·비장종대, 상대적 서맥 등을 보인다. 주로 설사보다는 변비를 호소하는 비율이 높고 점진적인 발병을 보이는 것이 특징이다.

- 병원체 : *Salmonella Typhi*
- 병원소 : 환자와 보균자(병후보균자)
- 전파(탈출, 전파, 침입) : 환자나 병원체보유자의 분변에 오염된 물과 식품을 매개로 전파

- 잠복기 : 3~60일(보통 1~3주), 감염부위는 장의 림프조직, 담낭, 신장 등
- 감수성 : 전반적으로 높지만(감수성 여부 Widal test로 판정) 이환 시 영구면역 획득, 인공능동면역(사균백신) 가능
- 예방대책
  - 환경위생관리로 전염경로 차단, 손 씻기 등 개인위생철저
  - 보균자 및 환자관리로 전염원 차단
  - 예방접종으로 면역증강(고위험군)

2) 콜레라(cholera)

콜레라균 감염에 의한 급성 설사질환으로 급작스런 수양성 설사와 구토가 주요 증상이고 보통 복통과 열은 없다. 처음에는 인더스강 유역의 풍토병이었으나 인적·물적 교류로 전세계로 전파되었으며 우리나라에서는 호열자로 불리기도 하였다.

- 병원체 : 콜레라균(*Vibrio cholerae* O1·O139 혈청형)
- 병원소 : 환자
- 전파 : 주로 물·식품(특히 해산물)을 매개로 전파되나 감염자의 구토물이나 대변과 직접접촉에 의한 감염도 드물게 가능, 이질과 달리 감염에 10^8~10^{11}의 많은 균이 필요
- 잠복기 : 6시간~5일(보통 24시간 이내 증상 발현)
- 감수성 : 전반적으로 감수성이 있지만 이환 시 영구면역 획득, 인공능동면역(사균백신) 가능
- 예방대책
  - 철저한 검역관리(건강격리기간 5일)
  - 환자의 신속한 보고 및 격리
  - 식기 소독, 식품보관 등 환경위생관리 철저
  - 예방접종 실시

3) 세균성이질(bacillary dysentery)

이질균의 감염에 의한 급성 염증성 장염을 일으키는 질환으로 위생상태가 나쁘고 인구가 밀집한 지역에서 발생한다. 연중 발생하지만 학교급식 등 집단급식을 통한 유행특성 때문에 가을과 봄에 환자수가 가장 많고 현재까지 A형간염 이외에 우리나라에서 가장 많이 발생하고 있는 제2급감염병이다. 증상이 경미한 경우나 무증상 감염이 많으나 고열, 구역질, 구토, 경련성 복통, 후중기(tenesmus, 뒤무직이라 하며 대변을 보고 나서도 또 대변을 보고 싶은 느낌)를 동반한 설사, 대장점막의 궤양성 병변으로 인한 혈변 등의 임상증상을 나타낸다.

- 병원체 : *Shigella dysenteriae, Sh. flexneri, Sh. boydii, Sh. sonnei*, 대장균(*E. coli*)과 유사(*Shigella dysenteriae*는 체외독소를 분비하여 강한 독성을 보임)
- 병원소 : 환자와 보균자
- 전파 : 환자나 병원체보유자와 직·간접 접촉, 균에 오염된 식품과 물, 바퀴벌레나 파리를 매개로 경구감염

- 잠복기 : 보통 1~3일, 소수의 세균(10~100개)으로 감염이 성립되기 때문에 세균증식 없이 환자나 보균자의 손에 붙어 있는 세균만으로도 감염이 일어날 수 있음
- 감수성 : 전반적으로 성인에 비해 소아에서 감수성이 높고, 병쾌 후에는 가벼운 면역이 성립되지만 균주간 교차면역은 없음
- 예방대책 : 장티푸스의 경우에 준하고, 예방접종이 없어 관리가 어려움

4) 장출혈성대장균(Enterohemorrhagic *Esherichia coli*) 감염증

출혈성 장염을 일으키는 인수공통감염병으로 1982년 미국에서 처음 유행이 확인되었으며, 유럽과 일본 등 세계 곳곳에서 유행이 보고되었다. 우리나라에서도 산발적인 환자발생과 식품에서의 균분리가 보고되고 있다. 증상은 무증상 감염, 복통, 미열, 오심, 구토, 수양성 설사에서 혈성 설사로 이행, 비혈변성 설사 등을 보인다.

- 병원체 : *Escherichia coli* O157 : H7, 장점막 부착성이 있고 pH 2~4에서도 생존이 가능한 내산성을 보임, 파아지 특성에 따라 장독소인 Shiga 독소를 분비, 장점막과 신장의 세포를 파괴하여 장염, 혈성설사의 특징을 보임, 이외에 용혈성 요독증후군, 응고성 혈소판 감소성 자반증 등 합병증 초래
- 병원소 : 소, 양, 염소, 개, 닭, 환자
- 잠복기간 : 2~8일(보통 3~4일)
- 전파 : 주로 덜 익힌 쇠고기 등의 식품 · 물을 매개로 전파, 사람과 사람 간의 직접전파도 가능
- 예방대책 : 75℃ 이상 가열 섭식, 도축 및 육류가공의 위생적 처리, 개인위생 등

5) 폴리오(poliomyelitis, 급성회백수염)

폴리오바이러스에 의하여 급성 이완성 마비를 일으키는 질환으로 주로 소아에게 발생하므로 소아마비라고 한다. 대부분의 국가에서 퇴치 단계에 이르렀으며, 우리나라에서도 환자발생이 거의 없다.
- 병원체 : 폴리오바이러스(poliovirus) Ⅰ · Ⅱ · Ⅲ형(Ⅰ형의 경우 소아에게 영구적인 마비 초래)
- 병원소 : 환자 및 불현성감염자(건강보균자)
- 전파 : 호흡기계 분비물과 분변 등에 의하여 오염된 음식물과 함께 경구로 침입, 95%가 무증상의 불현성감염
- 면역성 : 소아기에 면역획득
- 예방대책 : 예방접종이 가장 효과적, 경구투여용 생균백신(Sabin vaccine, OPV)이 사용되었으나 현재 표준예방접종에서는 사균백신(inactivated poliovirus vaccine, IPV) 접종이 이루어짐(OPV의 경우 약독화된 생균백신이기 때문에 접종자로부터 배설된 바이러스는 보다 유독한 형태로 변형될 수 있음, 또한 접종후 드물게 마비 발생), 기초접종은 생후 2 · 4 · 6개월 간격으로 3회 실시하고 만 4~6세에 추가접종 필요

6) 파라티푸스(paratyphoid fever)

파라티푸스균 감염에 의한 급성 전신성 열성 질환으로 임상적으로나 병리학적으로 장티푸스와 비슷하나 경과기간이 짧고 증상이 미약하다. 전파양식이나 관리방법은 장티푸스와 같다.
- 병원체 : *Salmonella paratyphi A, Salmonella paratyphi B, Salmonella paratyphi C*

- 전파 : 환자나 병원체보유자의 분변에 오염된 물·식품을 매개
- 잠복기 : 1～3주
- 예방대책 : 장티푸스의 경우에 준함

7) A형간염(viral hepatitis A)

A형간염바이러스에 의한 급성 감염질환으로 가족이나 주위사람들에 대한 집단감염이 쉽게 가능해 유행성 간염으로 불린다. 과거에는 거의 모든 사람에게 감염되었으나 소아기에는 불현성감염 또는 감기처럼 가볍게 앓고 지나가기 때문에 문제가 되지 않았다(이환 후 영구면역 획득). 최근 환경위생이 개선되면서 어릴 때 면역획득의 기회가 줄어들어 성인의 경우 점차 감수성을 갖는 인구가 증가하였고, 집단생활을 하는 청장년층에서도 유행이 보고되고 있다. 소아기와는 달리 성인시기에 감염되면 발열, 식욕감퇴, 구역, 구토, 복부팽만감 등의 증상이 나타나고 수일 내에 황달이 생긴다.

- 병원체 : A형간염바이러스(Hepatitis A virus)
- 전파 : 경구감염(환자분변에 오염된 물·식품을 매개), 주사기 공동사용(습관성 약물중독자), 수혈이나 혈액제제를 통해 전파
- 잠복기 : 15～50일(평균 한달)
- 예방대책
  - 위생적인 식수 및 식품섭취 등 소화기계 전염병의 예방대책에 준함
  - 예방접종에 의한 능동면역과 면역글로불린에 의한 수동면역 모두 가능

2 호흡기계 감염병

병원체가 환자나 보균자의 객담 또는 콧물 등으로 배출되어 비말전파와 비말핵 및 먼지 등에 의한 공기매개전파에 의해 감염이 이루어진다. 비말은 대화 시에는 1 m, 재채기를 할 때는 3 m 범위까지 영향을 준다. 관리대책으로 환경위생관리에 의한 개선효과가 적기 때문에 병원소 관리와 감수성 보유자의 대책이 요구되는데, 특히 감수성 보유자에 대한 예방접종이 중요하다.

1) 디프테리아(diphtheria)

디프테리아균 감염에 의한 호흡기 점막과 피부의 국소질환이다. 보균자 감염이 많고 발열과 함께 인후나 코 등의 상피조직에 국소적인 염증과 장기조직에 장애를 유발하며, 체외독소(Exotoxin)를 분비하여 신경조직 등에 장애를 초래한다.

- 병원체 : *Corynebacterium diphtheriae*, 독소를 생성하여 질병을 야기(독소는 세포의 단백질 형성을 방해하여 국소적으로 조직을 파괴하고 막을 형성)
- 병원소 : 환자와 보균자(특히 보균자)

- 전파 : 환자나 보균자의 콧물 · 인후분비물 · 기침 또는 피부상처를 통하여 직접전파
- 잠복기 : 2~6일
- 감수성 : Schick test로 판정, 모체로부터 항체는 생후 수개월의 면역효과를 보이나 그 이후는 감수성을 지님, 병쾌 후에는 약한면역 획득
- 예방대책
  - 예방접종에 의한 숙주관리가 가장 효과적
  - 파상풍 · 백일해 · 디프테리아의 혼합백신(DTaP, Td)을 접종(DTaP의 경우 생후 2개월부터 2개월 간격으로 3회 기초접종하고 생후 15~18개월과 4~6세에 추가접종, Td의 경우 11~12세 추가접종)
  - 감염 의심 시 항독소(antitoxin) 접종
  - 환자로 진단되면 즉각 환자격리 후 항생제 치료(강제처분 대상)

3 편

2) 백일해(pertussis)

백일해균 감염에 의한 급성 호흡기질환이다. 균에서 생성되는 항원과 독소로 병리적인 반응이 일어나 호흡기 증상이 나타난다. 증상은 2주 이상 기침이 지속되고 발작성의 기침, 그르렁거리는 특징적인 소리(whoop)를 내며 기침 후 구토 등을 보인다.

- 병원체 : *Bordetella* pertussis
- 병원소 : 환자
- 전파 : 비말 등의 공기매개감염 또는 호흡기 분비물의 직접접촉
- 잠복기 : 7~10일(최장 21일)
- 감수성 : 감수성지수 60~80%, 모체수동면역이 없어 영아와 신생아에 다발, 병쾌 후 영구면역 획득
- 예방대책
  - 예방접종에 의한 숙주관리가 가장 효과적
  - 디프테리아 · 파상풍 · 백일해의 혼합백신 사용

3) 홍역(measles)

홍역바이러스 감염에 의한 급성 열성 발진성 질환으로 전염력이 매우 강하다. 일반적으로 1~2세에 많이 감염되는데 열과 전신발진이 생기는 급성 전염병이다. 합병증으로 이염(耳炎)이나 폐렴, 뇌염 등이 발생하는데, 폐렴은 주로 소아에서 그리고 뇌염은 주로 청소년과 성인에서의 사망원인이 된다. 병증의 발현에 따라 잠복기 · 전구기 · 발진기로 분류할 수 있는데, 전구기는 3~5일간 지속되는 전염력이 강한 시기로 발열 · 기침 · 콧물 · 결막염 · 특징적인 구강 내 병변(Koplik's spot, 구강 내 회백색 모래알 크기의 발진) 등이 나타난다.

- 병원체 : 홍역바이러스(measles virus)
- 병원소 : 환자(사람이 유일한 숙주)
- 전파 : 환자의 객담(전구기의 경우 전염위험성이 큼), 비인후 분비물의 비말감염
- 잠복기 : 8~12일

- 감수성
  - 감수성 지수 95%
  - 신생아는 모체수동면역으로 생후 6개월까지 지속
  - 한번 이환되면 영구면역 획득
  - 인공면역으로 홍역·유행성이하선염·풍진의 혼합백신인 MMR을 생후 12~15개월과 4~6세 2회 기초 접종
  - 유행 시에는 생후 6개월에 조기접종 가능
- 예방대책
  - 예방접종을 시행하여 집단면역 유지
  - MMR 혼합백신 접종
  - 감염 의심 시 면역글로불린 제제 접종
  - 환자로 진단되면 격리 후 치료(강제처분 대상)

4) 유행성이하선염(mumps)

흔히 볼거리로 불리며, 유행성이하선염바이러스(mumps virus) 감염에 의하여 나타나는 이하선 부종이 특징적인 급성 열성질환으로 이하선(parotid gland, 귀밑샘)이나 고환, 난소 등에 발병한다. 주로 5~15세의 소아에게 발병하며, 제2급 감염병 중에서 지속적으로 매년 많은 환자들이 발생하고 있다. 증상은 발열, 두통, 구토, 씹고 삼킬 때의 통증, 인후염 등이 있으며, 고환염·난소염, 췌장염, 청력장애 등의 합병

증이 발생할 수 있다. 대부분 경미하지만 합병증이 발생하면 심각해질 수 있다. 특히 사춘기의 남성이 감염되면 고환염이 발생할 수 있는데 매우 심한 통증과 함께 양쪽 고환에 모두 염증이 생기면 불임으로 이어질 수 있다.

- 병원체 : 유행성이하선염바이러스(mumps virus)
- 전파 : 비말 등 공기매개, 환자의 타액과 직접접촉, 인플루엔자와 전염력이 비슷하나 홍역이나 수두보다는 낮음
- 잠복기 : 약 2~3주일
- 대책 : 예방접종(MMR)이 중요

5) 두창(smallpox, 천연두)

두창바이러스에 의한 급성 발진성 질환으로 우리나라에서는 1960년대 이후 발생하지 않으며, 1980년에는 WHO가 전 세계적으로 근절되었다고 선언하였다. 이에 따라 우리나라 법정감염병 및 검역질병에서 제외되었으나 2004년 제4군 감염병으로 지정된 후 최근 법 개정으로 제1급 법정감염병으로 지정되었다. 증상은 갑작스런 고열, 전신발진, 구진(丘疹), 수포진(水疱疹), 소농포(小膿疱)가 발생하면서 딱지가 생기는데 회복되면서 딱지가 떨어진 자리에 녹두알 크기의 흉터가 남는다.

- 병원체 : 두창바이러스(variola virus)
- 병원소 : 환자

- 전파 : 환자로부터 분비되는 비말, 오염된 물건(옷이나 침구류 등)
- 잠복기 : 7~17일

6) 풍진(rubella)

풍진바이러스(rubella virus) 감염에 의해 발진이 생기는 급성 열성 질환이다. 홍역에 비해 증상이 가벼우나 주로 미열과 임파선염, 상기도 감염증세가 나타난 뒤 풍진의 특징적인 증상으로 귀뒤 또는 목뒤에 있는 임파절이 부어 통증을 수반한다. 1~5일 후에 발진이 얼굴에서 시작하여 발쪽으로 진행하며, 3일 정도 지속된다.

3편

- 전파 : 비말 등의 공기매개, 환자의 비 · 인두 분비물과 직접접촉 또는 수직감염
- 잠복기 : 약 2~3주로 비교적 가벼운 임상경과를 거치며 무증상 감염도 흔하게 일어남
- 증상 : 산모가 임신초기 이환 시 태아사망이나 기형아(귀머거리, 백내장, 심장결손, 기능저하 등) 출산과 관련
- 감수성 : 보편적이며, 모체수동면역은 6~12개월 지속, 이완 후 영구면역 획득
- 대책 : 유행성이하선염과 마찬가지로 환자격리와 예방접종(MMR), 임산부에게는 예방접종을 금하고 임신 초기에 이환되었을 때 치료적 유산이 바람직하나 거부할 경우 감마글로불린 주사

참고 풍진바이러스와 임신

풍진바이러스는 태아의 눈과 귀, 심장 등의 형성을 방해하기 때문에 임신초기에 감염되면 선천성 백내장, 선천성 심장 질환, 난청 등의 장애를 가진 아기가 태어날 가능성이 높다.

7) 수두(chickenpox, varicella)

전염력이 매우 강한 소아감염병으로 병원체는 수두-대상포진바이러스(varicella-zoster virus)이다. 이 병원체는 인간에게만 발병하며 감염되면 수두와 대상포진을 앓게 된다. 강한 전염력 때문에 거의 모든 사람이 소아 때 수두를 앓게 되는데 대부분 가려움증과 발열 등의 가벼운 임상경과를 거쳐 회복되지만 세균감염이나 뇌염 등의 합병증이 발생하면 사망할 수 있다(성인의 경우 치사율과 중증 합병증 발생률이 더 높음). 잠복기는 2~3주로 감기 비슷한 증상을 가진 후에 가슴, 배에 물집이 생기기 시작하여 곧 얼굴, 어깨, 사지로 퍼져나가 온몸에 수포가 발생한다. 수포는 매우 가려운데 곧 수포 속의 맑은 액체가 혼탁하게 되어 고름 같은 액체로 변하게 되고 마지막에 딱지가 생기며 치유된다.

- 수두나 대상포진 수포액의 직접접촉 또는 공기를 통한 간접전파, 수직감염 및 감염자의 타액에 의한 감염도 가능
- 수포가 초기병변일수록 전염력이 강하고, 딱지가 생기면 전염되지 않음
- 병쾌 후 영구면역을 획득하지만, 바이러스는 신경기관에 잠복감염상태로 있어 약 15%가 활성화되어 재발, 이것이 대상포진으로 주로 50세 이후에 발병하여 통증과 만성적 경과를 보임

- 임산부가 수두에 감염되었을 경우 태아의 감염을 일으켜 선천성 기형을 초래할 수 있음
- 현재 제2급 감염병으로 지정되어 있으며 국가필수예방접종 감염병(생후 12～15개월 1회 접종)

8) 인플루엔자(influenza)

인플루엔자바이러스(influenza virus A · B · C) 감염에 의한 급성 호흡기질환로 유행성 감기라고 한다. 사람에게 유행을 일으키는 것은 A형과 B형인데 A형의 경우 병원소의 범위가 사람 · 조류 · 돼지 등으로 넓어 항원의 대변이로 범유행을 일으키며, B형의 경우 병원소가 사람에게 국한된다. 특히 돼지는 조류형과 사람형의 수용체를 모두 가지고 있어 숙주 사이를 오가는 바이러스의 유전자 재조합 장소를 제공한다(사례로 1997년 홍콩독감, 2004년 베트남에서 발생한 A형 H5N1 조류독감, 2009년 미국에서 발생한 A형 H1N1 신종인플루엔자).

- 37.8℃ 이상의 갑작스러운 발열, 두통, 근육통, 피로감 등의 전신증상과 인후통, 기침, 객담 등의 호흡기 증상을 보이며 보통 7일 이내의 이환기간을 가짐
- 바이러스성 폐렴, 세균성 폐렴, 뇌염, 심근염, 수막구균성 수막염 등의 합병증을 잘 일으켜 노인, 만성질환자, 폐질환자, 당뇨환자, 면역저하자 등을 사망에 이르게 함
- 주로 겨울철에 유행하고 산발적인 소유행이 특징이나 수차례 전 세계적인 유행이 발생하였으며 우리나라에서도 이미 여러번 유행
- 예방접종은 고위험군에 대한 예방으로 거의 합병증이 발생되지 않은 건강한 성인의 경우 불필요, 다만 고위험군에게 바이러스를 전파시킬 위험성이 있는 의료인이나 환자가족의 경우 접종대상

9) 성홍열(Scarlet fever)

- 베타용혈성연쇄구균의 발열성 외독소에 의한 급성 발열성 질환으로 제3급 감염병
- 증상 : 갑작스런 발열(39～40℃), 두통, 구통, 복통, 인두염을 보임, 다양한 합병증(기관지폐렴, 수막염, 골수염, 패혈증성 관절염, 급성 사구체 신염 등) 초래
- 전파 : 주로 비말감염, 환자와 보균자의 분비물과 직접접촉
- 병원소 : 환자, 보균자
- 잠복기 : 1～3일
- 감수성 : Dick test(소량의 발적성 독을 피내주사, 1～2일 이내에 피부의 주사부위에 발적이 나타나면 감수성을 의미), 이환 후 영구면역
- 예방대책
  - 환경위생 강화
  - 환자의 발견 및 격리(감염병에 대한 강제처분 대상)

10) 레지오넬라증(Legionellosis)

- 병원성 레지오넬라균(Legionella species) 감염에 의한 급성 호흡기 질환
- 치명적인 폐렴형과 독감형의 임상증상을 보임

– 전파 : 대형건물의 냉각수탑, 에어컨디셔너, 샤워기, 장식분수, 분무기 등의 오염된 물속의 균이 비말형태로 인체흡입
– 예방대책
  • 냉각탑 청소 및 소독(연 2~4회)
  • 호흡기에 사용되는 기구나 물 소독
  • 제3급 감염병으로 환자격리 불필요

3 편

11) 변종 코로나바이러스에 의한 급성호흡기질환

코로나바이러스(coronaviruses, CoVs)는 라틴어의 왕관과 유사한 바이러스 입자(crown–like viral particle)란 의미에서 명명되었으며, 리보핵산(RNA) 바이러스로 동물감염 뿐만 아니라 사람에게도 흔하게 감염을 발생시킬 수 있다. 인간 코로나바이러스의 경우 일반적으로 가벼운 상부 호흡기질환을 유발하는 것으로 알려져 있었으나, 여러 변이를 거치면서 2002년에는 중증급성호흡기증후군(severe acute respiratory syndrome, SARS)을, 2012년에는 중동호흡기증후군(Middle East respiratory syndrome, MERS)을 그리고 2019년에는 코로나바이러스감염증–19((COVID–19)와 같이 인간에게 심각한 전염성 폐렴과 같은 신종 감염병을 유발하고 있다.

WHO는 전염병 경보 체계를 6단계로 구분하고 있는데, 높은 수준 단계로 사람 간 빠르게 전염병이 확산되는 국지적 상태를 Epidemic(4단계), 세계적 대유행을 Pandemic(5~6단계)로 정의하고 있다. SARS와 MERS의 경우 Epidemic, COVID–19는 Pandemic 경보가 발령된 바 있다. 국내에서는 위기 경보로 발령되고 있으며, 「재난 및 안전관리 기본법」에 의거하여 관심, 주의, 경계, 심각 단계로 구분하고 있다. 이 법이 제정된 이후의 감염병인 MERS는 주의 단계까지 발령되었으며, COVID–19는 심각 단계까지 발령된 후 2023년 6월 경계 단계로 하향 조정되었다(심각 단계 : 7일 격리 의무 → 경계 단계 : 5일 격리 권고)

(1) 중증급성호흡기증후군(SARS, Severe Acute Respiratory Syndrome)

2002년 11월 중국 광동지역에서 희귀한 폐렴 증세로 처음 나타났으나 WHO에 의해 2003년 2월에 최초의 공식적인 보고가 이루어졌다. 이후 수개월 만에 전세계로 확산되었으나, 2003년 7월에 종식되었다. 국내에서는 2003년 4월 10일에 첫 사례 발생 후 114일간 3명의 추정 확진자를 기록하였다.

– 병원체 : SARS–CoV(severe acute respiratory syndrome–coronavirus)
– 감염경로 : 환자와의 근접 대인접촉(close person–to–person contact) 시 기침이나 재채기로부터 발생한 비말에 의해 병원체 탈출이 이루어진 후 코 또는 눈의 점막을 통해 감염되거나 비말이 묻어있는 오염된 매개체를 통한 점막의 접촉으로 감염이 가능
– 동물 숙주 : 사향고양이, 너구리, 족제비 등 보고(인수공통감염병)
– 증상 : 38 ℃ 이상의 고열과 함께 시작되고 두통·몸살·근육통 등 비특이적 증상으로 독감과 유사, 심할 경우 호흡곤란과 폐렴으로 진행
– 관리 : 제1급감염병과 검역질병(최대잠복기 10일)으로 지정, 백신 개발은 시작되었지만 조기 종식으로 인해 중단
– 예방 : 손씻기, 임상적으로 격리, 질병의 조기진단, 비말접촉 주의, 마스크(N95 추천) 착용, 보호복 가운 착용 등

(2) 중동호흡기증후군(MERS)

2012년 4월 사우디아라비아에서 처음 보고되었으며, 국내에서는 2015년 5월 20일에 첫 확진자가 발생하였다. 218일간 국내에 영향을 미치며, 186명의 누적 확진자를 기록한 후 종식되었다.

- 병원체 : MERS-CoV(Middle East respiratory syndrome-coronavirus)
- 감염경로 : 감염된 사람과의 밀접 접촉이나 비말감염
- 증상 및 관리 : SARS와 유사, 제1급감염병과 검역질병(최대잠복기 14일)으로 지정(사망률이 높았지만 조기 종식으로 인해 백신은 개발되지 않음)

(3) 코로나바이러스감염증-19(COVID-19)

2019년 12월 중국 후베이성 우한시에서 폐렴이 발병하여 신종 코로나바이러스가 최초 확인되었으며, WHO에 의해 홍콩독감(1968), 신종인플루엔자(2009)에 이어 2020년에 3번째로 세계적 대유행(pandemic)이 선포된 감염병이다. 국내에서는 2020년 1월 20일에 첫 확진자가 발생한 후 2022년 12월까지 누적 확진자는 대략 2천9백만명을 기록하였으며, 2023년 7월 현재에도 지속되어 유행 중이다. 병원체의 명칭은 초기 우한시에서 발발하여 '우한 코로나바이러스'라고도 불렸으나, 유행성 전염병의 명칭에 지역 이름을 붙이지 않아야 한다는 것을 근거로 병원체인 '신종코로나바이러스(novel corona virus, nCoV)'가 발견되면서 임시로 '2019-nCoV'로 불렸다. 다시 2020년 2월에 SARS-CoV와의 유전자 염기서열이 89% 유사하다는 것이 밝혀져 '중증급성호흡기증후군 코로나바이러스-2(SARS-CoV-2)'로 변경되었다.

- 병원체 : SARS-Cov-2(severe acute respiratory syndrome-coronavirus 2)
- 감염경로 : 기침이나 재채기로부터 발생한 비말(droplet)에 의한 근접 대인접촉 전파를 비롯하여 비말이 묻어있는 오염된 매개체 접촉을 통해서도 감염이 이루어짐. 에어로졸 발생 시 공기전파가 가능
- 증상 : 대부분 비특이적이며, 무증상(최대 40~45%)이나 가벼운 증상을 보이는 경우부터 심각한 질병 및 사망에 이르는 다양한 증상들이 보고됨. 흔한 증상으로 기침, 발열(37.5℃ 이상), 피로, 호흡곤란, 근육통, 인후통, 후각 및 미각소실 등이 있으며, 심한 경우 폐렴, 호흡곤란, 신장부전, 패혈성 쇼크, 심지어 사망에 이를 수 있음
- 관리 : 2020년 1월 이후 제1급감염병 중 신종감염병증후군으로 분류해 관리하였으나, 임상 특성과 유행상황 변화 등에 따라 2022년 4월에 제2급감염병으로 하향 조정된 후 2023년 8월에 제4급으로 조정되어 표본감시 활동이 필요한 인플루엔자(독감) 수준으로 관리가 이루어지며, 마스크 착용 의무와 검사비 지원 등이 종료됨
- 예방 : SARS와 유사하며, 예방접종을 실시
- SARS, MERS와의 차이점 : 독성은 가장 낮은 편이나, 기초감염재생산수(R_0)가 높아 전파력은 높은 것으로 알려져 있음

표 3-25. 변종 코로나바이러스에 의한 SARS, MERS, COVID-19의 특징 비교

구분	SARS	MERS	COVID-19
발생년도	2003. 2	2012	2019. 12
병원체	SARS-CoV	MERS-CoV	SARS-CoV-2
초기 발생지역	중국 광동지역	중동 사우디아라비아	중국 우한시
기초감염재생산수(R_0)[a]	2~5	0.6~0.9	3~5 델타변이 5~9
잠복기(일)[a]	2~10(평균 3~7)	2~14(평균 5~7)	2~14(평균 5~7)[b]
자연보균자	박쥐	박쥐	박쥐
중간숙주	사향고양이	낙타	동물(?)
치명률(CFR, %)[a]	9.5	34.4	2.13

[a] 조사시점과 연구자 등에 따라 일부 차이를 보이고 있음

[b] 2020년 미국 존스홉킨스 연구팀의 경우 중앙값을 5.1일로 추정, 2021년 질병관리청의 경우 오미크론 변이에 대해 평균 4.2일로 집계

3 절지동물매개감염병

- 벼룩 : 페스트, 발진열
- 이 : 발진티푸스
- 모기 : 일본뇌염, 말라리아, 사상충증, 황열
- 진드기 : 쯔쯔가무시증(恙蟲病), 신증후군출혈열

1) 페스트(plague)

페스트균 감염에 의한 급성 열성 인수공통질환으로 14세기 중기 전 유럽에서 대유행한 이래 흑사병(黑死病, black death)이라고 불렸다. 원래는 야생설치류(다람쥐, 쥐, 토끼 등)의 돌림병으로 벼룩에 의해 동물 간에 유행하였으나 점차 사람에게 옮겨지게 되었다. 일반증세는 갑자기 오한전율과 더불어 40℃ 전후의 고열을 내고 현기증·구토·의식이 혼탁해지는 등 증세가 아주 심각하고 사망률도 높으며, 전염력이 강하다. 임상증상에 따라 표 3-26과 같이 임프절·폐·패혈증 페스트의 3가지로 나누어진다.

- 병원체 : 페스트균(*Yersinia pestis*)
- 병원소 : 환자, 들쥐 등
- 전파 : 쥐벼룩이 매개, 감염된 쥐벼룩에 물리거나 폐 페스트의 경우 환자의 비말감염
- 예방대책
  - 철저한 검역(건강격리기간 6일), 제1급 감염병
  - 사균백신에 의한 예방접종과 쥐 및 쥐벼룩 구제
  - 폐 페스트 환자는 공기매개전파가 가능해 격리조치

표 3-26. 임상증상에 따른 페스트의 종류

종류	임상증상
임프절 페스트	쥐벼룩에 물린 다음 1~6일 후에 물린 자리에 통증을 동반한 국소 림프절 종창 · 발열 · 오한 · 근육통 · 두통 · 빈맥 · 저혈압 등이 나타남, 치료가 되지 않으면 패혈증 페스트로 진행
패혈증 페스트	1~6일의 잠복기 후에 구역 · 구토 · 설사 등의 소화기 증상으로 시작되며 치료를 하지 않는 경우에 파종성 혈관내응고 · 급성 호흡부전 · 신부전 · 의식저하 · 쇼크로 진행하는 치명적 경과를 보임, 혈관으로 페스트균이 돌아다니기 때문에 임파선 페스트보다 심각한데 뇌나 폐까지 도달하면 뇌막염이나 폐 페스트를 일으킴
폐 페스트	폐 페스트 환자가 배출하는 비말을 통해 감염(잠복기 1~3일)되거나 패혈증 페스트에 의해 2차적으로 나타나며, 폐렴증세와 오한을 동반한 발열 · 두통 · 객혈 등이 나타남

2) 발진열(murine typhus, endemic typhus)

발진열 리케차 감염에 의한 급성 열성 질환으로 대표적인 임상증상으로 두통 · 발열 · 근육통과 전신성 발진이 나타난다. 초기에는 기침을 하는 환자가 많지만 가래는 없다.

- 병원체 : 발진열 리케차(*Rickettsia typhi*)
- 병원소 : 환자, 쥐(쥐는 불현성감염이며 장기간 체내에 병원체를 보균)
- 잠복기 : 1~2주
- 전파 : 쥐벼룩(주로 Xenopsylla cheopis)을 매개로 한 감염이 대부분(사람을 흡혈할 때 쥐벼룩의 배설물로 나온 균이 피부상처를 통해 침입하여 감염)이나 쥐벼룩 배설물 속의 균이 구강점막이나 결막을 통해 또는 비말감염도 가능
- 예방대책
  - 쥐와 쥐벼룩 구제
  - 사람간 전파는 이루어지지 않아 환자격리 불필요

3) 발진티푸스(epidemic typhus)

리케차 프로와제키 감염에 의한 급성 열성 질환으로 심한 두통, 발열, 오한, 발한, 기침, 근육통 등이 갑자기 발생한다. 증상이 장티푸스와 비슷하고, 바일-펠릭스 검사(Weil-Felix test)라는 혈청반응에 의해 감별한다. 이에 물린 부위가 가려워 긁으면 이때 생긴 상처에 이의 배설물이 묻어 감염될 수 있다. 또한 감염된 이의 배설물이 공기 중에 부유하고 있을 때 이를 흡입하면 감염될 수 있다. 우리나라에서 여러 차례 유행하여 많은 인명을 앗아간 전염병으로 살충제 도입과 위생적인 생활로 매개체인 이가 없어져 1967년 마지막 환자의 사례가 보고되었다.

- 병원체 : 리케차 프로와제키(*Rikettsia prowazekii*)
- 병원소 : 환자, 날아다니는 다람쥐(인수공통감염병)
- 전파 : 이를 매개로 한 사람 간 전파가 대부분(감염된 이의 배설물로 나오는 병원체가 상처 난 피부를 통해 감염)

– 잠복기 : 약 1주일, 병쾌 후 영구면역 형성
– 예방대책
  • 이의 구제로 격리 불필요

4) 일본뇌염(Japanese encephalitis)

일본뇌염바이러스에 의한 급성 중추신경계 감염질환으로 불현성감염이 대부분이다. 현성 감염인 경우에 급성으로 진행하여, 고열(39~40℃)·두통·현기증·구토·복통·지각이상 등을 보인다. 경과가 좋은 경우 약 1주경에 열이 내리며 회복되나, 진행하면 의식장애·경련·혼수에 이르며 대개 발병 10일 이내에 사망한다. 유행은 Culex 속 모기의 발생시기 및 수와 상관관계가 있으며, 우리나라에서는 8~10월 사이에 많이 발생한다.

3 편

– 병원체 : 일본뇌염바이러스(Japanese encephalitis virus)
– 병원소 : 환자와 동물(돼지·말·가금류), 곤충매개감염병이면서 인수공통감염병
– 전파 : 작은빨간집모기(Culex tritaeniorhynchus)가 매개
– 잠복기 : 1~2주, 불현성감염이 대부분, 병쾌 후 영구면역 형성
– 대책
  • 모기에 물리지 않도록 하고 예방접종(사균백신의 경우 기초접종으로 12~36개월 사이에 3회 기초접종하고 추가접종으로 만6세와 12세에 각 1회 접종)
  • 늪지대·모기서식지 제거, 가축사육장 살충소독(증폭숙주 관리)

5) 말라리아(malaria)

플라스모디움속(P. vivax, P. ovale, P. malariae, P. falciparum)의 기생원충이 적혈구와 간세포 내에 존재함으로써 발생하는 급성 열성질환으로 학질로도 불렸다. WHO에서는 1955년부터 말라리아 박멸사업을 시작하였는데, 살충제(DDT 등)의 내성 출현으로 일부지역에서 다시 증가하고 있다. 우리나라는 1970년대에 가장 많이 신고되었다가 1979년에는 박멸선언이 이루어졌으나 최근 경기도, 강원도 북부지역을 중심으로 재유행되고 있다.

– 병원체 : *Plasmodium vivax, Plasmodium falciparum, Plasmodium malariae, Plasmodium ovalae* 등, 국내에서는 *Plasmodium vivax*만 유행
– 병원소 : 환자와 보균자
– 전파 : 중국얼룩날개모기(*Anopheles sinensis*, 학질모기) 암컷이 사람을 흡혈함으로써 전파
– 임상증상에 따른 말라리아 종류 : 표 3–27
– 예방대책
  • 모기에 물리지 않도록 하는 것이 최선책
  • 야간에 외출 시 긴 소매, 긴 바지의 옷을 입고 모기를 자극하는 짙은 색의 옷은 삼가
  • 발병한 환자의 경우 조기발견하여 치료하는 것이 중요

표 3-27. 말라리아의 종류

종류	병원체	증상
삼일열 말라리아	P. vivax, P. ovale 감염에 의해 발생, 국내 말라리아는 P. vivax에 의해 발생	발열 · 빈혈 · 비장종대가 대표적이며, 심한 두통 · 근육통을 동반하는 독감과 같은 증세로 시작된 후 48 시간마다 **주기적으로 열 발작과 오한 증상**을 보임, 열 발작하는 날 이외에 체온은 정상, 우리나라의 삼일열 말라리아는 치료실패나 약제내성을 보이지 않고 있으며 비교적 가벼운 임상증상을 보임
열대열 말라리아	P. falciparum 감염에 의해 발생하며 치료가 늦어지면 치명적임	불규칙적인 발열 · 오한 · 빈혈 · 발한 · 기침 · 설사 · 호흡부전 · 두통 · 황달 등을 보이고 혈액응고장애 · 쇼크 · 신부전 · 간부전 · 저혈당 · 급성 뇌병증 · 폐부종 · 뇌부종 · 혼수 · 사망에까지 이를 수 있음
사일열 말라리아	P. malariae 감염에 의해 발생, 삼일열 말라리아와 임상증상 비슷	72시간마다 주기적으로 발열 · 오한 증상

6) 사상충증(filariasis)

피부가 두꺼워져 코끼리 피부병이라고 불리며, 주로 사지 및 척추 주위의 림프절에 발생한다. 필라로이디아속(filarioidea)의 수 개의 선충류 감염증을 의미하며, 반크롭트사상충증과 말레이사상충증이 대표적이다. 우리나라에서는 말레이사상충증만이 확인되었으며, 동남아시아의 말레이시아 · 인도네시아 · 타이 · 중국 등이 유행지역이다. 우리나라의 경우 1990년도 초까지 일부지역에서 감염자가 있었으나 현재 WHO의 유행지역 명단에는 포함되어 있지 않다. 2008년 4월에는 WHO의 사상충증퇴치위원회(GAELF, Global Alliance Elimination Lyphatic Filariasis) 국제회의에서 후진국형의 기생충질환인 사상충증이 퇴치되었음을 선언하였다.

- 병원체 : 피하나 림프관에서 기생하는 반크롭트사상충(Wuchereria bancrofti), 말레이사상충(Brugia malayi), 회선사상충(Oncocerca volvulus), 로아사상충(Loa loa) 등
- 병원소 : 환자
- 전파 : 감염매개충(반크롭트사상충-모기, 말레이사상충-모기, 회선사상충-먹파리, 로아사상충-등에)이 흡혈할 때 감염되며 사람간 전파는 없음
- 잠복기 : 1~12개월
- 임상증상
  - 반크롭프트사상충증 : 발열 · 오한 · 두통 · 근육통 등의 전신증상이 있다가 림프관염과 림프선염이 발생하고 만성화되면 상피증이 발생
  - 말레이사상충증 : 반크롭프트사상충증의 증상과 비슷하나 더 경미
  - 회선사상충증 : 피하결절, 발진, 소양감, 피부노화, 피부탄력소실 등
  - 로아사상충증 : 피하조직 내 성충의 이행에 의한 일시적 부종 또는 유주성 부종 등
- 예방대책 및 관리
  - 모기에 물리지 않도록 하고 모기구충

7) 황열(yellow fever)

황열바이러스 감염에 의한 급성 열성질환으로 대부분이 가벼운 감염 증상을 보이며, 10~20%에서 전형적인 황달과 고열증상이 나타난다. 전형적인 증상은 약 3일 동안 발열 · 두통 · 권태감 · 오심 · 구토가 지속된 후 1~2일간 증상이 없어졌다가 다시 나타나면서, 신부전 · 간부전이 오고 황달과 현저한 서맥을 동반한 고열이 나타난다. 일부 감염자의 경우 비출혈 · 잇몸출혈 · 위장관출혈 등을 보이는 출혈열 증세를 보이기도 한다. 현재는 아프리카와 아메리카 대륙의 열대 및 아열대 지역에서 발생하고 있다. 주로 아프리카에서 많이 발생하고 있으며, 우리나라는 Aedes aegypti 모기가 없어 발생되지 않고 있다. 그러나 해외로부터 유입 가능성이 있어 제3급감염병이면서 검역질병으로 지정하여 관리하고 있다.

3편

- 병원체 : 황열바이러스(yellow fever virus)
- 병원소 : 환자, 원숭이
- 전파 : 모기(Aedes aegypti 등) 매개
- 잠복기 : 3~6일
- 예방대책 및 관리
  - 철저한 검역(건강격리기간 6일), 제3급감염병
  - 유행지역 방문 시 생후 9개월 이상이면 약독화 생균백신 투여

8) 쯔쯔가무시증(Tsutsugamushi disease, Scrub typhus)

Orientia tsutsugamushi 감염에 의한 급성 열성 질환으로 감염된 털진드기 유충이 물어 발생하기 때문에 양충병(恙蟲病)이라 한다. 주로 새로운 거주지, 벌목지역, 제초작업 등 털진드기가 서식하는 환경에서 일하는 성인들에게 발생한다. 쯔쯔가무시증은 신증후군출혈열, 렙토스피라증과 함께 대표적인 가을철 발열성 질환의 하나로 이 중에서 매년 가장 많은 환자수가 발생되고 있다.

- 병원체 : *Orientia tsutsugamushi*
- 전파 : 관목 숲이나 등줄쥐에 기생하는 감염된 털진드기 유충이 사람을 물어 전파, 경란형 감염이 일어나지만 사람 간 전파는 없음
- 잠복기 : 1~3주
- 농부 · 군인 · 야외에서 활동하는 사람들이 주로 감염, 예방백신 없음
- 증상
  - 진드기유충이 물린 자리에 나타나는 검은색의 가피(eschar)가 특징이나 없는 경우도 있음
  - 초기에 심한 두통 · 발열 · 오한이 갑자기 발생, 기관지염이나 폐렴 · 신근염으로 발전하기도 하고 심한 경우 의식장애와 폐렴을 수반
- 예방대책
  - 산림 · 목초지역에서 피부노출 금지, 환자격리 불필요

9) 신증후군출혈열(hemorrhagic fever with renal syndrome, 유행성출혈열)

한탄바이러스(Hantaan virus)와 서울바이러스(Seoul virus) 등 감염에 의한 급성 열성질환으로 대체로 발열기, 저혈압기, 핍뇨기, 이뇨기, 회복기 등 5단계의 특징적인 임상양상(주요 증상은 발열, 출혈, 신장기능장애)을 보이나 최근에는 비정형적인 임상양상을 보이는 경우가 증가하고 있다. 경기도 북부와 강원도 등지에서 등줄쥐의 서식이 많은 늦봄과 늦가을에 많이 발생하며, 대표적인 가을철 발열성 질환에 해당한다.

- 병원체 : 한탄바이러스(Hantaan virus)와 서울바이러스(Seoul virus)
- 병원소 : 들쥐(등줄쥐가 주요 감염원)나 집쥐
- 잠복기 : 2~3주
- 전파 : 들쥐의 배설물과 들쥐에 기생하는 좀진드기가 전파, 감염된 설치류의 배설물·타액 등에는 다량의 바이러스가 함유되어 있는데 건조되어 먼지 등과 함께 부유하다가 인체의 호흡기를 통하여 감염, 임신부의 감염에 의한 태아의 수직감염도 가능
- 예방대책
  - 들쥐를 구제하고 배설물 노출이나 진드기에 물리지 않도록 피부노출 주의
  - 1992년부터 예방접종사업 시행

4 동물매개감염병

사람과 동물이 병원소인 인수공통감염병은 공수병, 탄저, 렙토스피라증, 브루셀라증, 조류인플루엔자인체감염증, 결핵, 살모넬라증, 장출혈성대장균감염증, 일본뇌염, 변종크로이츠펠트-야콥병, 큐열, 중증급성호흡기증후군 등이 대표적이다.

1) 공수병(rabies)

공수병바이러스의 신경계 감염으로 뇌척수염을 일으키는 질환으로 초기에는 발열·두통·전신쇠약감 등의 비특이적 증상을 보이나, 후기에는 불면증·불안·혼돈·부분적인 마비·환청·흥분·타액의 과다분비·연하곤란·물을 두려워하는 증세 등을 보이고, 수일(평균 4일) 이내에 사망하게 되는 치명적인 질환이다.

- 병원체 : 공수병바이러스(rabies virus)
- 병원소 : 환자, 사육동물(개, 고양이), 야생동물(늑대, 여우, 스컹크, 박쥐 등)
- 전파 : 공수병바이러스에 감염된 동물(주로 개), 물릴 때 타액에 들어 있는 병원체가 감염
- 잠복기 : 보통 1~3개월(물릴 때 침입한 바이러스 양, 물린 위치, 교상의 정도에 따라 다름, 물린 부위가 중추신경계에서 멀수록 길어짐)
- 예방대책 : 광견의 도살, 개의 예방접종, 수입되는 개의 철저한 검역

2) 탄저(anthrax)

탄저균 감염에 의한 인수공통감염병으로 즉시 신고대상인 제1급감염병이다. 탄저균은 공기 중에서 환경과 소독에 매우 저항력이 강한 아포를 형성하기 때문에 오염된 토양 또는 털이나 가죽 등의 물건은 수십 년 동안 감염능력을 보유하게 된다. 임상증상은 균이 침범하는 부위에 따라 피부탄저, 흡입탄저, 소화기 탄저로 나누어진다.

- 병원체 : 탄저균(*Bacillus anthracis*), 아포를 형성하여 외기환경에서 저항력을 가짐
- 병원소 : 소, 양, 산양, 말 등의 초식동물
- 전파
  - 사람간 전파는 드물고 감염된 동물과 직접접촉, 오염된 육류 섭취 시 경구감염
  - 가축은 오염된 사료를 통해 경구감염
  - 사람은 피부상처나 경구 또는 호흡기로 감염(예를 들면 양털을 깎을 때 기도감염)
- 잠복기 : 1~60일(보통 1~7일)
- 면역력 : 사람은 자연면역이 되지 않으나, 개 · 고양이 · 조류는 상당한 면역력이 형성
- 예방대책
  - 위생적인 가축취급, 가축의 예방접종
  - 탄저로 의심가축의 소각처리
  - 고위험군 작업자는 예방접종 권장

3) 렙토스피라증(leptospirosis)

병원성 렙토스피라균 감염에 의한 인수공통감염병으로 급성 전신성 열성의 제3급감염병이다. 가벼운 감기증상에서부터 심할 경우 황달증과 폐출혈의 웨일씨병(Weil's disease)까지 다양하며 90% 정도는 가벼운 증상의 비황달형, 5~10%는 웨일씨병을 보인다. 합병증으로 간부전, 신부전, 급성 호흡부전, 중증의 출혈 등으로 사망하기도 한다. 지구상에 널리 퍼져 있어 어느 곳에서나 발생한다. 우리나라에서는 농촌에서 결실기에 홍수로 쓰러진 벼를 일으켜 묶는 작업을 할 때 많이 발생한다. 일종의 직업성 질환으로 농부, 하수청소부, 수의사, 축산업자, 도살장 일꾼, 군인 등이 많이 감염되고 대부분의 환자는 남자이다.

- 병원체 : 나선균속의 렙토스피라균(*Leptospira* species)
- 병원소 : 설치류(들쥐), 소, 돼지, 개 등
- 전파 : 감염된 동물(주로 들쥐)의 소변에 오염된 풀이나 물, 흙, 음식물 등에 노출 시 점막이나 상처난 피부를 통해 감염, 농부에게 많이 발생하고 9~10월에 흔함
- 잠복기 : 2일~4주
- 증상 : 초기에 갑작스런 발열 · 오한 · 두통과 근육통 · 구토 등의 독감증상이 4~7일 지속되고 심할 경우 황달증과 폐출혈이 발생, 적절한 치료를 받지 못할 경우 치명률이 높음
- 예방대책 : 들쥐 구제, 야외에서 작업 시 피부보호 및 상처가 노출되지 않도록 주의

4) 브루셀라증(brucellosis, 파상열)

브루셀라균 감염에 의한 인수공통감염병으로 발열 · 냄새가 좋지 않은 발한 · 피로 · 식욕부진 · 미각 이상 · 두통 · 요통 등 비특이적 증상이 나타난다. 위장관, 간 · 담도계, 골격계, 신경계, 순환기, 호흡기, 요로계, 피부 등 모든 장기에서 병변유발이 가능하며, 침범된 장기에 따라 다른 증상이 나타난다. 세계적으로 발생하고, 주로 동물을 다루는 특정 직업인에게 발생하며 남자가 대부분이다.

- 병원체 : 브루셀라균(B. melitensis, B. arbotus, B. suis, B. canis 등)
- 병원소 : 소, 돼지, 염소, 양, 산양, 개 등
- 전파 : 감염된 동물의 조직 · 체액 등과 직접접촉(경피감염)하거나 멸균처리되지 않은 유제품 등의 식품매개 · 비말감염도 가능, 환자로부터 직접전파되는 일은 거의 없음
- 잠복기 : 2~4주
- 예방대책
  - 가축 예방접종, 유제품 살균
  - 작업 시 적절한 보호장비 착용

5) 동물인플루엔자 인체감염증(Avian influenza infection in humans)

조류인플루엔자바이러스(H5N1형)의 인체감염에 의한 급성호흡기전염병으로 증상은 발열 · 기침 · 인후통 · 근육통 등 전형적인 인플루엔자 유사증상부터 안구감염 · 폐렴 · 급성호흡기부전 등 중증호흡기 질환까지 다양하다. 잠복기는 7일 정도로 대부분의 인체감염 사례는 조류인플루엔자 바이러스에 감염된 가금류(닭, 오리, 칠면조 등)와의 접촉 또는 감염된 조류의 배설 · 분비물에 오염된 사물과의 접촉을 통해 발생한다. 매우 드물게 사람 간의 전파가 보고되고 있으나 바이러스의 변이 등을 통해 사람 간의 전파가 쉽게 이루어질 수 있다.

현재 제1급 감염병이며 국내검역대상 질병으로 건강격리기간은 10일이다.

Ⅵ 만성감염병의 관리

1 결핵(tuberculosis)

결핵균(Mycobacterium tuberculosis) 감염에 의한 질환으로 인류의 가장 오래된 질병 중의 하나이다. 19세기 중반까지 그 원인을 알지 못하다가 1882년 독일의 세균학자 Robert Koch가 결핵균이 원인인 것을 밝혀냈다. 우리나라는 1965년부터 1995년까지 5년 간격으로 전국 결핵실태조사를 실시하여 유병률, 감염률, 감염위험률 등을 파악해 왔다. 지속적인 경제성장과 결핵관리사업으로 인하여 활동성 폐결핵 환자의 유병률은 1965년 5.1%에서 1995년에는 1.0%로 감소하였다. 그러나 2011년 기준 **우리나라의 결핵 발생률, 유병률, 사망률은 인구 10만 명당 각각 100, 149, 4.9명**으로 여전히 다른 OECD 국가와 비교하여 모두 높은 실정이다. 최근에는 결핵신환자와 다제내성 결핵환자의 발생이 점차 늘어나는 추세를 보이고 있고, 특히 20대와 노인층에서 환자가 많이 발생하여 결핵

발생의 후진국 형태를 띠고 있다. 우리나라에 결핵이 만연하게 된 것은 일제 식민지 시대와 한국전쟁에 따른 기아 문제와 좁은 지역에서의 밀집거주, 영양 부족, 관리체계의 부재 등으로 볼 수 있다. 더욱이 다른 감염성 질환과 달리 결핵의 경우 한번 감염되면 평생 잠복감염상태가 되어 수십년 후에도 발병하여 2차 전염원이 되는 특성이 있어 결핵발생이 높은 원인으로 작용한다.

우리나라의 결핵관리는 1962년 국가결핵관리체계를 구축하여 전국 보건소를 중심으로 결핵예방, 환자발견, 등록관리 및 치료사업 등을 체계적으로 실시하고 경제성장에 따른 주거 위생과 영양 상태의 개선, 전 국민의료보험 도입에 따른 의료 접근도의 향상 등으로 빠른 속도로 환자가 감소하는 등 많은 성과가 있었다. 그러나 2000년 이후 결핵환자 감소속도가 둔화되고 다제내성 결핵환자 증가, 학교 및 시설 등을 중심으로 한 소집단 결핵이 산발적으로 발생하는 등 새로운 국가결핵관리체계의 개편요구에 따라 정부는 "2020년까지 결핵 발생률을 선진국 수준으로 낮춘다"는 국가결핵퇴치 New 2020 Plan을 발표하였다. 이는 2008년에 수립한 기존의 "결핵퇴치 2030 계획"을 수정하여 결핵 발생률을 1단계로 2015년까지 현재 수준의 1/2인 10만 명당 40명으로 감소시키고, 2단계로 2020년까지 10만 명당 20명으로 줄이는 것으로 세분화하였다.

- 병원체 : 결핵균(*Mycobacterium tuberculosis*), 인형 · 우형 · 조형의 3종 이외에 제4형의 파충형이 있으나 온혈동물에는 감염되지 않음, 인형과 우형이 인체감염
- 병원소 : 감염된 사람과 소(인수공통감염병)
- 전파 : 인체의 활성병소에 따라 탈출방법이 다름
  - 폐결핵은 객담이나 비말로, 신장결핵은 소변으로, 장결핵은 분변으로 탈출하며 소의 경우 우유 · 객담 · 분변이 탈출경로가 됨
  - 인체감염은 비말핵 등의 공기매개감염, 우유감염과 오염된 식기 · 식품 등으로 이루어짐(**우유**는 우형결핵균의 가장 중요한 전염원)
- 임상증상
  - 전신감염증으로 주 감염부위에 따라 임상증상이 매우 다양, 임상증상에 따라 폐결핵과 폐외결핵으로 구분
  - 일반적인 공통 증상 : 미열, 전신 피로감, 식은땀, 체중감소 등
  - 폐결핵 : 일반적인 공통 증상 외에 기침, 가래, 혈담, 흉통, 심한 경우 호흡곤란 등을 보임
  - 폐외결핵(흉막 · 임파선 · 복부 · 비뇨기 · 피부 · 관절 · 골 · 뇌막염 등) : 일반적인 공통 증상 외에 침범 장기에 따라 다른 증상을 보임(예, 결핵성 뇌막염 : 두통 · 오심 · 구토 · 의식 혼미, 결핵성 늑막염 : 흉통 · 호흡곤란 등)

- 결핵 발생 및 사망 현황
  - 2021년 기준 결핵 사망자수는 인구 10만 명당 2.8로 2011년 이후 꾸준히 감소하고 있으며, 감염병에 해당하는 사망원인별 사망률 순위로는 코로나바이러스감염증-19(10만 명당 9.8명) 다음으로 가장 높은 순위를 차지

표 3-28. 결핵 발생률과 및 사망률 현황(2021 사망원인통계, 통계청) (단위: 명/10만 명)

구분	2011	2012	2013	2014	2015	2016	2017	2018	2019	2020	2021
발생											
전체 환자	100.8	98.4	89.6	84.9	80.2	76.8	70.4	65.9	59.0	49.4	44.6
신환자	78.9	78.5	71.4	68.7	63.2	60.4	55.0	51.5	46.4	38.8	35.7
사망											
결핵(A15-A19)	4.7	4.9	4.4	4.5	4.3	4.3	3.5	3.5	3.1	2.6	**2.8**
호흡기결핵(A15-A16)	4.3	4.5	4.1	4.2	4.0	4.0	3.3	3.2	2.9	2.4	2.6
기타결핵(A17-A19)	0.4	0.4	0.3	0.3	0.4	0.3	0.3	0.3	0.2	0.3	0.2

표 3-29. 우리나라 주요 사망원인 순위 추이 (단위: 명/10만 명)

순위	1991		2001		2011		2021	
	사망원인	사망률	사망원인	사망률	사망원인	사망률	사망원인	사망률
1	악성신생물	90.3	악성신생물	123.8	악성신생물	142.8	악성신생물	161.1
2	뇌혈관질환	62.7	뇌혈관질환	74.2	뇌혈관질환	50.7	심장질환	61.5
3	심장질환	42.3	심장질환	34.3	심장질환	49.8	폐렴	44.4
4	운수사고	33.1	당뇨병	23.9	고의적 자해(자살)	31.7	뇌혈관질환	44.0
5	간질환	27.7	간질환	22.4	당뇨병	21.5	고의적 자해(자살)	26.0
6	고혈압성 질환	25.7	운수사고	21.1	폐렴	17.2	당뇨병	17.5
7	당뇨병	10.7	만성하기도 질환	19.1	만성하기도 질환	13.9	알츠하이머병	15.6
8	만성하기도 질환	10.0	고의적 자해(자살)	14.6	간질환	13.5	간질환	13.9
9	**결핵**	9.5	고혈압성 질환	10.2	운수사고	12.6	패혈증	12.5
10	고의적 자해(자살)	7.3	**결핵**	6.8	고혈압성 질환	10.1	고혈압성 질환	12.1
11					알츠하이머병	4.8	만성하기도 질환	10.4
12					**결핵**	4.7	코로나바이러스감염증-19	9.8
13							운수사고	7.1
14							낙상(추락)	5.3
15							**결핵**	2.8

- 결핵환자의 조기발견을 위한 **집단검진** 순서
  - 성인 : X-선 촬영(과거에는 간접촬영 후 유소견자에 대해 직접촬영) → 객담검사(가장 정확한 방법)
  - 소아·유아 : 투베르쿨린 반응검사(PPD test) → X-선 촬영 → 객담검사
- 집단검진방법의 정확도
  - 객담 : 감수성 낮고, 특이성 높음
  - X-선 : 감수성 높고, 특이성 낮음
- BCG 예방접종사업 : 생후 4주 이내 접종(면역획득시기 6개월 소요)
  - BCG 접종이 절대적인 면역력을 지니게 하는 것이 아니기 때문에 환자의 조기발견이 중요
  - 결핵균에 감염되기 전에 BCG 접종을 하면 그렇지 않은 사람에 비해 결핵의 발병률이 1/5로 줄어드는데, 그 효과는 10년 이상 지속
  - 출생 4주 이내에 기초접종, 초등학교 1학년과 6학년에 추가접종
- 유아나 소아기의 결핵균 감염여부 : Tuberculin 검사(Tuberculin skin test, TST)
  - PPD (purified protein derivates, 결핵균 배양물에 의한 순화단백제로 TST에 이용하는 결핵균 항원) 피내 주사에 의한 피부반응검사(Mendel-Mantoux test)
  - 접종 **48~72시간** 후 발적부위 직경이 **10 mm 이상 → PPD 양성 → 결핵균감염**으로 결핵환자나 결핵균 보유자 등이 여기에 해당되지만 결핵의 발병 또는 활동성 결핵을 의미하는 것은 아님, 우리나라의 경우 BCG 접종이 의무화되어 과거의 예방접종으로 인해 결핵균에 감염되지 않았음에도 양성으로 나올 수 있으나 **BCG 미접종자가 양성**인 경우 결핵균감염을 의미하며 치료가 필요
  - 접종 **48~72시간** 후 발적부위 직경이 **10 mm 미만 → PPD 음성(미감염) → BCG 접종대상**

참고 **객담검사**

흉부 X-선 촬영에서 결핵이 의심되는 소견이 발견되면 결핵 여부를 확인하기 위하여 결핵균 검사가 필요하게 되는데 객담검사를 통해 가능하게 된다. 객담검사에는 객담도말검사와 객담배양검사가 있다. 객담도말검사는 환자의 가래를 받아 결핵균을 확인할 수 있는 특수한 염색을 하여 현미경으로 관찰하는 방법을 말한다. 객담배양검사는 환자의 가래를 균이 잘 자랄 수 있는 환경에서 배양해 결핵균이 자라는지 확인하는 검사로 결핵균이 매우 느리게 증식하기 때문에 균의 존재 여부를 확인하는데 보통 6~8주의 시간이 소요된다. 하지만 객담배양검사는 객담도말검사에 비해 훨씬 적은 양의 균도 찾아 낼 수 있으며 배양된 균으로 결핵약의 치료효과를 실험하여 환자에게 가장 적합한 약을 찾아낼 수 있다는 장점이 있다. 최근에는 PCR (polymerase chain reaction, 핵산중합효소연쇄반응)과 같은 분자생물학적 기법이 개발되어 객담검사보다 훨씬 예민하게 결핵균의 존재여부와 그 종류를 확인할 수 있다.

참고 **BCG**

결핵예방접종약으로 프랑스 Pasteur 연구소의 Albert Calmette와 Camille Guerin이 생균백신을 약독화한 우형 결핵균을 분리·배양하였는데 1921년에 이를 BCG (Bacille de Camette et Guerin)라 명명하였다.

참고 OT와 PPD

투베르쿨린은 1890년 R. 코흐가 결핵의 예방 및 치료에 사용하기 위해 처음 조제하였는데 치료에는 효과가 없었다. 이것은 결핵균의 배양물을 가열 멸균하여 죽은 결핵균을 여과하여 버리고 그 여액을 증발하여 농축시킨 것이다. 그런데 나중에 C.F. 피르케와 C. 망투에 의하여 결핵감염의 지표에 사용될 수 있다는 사실이 밝혀졌다. 그 후 주로 결핵진단 목적으로 사용되었는데 이를 구투베르쿨린(old tuberculin, OT)이라고 한다. 최근에는 이 액 속의 특이한 피부반응을 일으키는 활성물질을 황산암모늄으로 침전·분리한 정제 투베르쿨린(purified protein derivative of tuberculin, PPD)이 만들어져 주로 이것이 사용되고 있다. PPD는 특이성이 강하고 인형결핵균 감염자에게는 반응이 강하게 나타나는 반면에, BCG 접종자(우형결핵균)에게는 약한 반응만이 나타나는 경향이 있다.

2 한센병(Hansen's disease, Leprosy)

피부말초신경의 손상이 특징인 만성 감염병이다. 피부·말초신경·비강점막의 만성 세균성 감염질환으로 주로 피부와 말초신경에 병변을 일으키고 뼈·근육·안구·고환 등을 침범한다. 증상에 따라 나종형(lepromatous)과 결핵양(tuberculoid)으로 구분하는데 다양한 양상을 보인다.

- 병원체 : 한센간균(*Mycobacterium leprae*), 1873년 노르웨이의 Hansen(1841∼1912)이 발견
- 병원소 : 환자
- 전파
  - 전파경로에 대해서 명확히 밝혀져 있지 않지만 상기도 감염과 직접접촉으로 봄(가정 내 접촉 및 장기간의 밀접한 접촉이 중요한 요인)
  - 잠복기는 2∼40년 이상(평균 5∼7년), 부모나 가족의 한센병환자와 장기간 접촉한 어린이를 미감아라 하며 발병관찰을 위한 잠복기간 5년
- 환자발견 : Lepromin 반응검사로 감염형 구분
  - 나종형환자는 음성반응
  - 결핵양환자와 건강인은 양성 반응
- 환자관리(한센보건복지협회를 통해 관리)
  - 격리 : 나종형은 접촉 격리, 결핵양은 불필요
  - 치료 : 답손, 클로파지민 또는 리팜핀 등 투여
- 접촉자 관리
  - 접촉 후 5년간은 매년 검진실시

3 성병(sexually transmitted diseases, STD)

성적 접촉에 의해 전염될 수 있는 질병군에 대한 총칭으로 매독, 임질, 클라미디아감염증, 연성하감, 성기단순포진, 첨규콘딜롬과 같이 「감염병의 예방 및 관리에 관한 법률」에 규정하고 있는 성매개감염병과 이외에 질트리코모나스증, 칸디다증 등 많은 질병이 있다. 특히 사회적인 분위기와 밀접한 관련이 있어 사회질병이라하며 주로 은

닉환자가 많은 편이다.

- 종류
  - 세균성 : 매독, 임질, 연성하감, 클라미디아감염증
  - 바이러스성 : 후천성면역결핍증(AIDS), 성기단순포진, 첨규콘딜롬
  - 곰팡이류 : 칸디다증
  - 원충성 : 트리코모나스증
- 성병관리
  - 환자의 조기색출을 위한 지속적인 정기검진(표 3-22)
  - 위생업소 근무자의 보건교육
  - 윤락여성을 중심으로 철저한 관리

3 편

표 3-30. 성매개감염병의 표본감시 통계정보(감염병포털, 질병관리청)

구분	임질	클라미디아감염증	연성하감	성기단순포진	첨규콘딜롬	매독(1기,2기,선천성)	사람유두종바이러스감염증
2002	21,479	2,060	1	717	326	–	–
2003	15,290	4,048	1	670	388	–	–
2004	10,845	5,970	0	658	382	–	–
2005	6,135	4,245	0	893	497	–	–
2006	4,219	2,978	0	1,494	696	–	–
2007	3,115	3,196	0	1,726	946	–	–
2008	2,552	3,501	1	1,825	901	–	–
2009	1,711	3,416	0	1,594	1,061	–	–
2010	1,816	2,984	0	1,572	1,050	–	–
2011	1,821	3,172	2	1,988	1,389	965	–
2012	1,615	3,510	0	2,618	1,495	787	–
2013	1,613	3,733	3	2,870	1,688	798	–
2014	1,698	3,955	0	3,550	2,197	1015	–
2015	2,331	6,602	2	5,019	3,484	1006	–
2016	3,615	8,438	0	6,702	4,202	1569	–
2017	2,103	8,567	2	6,657	4,206	2148	–
2018	2,361	10,606	5	10,347	5,395	2280	–
2019	2,675	11,518	4	11,229	5,878	1753	–
2020	2,199	8,960	0	10,759	4,864	330	10,945
2021	1,927	7,802	2	10,637	4,422	390	12,946
2022	1,371	6,862	1	10,403	3,750	401	12,969

비고
- 세균성 성매개감염병: 매독, 임질, 클라미디아감염증, 연성하감
- 바이러스성 성매개감염병: 성기단순포진, 첨규콘딜롬, 사람유두종바이러스감염증
- 매독: 2010년까지 표본감시, 2011년부터 전수감시로 전환
- 사람유두종바이러스감염증: 2020년 1월 1일부터 추가됨

표 3-31. 성병건강진단 대상자 및 검진주기

대상	매독검사	HIV 검사	그 밖의 성병검사
유흥접객업	1회 / 3월	1회 / 6월	1회 / 3월
안마시술소의 여성종업원	1회 / 3월	1회 / 6월	1회 / 3월
주로 차 종류를 조리 · 판매하는 영업소(티켓다방)의 여성종업원	1회 / 6월	1회 / 6월	1회 / 6월
시장 · 군수 · 구청장이 인정하는 성병매개 우려 영업장 종사자	1회 / 3월	1회 / 6월	1회 / 3월

1) 매독(syphilis)

매독균이 중추신경계, 심장혈관계 및 기타 장기나 조직 등에 침입하여 심한 병변을 일으키며, 여성의 경우 유산이나 사산의 원인이 되고 태아에게도 심한 병변을 야기한다. 전파경로는 성접촉, 수직감염, 혈액을 통한 감염으로 이루어진다. 현재 제4급감염병에 지정되어 있다.

- 병원체 : *Treponema pallidum* (트레포네마 팔리듐)
- 병원소 : 환자
- 전파 : 성접촉, 수혈감염, 태반감염
- 잠복기 : 10일~3개월(평균 3주)
- 감수성 : 전반적으로 높고 반복감염이 되며 면역형성은 없음

2) 임질(Gonorrhea)

임균감염에 의하여 주로 요도염이나 자궁경부염 등을 일으킨다. 여성의 경우 무증상인 경우가 많으며, 실명·관절염·결막염·직장감염 등의 원인이 되기도 한다. 신생아의 경우 분만 시 어머니의 산도를 통해 감염되며 임균성 안염이 발생한다.

- 병원체 : *Neisseria gonorrhoeae*(네이세리아 고노레아)
- 병원소 : 환자와 보균자
- 전파 : 성접촉
- 잠복기 : 2~7일
- 감수성 : 반복감염이 되며 면역형성은 없음

3) 클라미디아감염증(chlamydial infections)

- 클라미디아 트라코마티스균(Chlamydia trachomatis) 감염에 의한 요도염이나 자궁경부염 등의 질환
- 잠복기는 1~3주, 증상은 임균감염증과 유사하나 경미하거나 무증상
- 남녀 모두 요도염, 직장염, 결막염 등이 나타남

4) 성기단순포진(genital herpes)

- 제2형 단순포진바이러스(Herpes simplex virus type II) 감염에 의한 성기부위의 수포성 질환
- 초기 증상은 성기부위에 수포형성 후 궤양을 형성(2~3주 내로 자연치유)하거나 무증상 감염을 보임, 바이러스가 신경절에 잠복하면서 평생 동안 잠복감염을 유발

5) 첨규콘딜롬(condyloma acuminata)

- 사람 유두종바이러스(Human papilloma virus) 감염에 의한 성기 주변의 사마귀성 질환
- 잠복기는 2~3개월, 내외음부 · 회음부 · 항문 주위에 육안으로 확인할 수 있는 융기된 병변이 특징

6) 비임균성요도염(non-gonococcal urethritis)

- 임균 이외의 병원성 미생물 감염에 의하여 생기는 요도염
- 잠복기는 2~3주, 증상은 배뇨곤란, 농 및 점액 농성 요도분비물이 나오고, 요도불쾌감, 요도소양증이 나타나며 무증상 감염이 많음

4 후천성면역결핍증(AIDS, 에이즈)

1) 개념

- 에이즈(AIDS)란 Acquired Immune Deficiency Syndrome의 약어로 "후천성면역결핍증"이라고 함
- 병원체는 HIV (human immunodeficiency virus, 인간면역결핍바이러스)로 몸속에 침입하면 신체의 면역세포($CD4^+$ T세포)를 파괴하여 면역기능이 저하, 정상상태에서는 거의 발생하지 않는 각종 감염병이나 암 등이 생겨서 사망에 이르게 함
- 병원체 감염 후 일반적으로 6~12주 정도가 지나야만 항체가 형성되고, 항체가 형성되어야만 검사로서 감염여부를 알 수 있음, 에이즈 증세가 나타나는 환자로 진전되면 치료하지 않을 경우 거의 2년 이내에 사망
- 1981년 미국에서 최초로 환자 발견, 전세계적으로 발생하나 다발지역은 아프리카 사하라사막 이남
- 1985년에는 에이즈 감염여부를 가려내는 HIV 항체검사법이 개발
- 우리나라는 제3급감염병으로 지정하고 있으며, 「후천성면역결핍증 예방법」에 의거 환자발견시 보건소에 즉시 신고해야 하나 환자격리 대상은 아님
- 우리나라 연도별 · 성별 신규 HIV 감염인수의 추이변화(그림 3-15)
- HIV 감염인(HIV/AIDS)과 AIDS 환자
  - 감염인 : HIV 침입으로 검사결과 항체가 형성된 자(HIV 항체양성자)로서 외관상 건강해 보이나 타인에게 전파력이 있으며, AIDS 환자까지 포함됨 개념
  - AIDS 환자 : 감염인 중 면역기능이 현저히 저하되어 특유의 임상증상(세포면역기능에 결함이 있고, 주폐포자충폐렴, 결핵 등의 기회감염 또는 기회질환이 있는 경우)이 나타난 자

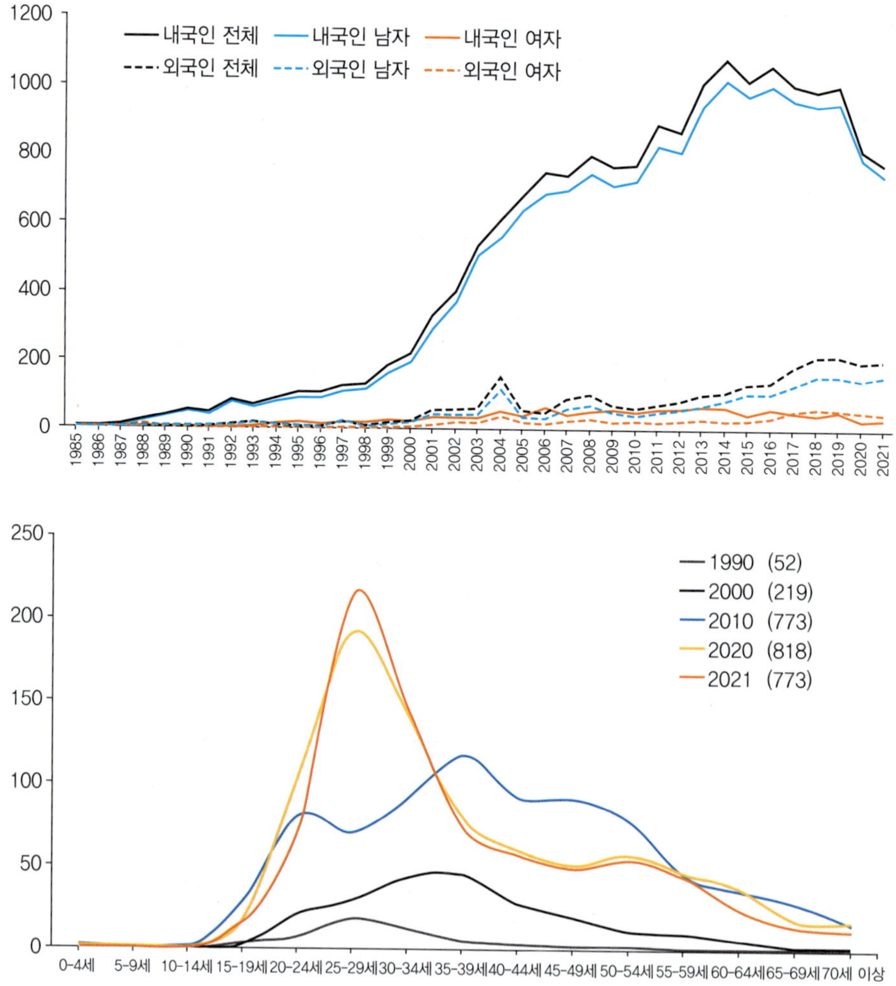

그림 3-15. 내국인과 외국인의 에이즈감염인 신고현황 추이(상) 및 내국인의 연령별 신고현황(하) (HIV/AIDS 신고현황, 질병관리청)

2) 전파

- 인체의 감염경로 : HIV 감염인의 혈액, 정액과 질분비물, 모유 등으로 수혈이나 혈액제제 주사의 경우 감염확률이 가장 높음
  - 성접촉 : 가장 흔함
  - 혈액수혈로 인한 감염
  - 혈액제제 주사에 의한 감염
  - 주사기나 주사침 등의 사용에 의한 감염
  - 산모로부터 신생아로의 수직감염
- 감염되지 않은 경우
  - 공기나 물
  - 악수, 포옹, 가벼운 입맞춤, 음식물 같이 먹기, 술잔돌리기, 손잡이, 공중목욕탕, 화장실 변기의 공동사용 및 모기 등 곤충
  - 직장, 학교, 가정 등 일상적인 생활접촉으로는 감염되지 않음

표 3-32. 내국인 에이즈 감염경로별 누적분포 현황

구분		전체		남자		여자	
		감염인수	백분율(%)	감염인수	백분율(%)	감염인수	백분율(%)
전체		13,744		12,853		891	
성접촉	소계	13,679	99.5%	12,799	99.6%	880	98.8%
	이성간	7,668	55.8%	6,788	52.8%	880	98.8%
	동성간	6,011	43.7%	6,011	46.8%	–	0.0%
수직감염		9	0.1%	4	0.0%	5	0.6%
수혈/혈액제제		46	0.3%	10	0.1%	–	0.0%
마약주사공동사용		10	0.1%	40	0.3%	6	0.7%
무응답		4,432		4,139		293	

비고 : 백분율(%) 산정 시 무응답의 경우 제외

3) 증상

- 1단계(급성 감염기) : 감염 후 3~4주 이내에 발열·인후통·기침·근육통 등 감기와 유사한 증상
- 2단계(무증상기) : 8~10년간 무증상이나 면역기능 저하
- 3단계(후천성면역결핍증 관련 초기증상기) : 면역체계파괴로 AIDS로 이행되기 전에 느끼는 전구증상
- 4단계(후천성면역결핍증) : 면역기능상실로 각종 기회감염과 악성 종양 등이 발생하고 AIDS라 불림

4) 예방 및 관리대책

- 적극적인 보건교육과 건전한 성생활
- AIDS의 예방에 관한 정보교환과 홍보를 위해 12월 1일을 세계 AIDS날로 제정(WHO)
- 환자의 신고 및 보고와 필요시 강제건강진단 시행이 가능하도록 법적 근거 마련(후천성면역결핍증 예방법), 현재 제3급감염병
- 에이즈정보센터(www.aidsinfo.or.kr)와 24시간 상담전화(1588-5448, 1588-2437)를 통해 정보와 상담 제공
- 외국여행자를 통한 전파관리나 혈액관리(혈액제제 수입 시 철저한 검사)
- 환자의 조기발견체제 및 전파방지대책 강구

5 트라코마(trachoma)

클라미디아 트라코마티스 감염에 의한 눈의 각막과 결막의 급·만성감염병으로 시력장애 또는 실명의 원인이 될 수 있다. 병원체가 환자의 눈꼽으로 감염되므로 환자가 사용한 수건·세면기·침구 등은 엄격하게 구별하여 사용해야 한다.

- 병원체 : *Chlamydia trachomatis*
- 병원소 : 환자
- 전파 : 감염자로부터 직접 또는 수건 등의 개달물을 통해서 전파
- 잠복기 : 5~12일
- 예방대책 : 면역방법은 없으며, 환자가 사용한 수건 및 세면기 등 생활용품의 공동사용 제한

6 간염(hepatitis virus A · B · C · D · E)

간세포의 변성 및 염증성 변화와 함께 황달이 생기는 만성감염병으로 병원체는 Hepatitis virus이다.

1) A형간염

- 주사기 및 혈액제제에 의한 감염뿐만 아니라 주로 오염된 물이나 식품에 의한 경구감염이 이루어져 유행성 간염이라 불림(제2급감염병)
- 잠복기는 15~50일이고 발열 · 식욕감퇴 · 구역 · 구토 · 쇠약감 · 복통 · 설사 등 다른 바이러스 간염과 유사한 증상을 보임, 증상발현 2주 전부터 황달발생 2주 전까지 바이러스 배출이 가장 많음
- 소아는 거의가 증상이 없는 불현성감염(6세 이하에서 약 50%가 무증상)을 보이나, 감염자의 연령이 높아질수록 증상이 심해짐
- 예방대책 : 수혈관리나 물을 끓여 먹는 등의 식수관리

2) B형간염

- 수혈, 주사기 공동사용, 성접촉, 모자 간 수직감염 등으로 전파, 모체의 혈액이나 분비물에 존재하는 바이러스가 출산 시 또는 출산 직후 자녀에게 감염되는 모자 간 수직감염이 중요한 전파경로
- 잠복기는 60~150일(평균 90일)이고 임상증상에 따라 급성과 만성으로 구분
  - 급성 : 황달 · 식욕부진 · 심한 피로 등이 나타날 수 있지만 주로 무증상 감염으로 보통 6개월 이내에 임상증상 및 생화학적 이상이 회복되고 바이러스가 제거
  - 만성 : 생화학적 이상이 6개월 이상 지속되고 HBsAg (hepatitis B surface antigen, B형간염표면항원) 양성을 보이는 경우 만성간염으로 이행
- 만성 간질환 및 간암환자의 60~80%가 간염표면항원(HBsAg) 양성으로 B형간염은 만성간질환(간경변)과 간암의 중요한 원인으로 작용
- B형간염의 이환율이 선진국에 비해 월등히 높음
- 예방대책 및 관리
  - 예방접종이 중요(백신접종에 의한 능동면역, 0~1~6개월)
  - 감염자에게는 감마글로불린 접종(수동면역)

3) C형간염

- 주사기 공동사용, 수혈, 혈액투석, 성접촉, 문신, 비위생적인 침술행위, 모자 간 수직감염 등 비경구적으로 전파
- 잠복기는 15~150일이고 임상증상에 따라 급성과 만성으로 구분
  - 급성의 경우 대부분 증상이 경미, 수혈에 의한 감염인 경우 70~80%가 무증상, 서서히 시작되는 감기몸살 증세, 전신 권태감, 메스꺼움, 구역질, 식욕부진, 우상복부 불쾌감 등
  - 급성의 약 80~90%가 만성간염으로 이행하고 20%는 간경변으로 진행
  - C형간염은 간경변증 및 간암의 중요한 원인으로 B형간염보다 만성화 경향이 훨씬 높음

3편

표 3-33. 간염 종류의 비교

구분	바이러스	전파경로	경과	예방
A형	HAV	분변-구강	급성	예방접종(사전), 위생
B형	HBV	비경구, 성적접촉	급성, 만성	예방접종(사전, 사후)
C형	HCV	비경구, 성적접촉	급성, 만성	헌혈자 검사 약물주사 등 고위험행태 변화
D형	HDV	비경구, 성적접촉	급성, 만성	예방접종(사전, 사후)
E형	HEV	분변-구강	급성	위생

참 고 B형간염의 경우 간염바이러스가 태반을 통과하지 못하기 때문에 태반감염은 발생하지 않지만 출산전후 산모의 혈액이나 체액에 의한 수직감염의 가능성이 큰 것으로 알려져 있다.

03장 기생충질환의 관리

I 기생충질환의 개념

1 기생충(parasite)

- 자연계에서 독립적으로 생명을 유지할 수 없으며, 반드시 다른 종류의 생명체(숙주)에 의존하여야만 생명을 유지할 수 있음
- Parasite : 그리스어로 para는 "곁"을 의미하고 sitos는 "먹는 것"을 지칭

2 기생충질환의 발생원인

- 환경위생 불량
- 비과학적인 식습관
- 분변의 비료화
- 비위생적인 생활 등

3 우리나라 기생충질환의 발생특성

- 온대지방에 위치한 기후조건, 토질, 전통적 농경사회의 생활습관 등 복합적 요인으로 인해 예로부터 전국적으로 넓게 분포
- 과거 대다수 국민의 생활수준이나 위생상태가 열악, 하나의 풍토병으로 정착
- 회충·편충·구충 등의 토양매개성 장내기생충과 식품매개성인 간흡충, 폐흡충 등이 오래전부터 유행
- 최근에는 토양매개성 기생충(회충, 구충, 편충, 동양모양선충 등)의 경우 감소하였으나, 간흡충의 경우 민물고기 생식 등의 식습관으로 높은 감염률을 보임
- 도시보다 농촌에서 많이 발생

4 기생충질환의 인체감염경로

- 입(경구) : 가장 일반적인 감염경로, 회충·요충·편충 등의 충란
- 피부(경피) : 십이지장충의 유충이나 주혈흡충의 세르카리아(유미유충) 등
- 혈액 : 말라리아, 사상충 등은 모기나 파리 등의 매개곤충에 의해 피부를 통해 감염
- 모체감염 : 임신한 모체에 감염 시 태아감염(말라리아, 톡소포자충 등)
- 기타 호흡기나 비뇨생식기, 결막 등을 통해 가능

5 기생충질환의 진단

- 분변 : 회충, 구충, 유구조충
- 객담 : 폐흡충
- 스카치테이프법(항문주위도말법) : 요충
- 혈액 : 말라리아, 사상충증

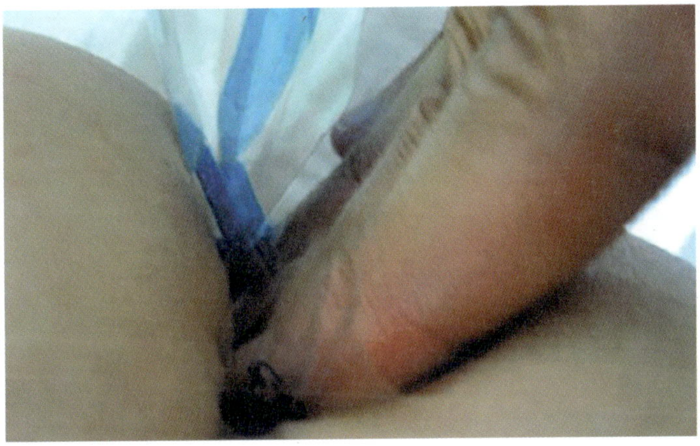

그림 3-16. Scotch-tape를 이용한 요충검사

6 기생충의 분류

생물형태학적 관점에서 하나의 세포단위로 된 기생충인 원생동물(원충류)과 단세포 원생동물을 제외한 후생동물(윤충류)로 구분한다.

1) 원충류(protozoa)

- 근족충류 : 이질아메바(병원성), 대장아메바(비병원성)
- 포자충류 : 말라리아, 톡소포자충, 폐포자충, 콕시디아(coccidia)
- 편모충류 : 람블편모충, 트리코모나스, 트리파노소마, 리슈마니아, 지아디아(giadia lamblia)
- 섬모충류 : 대장바란티디움

2) 윤충류

- 선충류 : 회충, 구충, 요충, 편충, 말레이사상충, 동양모양선충, 분선충, 선모충, 아니사키스 등
- 흡충류 : 간흡충, 폐흡충, 요꼬가와흡충 등
- 조충류 : 무구조충, 유구조충, 광절열두조충, 만선열두조충

Ⅱ 기생충질환의 종류

1 선충류

선충류는 원주상으로 좌우 대칭이며, 충체의 양끝은 뾰족하고 자웅이 분리되어 있다. 편절이나 흡반 같은 것은 없으며, 유백색이나 담홍색 색깔을 띤다. 선충류에 의한 대표적인 기생충질환은 다음과 같다.

1) 회충증(蛔症, ascariasis)

- 분변으로 탈출한 회충(Ascaris lumbricoides, roundworm)의 수정란이 자연조건에서 감염형이 되어 야채, 불결한 손, 파리의 매개에 의해 음식물의 오염으로 경구침입, 위에서 부화하여 심장, 폐포, 기관지, 식도를 거쳐 소장에 정착하여 기생, 감염 후 70~80일이면 성충이 되어 산란, 자웅이체인 기생충으로 장내 군거생활을 함
- 증상 : 일반적으로 미열과 복통·소화장애·두통·구토 등, 특이증상으로 토식증·간농양·유충성 폐렴 등이 있으며 심한 경우 장폐쇄 유발
- 예방 : 분변관리, 파리구제 등의 환경위생, 청정한 채소재배 등, 충란은 일광이나 습열(70℃)에서 쉽게 사멸

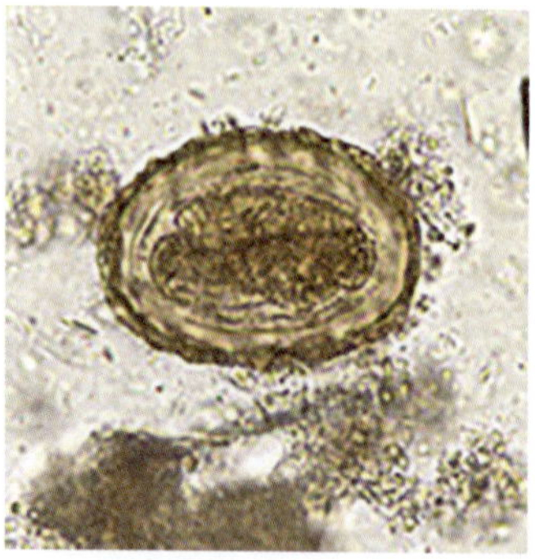

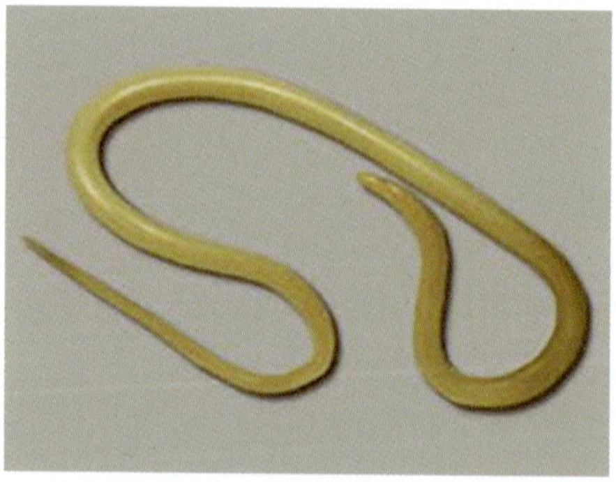

그림 3-17. 회충의 수정란(좌)과 성충(우)

2) 구충증(鉤症, hook worm disease)

- 십이지장충(*Ancylostoma duodenalae*)과 아메리카구충(*Necator americanus*)이 있는데, 우리나라에서는 두 종류가 다 유행하고 충란으로 감별이 어려워 통상적으로 구충이라 불림
- 감염경로 : 주로 경구감염이 이루어지지만 경피감염도 가능, 분변으로 탈출한 충란은 자연환경에서 부화한 후 유충이 경피적으로 침입, 침입부위는 가렵고 열이 나며 세균의 2차감염에 의한 피부염 발생
- 증상 : 초기에는 기침·구역·구토 증상이 있으며, 성충이 되면 빈혈증·토식증·다식증·소화장애
- 예방 : 회충에 준하며, 경피감염에 대비하기 위하여 인분을 퇴비로 사용한 밭은 피부보호에 주의, 경피감염 기생충은 구충 이외에 일본주혈흡충과 분선충이 있음

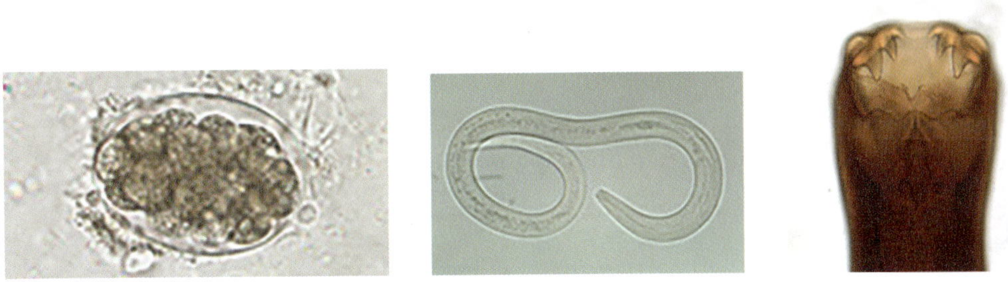

그림 3-18. 구충의 수정란(좌), 유충(중), 성충(우)

3) 요충증(蟯蟲症, enterobiasis)

- 충란이 경구적으로 침입하면 소장에 부화 후 맹장결장에서 기생
- 집단감염과 자가감염이 잘 되는 접촉감염성 기생충질환(특히 소아에게 많이 발생)
- 감염경로 : 산란기에 암컷(1 cm 전후의 가늘고 방추형의 흰 선충)이 항문으로 기어나와 주위에 산란 → 감염성 충란 → 손을 거쳐서 직접 경구감염, 충란으로 오염된 음식물 등의 간접 경구감염도 가능
- 인체생활사 : 충란의 경구침입 → 소장(부화) → 충수(성충) → 직장 → 항문(산란)
- 증상 : 산란시 항문주위에 심한 소양증(anal itching)이 있으며 긁게 되면 발적이 생기고 2차 세균감염 초래, 스카치테이프법으로 진단
- 예방 : 회충에 준하나 집단구충을 실시하고 청결한 생활이 요구

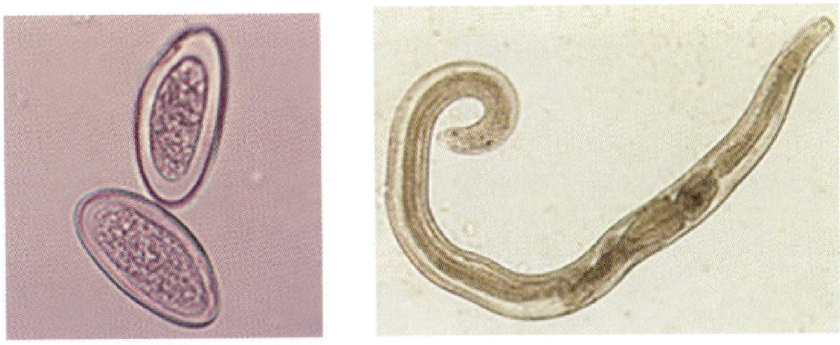

그림 3-19. 요충의 충란(좌)과 성충(우)

4) 편충증(鞭蟲症, trichuriasis)

- 가늘고 긴 편상구조를 갖는 편충(*Trichuris trichiura*, whipworm)의 충란이 인체에 섭취되면 소장에서 부화되고 점차 대장의 맹장·충수돌기·결장 등으로 내려와 기생
- 증상 : 대개 무증상 감염이 많으나 다수가 감염되면 복통·구토·복부팽창·미열·두통 등, 감염이 만성화되면 빈혈·혈변·복통·체중감소의 원인

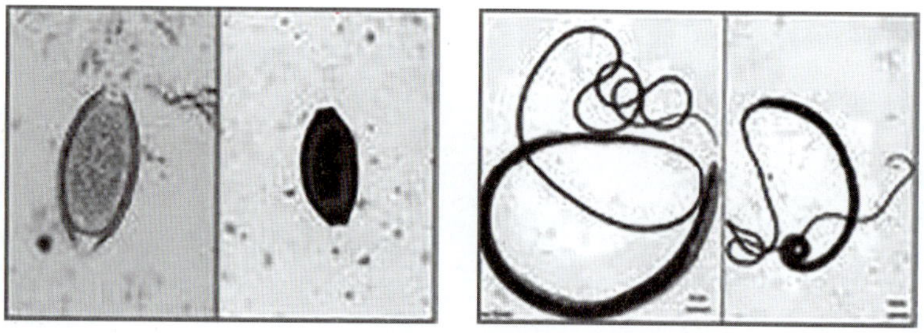

그림 3-20. 편충의 충란(좌)과 성충(우)

5) 말레이사상충증(filariasis)

- 말레이시아, 인도네시아, 인도, 중국남부, 월남, 필리핀, 일본, 한국 등에 분포
- 말레이사상충(Brugia malayi)은 모기에 의해 사람에게 감염되고 기생부위는 주로 팔다리의 림프관으로 상피증을 유발
- 중간숙주인 모기(Aedes togoi, Anopheles sinensis, Mansonia sp.)가 흡혈할 때에 microfilaria가 침입(감염된 유충은 림프절에 도착하여 1년 정도 발육하면 성충이 되고 microfilaria를 산출)
- Microfilaria는 림프관벽을 뚫고 주위의 혈관으로 이행하여 혈류에 나타나는데 낮에는 주로 내장 특히 폐조직 등에 머무르고, 밤에는 말초혈액에 나타나는 야간 출현성을 보임
- 증상 : 팔다리 상피증(elephantiasis), 림프관염, 음낭의 상피증(림프관이 분포된 생식기관에 성충이 기생) 발생, 이 때문에 말레이사사충증을 상피병(象皮病)라고 함

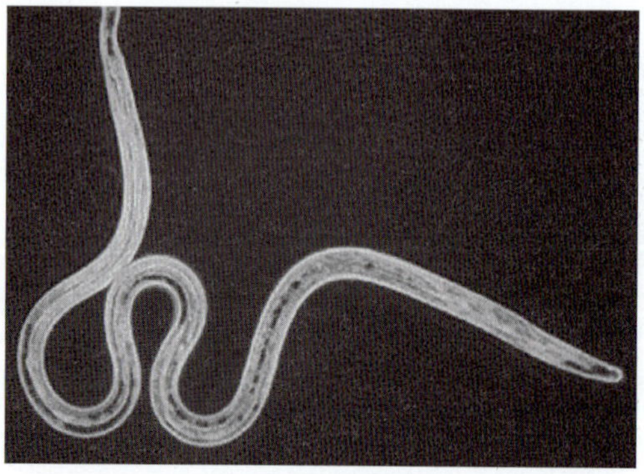

그림 3-21. 말레이사상충의 microfilaria

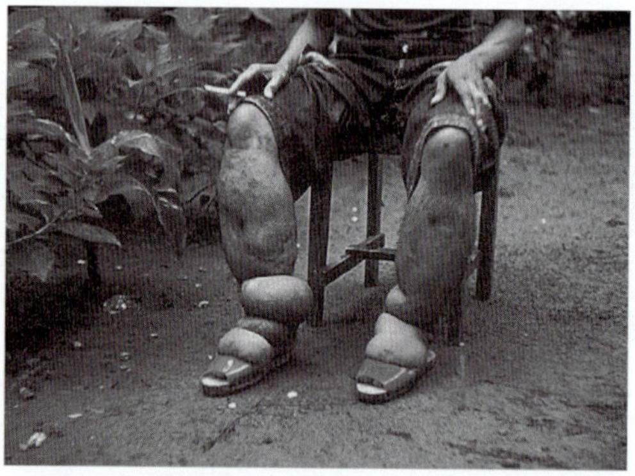

그림 3-22. 말레이사상충에 의한 상피증 사례

6) 동양모양선충증(trichostrongyliasis)

- 우리나라를 비롯한 동양 각지에 분포하며 털 모양으로 아주 가늘고 작은 형태의 기생충에 의한 질환
- 감염경로 : 충란이 분변과 함께 배출된 후 땅위에서 부화한 다음 감염성 유충(사상유충, filarform larva)이 오염된 야채나 손을 통해 경구적으로 감염, 피부를 뚫는 힘이 약해 경피감염은 거의 일어나지 않음, 체내 이행성은 없으며 소장에서 기생
- 증상 : 성충의 독소분비 및 흡혈작용으로 소장점막에 염증, 구충과 유사한 소화장애 또는 빈혈 유발
- 예방 : 구충의 경우에 준함

7) 선모충증(trichinosis)

- 선모충이 들어 있는 돼지고기의 생식으로 경구감염
- 종말숙주 : 사람 · 돼지 · 개 · 고양이 등 포유동물, 기생장소는 소장점막(성충)과 전신의 횡문근(피낭유충)
- 감염경로 : 성충(돼지의 소장점막) → 유충 → 피낭유충(돼지 전신의 횡문근) → 경구감염(사람) → 탈낭 → 성충(사람의 소장점막)
- 감염증상
  - 소장벽에 침입한 유충에 의한 복통 · 설사 등의 위장장애
  - 전신에 퍼져 기생하는 유충에 의한 40~41℃의 발열과 근육통, 얼굴 등의 부종
  - 횡격막, 심근(心筋) 침해에 의한 사망
- 예방 : 돼지의 위생적 사육, 생식금지 및 검사철저 등

8) 아니사키스증(anisakiasis)

- 아니사키스(Anisakis, 고래회충)는 고래 · 돌고래 등 바다 포유동물류를 종말숙주로 하는 선충류의 기생충으로 기생하는 곳은 고래 · 돌고래 등 종말숙주의 소장(성충)이며 사람의 경우 위장벽(유충)
- 감염경로 : 고래 · 돌고래로부터 배출된 충란 → 부화(수중) → 제1기 유충 → 바다갑각류(크릴새우 등, 제1중간숙주) → 제2기 유충 → 바다물고기(고등어 · 전갱이 · 청어 · 대구 · 갈치 · 오징어 등, 제2중간숙주) → 제3기 유충 → 경구감염 → 유충(사람의 위장벽)
- 감염증상 : 위장벽에 육아종(肉芽腫)을 형성하여 복통 · 메스꺼움 · 구토 등을 일으키고 위궤양이나 위암 등으로 오진되어 개복수술을 하는 경우도 있음
- 예방 : 바닷물고기 생식금지, 유충은 70℃로 가열 시 곧 사멸하고 −20℃로 냉각하면 5~6시간 만에 사멸

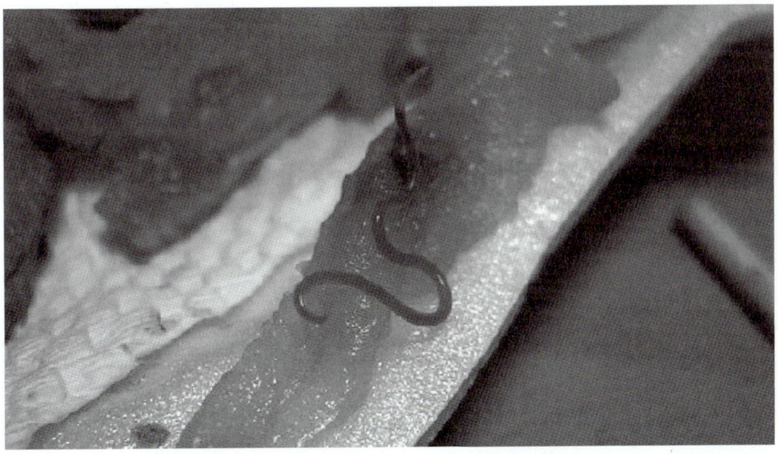

그림 3-23. 생선회 속의 아니사키스

2 흡충류

1) 간흡충증(肝吸蟲症, liver distomiasis, clonorchiasis)

간흡충은 간디스토마(*Distoma sinensis*)라 하며 한강 · 낙동강 · 영산강 · 금강 · 만경강 등의 5대강 유역에 많이 감염되어 간토질로 불린다. 우리나라에서 가장 높은 양성율을 보이는 기생충 질환으로 감염된 민물고기의 생식이나 조리기구를 통한 음식물의 섭취에 의해서 감염된다. 충란은 아주 작은 타원형 모양을 띠고 성충은 가늘고 긴 주걱 모양이다.

- 강 유역에서 특히 민물고기를 생식하는 습관을 가진 지역주민에게 많이 감염
- 종말숙주 : 사람 이외에 개, 고양이 등
- 감염경로 : 충란이 분변과 함께 배출 → 왜우렁이(제1중간숙주) → 유충 → 민물고기(참붕어 · 피라미 · 잉어 등, 제2중간숙주) → 피낭유충 → 경구감염(사람, 종말숙주) → 탈낭(장내) → 성충(간의 담관에서 기생), **인체 감염은 피낭유충**에 의함
- 증상 : 담관에 병변을 가져오고 소화장애 · 간비대 · 복수 · 황달 등으로 간경변과 간암의 원인
- 예방 : 민물고기 생식금지, 조리기구 소독, 왜우렁이(제1중간숙주) 구제, 종말숙주 관리

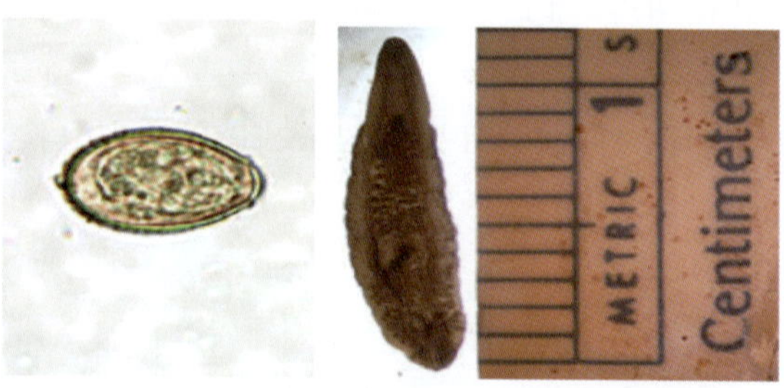

그림 3-24. 간흡충의 충란(좌)과 성충(우)

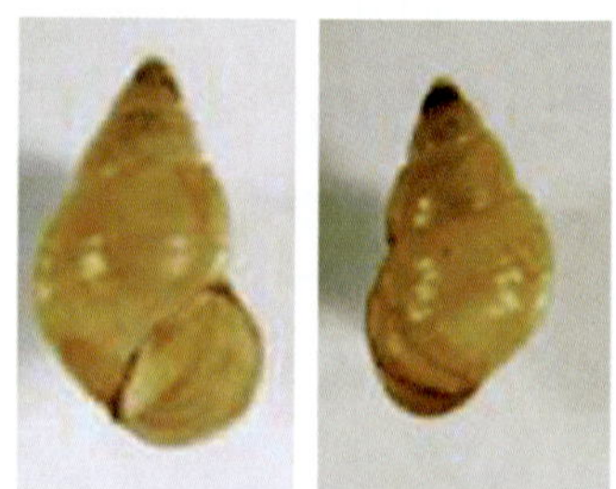

그림 3-25. 간흡충의 제1중간숙주(왜우렁이)

참고 **숙주의 종류**

① 중간숙주(intermediate host)
- 기생충의 생활사에서 유충기(larva)나 무성생식기를 경과하는 숙주로, 두 종류의 중간숙주를 갖는 기생충에서 첫 번째 숙주를 제1중간숙주, 두 번째 숙주를 제2중간숙주라 함
- 제1중간숙주와 제2중간숙주로의 감염이 이루어지는 기생충질환은 간흡충·폐흡충·요꼬가와흡충·광절열두조충 등이 있음

② 종말숙주(final host)
- 성충기나 유성생식기를 경과하는 숙주를 말함
- 말라리아 원충은 모기 체내에서 유성생식을 하고 사람 몸에서는 무성생식을 하므로 종말숙주가 모기가 되며, 사람은 중간숙주에 해당함

2) 폐흡충증(肺吸蟲症, paragonimiasis)

폐흡충은 폐디스토마라 하며 산간지역에 주로 분포하나 최근에는 참게나 가재의 포획량 급감으로 감염사례가 감소하고 있다. 과거에는 홍역에 감염된 소아에게 가재 생즙을 먹이는 습관이 있는 지역에서 많이 유행하였다. 성충은 편평한 나뭇잎 모양을 한다.

- 산간지역 주민에게 많이 감염, 폐(허파)토질이나 토혈증으로 불림
- 종말숙주 : 사람 이외에 개, 고양이, 돼지 등
- 감염경로 : 충란이 객담·분변으로 배출 → 다슬기(제1중간숙주) → 유충 → 민물게·가재(제2중간숙주) → 피낭유충 → 경구감염(사람, 종말숙주) → 탈낭(소장상부) → 성충(폐에서 기생, 이소적 기생도 가능), **인체감염은 피낭유충**에 의함, 성충의 경우 산란하여 객담과 함께 탈출하고, 객담을 삼키면 분변으로도 배출
- 감염증상 : 폐디스토마의 이소적 기생부위에 따라 폐부·복부·뇌부·안와 폐디스토마증 등으로 나누어지고, 증상은 기침·객담·객혈 등 폐결핵 초기증상, 흉통 등이며, 이소적 기생의 경우 부위와 시간에 따라 다름
- 예방 : 게·가재 생식금지, 조리과정 중 피낭유충에 의한 조리기구 오염방지, 유행지역 생수음용 금지

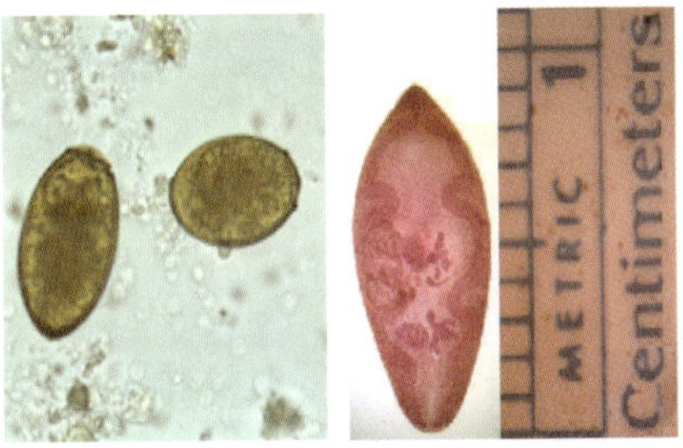

그림 3-26. 폐흡충의 충란(좌)과 성충(우)

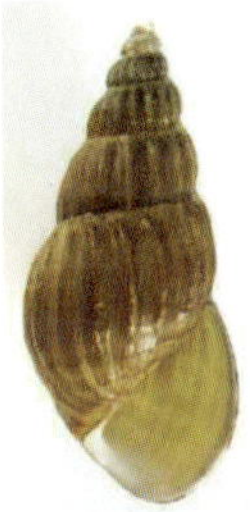

그림 3-27. 다슬기(폐흡충의 제1중간숙주)

참고 **이소적 기생(ectopic parasitism)**

충체의 다수 감염 시에 정상기생부위가 아닌 다른 부위에 침입 정착하는 것을 의미한다. 폐흡충의 경우에는 폐 이외에 뇌·복벽·복막·흉막·척수·근육·안부 등 전신에 이소기생을 하는데, 특히 뇌폐흡충증의 경우 간질증상·신경증상·반신불수·시력장애·실어증·전신마비 등을 수반한다.

3) 장흡충증(Metagonimiasis yokogawai, 요꼬가와흡충)

- Yokogawa(1911)가 은어에서 피낭유충을 발견한 후 Katsurada(1912)가 충체를 처음 발견
- 종숙주는 사람 외에 개, 고양이, 돼지 등
- 감염경로 : 충란이 분변과 함께 배출 → 다슬기(제1중간숙주) → 유충 → 민물고기(은어·붕어·잉어, 제2중간숙주) → 피낭유충 → 경구감염(사람, 종말숙주) → 탈낭(소장) → 성충(소장의 공장 상부에서 기생), 우리나라에서는 피낭유충이 은어에 많이 감염
- 증상 : 소장점막의 침입으로 기계적 장애와 염증을 일으키고 설사·복통·혈반을 수반하며 호산구 증가

– 예방 : 민물고기 생식금지, 조리할 때 손을 통한 감염 방지
– 다른 기생충질환에 비해 최근 공중보건학적 중요성이 점차 증가

3 조충류

1) 무구조충증(Taenia saginata, beef tape worm)

– 민촌충 또는 쇠고기촌충이라 하며, 쇠고기를 생식하는 지역에 많이 발생
– 소가 무구조충란으로 오염된 풀을 먹으면 소의 장관에서 부화하여 유충이 되는데, 이것이 소의 장벽을 뚫고 나와서 근육속으로 들어가 무구낭충(cysticercus bovis)이 됨, 행태면에서 4개의 흡판이 있으나 갈고리는 없음
– 감염경로 : 분변과 함께 충란이 배출 → 소(중간숙주) → 무구낭충(허리, 엉덩이, 혀, 심장 등의 근육) → 사람(종말숙주) 경구감염 → 성충(소장 상부에서 기생), 인체감염은 무구낭충에 의함
– 감염증상 : 복통·소화불량·오심·구토 등 소화기장해, 빈혈, 편절의 항문배출로 인한 불쾌감
– 예방 : 쇠고기 생식금지(충분한 가열 조리), 분뇨에 의한 사료(목초)의 오염방지, 쇠고기 검사 철저, 환자의 조기치료

2) 유구조충증(Taenia solium, pork tape worm)

– 돼지고기를 생식하는 지역에 널리 분포하며 우리나라에서는 성충감염보다 충란 섭취로 인한 낭충증 감염이 많음
– 병원체 : 22~32개의 갈고리와 4개의 흡판이 있어 갈고리촌충 또는 돼지고기촌충이라 함
– 감염경로 : 분변과 함께 충란이 배출 → 돼지(중간숙주) → 유구낭충(근육) → 사람(종말숙주) 경구감염 → 성충(소장에서 기생), 인체감염은 유구낭충에 의함
– 감염증상
  - 소화장애, 구역질, 구토, 빈혈 등
  - 자가감염으로 인체의 근육, 피하조직, 뇌, 심장, 신장 등에 낭충이 기생하는 낭충증 유발
  - 뇌에 침입하게 되면 뇌낭충증이 발생하여 두통·구토·경련·간질 등, 안부에 침입하면 안부낭충증이 발생하여 안구통·변시·실명 등
– 예방 : 돼지고기의 생식금지(충분한 가열 조리), 분변에 의한 식품오염방지

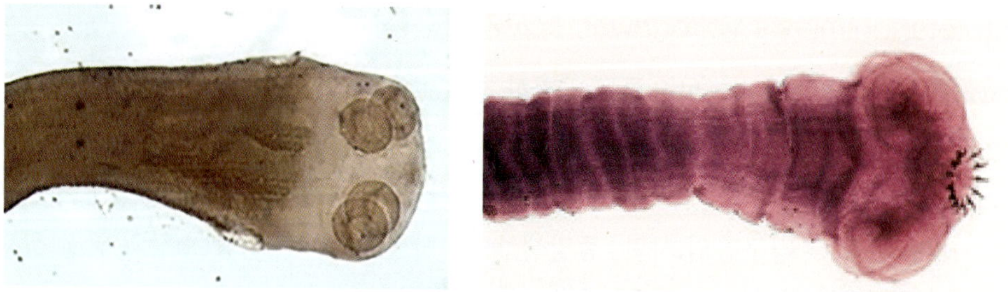

그림 3-28. 무구조충(좌)과 유구조충(우)

3) 광절열두조충증(긴촌충, fish tape worm)

- 담수어나 송어 · 연어 · 농어 등을 생식하는 지역에서 많이 발견
- 병원체 : 광절열두조충으로 물벼룩과 농어 · 연어를 중간숙주로 하여 사람에게 경구적으로 감염(종말숙주는 사람 외에 개, 고양이, 여우 등), 성충의 길이가 25 m나 될 수 있어 긴촌충이라 불림
- 감염경로 : 분변과 함께 충란 배출 → 물벼룩(제1중간숙주) → 농어 · 연어(제2중간숙주) → 경구감염(사람, 종말숙주) → 성충(소장 상부에서 기생)
- 감염증상 : 복통 · 설사 등 소화기 장해, 빈혈, 영양장해, 배변시 충체 일부가 항문에 늘어지는 심한 불쾌감
- 예방 : 농어 · 연어 등 반담수어와 민물고기 생식금지

4) 스파르가눔증(Sparganosis)

- 만선열두조충(Spirometra erinaceri 등)의 유충에 의한 인체감염증
- 병원체 : 개나 고양이의 소장에 기생하는 기생충으로 성충의 알이 동물의 분변과 함께 배설되어 중간숙주인 개구리나 뱀, 쥐 등에 의해 섭취된 후 중간숙주의 몸속에서 유충이 되는데 스피로메트라의 유충을 스파르가눔이라고 함
- 감염경로 : 물벼룩(제1중간숙주) → 개구리 · 뱀 등(제2중간숙주) → 개 · 고양이 · 사람(종말숙주), 주로 과거에 뱀을 생식한 경험이 있는 남자의 감염사례 다수 보고
- 감염증상
  - 감염 초기에는 별다른 증상이 나타나지 않지만 기생충이 피하조직이나 근육조직으로 이동하게 되면 가려움증과 통증을 동반하는 염증반응이 발생, 호발부위는 복벽 · 음낭 · 하지 · 흉벽의 순이나 드물게 인후벽 · 안와 · 복강 · 척추강 · 요로 등에도 발생
  - 기생충이 안와 주위에 도달하면 눈과 그 주위가 가렵고, 아프며, 붓게 되고 눈물이 많이 남, 기생충은 안구 뒤로도 이동하면 안구를 밖으로 밀어내기 때문에 눈을 감을 수 없게 되고 각막에도 궤양이 발생할 수 있음
  - 머리 안으로 침투하게 되면 부위에 따라 두통 · 발작 · 감각이상 · 마비 등이 발생할 수 있으며, 기억상실 · 의식변화와 언어장애 등을 수반할 수 있음
- 치료 : 기생충을 죽일 수 있는 약제가 없어 기생충을 적출해내는 외과적인 수술 시행

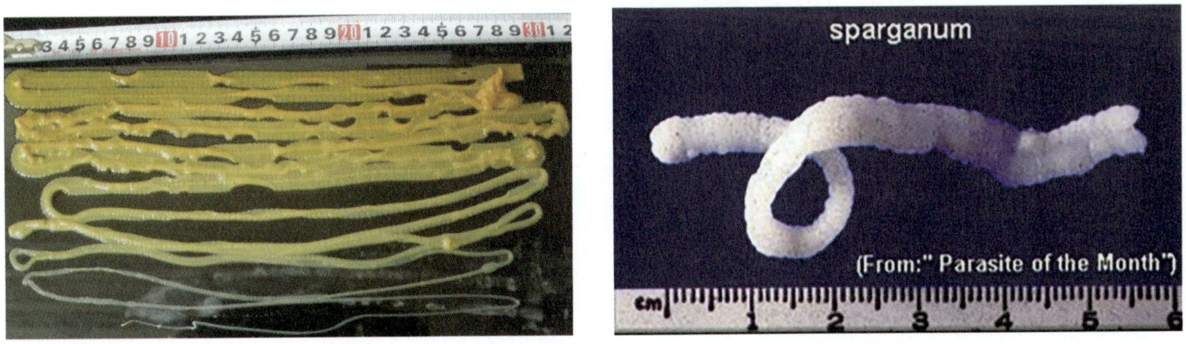

그림 3-29. 광절열두조충(좌)과 만선열두조충(우)

4 원충류

1) 아메마성이질(amebiasis)

- 원충류 중 근족충류에 속하며, 감염된 사람에게 이질이나 간농양 등의 아메바증을 일으키는 기생충질환
- 병원체 : 이질아메바로 영양형(trophozoite form)과 포낭형(cyst form)으로 구분, 영양형의 경우 위액에 의해서 쉽게 파괴되고 저항력도 약한 반면, 포낭형은 주위환경에 대한 생존력이 강해 분변으로 배출된 후 감염
- 분변이나 오염된 음식물 또는 물에 의한 경구감염
- 증상 : 급성의 경우 점혈변(粘血便)을 배설하고 심한 복통 호소, 만성의 경우 복부팽만 · 식욕이상 · 두통 등
- 예방 : 음용수 소독, 분변처리, 파리구제 등의 환경위생관리, 보충자의 조리금지, 환자의 조기발견 및 치료 등

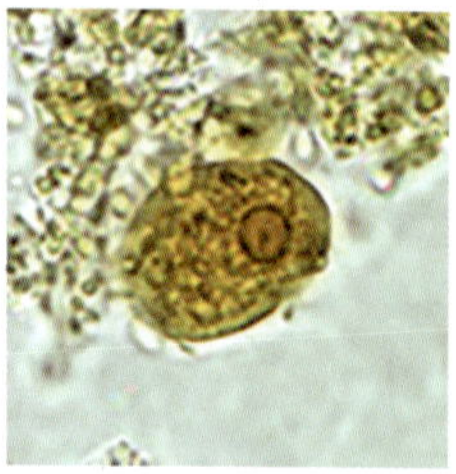
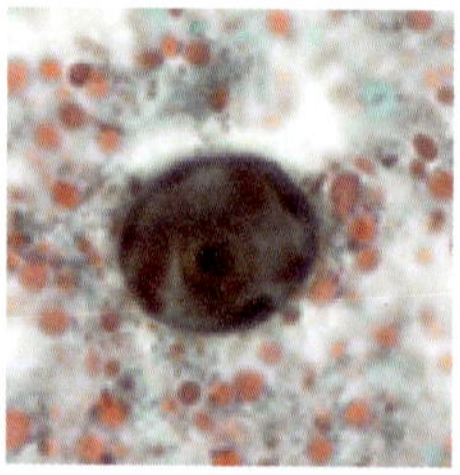

그림 3-30. 이질아메바의 영양형(좌)과 포낭형(우)

2) 말라리아(plasmodium vivax)

- 학질모기(중국얼룩날개모기)에 물려서 감염되는 말라리아(제3급감염병)
- 병원체가 적혈구와 간세포 내에 존재함으로써 발생하는 급성 열성질환으로 주기적인 열발작과 오한 증상
- 우리나라에서는 1970년에 가장 많이 신고 되었다가 1979년 박멸선언, 살충제에 대한 내성 출현으로 최근 경기도와 강원도 북부지역을 중심으로 재유행 시작

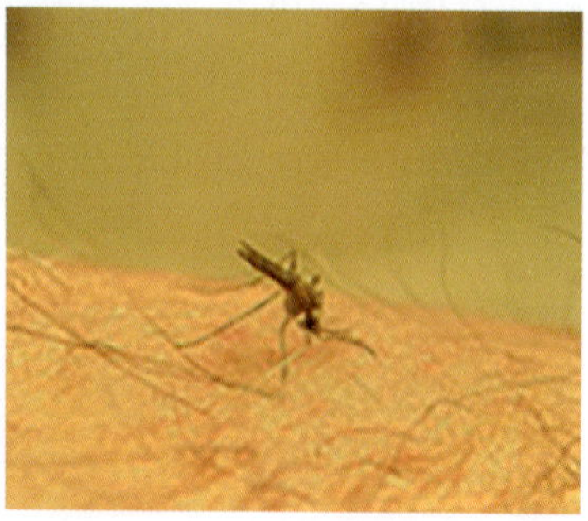
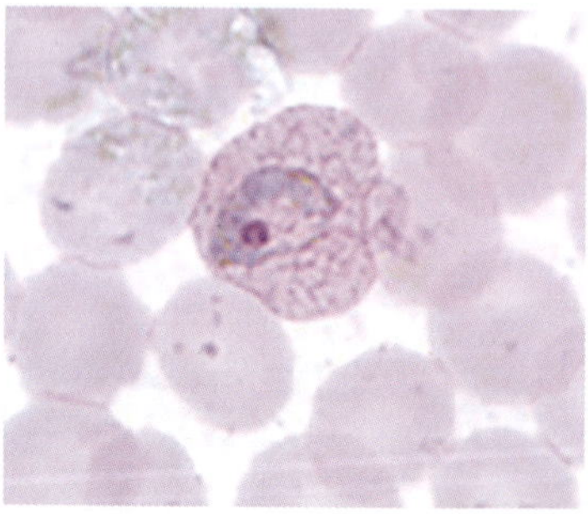

그림 3-31. 중국얼룩날개 모기와 혈액도말표본의 말라리아원충

3) 질트리코모나스증(vaginal trichomoniasis)

- 병원체는 트리코모나스의 질편모충, 기생부위는 여성의 경우 질부(膣部), 남성은 전립선 · 요도이며 방광에도 기생
- 남성의 경우 무증상이거나 증상이 가벼워 전파자(transmitter)로서 역할, 여성은 대하증 · 빈뇨 · 악취 · 질점막의 발적 · 작열감 · 질벽의 점상출혈 등으로 염증 발생
- 성접촉에 의한 가장 흔한 성병 중의 하나로 제4의 성병으로 불림(여성의 약 15%, 임산부의 20~50%, 생리여성의 25~50%, 윤락여성의 50~70% 감염), 욕조 · 변기 · 공중목욕탕을 통한 감염도 가능
- 감염된 여성의 60~70%가 성관계로 남성에게 옮기고, 감염된 남성의 85~100%가 여성에게 옮김
- 남성은 요도염이 생길 수 있고, 요도염의 약 40%는 전립선염이 수반
- 배우자와 동시 치료가 원칙, 질세척(생리적 환경회복), 좌약(국소치료제) 등

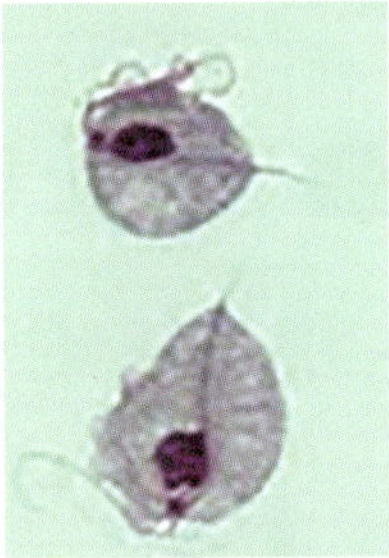

그림 3-32. 질편모충

표 3-34. 국내 말라리아 전체(해외유입 포함) 발생 신고현황(명)

연도	계	1월	2월	3월	4월	5월	6월	7월	8월	9월	10월	11월	12월
계	2,234	24	21	20	79	194	**478**	**538**	412	252	156	31	29
2018	576	7	6	3	30	59	**129**	**137**	92	53	46	7	7
2019	559	6	5	4	10	38	**111**	**154**	114	64	39	8	6
2020	385	8	7	6	9	22	**87**	**110**	78	35	15	4	4
2021	294	0	2	5	24	45	**59**	**60**	45	33	14	6	1
2022	420	3	1	2	6	30	**92**	**77**	83	67	42	6	11

출처 : 주간 건강과 질병(PUBLIC HEALTH WEEKLY REPORT), 질병관리청

Ⅲ 기생충질환의 관리 및 추이

1 행정적인 관리

1) 기생충질환 예방법(1966)

- 인분비료사용 금지
- 감염원이 되는 중간숙주의 관리 및 판매금지
- 진단검진과 집단치료

2) 감염병 예방 및 관리에 관한 법률(2010)

- 「기생충질환 예방법」과 「전염병예방법」을 통합
- 정기적인 조사를 통한 감시가 필요한 기생충질환을 제5군 감염병으로 지정 관리(회충증, 편충증, 요충증, 간흡충증, 폐흡충증, 장흡충증)
- 최근 법률 개정으로 제4급 법정감염병으로 지정

2 기생충감염의 추이변화

- 「기생충질환 예방법」에 의거 1971년부터 5년 간격으로 조사
- 과거에는 토양매개성 장내기생충인 회충, 편충, 구충 감염이 중요
- 국민의 생활수준 향상과 주거환경 및 환경위생개선, 구충제의 보급 등으로 간흡충과 요충을 제외한 모든 기생충감염 급감
- 집단감염이 용이한 요충과 담수어 생식습관으로 인한 간흡충의 경우 여전히 중요
- 2011년 표본감시결과 간흡충증 > 요충증 > 편충증 > 장흡충증 > 회충증 > 폐흡충증 순

04장 만성질환의 관리

I 만성질환의 개념

1 만성질환의 특성

- 전염성질환에 대응되는 개념으로 비전염성이며 최소 3개월 이상 지속되어 만성적인 경과를 취하면서 연령증가와 더불어 유병률이 증가하는 질환들을 의미
- 미국의 만성질환전문위원회(National Commission on Chronic Illness)
  - 질병 자체가 영구적이고 불가역적인 병적 변화를 가지는 질병
  - 후유증으로 불구 · 무능력 상태를 동반하고 재활에 특수한 훈련을 요하는 질병
  - 장기간의 보호 · 감시 및 치료를 요하는 질병이나 기능장애
- 과거에는 성인병으로 불렸으나 최근에는 원인이 생활습관과 관련이 있어 "생활습관병"이라 함(2003년 3월 대한내과학회는 원인을 흡연 · 과식 · 과음 · 운동부족 등 잘못된 생활습관의 반복으로 보고 올바른 생활습관을 지녀야 한다는 인식을 고취시키기 위해 개명)
- "성인병"이라는 말은 일본에서 시작된 용어로 심장병 · 당뇨병 · 고혈압 · 뇌졸중 등이 40대부터 발생률이 급격히 높아진다는 뜻에서 사용, 병명은 원래 노인병(미국)에서 유래(의학적으로 정의하는 노인은 만 65세 이상으로 성인병의 범주에 포함된 많은 질환이 과거에 주로 노인들에게서 빈발)
- 일본 등 선진국에서는 이미 "성인병"을 "생활습관병(life style disease)"으로 개칭하였으며, 의료기관에서 이들 질환에 대해 관리교육을 시행할 경우 "생활습관병 지도관리료"라는 별도의 의료보험 급여대상으로 인정
  - 미국 : 만성질환(chronic disease)
  - 프랑스 : 생활습관관련병(maladie de comportement)
  - 영국 : 생활습관관련병(lifestyle related disease)
- 생활습관병의 개념
  - 리븐 교수(1988) : 비만(복부비만) · 고혈압 · 당뇨병 · 고지혈증 · 인슐린저항성 등의 증후군을 보이며 서로 연관성이 있는 것으로 파악되었으나 정확한 원인을 몰라 "신드롬X(syndrome X)"라 함
  - 세계보건기구(1998) : 대사증후군
- 만성질환의 역학적인 특성
  - 원인이 다요인적으로 직접적인 요인이 존재하지 않음(위험요인만을 제시)
  - 잠재기간이 장기간 소요(서서히 발병하고 초기엔 자각증상이 없으며 40~50대에 다발)
  - 질병의 발생시점이 불분명하여 정확한 발생률 산출이 곤란
  - 대부분 예방이 가능하고 조기에 발견해 치료하면 그 피해를 최소화할 수 있음

참 고 **대사증후군과 진단기준**

비만·운동부족·영양과잉 등 잘못된 생활습관과 관련이 깊어 "생활습관병"이라고도 불리며, 당뇨·고혈압·고지혈증·심장질환 등으로 발현한다. 인슐린이 제대로 만들어지지 않거나 제기능을 하지 못해 여러 가지 성인병이 복합적으로 나타나는 증상이다. 인슐린이 포도당을 제대로 운반하지 못하는 것을 인슐린 저항성이라고 하는데, 대사증후군은 인슐린 저항성으로 나타나는 복합적인 병증을 일컫는다. 이 때문에 대사증후군을 인슐린저항증후군으로 부르기도 한다.
원인은 체내에 인슐린이 있더라도 저항성으로 인해 고혈당이 개선되지 않으면서, 인슐린 농도만 높아지는데 있다. 주요 증상은 혈당대사이상으로 인한 당뇨병, 지질대사이상으로 인한 중성지방 증가, 고밀도 콜레스테롤, 나트륨 성분 증가로 인한 고혈압, 요산 증가로 인한 통풍(通風) 등이다. 대사증후군의 진단은 일반적으로 복부비만, 당뇨, 고지혈증, 고혈압, 고중성지방 등 5가지 지표를 사용하고 있다. 다음은 미국 국립고지혈증 교육프로그램(NECP)이 제시한 진단기준으로 이 가운데 3가지 이상이면 대사증후군에 해당한다.

① 복부비만(허리둘레 기준) : 남자 > 102 cm(동양인 90 cm), 여자 > 88 cm(동양인 85 cm)
② 중성지방 : 150 mg/dl 이상
③ 고밀도 콜레스테롤 : 남성 40 mg/dl, 여성 50 mg/dl 미만
④ 공복 혈당 : 110 mg/dl 이상 또는 당뇨병 치료 중
⑤ 혈압 : 수축기 130 mmHg 이상 또는 이완기 85 mmHg 이상

2 만성질환의 발생현황

- 감염성질환은 전반적으로 낮은 반면 만성질환은 지속적인 증가로 중요한 국민보건문제
  - 평균수명의 증가(인구의 노령화)로 이환기회 증가
  - 생활양식의 변화(식습관의 서구화, 과음·과식, 운동부족, 스트레스 등)
  - 산업기술의 발달로 건강위해요소의 증가(환경오염, 가공식품 등)
  - 진단기술의 발전
- 주요 사망원인별 사망률 추이(2021년 기준)
  - 악성신생물(암) > 심장질환 > 뇌혈관질환 > 폐렴 > 고의적 자해(자살)
- 만성질환의 복합적인 위험요인에 대한 일련의 과정

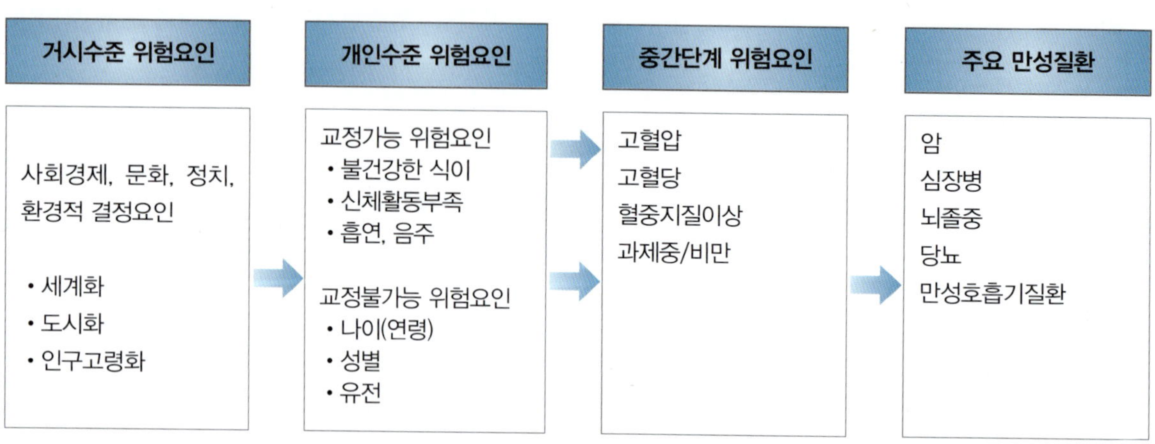

표 3-35. 사망원인별 사망률 추이

(단위 : 명/10만 명)

사망원인	1983	1990	1995	2000	2005	2010	2015	2021
악성신생물(암)	72	92	111	121	134	144	151	161
위암	30	26	27	24	23	20	17	14
대장암							16	18
간암	16	20	22	21	22	23	22	20
폐암	6	12	19	24	28	31	34	37
내분비 및 대사성 질환	6	12	19	25	26	22	23	21
당뇨병	5	10	17	23	24	21	21	18
신경계통의 질환	7	5	5	6	9	12	21	29
알츠하이머병							10	16
순환기계통의 질환	166	137	139	123	116	113	117	122
고혈압성 질환	47	30	18	9	9	10	10	12
심장질환	48	40	37	38	39	47	56	62
뇌혈관질환	68	63	80	73	64	53	48	44
호흡기계통의 질환	28	18	24	34	29	37	55	72
폐렴	11	5	4	8	9	15	29	44
만성하기도 질환	11	9	15	17	16	14	15	10
소화기계통의 질환	50	37	39	31	23	22	23	26
간질환	32	28	30	23	17	14	13	14
사망의 외부요인	56	71	76	61	63	66	57	51
운수사고	12	33	39	25	16	14	11	7
자살	9	8	11	14	25	31	27	26
전체	638	564	532	518	501	512	542	619

자료 : 2021 사망원인통계(통계청, 2021)

Ⅱ 만성질환의 종류

1 악성신생물(암)

1) 암의 정의

- 비정상적인 세포가 생체기능에 필요도 없이 증식하여 인접 정상조직을 파괴하고 기계적·내분비적·화학적으로 장애를 일으키며 전이하는 질환군을 총칭
- 전이 : 암세포가 생겨난 부위(원발장기)에 국한되지 않고 혈관이나 림프관 등 여러 경로를 따라 신체의 다른 부위로 이동한 후 증식하는 특성

2) 암의 발생현황

- 조발생률(2021년 기준)
  - 전체 : 갑상선암 다발, 위암 · 대장암 · 폐암 · 유방암 · 간암 · 전립선암 순
  - 남자 : 위암 · 대장암 · 폐암 · 간암 · 전립선암 순
  - 여자 : 갑상선암 · 유방암 · 대장암 · 위암 · 폐암 순

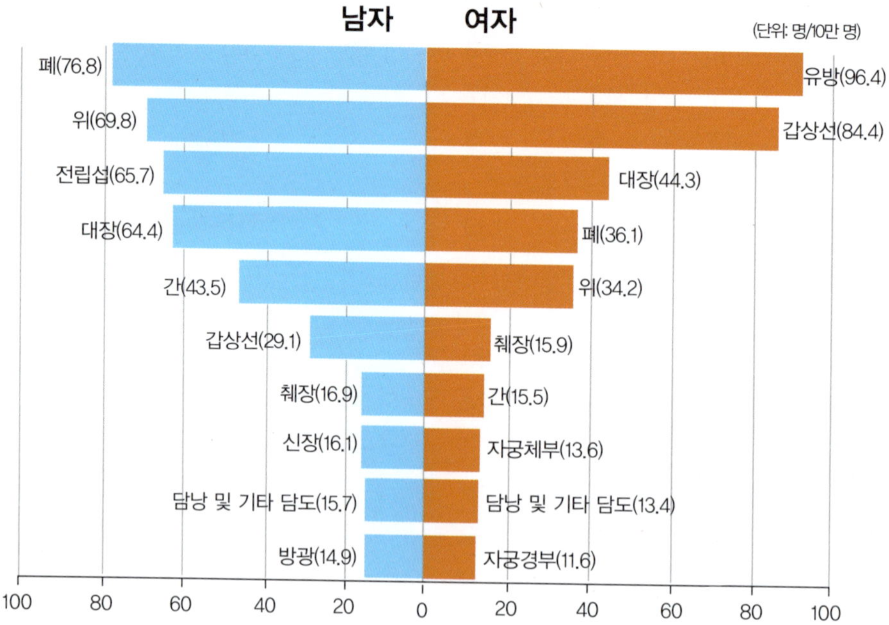

그림 3-33. 성별 10대 암의 조발생률(2021년 기준)

출처 : 국가암정보센터 (http://cancer.go.kr/)

- 암발생률의 추이
  - 모든 암의 연령표준화 발생률은 1999년 이후 2012년까지 연평균 3.5% 증가하였으나 2012년부터 2015년까지 매년 −5.4% 감소추세를 보임. 이후 유의한 증감 추세를 보이지 않음
  - 남자의 암발생률이 여자보다 높으나 여자의 경우 2011년 이전에 높은 증가속도를 보임
  - 남자의 경우 최근 위암 · 간암 · 대장암 · 폐암은 감소하나 갑상선암 · 전립선암은 증가
  - 여자의 경우 최근 유방암 · 폐암 · 췌장암은 증가, 대장암 · 위암 · 간암은 감소

- 암의 사망률(2023년 기준)
  - 전체 : 폐암 > 간암 > 대장암 > 췌장암 > 위암
  - 남자 : 폐암 > 간암 > 대장암 > 위암 > 췌장암
  - 여자 : 폐암 > 대장암 > 췌장암 > 유방암 > 간암 > 담낭 및 기타담도암 > 위암 > 난소암

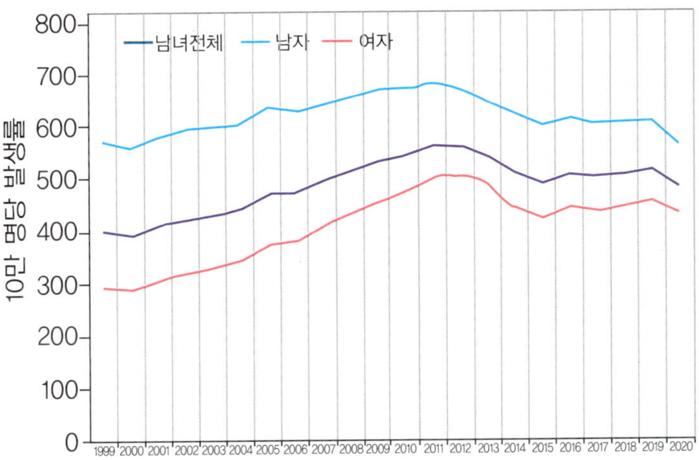

연령표준화발생률 : 우리나라 2020년 주민등록연앙인구를 표준인구로 사용

성별	최근 추이	
	발생 기간	연간% 변화율
남녀 전체	2015–2020	−0.2
남자	2018–2020	−3.5*
여자	2015–2020	0.8

*$p < 0.05$

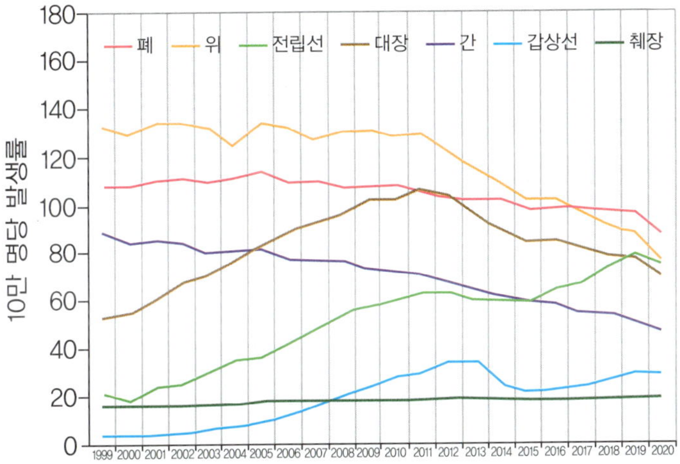

연령표준화발생률 : 우리나라 2020년 주민등록연앙인구를 표준인구로 사용

암종	최근 추이	
	발생 기간	연간% 변화율
폐	2005-2020	−1.3*
위	2011-2020	−5.1*
전립선	2015-2020	−5.3*
대장	2011-2020	−4.3*
간	2010-2020	−4.0*
갑상선	2015-2020	6.4*
췌장	1999-2020	0.7*

*$p < 0.05$

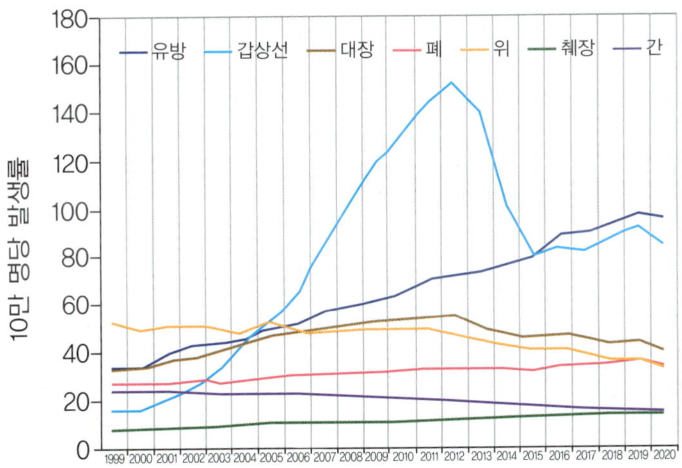

연령표준화발생률 : 우리나라 2020년 주민등록연앙인구를 표준인구로 사용

암종	최근 추이	
	발생 기간	연간% 변화율
유방	2008-2020	4.3*
갑상선	2015-2020	1.3
대장	2011-2020	−3.0*
폐	2018-2020	−2.5*
위	2011-2020	−4.1*
췌장	1999-2020	2.5*
간	2010-2020	−4.0*

*$p < 0.05$

그림 3-34. 암발생률 추이(상: 모든 암 전체, 중 : 남자, 하 : 여자)

출처 : 국가암정보센터(https://cancer.go.kr/)

3 편

표 3-36. 국내 연령군별 주요 암발생률(2020년 기준) 비교 (조발생률, 명/10만 명)

성별		0-14세	15-34세	35-64세	65세 이상
전체	순위	15.1	77.6	478.5	1,483.6
	1	백혈병(4.6)	갑상선(40.5)	갑상선(86.4)	폐(249.1)
	2	비호지킨 림프종(2.3)	유방(5.5)	유방(80.2)	대장(184.3)
	3	뇌 및 중추신경계(2.0)	대장(3.6)	대장(51.0)	위(179.8)
	4	갑상선(0.5)	백혈병(3.3)	위(48.7)	전립선 (162.3)
	5	신장(0.4)	비호지킨림프종 (2.5)	폐(35.2)	간(100.6)
남자	순위	15.6	50.2	425.2	2,120.0
	1	백혈병(4.6)	갑상선(20.2)	위(66.5)	폐(409.6)
	2	비호지킨 림프종(2.8)	대장(4.4)	대장(63.2)	전립선(375.4)
	3	뇌 및 중추신경계(2.4)	백혈병(3.7)	간(45.6)	위(273.8)
	4	고환(0.3)	비호지킨 림프종(3.1)	갑상선(43.8)	대장(239.5)
	5	신장(0.3)	고환(2.9)	폐(42.3)	간(156.5)
여자	순위	14.6	107.6	532.7	999.2
	1	백혈병(4.6)	갑상선(62.8)	유방(161.3)	대장(142.3)
	2	비호지킨 림프종(1.8)	유방(11.5)	갑상선(129.7)	폐(126.9)
	3	뇌 및 중추신경계(1.5)	자궁경부(4.4)	대장(38.5)	위(108.3)
	4	갑상선(0.9)	난소(3.5)	위(30.5)	유방(100.5)
	5	난소(0.6)	자궁체부(3.3)	폐(28.0)	췌장(62.9)

출처 : 국가암정보센터(https://cancer.go.kr/)

3) 암의 증상

- 암은 일종의 만성 소모성 질환이므로 피로 · 무기력 · 체중감소 등이 일반증상
- 암세포가 호르몬을 과다분비하여 호르몬과다증이 먼저 발현되기도 함
- 암의 조기증상(미국암학회) : CAUTION
  - Change in bowel or bladder habits (배변 또는 배뇨습관의 변화)
  - A sore that does not heal (궤양이 잘 낫지 않음)
  - Unusual bleeding or discharge (이상출혈 또는 분비물)
  - Thickening or lump in breast or elsewhere (유방 또는 다른 부위에서 덩어리가 만져지거나 비후)
  - Indigestion or difficulty in swallowing (소화불량이나 연하곤란)
  - Obvious change in wart or mole (사마귀 또는 검은 반점의 변화)
  - Nagging cough or hoarseness (계속되는 기침과 쉰 목소리)

4) 암의 원인

- WHO 산하의 국제암연구소(International Agency for Research on Cancer, IARC)와 미국 국립암협회지에서 밝힌 암의 원인(발암요인과 암 발생 간의 인과관계에 의한 역학조사) : 표 3-37
- 암 원인의 70% 정도는 흡연, 감염, 음식 등 생활환경요인(특히 식생활습관 30~35%)에 의한 것으로 유전적인 원인이 5%인 것을 감안하면 생활양식의 변화와 위험요인의 관리를 통해 예방가능
- 우리나라 주요 호발암의 일반적인 원인 : 표 3-38

3 편

표 3-37. 암의 원인

원인	국제암연구소[1]	미국 국립암협회지[2]
흡연	15~30%	30%
만성 감염	10~25%	10%
음식	30%	35%
직업	5%	4%
유전	5%	–
생식요인 및 호르몬	5%	7%
음주	3%	3%
환경오염	3%	2%
방사선	3%	3%

[1] World Cancer Report 2003 (International Agency for Research on Cancer, IARC)

[2] National Cancer Control Programs (Doll R. and Peto R., The Cause of Cancer : Quantitative estimates of avoidable risk of cancer in the United Status today, Journal of the National Cancer Institute, 66, 1191–1308, 1981)

표 3-38. 국내 주요 호발암의 일반적인 원인

암	원인
위암	식습관(염장식품—짠음식, 탄음식, 질산염 등), 헬리코박터 파이로리균
폐암	흡연, 직업력(비소, 석면 등), 대기오염
간암	간염바이러스(B형, C형), 간경변증, 아플라톡신, 염화비닐(vinyl chloride)
대장암	유전요인, 고지방식, 저식이섬유 섭취
유방암	유전요인, 고지방식, 여성호르몬, 비만
자궁경부암	사람유두종바이러스, 성관계

5) 암의 예방 및 관리대책

- 일반적인 예방대책 : 표 3-39
- 국가 암관리체계 및 서비스 내용 : 그림 3-35
- 국가 암조기검진사업 실시(「암관리법 시행령」) : 표 3-40

표 3-39. 예방수준에 따른 암의 예방대책

예방수준	예방대책
1차예방	• 식이습관, 금연, 절주, 운동, 간염백신 등 • 암발생 원인물질과 환경에 노출되지 않도록 산업장의 환경개선 및 보호대책 강구
2차예방	• 암의 조기발견과 치료(수술 및 방사선 · 약물치료) • 조기발견을 위해서는 정기검진 필요, 암에 기인하는 관련증상이 발생 시 조기에 진단
3차예방	• 말기암 및 완치자에 대한 관리

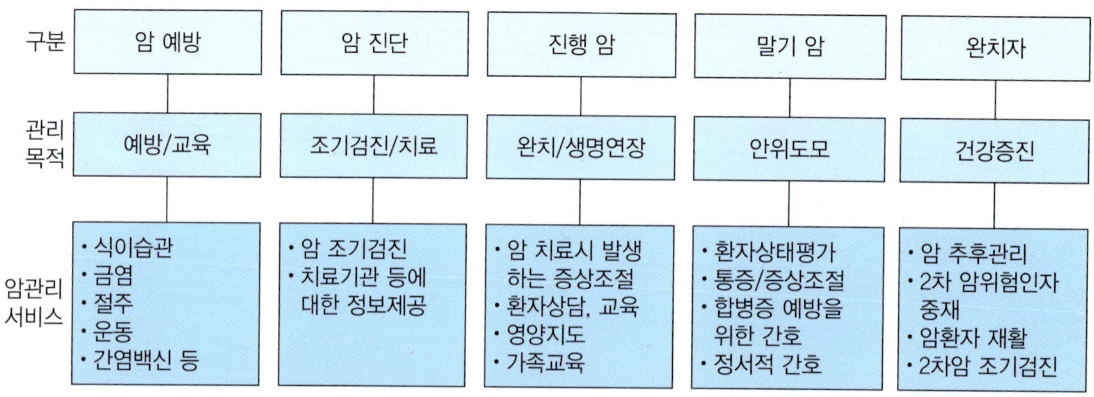

그림 3-35. 국가 암 관리체계 및 서비스 내용

표 3-40. 국가 암조기검진사업의 표준 검진연령 및 검진주기

암의 종류	검진대상	검진주기
위암	40세 이상 남녀	2년
간암	40세 이상 남녀 (고위험군)[1]	6개월
대장암	50세 이상 남녀	1년
유방암	40세 이상 여성	2년
자궁경부암	20세 이상 여성	2년
폐암	54세 이상 74세 이하의 남 · 녀 중 고위험군[2]	2년

[1] 간경변증, B형간염 항원양성, C형간염 항체양성, B형 또는 C형 간염바이러스에 의한 만성간질환 환자

[2] 30갑년[하루평균 담배소비량(갑)×흡연기간(년)]이상의 흡연력을 가진 현재 흡연자와 폐암검진의 필요성이 높아 보건복지부장관이 정하여 고시하는 사람

참고 국민 암예방 수칙

- 담배를 피우지 말고, 남이 피우는 담배 연기도 피하기
- 채소와 과일을 충분하게 먹고, 다채로운 식단으로 균형잡힌 식사하기
- 음식을 짜지 않게 먹고, 탄 음식 먹지 않기
- 술은 하루 두 잔 이내로만 마시기
- 주 5회 이상, 하루 30분 이상, 땀이 날 정도로 걷거나 운동하기
- 자신의 체격에 맞는 건강체중 유지하기
- 예방접종 지침에 따라 B형간염 예방접종 받기
- 성매개 감염병에 걸리지 않도록 안전한 성생활 하기
- 발암성 물질에 노출되지 않도록 작업장에서 안전보건수칙 지키기
- 암 조기검진 지침에 따라 검진을 빠짐없이 받기

2 순환기계질환

– 혈액의 순환에 관여하는 기관에 발생하는 질환을 총칭(고혈압성질환 · 심장질환 · 뇌혈관질환 등)
  • 사망률(2019) : 심장질환 > 뇌혈관질환 > 고혈압성질환

표 3-41. 순환기계질환의 사망률 (단위 : 인구 10만 명당 명)

사망률		순환기계 질환	고혈압성 질환	심장질환	허혈성 심장질환	기타 심장질환	뇌혈관 질환
전체	2009	109.2	9.6	45.0	26.0	19.0	52.0
	2019	**117.4**	11.0	**60.4**	26.7	33.8	**42.0**
남자	2009	105.0	6.1	45.2	28.2	17.0	50.8
	2019	112.0	7.0	59.6	30.1	29.5	41.5
여자	2009	113.5	13.0	44.8	23.8	21.0	53.2
	2019	122.7	14.9	61.3	23.3	38.0	46.7

비고 : 허혈성 심장질환은 심근경색증 · 협심증 등, 기타 심장질환은 심부전 · 심내막염 등이 있음
출처 : 2019년 사망원인통계, 통계청

1) 고혈압

– 심혈관계 및 뇌혈관 등 순환기계질환의 근원적인 원인으로 각종 합병증 초래(silent killer)
– 혈관이 받는 압력이 비정상적으로 증가할 때 고혈압

(1) 고혈압의 판정

- 혈압은 심장이 수축 또는 이완할 때 동맥의 혈관벽에 미치는 압력으로 수축기와 이완기으로 구분
  - 정상혈압 : 수축기 120 mmHg, 이완기 80 mmHg보다 모두 낮은 경우
  - 고혈압 : 수축기 140 mmHg 이상이거나 이완기 90 mmHg 이상인 경우

표 3-42. 수축기 혈압과 이완기 혈압에 따른 고혈압 기준(고혈압학회)

구분	수축기(mmHg)		이완기(mmHg)
정상혈압*	< 120	그리고	< 80
주의혈압	120~129	그리고	< 80
고혈압전단계	130~139	또는	80~90
고혈압			
1기	140~159	또는	90~99
2기	≥ 160	또는	≥100
수축기단독고혈압	≥ 140	그리고	< 90

*심뇌혈관질환의 발생위험이 가장 낮은 최적 혈압

(2) 고혈압의 종류

① 본태성(1차성)

- 고혈압환자의 대부분(85~90%)
- 다른 질병과 관계없이 생기는 고혈압으로 원인을 알 수 없는 경우가 대부분
  - 가족력 같은 유전소인(부모 모두 50%, 한쪽 25~30% 확률) → 선천적 요인
  - 짜게 먹는 식습관, 연령, 음주·흡연, 스트레스, 비만, 고령화 등 원인 → 후천적 요인
  - 40대 이후에 발병하며 고령일수록 혈압이 더욱 상승

② 속발성(2차성)

- 다른 질병에 의해 생기는 고혈압
- 고혈압환자의 10~15% 정도, 40대 이전에 발생하면 2차성 의심
- 원인
  - 신장질환(수분전해질기능)
  - 내분비질환(혈압조절기능)과 같은 합병증에 의해 속발로 발생
  - 원인이 명확하여 원인질환의 치료가 선행되어야 함

(3) 고혈압의 증상

- 합병증이 없는 한 증상이 나타나지 않음

- 심장질환, 뇌졸중, 신부전, 망막병증, 말초혈관질환 등
- 일반적으로 뚜렷한 증상이 없으나 두통이 가장 많은 증상임
- 대부분이 어지럽고, 심박수 증가, 숨이 차고, 쉽게 피로, 코피, 이명, 팔다리가 저리고, 눈이-침침해지는 증세(고혈압과 무관한 경우도 있으며 개인차가 큼)
- 그 자체보다 생명을 위협하는 여러 가지 합병증을 초래
- 환자는 갑자기 의식을 잃고 혼수상태 후 사망, 반신불수, 언어장애 초래
- 심부전증으로 심한 호흡곤란, 부종, 간비대 호소하고 심전도 상좌심실 비대를 나타냄
- 신장기능이 악화되어 소변이 안 나오고 부종이 심해지며 단백뇨가 나옴
- 요소 같은 노폐물의 상승 시 요독증으로 사망 가능

3편

(4) 일반적인 예방대책

- 조기 발견하여 꾸준하게 일생 동안 치료 관리하는 것이 최선
- 염분 섭취량을 줄이고 적절한 체중 유지
- 바람직한 식습관 유지
- 식물성 식사(신선한 과일, 야채)
- 적정량의 칼륨 섭취 : 혈압조절로 고혈압 예방
- 칼슘과 마그네슘의 섭취가 낮은 경우 고혈압 발병 증가
- 고칼로리와 동물성 지방섭취 제한
- 규칙적인 운동
- 유산소 운동(걷기, 조깅, 자전거, 수영, 등산 등)
- 주 3회 이상, 30분~1시간, 약간 땀이 날 정도
- 금연, 절주 등

참 고 **고혈압 예방을 위한 7가지 생활수칙(대한고혈압학회 제정)**

- 음식은 싱겁게 골고루 먹읍시다.
- 살이 찌지 않도록 알맞은 체중을 유지합시다.
- 매일 30분 이상 적절한 운동을 합시다.
- 담배는 끊고 술은 삼가합시다.
- 지방질을 줄이고 야채를 많이 섭취합시다.
- 스트레스를 피하고 평온한 마음을 유지합시다.
- 정기적으로 혈압을 측정하고 의사와 진찰을 받읍시다.

2) 뇌혈관질환

- 뇌에 혈액을 공급하는 혈관이 막히거나(혈전, 색전) 터짐(출혈) → 뇌혈관 순환장애
- 뇌졸중(stroke), 중풍(갑자기 발생하여 쓰러짐) 또는 풍이라 불림
- 발증 형태에 따라 구분

• 출혈성 뇌졸중 : 뇌혈관의 일부가 파손되어 출혈 → 뇌출혈(20%)
• 허혈성 뇌졸중 : 뇌혈관의 혈액 흐름이 나빠지거나 막혀 → 뇌경색(80%)

(1) 뇌졸중의 종류

① 뇌출혈

- 뇌속 세동맥이 터져서 피가 뇌실질 속으로 흘러 뇌세포가 기능상실
- 고혈압으로 인해 뇌혈관이 터져서 피가 뇌조직 압박
- 대부분 고혈압 원인으로 동맥이 약해져 발생
- 위험인자 : 흥분이나 정신적 긴장, 격무, 과로

② 뇌경색

- 혈액을 공급하는 동맥의 일부가 막혀 뇌조직 괴사
- 뇌혈전증
  • 피가 응고되어 뭉쳐진 혈전(thrombus)에 의해 발생(41%)
  • 뇌동맥경화로 혈관의 공간 협소 혈관을 통과하는 혈액 응고, 혈관 막힘
  • 사망률은 뇌출혈보다는 낮으나 재발률이 높음
- 뇌색전증
  • 혈전을 포함하여 가스 · 지방 · 종양 · 세균덩어리와 같이 혈관을 막을 수 있는 색전(embolus)에 의해 발생(59%)
  • 혈관 및 림프관 속으로 운반된 색전이 혈관 내로 들어가 혈관의 협착 또는 폐색을 일으키는 증세
  • 뇌혈관이 아닌 부위에서 생긴 혈액덩어리, 심장병의 괴사조직이 혈류를 따라 흐르다가 뇌동맥에 가서 혈관을 막아서 발생

③ 지주막하출혈

- 특히 배변 중에 잘 발생하고 정신적 흥분, 긴장이 발작 원인
- 사망률이 매우 높음

④ 고혈압성 뇌증

- 뇌의 혈압이 갑자기 상승하여 발생하는 뇌혈관의 순환장애
- 중증일 때는 반신이 마비 또는 의식이 흐려짐
- 뇌출혈 및 신장의 혈관장애를 일으켜 신부전증 초래

(2) 뇌졸중의 증상

- 반신마비(편마비) : 한쪽 뇌에 이상이 생기면 대개는 그 반대쪽 마비
- 반신 감각장애 : 손상된 뇌의 반대측의 얼굴, 팔, 다리 감각장애
- 언어장애(실어증) : 정신은 명료한데도 갑자기 말을 못하거나, 말을 이해 못하는 증상
- 발음장애(구음장애) : 혀, 목구멍, 입술 등의 근육 마비
- 시력 및 시야장애, 복시(물체가 뚜렷이 보이지 않고 두 개로 겹쳐 보임)

- 두통 : 뇌출혈 시 많이 나타나며, 특히 뇌동맥류의 파열에 의한 거미막하 출혈 시 극심
- 어지럼증
- 의식장애
- 식물인간 상태
- 치매

(3) 뇌졸중의 응급처치

① 병원에 도착하기 전

- 뇌졸중환자가 발생하면 응급처치 후 가능한 빨리 병원으로 옮겨야 함(최소 3시간 이내)
- 환자가 의식이 없으면 환자를 편안하게 눕히고 넥타이 · 벨트 등 몸을 조이는 것은 풀어줌
- 환자가 토하는 경우 이물질이 기도를 막지 않도록 얼굴을 옆으로 돌린 후 입안을 닦아주어야 함
- 의식이 없는 환자에게 깨어나도록 하기 위해 찬물을 끼얹거나 뺨을 때리는 행동은 삼가해야 하며, 약을 먹이게 되면 약이 기도를 막아 흡인성 폐렴을 일으킬 수 있어 주의해야 함
- 경련이나 발작을 일으키는 경우 신체를 억제하지 말고 경련으로 인해 다른 신체적인 손상을 받지 않도록 주변에 위험한 물건을 치워주고 경련상태를 관찰한 후 의사에게 보고해야 함

② 병원에서

- 기도 유지
  - 숨을 편안하게 쉬도록 하기 위해 가래를 제거하고 기도를 유지하기 위해 환자의 입에 긴 튜브(E-tube)를 삽입함
- 고혈압 치료
  - 뇌졸중이 발생하면 뇌가 빈혈상태가 되어 뇌에 많은 피를 보내기 위해 혈압이 급격히 상승, 뇌경색 초기에 혈압을 갑자기 낮추게 되면 오히려 피가 부족한 뇌세포에 더 많은 손상을 줄 수 있어 환자의 상태가 안정되고 나면 혈압을 조절해야 함
  - 뇌출혈인 경우 뇌 안에서 혈관이 터져 피가 나고 있는 상태이므로 초기에 혈압을 낮추어 줌
- 뇌압 조절
  - 뇌의 일부분이 손상을 받아 부종을 일으키거나 출혈이 있는 경우 뇌압이 상승, 뇌졸중이 심한 경우 뇌압강하제 약물을 사용하거나 뇌압을 줄이기 위한 수술을 시행함

(4) 뇌졸중의 위험인자

- 나이 : 많을수록 증가 경향
- 성 : 남자 발생률 높고 여성은 폐경기 이후
- 경제 : 낮은 계층에서 높은 발생률
- 유발인자 : 고혈압, 심장질환, 당뇨병, 고지혈증
- 흡연 : 3배 정도 높은 위험도
- 음주 : 심박동 리듬의 부조화로 뇌출혈 발생빈도가 높음

(5) 뇌졸중의 예방

- 발병 후 치료보다는 예방이 중요
- 식습관 교정, 염분과 콜레스테롤 섭취 제한
- 체중조절, 식이요법, 운동요법
- 흡연과 과음 금지
- 규칙적인 운동

3) 심장질환

- 인체의 혈액 공급을 담당하고 있는 심장과 관련된 질환
- 허혈성
  - 심근경색증과 협심증이 대표적
  - 관상동맥의 질병이 진행됨에 따라 심근에 대한 혈액공급이 감소하거나 중단되는 까닭에 발생하는 급성 또는 만성 심장장애를 일컬음
- 기타
  - 심장성 부정맥, 심부전, 심내막염 및 심장판막장애, 전도장애 등
  - 심부전이란 정맥계를 거쳐서 심장에 되돌아오는 혈액을 심장이 충분히 내보낼 수 없는 상태

(1) 심근경색증

- 심장에 영양소와 산소를 공급하는 관상동맥에 혈전이 생기거나 관상동맥경화증으로 인한 순환장애
- 심근 전층에 경색괴저가 일어나 발작성 쇼크 발생으로 치사율이 높음
- 원인 : 동맥경화(대부분) · 혈전 · 색전 · 혈관염 등
- 촉진인자 : 신체활동 · 긴장 · 외상 · 수술 · 소화기 등 장기의 급성출혈
- 치료 및 예방
  - 통증 후 4~6시간 막힌 곳 처리(혈전용해제, 항응고제 사용)
  - 갑작스런 흉통 빠른 시간 내 병원방문

(2) 협심증

- 심근에서의 산소요구량에 비해서 산소공급량이 모자랄 때 발생
- 가슴을 조이는 동통이 주증상
- 계단을 오르거나 운동 등에 수반되어 발생하며 중년 이후 남성 다발
- 주된 원인은 관상동맥의 죽상경화증
- 심전도에 의한 진단 가능

(3) 부정맥

- 심장의 전기자극형성이나 자극전도에 이상 → 불규칙 · 비정상 심장박동
- 원인

- 모든 심장병(심근경색과 같은 허혈성 심장병, 승모판 협착과 같은 판막질환)
- 폐질환과 자율신경계 이상, 약물 부작용, 칼륨 같은 전해질 대사 이상
- 원인불명

– 진단과 치료
  - 오래 방치하면, 심장기능에 이상을 초래
  - 가능한 빨리 심장전문의를 방문하여 진단을 받는 것이 중요
  - 일차적으로 심전도 검사가 가장 중요

4) 동맥경화증

– 동맥벽에 지방분이 침착, 딱딱해지고 점진적으로 동맥 내경이 좁아져 혈류장애를 초래하는 질환, 죽상경화증이라 함

– 원인
  - 주로 고지방식에 의한 콜레스테롤 침착
  - 유전, 체질, 비만, 내분비이상, 피임제 복용, 스트레스, 운동부족
  - 3대 위험요인 : 고지혈증(혈액 내 지방과다 축적), 고혈압(고혈압일수록 동맥내벽의 손상 증가), 흡연(일산화탄소가 동맥경화증 촉진)

– 증상
  - 혈관 부위의 경화에 따라 각각 다른 증상
  - 관상동맥 : 협심증, 심근경색, 심부전 등
  - 뇌동맥 : 뇌혈전은 뇌졸중 유발
  - 신동맥 : 소변의 이상, 야간다뇨, 부종 등
  - 대동맥 : 대동맥류, 심장의 통증
  - 복부, 하지동맥 : 보행곤란, 식후복통, 장괴사

– 예방
  - 고지혈증, 고혈압, 흡연, 당뇨, 비만, 스트레스에 노출되지 않도록 함
  - 과로와 자극을 피하고 규칙적인 생활
  - 동물성 지방 제한, 과식을 피함

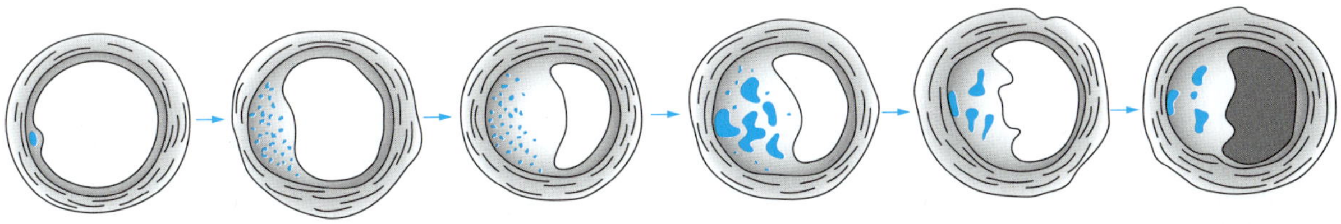

그림 3-36. 동맥경화증의 진행과정

참고 고지혈증

혈액 속에 콜레스테롤이나 중성지방이 정상보다 많이 증가된 상태를 고지혈증이라 하며, 고콜레스테롤혈증 또는 고중성지방혈증이라 한다. 사람은 체중의 10%가 지방으로 구성되어 있는데, 그중에서도 콜레스테롤과 중성지방은 중요한 작용을 한다.

콜레스테롤과 중성지방은 모두 물에 녹지 않으며 혈액에 존재하기 위해서는 단백질에 둘러 싸여 있게 되는데 이것을 지단백이라 한다. 이것은 여러 조직세포에 콜레스테롤을 공급하는 역할을 하고 있는데 혈중에 이런 지단백이 너무 많으면 혈관 벽에 침착되어 동맥경화증을 일으키게 된다. 혈액 중의 콜레스테롤이 많아지면 혈관 내에 콜레스테롤이 쌓여 동맥경화를 촉진시키지만 적으면 혈관이 약하게 된다.

3 당뇨병

- 체내의 혈당조절기관인 췌장에서 나오는 인슐린이 부족하거나 기능을 제대로 수행하지 못할 때 발생
- 다식·다음·다뇨의 3대 증상이 있으며 초기증세는 무증상이 많고 이후 각종 대사장애와 합병증 초래
- 진단 : 혈중 포도당(glucose) 농도 측정
  - 평소 200 mg/dl 이상
  - 공복시 140 mg/dl 이상
- 발생원인에 따라 1차성과 2차성으로 구분

1) 당뇨병의 종류

(1) 1차성

- 제1형(인슐린 의존형)
  - 췌장에서 인슐린을 만들지 못해 발생(인슐린 분비가 비정상)
  - 반드시 인슐린주사 치료가 요구
  - 자가면역질환으로 소아당뇨병이라 불림
- 제2형(인슐린 비의존형)
  - 주로 40대 이후에 발생하며 당뇨병환자의 대부분을 차지(80~90% 이상)
  - 인슐린 분비능력이 정상이나 비만 등의 이유로 체내 인슐린 필요량이 증가
  - 식이와 운동요법으로 치료

(2) 2차성

- 유전이 아닌 특정질환(만성 췌장염, 내분비질환 등)에 의해 발생
- 원인이 되는 질환이 치료되면 증상이 자연적으로 소멸
- 1차성에 비해 정도나 합병증의 발생빈도가 낮음

2) 당뇨병의 원인

- 유전(당뇨병 가능성 부모 모두 30%, 한쪽 15%)
- 바이러스
  - 소아당뇨에서 흔히 관찰
  - 유행성이하선염, 풍진, 홍역에 이환 후 발병
- 2차성
  - 다른 질환의 원인으로 나타남
  - 갑상선기능항진증, 하수체전엽기능항진증, 부신기능항진증
- 환경적 원인 : 과식, 비만, 운동부족, 스트레스, 외상이나 수술 후 임신, 약물남용 등
- 위험요인 : 고령, 가족력, 비만, 스트레스, 내분비질환 등

3
편

3) 당뇨병의 합병증

- 심혈관계질환
  - 동맥경화증 : 혈관벽이 두꺼워짐
  - 신장질환 : 신장에 있는 혈관에 동맥경화증이 발생하여 신장기능 손상
- 안질환
  - 당뇨성 망막증 : 끈끈한 혈액이 좁은 혈관을 지나면서 혈관손상을 일으켜 망막에 각종 변화 초래
- 피부질환
  - 당뇨성 발 : 끈끈해진 혈액이 좁은 혈관에 정체되어 산소부족으로 인한 조직괴사, 하지족부 다발

4) 당뇨병의 치료 및 관리

- 식사조절 · 운동 · 금연 · 절주 · 스트레스 완화 등 생활습관 개선이 중요
- 혈당강하제와 인슐린 처방으로 혈당 조절
- 합병증의 조기발견을 위해 정기적인 합병증 검사 필요
- 고혈압 및 고지혈증 관리도 중요

Ⅲ 만성질환의 예방대책

– 장기간에 걸친 건강위험 행태의 교정을 통해 만성질환 발생의 70~90% 예방 가능
– 만성질환의 가장 비용 효과적인 전략이 될 수 있음

(1) 식생활의 개선

– 저식염식 1일 10 g 이하, 식품을 골고루 섭취
– 동물성 지방 섭취 제한, 섬유질이 많은 자연식 섭취

(2) 규칙적인 운동

– 체내 신진대사를 돕고 체중을 안정시킴
– 신체 각 장기의 기능을 촉진하고 정신적인 스트레스를 해소시킴

(3) 충분한 수면과 휴식

– 하루 7시간 정도 적당(7시간 수면이 관상동맥질환 가장 낮음)

(4) 절주와 금연

– 술은 특히 간과 뇌에 많은 영향을 줌(알코올은 간에서 지방침윤과 간염 유발, 중추신경억제)
– 관상동맥질환 등에 긍정적인 면도 있어 적당량 마시는 것이 중요
– 흡연은 중독성을 보이고 각종 질병발생과 밀접한 관련이 있음(흡연자가 비흡연자에 비해 평균 8.3년 단명, 폐암발생은 약 10배)

표 3-43. 만성질환의 단계별 예방대책

구분	목적	예방대책	사업효과 측정
1차예방	발병 전 위험요인을 제거하여 질병 발생 자체를 예방하는 건강보호와 건강증진	보건교육(금연, 금주 등), 운동, 체중조절, 건강한 생활양식 실천 등	발생률 감소
2차예방	질병의 조기발견 · 조기치료로 중증화 및 조기사망 예방, 대부분의 만성질환 관리 집중	집단검진(암조기검진) 당뇨 조기치료 등	유병률 감소
3차예방	질병으로 인한 불능과 조기사망 예방	지역사회 재활사업	사망률 감소

Memo

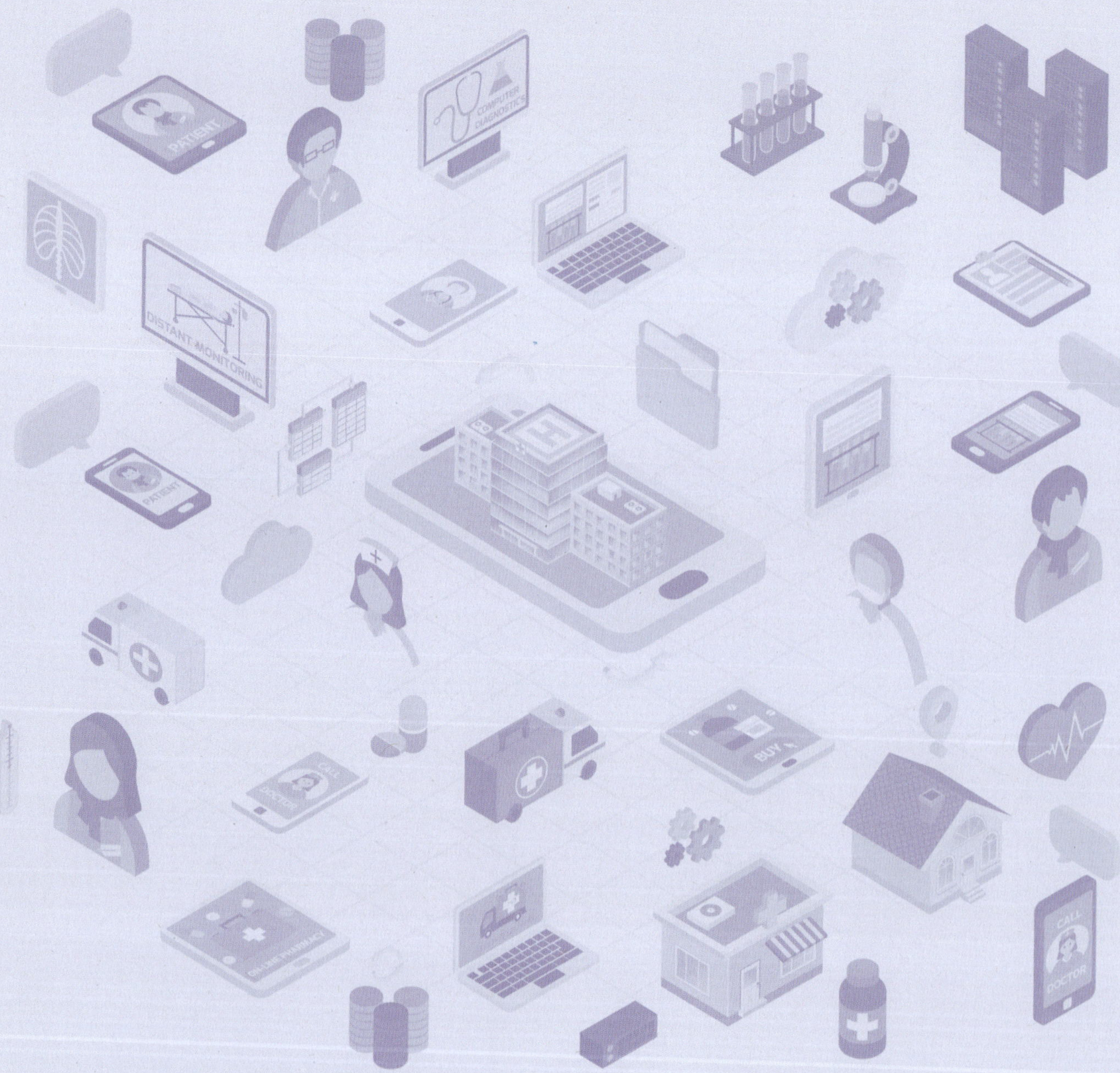

P U B L I C H E A L T H

4편

보건관리

학습목표

1장 보건행정

- 보건행정의 개념을 설명할 수 있다.
- 보건행정의 특성을 설명할 수 있다.
- 보건행정의 범위에 대해서 설명할 수 있다.
- 보건행정의 원리와 특성을 설명할 수 있다.
- 현대조직의 특성을 설명할 수 있다.
- 비공식조직을 설명할 수 있다.
- 우리나라의 보건행정사를 설명할 수 있다.
- 조선시대 보건행정기관의 종류에 따른 기능을 설명할 수 있다.
- 보건복지부의 주요 업무를 파악할 수 있다.
- 보건복지부 소속기관들의 업무를 비교할 수 있다.
- 보건소의 업무와 역할을 설명할 수 있다.
- 중앙보건행정의 장단점을 토의할 수 있다.
- 국제보건조직을 열거하고 기능을 설명할 수 있다.

2장 사회보장

- 국민의료의 목표를 설명할 수 있다.
- 사회보장의 개념을 설명할 수 있다.
- 사회보험의 종류와 특성을 설명할 수 있다.
- 공공부조의 종류와 특성을 설명할 수 있다.
- 국민건강보험을 설명할 수 있다.
- 국민건강보험의 급여내용을 설명할 수 있다.
- 진료비용의 본인일부부담금 제도를 설명할 수 있다.
- 행위별수가제와 포괄수가제를 비교 설명할 수 있다.
- 보건의료의 이용과 도덕적 위해를 설명할 수 있다.
- 의료급여제도를 설명할 수 있다.
- 의료전달체계를 정의할 수 있다.
- 국민의료비의 증가 이유를 설명할 수 있다.

3장 보건사업

- 모자보건의 대상 및 범위를 설명할 수 있다.
- 모자보건의 목적을 설명할 수 있다.
- 모성의 중요 질병과 원인을 설명할 수 있다.
- 모자보건사업의 주요지표를 설명할 수 있다.
- 임신중의 보건관리 내용을 설명할 수 있다.
- 영아사망률을 정의할 수 있다.
- 알파지수(α-index)를 설명할 수 있다.
- 영유아의 사망과 질환을 설명할 수 있다.
- 영유아의 보건대책에 대해서 설명할 수 있다.
- 출산아의 주요 질환과 이상을 열거할 수 있다.
- 인구의 보건학적 문제를 설명할 수 있다.
- 맬더스의 인구론을 설명할 수 있다.
- 인구의 정태조사와 동태조사를 비교할 수 있다.
- 인구구성에 영향을 미치는 요인과 연령별, 성별 구성의 기본형을 설명할 수 있다.
- 생명표 작성을 설명할 수 있다.
- 인구성비를 설명할 수 있다.
- 부양지수를 정의할 수 있다.
- 국세조사를 설명할 수 있다.
- 인구대책을 토의할 수 있다.
- 가족계획을 정의할 수 있다.
- 가족계획의 내용을 설명할 수 있다.
- 피임방법의 종류와 특성을 설명할 수 있다.
- 효과적인 보건교육을 위한 사전지식을 설명할 수 있다.
- 보건교육의 방법을 설명할 수 있다.
- 보건교육의 교육자료 등에 대해 장단점을 토론할 수 있다.
- 집단접촉 교육방법을 설명할 수 있다.
- 학교보건의 중요성을 설명할 수 있다.
- 학교보건의 대상과 영역을 설명할 수 있다.
- 학교보건법을 설명할 수 있다.
- 학교보건조직과 구성원을 설명할 수 있다.
- 학교보건서비스의 종류를 열거할 수 있다.

- 학교급식의 중요성을 설명할 수 있다.
- 영양소의 종류를 열거할 수 있다.
- 주요 영양소의 작용을 열거할 수 있다.
- 영양불량 및 질병과의 관계를 설명할 수 있다.
- 영양상태 판정에 대해 설명할 수 있다.
- 노화현상에 따른 각 기관의 질병 양상 등을 파악할 수 있다.
- 골다공증의 역학적 특성과 관리방법을 설명할 수 있다.
- 알츠하이머병의 역학적 특성과 관리방법을 설명할 수 있다.
- 정신보건의 개념을 설명할 수 있다.
- 정신장애의 내적, 외적 원인 등을 설명할 수 있다.
- 정신분열증의 증후에 대해서 설명할 수 있다.
- 조울병에 대해서 설명할 수 있다.
- 진성간질에 대해서 설명할 수 있다.
- 정신박약에 대해서 설명할 수 있다.
- 신경증(neuronosis)의 증후를 설명할 수 있다.
- 정신질환의 예방대책을 토의할 수 있다.
- 우리나라 정신보건대책 등을 파악할 수 있다.
- 보건통계의 개념 및 목적을 이해할 수 있다.
- 통계방법에서 도수분포를 정의할 수 있다.
- 대표치와 산포도를 정의할 수 있다.
- 위도와 첨도를 정의할 수 있다.
- 정규분포를 정의할 수 있다.
- 통계에서 모집단의 표본추출법을 설명할 수 있다.
- 상관계수를 정의할 수 있다.
- 통계도표를 설명할 수 있다.
- 보건통계의 종류를 열거하고 해석방법을 설명할 수 있다.
- 보건통계 공식을 설명할 수 있다.
- 출산통계를 설명할 수 있다.
- 인구의 재생산을 설명할 수 있다.
- 사망통계를 설명할 수 있다.
- 인년(person-year)에 대해 설명할 수 있다.

01장 보건행정

I 보건행정의 개념

1 보건행정의 정의

- 공중보건의 목적을 달성하기 위해 공중보건의 원리를 적용하여 행정조직을 통해 행하는 일련의 과정
- 공적 또는 사적기관이 사회복지를 위해 공중보건의 원리와 기법을 응용하는 것(W.G. Smille)
- 공중보건의 기술을 행정력을 통하여 지역사회 주민의 생활 속에 도입하는 사회적 과정(橋本道夫)
- 보건의료의 기술적 측면과 일반 행정적 측면의 조화와 협력을 통해 국민건강증진이라는 목표를 달성해 가는 일련의 과정(문재우 등, 2011)
- 보건행정(public health administration)과 일반행정(administration)의 차이
  - 일반행정의 4대 기본요소(조직 · 인사 · 예산 · 법적규제)는 동일
  - 국가나 지방자치단체의 책임하에 '보건'이라는 내용(보건학, 의학 등의 지식과 기술)과 '행정'이라는 형식을 하나로 묶은 기술행정

2 보건행정의 필요성

- 국민의 건강권, 집단적 건강문제 및 포괄적인 건강관리에 대한 인식
- 보건의료자원의 부족 : 도시와 농촌의 의료자원 격차 등
- 사람들의 무한한 욕구 : 3차 의료기관 선호, 최신장비와 최신의료 선호, 일부 진료과목의 의사 편중
- 보건의료의 특성 → 바람직한 보건의료 구현(접근성, 형평성, 포괄성, 질, 지속성, 효율성)

3 보건행정의 범위

- 각국의 역사적 배경과 정치이념, 지리적 차이 등에 따라 다름
- 환경위생을 중심으로 한 지역사회 보건봉사와 예방의학적 봉사에서 범위가 점차 확대

표 4-1. 보건행정의 범위

WHO	미국공중보건협회	Emerson
보건관련 통계의 수집 · 분석 · 보존 대중에 대한 보건교육 환경위생 전염병관리 모자보건 의료 보건간호	보건자료의 기록과 분석 보건교육과 홍보 감독과 통제 직접적인 환경서비스 개인의 보건서비스의 실시 보건시설 운영 사업과 자원 간의 조정 등	보건통계 대중에 대한 건강교육 환경위생 전염병 관리 모자보건 만성병 관리 보건검사실 운영 등

4 보건행정의 특성

- 공공성과 사회성 : 사회구성원의 건강증진, 공공이익
- 봉사성 : 적극적인 서비스
- 조장성과 교육성 : 교육을 주된 수단
- 과학성과 기술성 : 과학과 기술의 확고한 기초 위에 수립된 과학 · 기술행정

5 보건행정의 원리

보건행정은 국민보건에 관한 행정적 활동으로 이를 수행함에 있어 다음 사항이 고려되어야 함
- 보건문제의 해결과정
- 보건행정의 기술적 원칙
- 보건행정의 행정적 원칙

1) 보건문제의 해결과정

- 보건문제의 발견
- 보건문제의 조사
- 기술적 조치(조사결과 분석 및 해결책 강구)
- 법적 및 재정적 근거 확보
- 행정적 조치(운영계획서 작성, 행정적 조정 및 의사전달체계 확립)
- 홍보 및 교육활동, 유관기관과의 유대강화와 주민참여 유도
- 결과의 보고, 평가 및 검토

2) 보건행정의 기술적 원칙

- 인구집단의 생태학적 특성의 기초확립
- 역학적 특성의 기초확립
- 의학적 특성의 기초확립
- 환경위생학적 특성의 기초확립

3) 보건행정의 행정적 원칙

- 행정은 정해진 목표를 달성하기 위해 인적·물적 자원을 투입하여 공적 조직 내에서 행해지는 관리과정, 크게 계획·수행·확인의 3단계로 구성
- L. Gulick의 관리과정(POSDCoRB)
  - P : Planning(기획)
  - O : Organizing(조직)
  - S : Staffing(인사)
  - D : Directing(지휘)
  - Co : Coordinating(조정)
  - R : Reporting(보고)
  - B : Budgeting(예산)

(1) 기획(Planning)

- 미래에 대해 예측하고 실행하기 전에 무엇을 어떻게 해야 하는지 의사결정을 하는 관리과정, 기획의 결과물을 계획이라 함
- 기획과정의 순서
  - 목표설정
  - 현황분석 및 문제점 파악
  - 대안제시와 선택
  - 우선순위 결정
  - 업무수행
  - 평가

참 고 기획 방법들의 대표적인 사례

- PPBS (planning-programming-budgeting system, 기획예산제도)
  - 장기적인 기획(planning)과 단기적인 예산편성(budgeting)을 프로그램 작성(programming)을 통하여 유기적으로 연결시킴으로써 예산편성에 관한 의사결정을 합리적이고 일관성 있게 하려는 기획방법, 제한된 자원을 적절하게 배분하기 위하여 예산편성과 목표를 결합시키는 예산편성 방식(미국 국방성이 최초로 채택)
  - 기본계획을 짜고 거기에 예산을 배정하기 전에 먼저 부처별로 기본목표를 정하고 그에 따라 중장기 계획을 수립한 다음 사업계획을 달성할 수 있는 가능한 대안을 찾아내고 이른바 과학적 분석기법들을 동원하여 최적의 대안을 선택하여 여기에 우선적으로 예산을 배정하는 성과위주의 방법
- PERT (programing evaluation and review technique) : 사업평가 및 검열기술이라고 하는데 사업관리면에서 작업과정 조사에 응용되어온 방법으로 사업의 실천단계를 계획할 때 가장 유용
- OR (operations research) : 직역하면 군사작전이지만 경영과학이란 의미를 가짐. 제2차 세계대전 당시 군사 작전상의 문제를 해결하기 위하여 고안되었으며, 경영자가 행하는 의사결정을 수학적으로 행하는 방법으로 경영의 전반적인 관점에서 최적의 정책을 발견하고자 함
- SA (system analysis) : 체계분석이라고 하는데 정책결정권자에게 이용 가능한 대책을 알려주고 평가할 수 있도록 하는 것으로 정책결정의 수립과정을 향상시키는데 목적이 있음

(2) 조직(Organizing)

- 2인 이상이 공동목적을 달성하기 위한 책임분배에 의한 요원의 배치
- 기능은 목적 달성을 위한 조직관리(인적 · 물적 자원을 능률적으로 사용하는 행위)

① 조직관리의 순서(순환)

- 기획(Planning)
- 조직(Organization)
- 실행(Actuation)
- 관리(Controlling) 및 평가(Evaluating)

② 조직관리의 7대 원칙

- 조정의 원칙 : 공동의 목표를 달성하기 위한 행동통일의 수단이며 과정
- 목적의 원칙 : 모든 사업은 그 조직이 갖는 장기적인 목적과 하부조직이 갖는 단기적인 목적이 설정되어야 함
- 분업의 원칙 : 조직의 개인이나 하부조직에 업무내용이 적정하게 분담되어야 함
- 명령통일의 원칙 : 조직 내 각 구성원은 한 사람의 상급자에 의해서만 지시를 받도록 명령체계가 이루어져야 함
- 계층화의 원칙 : 조직을 계층화하여 상하계층 간의 직무상 지휘 복종관계가 이루어져야 함
- 일치의 원칙 : 권한이 남용되지 않도록 권한과 책임이 일치되어야 함
- 통솔범위의 원칙 : 한 사람의 상급자가 효과적으로 통솔할 수 있도록 통솔범위 설정이 이루어져야 함

③ 조직의 유형

- 고전적인 조직으로 관료조직이 있으며, 프로젝트와 매트릭스조직은 현대조직의 대표적인 사례
  - 계선조직 : 가장 오래된 조직구조로 상하의 계층적 구조로 권한과 책임 명확
  - 계선막료조직 : 계선조직 상급관리자의 의사결정을 지원하기 위해 막료기구(지휘권 없음)를 둠
  - 팀조직 : 전통적인 과나 부 대신 다양한 직급의 팀장에 의해 관리되는 조직
  - 프로젝트조직 : 여러 분야 전문가로 구성, 프로젝트 책임자의 지시에 의해 통제되는 수평조직
  - 매트릭스조직 : 전통적인 기능조직인 계층적 조직과 프로젝트 조직이 혼합(병원조직이 대표적)

Ⅱ 우리나라의 보건행정사

우리나라의 보건행정사는 삼국시대-고려시대-조선시대-한일합병시대-8.15 해방이후-대한민국 정부수립 이후로 나눌 수 있다.

1 삼국시대(935년 이전)

- 고구려 : 왕실의 건강을 관리하는 시의(侍醫) 제도, 의총이 최초 한의학 서적 전래
- 백제 : 질병치료 및 약재조달을 하는 약부(藥部) 제도
- 신라 : 의료행정을 담당하는 약전(藥典)이 있음

2 고려시대(936~1392)

- 태의감 : 의료행정담당, 중앙의료기관(전의사로 개칭)
- 상약국 : 왕실의 어약담당
- 혜민국 : 서민의 의료담당
- 대비원(동서) : 빈민의 의료담당

3 조선시대(1392~1910)

- 전의감 : 일반의료행정(의료교육 및 의과고시 담당)
- 내약방 : 왕실의 어약 관장 → 내의원 : 왕실의료담당
- 활인서 : 전염병환자의 수용
- 혜민국 : 서민의 의료담당 → 혜민서

– 제생원 : 서민의 질병치료, 향약재 수납, 의녀양성
– 광혜원
  • 조선후기 Allen이 세운 한국 최초의 근대식 병원(혜민서와 활인서 개편)
  • 제중원 → 세브란스의학교 → 세브란스병원
– 1596~1610년 동의보감(허준)
– 조선후기 갑오개혁(1894)으로 서양의 의학적 지식 도입(내부에 위생국 설치)
– 1899년 지방종두세칙 발표, 최초의 의학교인 경성의학교 설립(초대교장 지석영)

표 4-2. 조선시대의 의료행정기관

기관	담당업무	주요 내용
전의감(典醫監) (1392)	• 의술과 약재 관리 • 의료행정 • 의료교육 및 의과고시	• 대표적인 중앙의료기관 • 1894년 갑오개혁으로 폐지
내약방(內藥房) (1392)	• 왕실어약 • 초기 전의감 소속	• 세종 25년(1443) 내의원으로 승격
내의원(內醫院) (1443)	• 왕실어약	• 조선중기 전의감 우위기관 • 고종 32년(1895) 전의사로 개편
혜민고국 (1392)	• 고려의 제도 계승 • 일반서민의료	• 태종 14년(1414) 혜민국 • 세조 12년(1466) 제생원과 함께 혜민서로 통합
동서대비원 (1392)	• 고려의 제도 계승 • 빈민의료	• 태종 14년(1414) 동활인원과 서활인원으로 개편 • 세조 12년(1466) 활인서로 개편
제생원(濟生院) (1397)	• 서민의 질병치료 • 각도의 향약재 수납 • 의녀양성	• 세조 5년(1459) 혜민국에 흡수 • 세조 12년(1466) 혜민서로 개편
혜민서(惠民署) (1466)	• 약재취급 • 일반서민의 치료	• 고종 19년(1882) 폐지
활인서(活人署) (1466)	• 무의탁 환자수용 • 전염병 환자수용 • 음식과 의복 · 약 배급	• 숙조 35년(1709) 혜민서로 이속 • 고종 19년(1882) 폐지
광혜원(廣惠院) 제중원 (1885)	• 한국최초의 근대식 병원	• 혜민서와 활인서를 개편해 고종22년(1885) 미국인 선교사 알렌이 설립, 제중원으로 개칭 • 1904년 세브란스병원으로 개칭 • 1899년 제중원의학교 설립 • 1908년 세브란스의학교(연세대학교 의과대학 전신)
위생국 (1894)	• 전염병예방, 의약업무 • 공중위생업무 총괄	• 1894년 갑오개혁 당시 내무부와 이조 통합으로 내무아문 설치, 1년 후 내부로 개칭
전의사 (1895)	• 조선말 국왕의 질병과 약	• 1897년 태의원으로 개칭 • 1905년 이왕직전의국(李王職典醫局)으로 개칭

4 한일합병시대(1910~1945)

- 조선총독부 경찰국 내 위생과 신설되어 보건행정 담당(경찰행정)
- 현대적 의료기관으로 총독부의원(경성)과 자혜의원(지방) 설립

5 8.15 해방 이후 미군정(1945~1948)

- 1946년 국내 최초의 보건소 설치, 광의의 공중보건사업 시작
- 미군정령에 의해 위생국 설치 → 보건후생국으로 개편 → 보건후생부로 승격

6 대한민국 정부수립(1948) 이후

- 1948년 **사회부** 소속(**보건국** · 노동국 · 후생국 · 부녀국 · 주택국)
- 1949년 보건국 → **보건부**로 승격(보건부, 사회부)
- 1955년 보건부와 사회부가 통합 → **보건사회부**
- 1963년 노동청(외청) → 노동부(1981)
- 1980년 환경청(외청) → 환경처(1990) → 환경부(1995)
- 1995년 보건사회부 → 복지행정이 강화된 **보건복지부**로 개편
- 1996년 식품의약품안전본부 신설 → 식품의약품안전청(1개의 외청)
- 2008년 보건복지가족부
- 2010년 보건복지부(보건복지가족부의 청소년 · 가족 기능을 여성부로 이관하고 보건복지정책 중심으로 사무를 관장하기 위해 2010년 3월 보건복지가족부를 보건복지부로 개편)
- 2013 식품의약품안전청 → 식품의약품안전처 승격(총리실 산하 이관)

Ⅲ 우리나라의 보건행정체계

- 보건복지부가 주관하고 있으나 보건사업에 관한 중추적 일선 조직인 보건소와 보건지소, 그리고 시 · 도의 보건과는 행정안전부의 행정체계를 통해 운영되고 있음
- 보건행정은 이원적 구조를 가짐
  - 보건복지부 : 보건행정 주관
  - 행정안전부 : 지방보건행정(인사 · 예산 · 감독권) 담당
- 조직 상호 간의 협조와 조정 부재 시 정책집행이 어렵고 말단조직의 명령계통 이원화로 업무수행에 혼란이 초래되는 문제점

– 공중보건의 전체적인 사업내용으로 보면 다차원적 구조를 가짐
  • 노동부 : 산업재해, 산업안전 및 산업보건 등
  • 환경부 : 환경위생, 환경보건 등

1 중앙보건행정

– 보건복지부가 중앙보건행정조직으로 우리나라의 보건행정을 주관
– 지방보건조직에 대해 인사권과 지휘 권한이 없으며, 기술적 지원만 담당
– 장·단점
  • 전염병관리와 같이 지역단위만으로 목적달성이 어렵거나 효율성이 없는 사업의 수행 가능
  • 보건사업의 일관성을 유지하며 업무의 중복을 피할 수 있음
  • 정부부처 간 협력이 필요한 사업 수행 가능
  • 법적 규제만으로 사업수행이 어렵고 정부의 예산지원 등이 필요한 사업 수행 가능
  • 지역의 특성에 맞는 수업 수행 어려움

4편

1) 보건복지부

– 보건복지부 장관은 보건위생·방역·의정·약정·생활보호·자활지원·여성복지·아동·노인·장애인 및 사회보장에 관한 사무를 관장
– 보건복지부 소속기관
  • 보건복지부장관의 관장 사무를 지원하기 위하여 국립소록도병원, 오송생명과학단지지원센터, 국립장기조직혈액관리원 및 국립망향의동산관리원을 두고 있음
  • 건강보험분쟁조정위원회의 사무를 처리하기 위하여 보험분쟁조정위원회 사무국을 두고 있음
  • 첨단재생의료 및 첨단바이오의약품 심의위원회의 사무를 처리하기 위하여 첨단재생의료 및 첨단바이오의약품 심의위원회 사무국을 두고 있음
  • 보건복지부장관의 관장 사무를 지원하기 위하여 국립정신건강센터·국립나주병원·국립부곡병원·국립춘천병원·국립공주병원 및 국립재활원을 두고 있음

2) 질병관리청(KCDC)

– 2003년 12월 국립보건원이 질병관리본부(KCDC)로 확대 개편, 시험업무는 한국보건의료인국가시험원으로 이관, 2020년 질병관리청으로 승격
– 감염병 및 특수질환에 관한 조사연구 및 평가업무 관장, 급·만성 감염성질환관리, 고혈압·당뇨병 등 비전염성질환관리, 인간유전체 실용화 사업 등
– 소속기관: 국립보건연구원, 국립감염병연구소, 권역별질병대응센터, 국립검역소, 국립마산병원, 국립목포병원

3) 식품의약품안전처

- 1998년 식품의약품안전청이 보건복지부 외청으로 신설
- 식품 및 의약품의 안전관리에 관한 사무(식품 · 의약품 · 의료기기 · 화장품 · 의약외품 · 마약 등)
- 2013년 총리실 산하 식품의약품안전처로 승격

2 지방보건행정

- 지역실정에 맞는 보건사업 수행이 가능하지만 대단위나 정부부처간 협력이 필요한 사업은 곤란
- 행정안전부가 관장하고 보건복지부는 예산의 일부와 기술지원을 담당

1) 지방보건행정조직

- 시 · 도 : 복지건강국, 보건복지국, 복지환경국 등 다양한 명칭, 시도립병원 등
- 시 · 군 · 구 : **보건소**(지역보건법)
- 읍 · 면 : **보건지소**(지역보건법)
- 동 · 리 : **보건진료소**(농어촌 등 보건의료를 위한 특별조치법, 일차보건의료 제공)

(1) 보건소

- 1946년 한국 최초의 보건소 설치
- 1956년 최초 보건소법 제정
- 1995년 지역보건법 제정(지역주민의 중추적인 건강관리기관으로 육성)
- 지역보건의료기관으로 시장 · 군수 · 구청장이 지휘감독
- 지역보건법에 지방자치단체 조례로 설치
- 기능 및 업무
  - ① 건강 친화적인 지역사회 여건의 조성
  - ② 지역보건의료정책의 기획, 조사 · 연구 및 평가
    - 지역보건의료계획 등 보건의료 및 건강증진에 관한 중장기 계획 및 실행계획의 수립 · 시행 및 평가에 관한 사항
    - 지역사회 건강실태조사 등 보건의료 및 건강증진에 관한 조사 · 연구에 관한 사항
    - 보건에 관한 실험 또는 검사에 관한 사항
  - ③ 보건의료인 및 보건의료기관 등에 대한 지도 · 관리 · 육성과 국민보건 향상을 위한 지도 · 관리
    - 의료인 및 의료기관에 대한 지도 등에 관한 사항
    - 의료기사 · 보건의료정보관리사 및 안경사에 대한 지도 등에 관한 사항
    - 응급의료에 관한 사항
    - 「농어촌 등 보건의료를 위한 특별조치법」에 따른 공중보건의사, 보건진료 전담공무원 및 보건진료소에 대한 지도 등에 관한 사항

- 약사에 관한 사항과 마약 · 향정신성의약품의 관리에 관한 사항
- 공중위생 및 식품위생에 관한 사항

④ 보건의료 관련기관 · 단체, 학교, 직장 등과의 협력체계 구축

⑤ 지역주민의 건강증진 및 질병예방 · 관리를 위한 다음 지역보건의료서비스의 제공

- 국민건강증진 · 구강건강 · 영양관리사업 및 보건교육
- 감염병의 예방 및 관리
- 모성과 영유아의 건강유지 · 증진
- 여성 · 노인 · 장애인 등 보건의료 취약계층의 건강유지 · 증진
- 정신건강증진 및 생명존중에 관한 사항
- 지역주민에 대한 진료, 건강검진 및 만성질환 등의 질병관리에 관한 사항
- 가정 및 사회복지시설 등을 방문하여 행하는 보건의료 및 건강관리사업

4 편

(2) 보건의료원

– 병원의 요건(30개 이상의 병상)을 갖춘 보건소(지역보건법)

– 연천, 화천, 평창, 태안, 완도, 구례, 순창, 곡성, 울릉

(3) 건강생활지원센터

– 보건소의 업무 중 특별히 지역주민의 만성질환 예방 및 건강한 생활습관 형성을 지원하기 위해 설치

– 읍 · 면 · 동(보건소가 설치된 곳 제외)마다 1개소씩 설치

표 4-3. 지역보건의료기관 등 종류에 따른 설치 근거와 기준

구분	설치 근거	설치 기준	비고
보건소*	지역보건법 제10조	시 · 군 · 구 단위 1개소	인구가 30만 명 초과 시 지방자치단체의 조례로 추가 설치 가능(보건복지부장관과 사전 협의 필요)
보건의료원*	지역보건법 제12조	병원의 요건을 갖춘 보건소의 경우 명칭 사용 가능	
보건지소*	지역보건법 제13조	읍 · 면 단위 1개소(보건소가 설치된 읍 · 면 제외)	지방자치단체의 조례로 설치 가능
건강생활지원센터*	지역보건법 제14조	읍 · 면 · 동 단위 1개소(보건소가 설치된 읍 · 면 · 동 제외)	지역주민의 만성질환 예방 및 건강한 생활습관 형성을 지원, 지방자치단체의 조례로 설치 가능
보건진료소	농어촌 등 보건의료를 위한 특별조치법 제15조	의료취약지역을 인구 5천명 미만을 기준으로 구분한 하나 또는 여러 개의 리 · 동을 관할구역으로 하여 설치	보건의료 취약지역의 주민에게 보건의료를 제공하기 위하여 보건진료소를 설치 · 운영

* 「지역보건법」 상 지역보건의료기간에 해당

Ⅳ 국제보건관련기구

오늘날은 국제적인 협력을 통해서 전 인류의 건강증진이 이루어지고 있다. 여기에서는 세계보건기구(WHO)의 설립에 기여한 국제보건관련기구들을 간략히 살펴보고, WHO의 기능과 조직 그리고 UNEP와 UNICEF에 대해 기술하였다.

1 국제공중보건사무국(International Office of Public Health)

- 1851년 파리에서 지중해 연안 12개국이 참가하여 제1차 국제위생회의가 개최(전염병 예방을 위한 국제적인 협력 필요성 제기)
- 1907년 로마에서 개최된 제11차 회의에서 40개국이 모여 출범(본부 파리)
- 1948년 국제보건기구(WHO)에 흡수

2 국제연합부흥행정처(UN Relief and Rehabilitation Administration)

- 제2차 세계대전 후 1943년 미국 등 44개국이 모여 설립
- 1946년 WHO 발족을 위한 기초 마련, WHO에 흡수

3 범미보건기구(Pan-American Health Organization)

- 1889년 미주국제보건회의가 최초로 워싱턴에서 개최
- 1901년 멕시코시에서 열린 제2차 회의에서 창설, 전염병 관리 등의 보건사업 전개
- 1949년 WHO 지역사무기구로 개칭

4 세계보건기구(World Health Organization, WHO)

- 1945년 UN 헌장을 기초하기 위한 샌프란시스코 회의에서 WHO 필요성 인정
- 1946년 뉴욕에서 개최된 국제보건회의 결의에 의해 WHO 헌장 제정
- 1948년 4월 7일 UN 산하 국제보건전문기관으로 발족(4월 7일 : 세계 보건의 날)
- 1949년 WHO 제2차 총회에서 우리나라 65번째 회원국으로 가입(북한 1973년 138번째 가입)
- 2020년 기준 194개국 가입

1) 주요 기능

- 국제적 보건사업의 지휘 및 조정
- 회원국에 대한 기술지원
- 전문가 파견에 의한 기술자문활동 등

2) WHO의 조직

- UN 경제사회이사회 소속
- 본부 스위스 제네바(Geneva)
- 지역사무기구(6개)의 구성과 위치
  - 아프리카 지역사무기구 : 콩고 브라자빌
  - 범아메리카 보건기구 : 미국 워싱턴 D.C.
  - 동지중해 지역사무기구 : 이집트 카이로
  - 유럽 지역사무기구 : 덴마크 코펜하겐
  - 동남아시아 지역사무기구 : 인도 뉴델리
  - 서태평양 지역사무기구 : 필리핀 마닐라

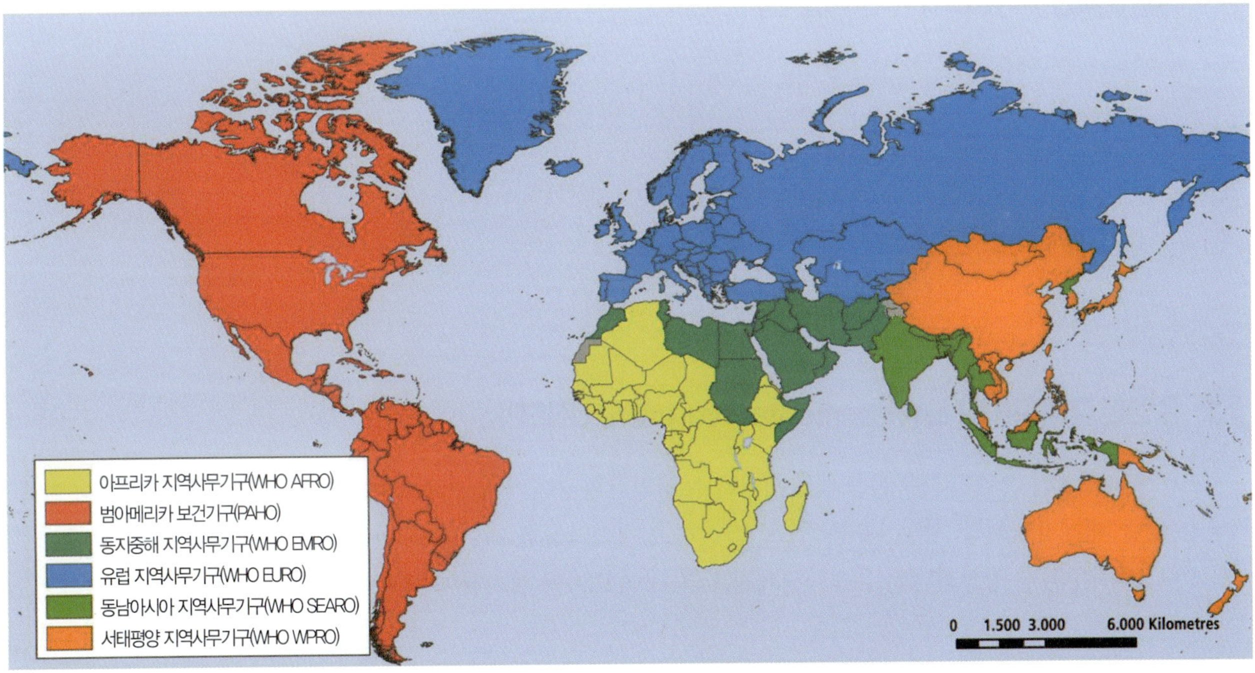

그림 4-1. WHO 지역사무기구 관할 국가
(WHO, 2009, https://www.ncbi.nlm.nih.gov/books/NBK143062/)

3) 주요 사업내용

- 국제검역대책
- 각종 보건문제 협의, 규제 및 권고안 제정
- 식품, 약물 및 생물학적 제제에 대한 국제적 표준화
- 과학자 및 전문가들의 협력에 의한 과학의 발전
- 보건통계자료 수집과 의학적 조사연구사업
- 공중보건과 의료 및 사회보장 향상사업
- 의료봉사(회원국 요청)
- 모자보건의 향상
- 감염병의 관리
- 진단검사의 기준 확립
- 환경위생 및 산업보건 개선사업
- 재해예방
- 정신보건 향상
- 보건요원훈련 및 기술협력사업

참고 WHO의 우선 사업내용

- 말라리아 근절, 결핵관리, 모자보건, 성병관리(에이즈)
- 환경위생개선
- 보건교육개선
- 금연운동
- 소아마비 근절

5 유엔환경계획(UN Environmental Program, UNEP)

- 1972년 6월 5일 스웨덴 스톡홀름에서 개최된 유엔인간환경회의의 권고로 1973년에 케냐 나이로비에서 발족
- 1982년 '세계자연헌장' 제정, '환경적으로 건전하고 지속가능한 개발(ESSD)'의 필요성에 대한 개념 정립
- 1992년 지구환경 정상회담인 유엔환경개발회의(UNCED)를 개최하여 '리우선언과 아젠다21' 채택

6 국제연합아동긴급기금(UN International Children's Emergency Fund, UNICEF)

- UN 총회의 직속기구로 모자보건 향상에 기여
- 아동의 보건 및 복지향상을 위한 원조사업
- 아동의 권리보호와 개발도상국에 대한 보건사업지원

02장 사회보장

I 사회보장의 개념

1 사회보장(social security)의 정의

– 출산·양육·실업·노령·장애·질병·빈곤 및 사망 등 사회적 위험으로부터 모든 국민을 보호하고 국민 삶의 질을 향상시키는 데 필요한 소득·서비스를 보장하는 사회보험, 공공부조, 사회서비스(사회보장기본법)

2 사회보장의 기능

– 인간다운 생활보장으로 사회복지 증진
– 소득 재분배(경제적 기능)로 사회통합 기능
– 위험분산 및 정치적·소비적 기능

3 사회보장의 역사

1) 외국의 역사

– 1601년 영국의 구빈법이 근대적 의미의 사회보장 효시
– 1883년 Bismarck(독일) 근로자를 위한 질병보호법 제정(사회보장의 기틀 마련)
– 산업혁명으로 인한 빈부의 격차, 사회적인 불안 심화
– 1935년 최초의 사회보장법(Social Security Act, 미국) 제정

2) 우리나라의 역사

– 1963년 사회보장에 관한 최초의 법률 제정(임의규정), 산업재해보상보험법 제정
– 1977년 영세민을 대상으로 의료보호제도 실시
– 1977년 상시근로자 500인 이상 사업장의 직장의료보험 실시(강제규정)
– 1979년 공무원 사립학교교직원 의료보험 실시
– 1981년 지역의료보험 시범사업 실시
– 1989년 전국민 의료보험 실시
– 2000년 조합주의 의료보험이 국민건강보험으로 통합(국민건강보험공단)

4 사회보장제도의 종류

1) 사회보험(social insurance)

– 사회의 연대성과 강제성이 적용되며 민간보험(사보험)과 다른 특성을 지님
재원은 대부분 보험료에 의존, 예측 불가능한 우발적 사고에 대해서만 적용

- 의료보장 : 건강보험, 산재보험
- 소득보장 : 국민연금, 산재보험, 고용보험(실업연금)
- 고령이나 노인성 질병 : 노인장기요양보험(의료서비스를 제공하지 않고 시설급여, 재가급여, 가족요양비 등의 특별현금급여, 국민건강보험공단에서 관리 운영)

표 4-4. 사회보장의 종류

사회보험	국민에게 발생하는 사회적 위험을 보험의 방식으로 대처함으로써 국민의 건강과 소득을 보장하는 제도
공공부조	국가와 지방자치단체의 책임 하에 생활유지능력이 없거나 생활이 어려운 국민의 최저생활을 보장하고 자립을 지원하는 제도
사회서비스	국가 · 지방자치단체 및 민간부문의 도움이 필요한 모든 국민에게 복지 · 보건의료 · 교육 · 고용 · 주거 · 문화 · 환경 등의 분야에서 인간다운 생활을 보장하고 상담 · 재활 · 돌봄 · 정보의 제공 · 관련 시설의 이용 · 역량개발 · 사회참여지원 등을 통하여 국민의 삶의 질이 향상되도록 지원하는 제도

표 4-5. 사회보험과 민간보험의 차이점

구분	사회보험	민간보험
목적	최저생계 또는 의료보장	개인의 선택에 따른 위험 대비
부양성	국가 또는 사회부양	없음
가입방식	**강제가입(비선택적)**	**임의가입(선택적, 자발적)**
보험료 부담	**소득수준에 따른 차등부과**	**균등부과**
보험료 부담방식	주로 정율제	주로 정액제
급여수준	**균등급여**	**차등급여(보험료 부담수준)**
공동부담 여부	공동부담의 원칙	본인부담 위주
보험료 징수	법률에 따른 강제징수	사적계약에 따른 징수
원리	사회적 적합성	개인적 공평성
독점 · 경쟁	정부 및 공공기관 독점	자유경쟁
참여	강제적 · 비선택적	임의적 · 선택적 · 자발적
성격	집단보험	개별보험
보호수준	최저수준	요구와 능력에 의해 결정
수급권	법적 수급권	계약적 수급권

표 4-6. 우리나라의 5대 사회보험

구분	건강보험	노인장기요양보험	국민연금	산재보험	고용보험
관장	보건복지부			고용노동부	
운영	국민건강보험공단		국민연금공단	근로복지공단	고용노동부
근거법	국민건강보험법	노인장기요양보험법	국민연금법	산업재해보상보험법	고용보험법
시행일	1997. 7. 1	2008.7	1988. 1. 1	1964. 7. 1	1995. 7. 1
보장내용	의료보장 · 건강증진	장기요양	소득보장	의료 및 소득보장	소득보장
대상	전국민	65세 이상 또는 노인성질환자	18세 이상 60세 미만자 (타연금법 적용자 제외)	상시 1인 이상 근로자	

2) 공공부조(public assistance)

- 재원은 조세에 의존(보험료를 납부하지 않음)
- 생활유지능력이 없거나 생활이 어려운 국민을 대상으로 최저생활을 보장하고 자립을 지원(최저한의 수준에 그쳐야 하는데 이를 사회최저 원칙이라 함)
  - 소득보장 : 기초생활보장(생계 · 주거 · 교육 · 해산 · 장제 · 자활급여)
  - 의료보장 : 의료급여

Ⅱ 의료보장제도

1 의료보장제도의 개념

- 국민의 건강권 보호를 위하여 필요한 보건의료서비스를 국가나 사회가 제도적으로 제공
- 우리나라의 경우 사회보험성격의 의료보장제도는 국민건강보험제도가 있으며 공공부조 성격의 의료보호는 의료급여제도로 발전

1) 의료보장제도의 필요성과 기능

- 사회계층간의 의료수혜의 불평등 해소(소득재분배)
- 예측할 수 없는 질병발생에 따른 개인의 부담능력 한계 극복 등
- 보건의료비 지출에 따른 빈곤 예방
- 보건의료산업, 국민화합과 사회통합에 기여

2) 의료보장제도의 유형

- 각국의 고유한 문화와 전통을 배경으로 하는 역사적 산물로 다음과 같이 분류(OECD)
  - 국민건강보험 방식(National Health Insurance, NHI)
  - 국민보건서비스 방식(National Health Services, NHS)
  - 민간보험 방식(Consumer Sovereignty Model, CSM)

(1) 국민건강보험 방식(NHI)

- 의료문제에 대한 국민의 자기책임을 견지해야 한다는 관점에서 재원을 피보험자가 낸 보험료와 일부 정부 지원금에 의해 이루어지는 의료보장제도(독일의 비스마르크가 제안하여 비스마르크 방식이라 함)
- 사회보험성격의 사회보장제도로서 정부는 지원 및 감독 기능 수행(독일, 프랑스, 일본, 우리나라 등)
- 장점
  - 보험가입자의 대표가 건강보험운영에 관한 의사결정에 참여함으로써 제도 운영의 민주성에 기여
  - 양질의 의료가 제공되고 첨단의료기술의 발전에 기여
- 단점
  - 소득 유형이 다른 가입자들에 대한 보험료 부과 어려움(단일 보험료 기준의 적용 곤란)
  - 의료비 증가에 대한 억제기능이 취약, 보험재정 안정화 노력 요구

(2) 국민보건서비스 방식(NHS)

- 국민의 의료문제는 국가가 책임져야 한다는 견지에서 정부가 재원을 일반조세로 마련, 국민에게 거의 무상으로 의료서비스 제공(영국의 비버리지가 제안하여 비버리지 방식이라 함)
- 의료기관의 대부분이 국유화 또는 사회화되어 있음(영국, 캐나다, 스웨덴, 이탈리아 등)
- 장점
  - 소득수준에 관계없이 모든 국민에게 포괄적이고 균등한 의료를 보장(의료의 형평성에 높은 가치를 둠)
  - 조세제도를 통한 재원조달로 소득재분배 효과가 강함
  - 관리주체가 정부이므로 의료비 증가에 대한 통제가 용이
- 단점
  - 의료의 사회화로 인해 의료의 질이 상대적으로 낮음
  - 조세에 의한 재원조달로 의료수요자들의 비용인식 부족(장기간의 진료대기)
  - 정부의 과다한 비용부담 초래

(3) 민간보험 방식(CSM)

- 영리 또는 비영리단체에서 의료보장을 목적으로 운영하는 보험방식으로 사보험 성격을 띰
- 미국이 대표적
- 의료서비스의 제공과 자원배분을 시장에 맡기며, 국가의 개입을 최소화하는 경향을 가짐
- 보건의료의 형평성 문제와 미가입자의 경우 고가의 의료비 부담 문제 발생

표 4-7. 국민건강보험 방식(NHI)과 국가보건서비스 방식(NHS)의 비교

구 분	국민건강보험 방식(NHI)	국가보건서비스 방식(NHS)
적용대상	직장/지역가입자 등으로 구분 (의료급여대상자 제외)	전국민을 일괄 적용(집단구분 없음)
재원조달	보험료, 일부 국고지원	일반조세
의료기관	일반 의료기관 중심 (의료의 사유화 전제)	공공의료기관 중심 (의료의 사회화 전제)
급여내용	치료 중심적	예방 중심적
의료보수산정	행위별수가제	인두제(일반개원의), 봉급제(병원)
관리기구	보험자(조합 또는 금고)	정부기관(사회보험청 등)
대표국가	독일, 프랑스, 네덜란드, 일본, 한국 등	영국, 스웨덴, 이탈리아, 캐나다 등

2 국민건강보험제도

- 국민의 의료보장을 목적으로 하는 사회보험 성격의 사회보장제도로 보건복지부장관이 관장
- 피보험자에게 보험료 부과가 이루어지며 보험자인 국민건강보험공단이 이를 관리 및 운영
- 질병이나 부상 등으로 인하여 의료를 필요로 하는 국민에게 보험급여를 제공

1) 국민건강보험의 목적

- 국민의 질병·부상에 대한 예방·진단·치료·재활과 출산·사망 및 건강증진에 대하여 보험급여를 실시함으로써 국민보건을 향상시키고 사회보장 증진

2) 국민건강보험의 특성

- 법률에 의한 강제가입(사회보험, 1977)
- 부담능력에 따른 보험료의 차등부과(형평성)
- 보험급여의 균등한 수혜
- 보험료 납부의 강제성
- 단기보험
- 전국민의 보편적 적용(국민건강보험 97%, 의료급여 3%)
- 진료비 지급 행위별수가제
- 조합주의(1977) → 통합주의(건강보험, 2000)

3) 주요 발전과정

- 1977년 의료보험(직장) 도입(500인 이상 사업장)
- 1979년 공무원 및 사립학교교직원 의료보험 실시
- 1981년 지역의료보험 시범실시
- 1989년 전국민 의료보험으로 확대
- 2000년 의료보험의 통합(건강보험), 보험재정은 2003년 7월에 통합
- 2008년 노인장기요양보험

기간	1977. 7. 1 ~ 1998. 9. 30 (조합방식)	1998. 10. 1 ~ 2000. 6. 30 (조합 + 부분통합)	2000. 7. 1 (완전통합방식)
법령	의료보험법(지역, 직장) 공교의료보험법(공 · 교)	의료보험법(직장) 국민의료보험법(지역, 공교)	국민건강보험법
기구	지역의료보험조합 (227개) 공교의료보험공단 (1개) 직장의료보험조합 (139개) 의료보험연합회 (1개)	국민의료보험관리공단 (1개) 직장의료보험조합 (139개) 의료보험연합회 (1개)	국민건강보험공단 (1개) 건강보험심사평가원 (1개)

그림 4-2. 우리나라 의료보험의 통합과정

4) 국민건강보험의 주요 내용

(1) 적용대상(가입자 또는 피부양자)

- 국내에 거주하는 국민(의료급여수급권자나 유공자 등의 의료보호대상자 제외) 2018년 기준 전국민의 97% 적용, 직장가입자와 지역가입자로 구분
  - 직장가입자(72%) : 근로자, 사용자, 공무원, 교직원
  - 지역가입자(28%) : 직장가입자를 제외한 국민

(2) 보험재정(2018년 기준)

- 보험료 86%
  - 직장가입자와 지역가입자로 이원화된 부과체계 운영
  - 직장 : 근로소득의 6.24%(2018), 사용자와 근로자가 50%씩 부담
  - 지역 : 소득, 재산, 자동차 등을 점수화
- 국고지원 11% : 정부지원금(8%) + 담배부담금(3%)
- 기타 3%

(3) 사업체계

- 가입자와 보험자 및 요양기관, 그리고 정부간 유기적인 상호관계
- 가입자 : 보험료 납부
- 보험자
  - 국민건강보험공단
  - 가입자 자격관리, 보험료 부과징수, 건강보험급여관리, 요양급여비용지급 등
- 요양기관
  - 의료서비스 등을 제공하는 의료기관, 약국, 보건소 등
  - 행위별수가제에 의한 진료비 산정

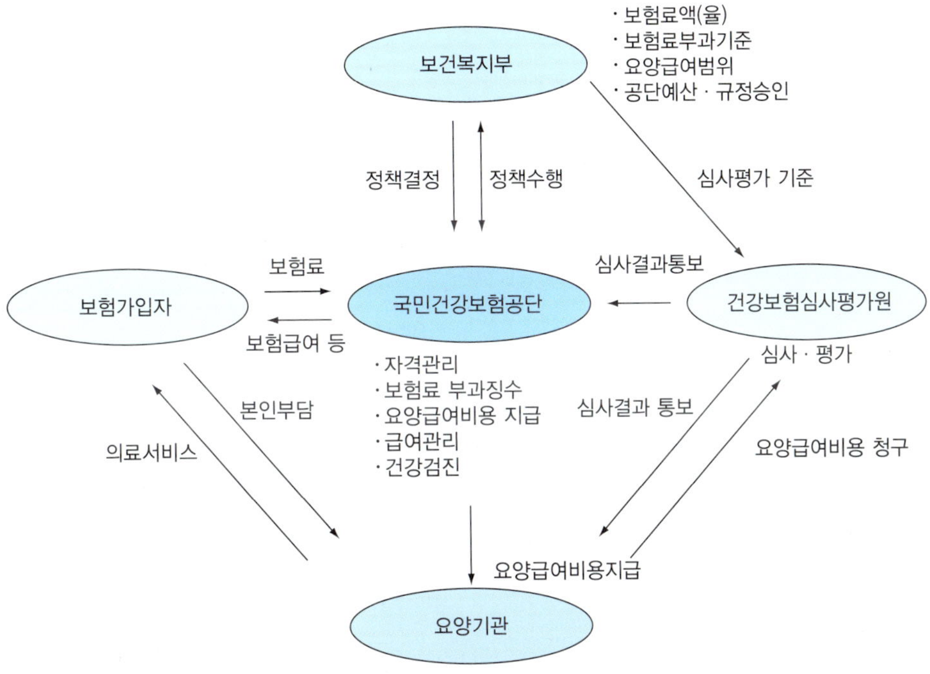

그림 4-3. 국민건강보험사업 체계도

(4) 보험급여의 종류

- 요양급여
  - 질병·부상·출산 등에 대하여 진찰·검사, 약제·치료재료의 지급, 처치·수술 기타의 치료, 예방·재활, 입원, 간호, 이송 등의 급여
  - 요양기관에서 제공
- 요양비 : 요양기관 외의 장소에서 출산한 경우

- 건강검진
  - 2년마다 1회 이상 실시(비사무직 직장가입자 1년에 1회)
  - 일반건강검진 : 직장가입자, 세대주인 지역가입자, 20세 이상의 지역가입자 및 피부양자
- 부가급여 : 장제비, 상병수당, 기타(임신출산진료비)
- 장애인보장구

(5) 보험급여 지급

- 현물급여 원칙, 예외적으로 현금급여 실시
- 현물급여 : 진료, 검사, 약제, 치료재료, 입원 등의 요양급여
- 현금급여 : 요양비, 본인일부부담금 초과금액 등

(6) 본인일부부담금

- 건강보험재원 마련에 한계가 있고 도덕적 해이에 의한 무분별한 의료이용 억제
- 정율제 방식을 채택하고 있으나 일부 정액제 채택(소액의 경우)
- 입원 : 건강보험 진료비의 20% 정률제
- 외래 : 30~60% 정률제(요양기관에 따라 차등적용)

(7) 요양급여체계 및 절차

- 1단계 요양급여와 2단계 요양급여로 이루어짐
- 1단계 요양급여를 받은 후 2단계 요양급여를 받아야 함
- 1단계 요양급여 : 상급종합병원을 제외한 요양기관에서 받는 요양급여(건강진단포함)
- 2단계 요양급여 : 상급종합병원에서 받는 요양급여

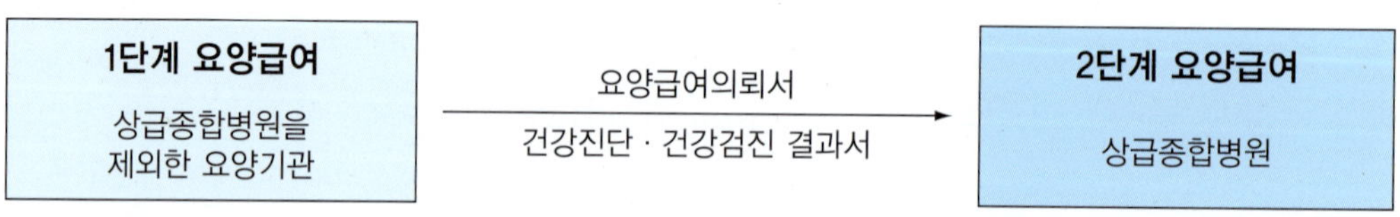

그림 4-4. 국민건강보험의 요양급여체계

5) 진료비 지불방식

(1) 행위별수가제(fee-for service, 점수제)

- 환자에게 제공된 의료서비스의 양만큼 진료비를 산정하는 방식
- 양질의 진료에 의한 의료서비스 제공이 가능하고 새로운 의료기술 도입과 연구개발의 촉진을 유도
- 비용지급에 따른 행정 및 심사업무가 복잡하고 의료기관과 보험자 간 마찰 발생
- 의료제공자들이 선호하는 방식, 과잉진료의 가능성이 높아 의료비 증가를 효과적으로 통제하기 어려움(보

험재정의 악화)
- 치료 중심의 서비스에 치중
- 의사와 보건의료시설이 의료수요가 많은 대도시에 치중
- 우리나라에서 채택

(2) 인두제(capitation)

- 일정기간 의료기관에 등록된 주민수에 따라 정액진료비를 지불하는 방식, 1차 진료의사에게 적용
- 환자진료가 적을수록 의사들의 순소득이 증가, 주민들을 대상으로 질병치료보다 예방에 관심을 둠, 행정 업무나 절차가 간소하여 관리운영비가 경제적
- 진료량의 최소화, 후송환자수의 증가, 의료기관의 선택권 제약 등 문제
- 영국, 네덜란드, 덴마크 채택

4편

(3) 봉급제(salary system)

- 근무경력, 직책 등에 따라 의사에게 봉급을 지불하는 방식
- 수입의 안정성이 높고 불필요한 의료서비스 제공이 적음
- 환자진료가 형식화 또는 관료화되어 진료생산성이 저하될 가능성 큼

(4) 포괄수가제(diagnosis related group, DRG)

- 행위별수가제의 일종으로 의료서비스 양에 근거하지 않고 진단명 그룹(DRG)에 따라 이미 정해진 비용을 지급하는 방식(건당진료비제, case payment system)
- 미국에서 1983년 의료비의 급격한 상승을 억제하기 위해 개발되었으며, 공적의료보장제도인 Medicare와 Medicaid 등의 보험환자에 적용
- 장점
  - 불필요한 진료와 투약, 입원기간 연장 등 의료남용을 막을 수 있어 의료비 증가 억제
  - 진료비 청구 및 심사업무의 간소화로 행정비용 감소
  - 보험자와 의료기관 사이의 적정진료 여부에 대한 마찰 감소
- 단점
  - 진료원가를 줄일수록 공급자 수익이 증가, 최소한의 의료 제공으로 의료서비스의 질 저하나 의료의 다양성 저해
  - 의료서비스가 최소화되거나 규격화 경향(신기술개발이나 임상연구발전의 저해)
  - 의료기관의 환자선택 또는 기피현상 최래(비용-효과가 좋은 환자만 선택)

(5) 총액예산제

- 국가나 의료보장조직이 병원의 운영 및 투자예산의 대부분을 예산방식으로 지급하는 방식
- 진료비 증가를 억제할 수 있으나 계약 체결 시 합의점을 찾기 어려움
- 진료의 생산성과 질적 수준이 낮아질 수 있음

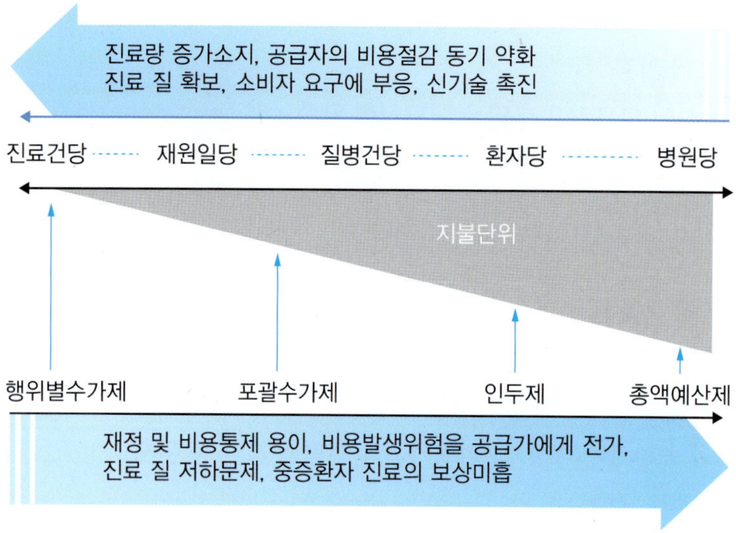

그림 4-5. 진료비 지불방식에 따른 의료비 억제기전

참 고 **포괄수가제**

입원환자를 수술·처치명·연령·진료결과 등에 따라 유사한 환자군으로 분류, 사전에 정해진 진료비를 지불하는 제도이다. 입원환자의 분류 및 지불단위로는 DRG 분류체계를 이용하는데 포괄수가제를 DRG 지불제도라고도 부른다. DRG (diagnosis related group)는 진단명기준 환자군이라 번역되며, 미국의 예일대학팀이 1960년대 말부터 10여 년에 걸쳐 병원의 산출물을 정의하기 위해 개발한 입원환자 분류체계이다. DRG 분류체계에서는 모든 입원환자들이 주진단명 및 기타진단명, 수술처치명, 연령, 성별, 진료결과 등에 따라 진료내용이 유사한 질병군으로 분류되는데, 이때 하나의 입원환자 분류군을 DRG라 부른다.

6) 우리나라의 진료비 지불방식

- 본인부담금 이외의 비용은 제3자지불(보험자), 국민건강보험공단에 진료비 청구가 이루어짐
- 행위별수가제 원칙
- 일부 질환의 입원진료에 대하여 포괄수가제를 채택(현재 7개 질병군에 적용)
  - 안과 : 수정체 수술
  - 이비인후과 : 편도 아데노이드 수술
  - 외과 : 충수절제술/항문 및 항문주위 수술/서혜 및 대퇴부 탈장 수술
  - 산부인과 : 제왕절개분만/자궁 및 자궁부속기 수술(정상분만의 경우 환자상태에 따라 위험군이 다양하게 나타날 수 있는데 포괄수가제 적용을 의무화할 경우 일부에서 산모를 기피할 수 있어 대상 질병군에서 제외)

3 의료급여제도

- 국고와 지방재정에서 기금을 조성하여 생활무능력자, 저소득자 등에 대하여 의료비 일부 또는 전부를 부담하는 공공부조 성격의 사회보장제도
- 1977년 의료보호제도 실시, 2001년 의료급여로 개정
- 의료급여수급권자
  - 제1종 : 국민기초생활수급권자(근로무능력세대), 시설보호자, 이재민, 국가유공자, 월남귀순자 등
  - 제2종 : 국민기초생활수급권자(근로능력이 있는 세대)
- 의료급여수급권자의 선정과 보장기관
  - 수급권자 선정 : 시장·군수·구청장
  - 보장기관 : 시·군·구
- 의료급여비용의 심사청구 : 건강보험과 동일
- 의료급여의 진료체계
  - 1차 의료기관 : 의원급 및 보건기관(보건소, 보건지소)
  - 2차 의료기관 : 병원급 및 종합병원
  - 3차 의료기관 : 상급종합병원

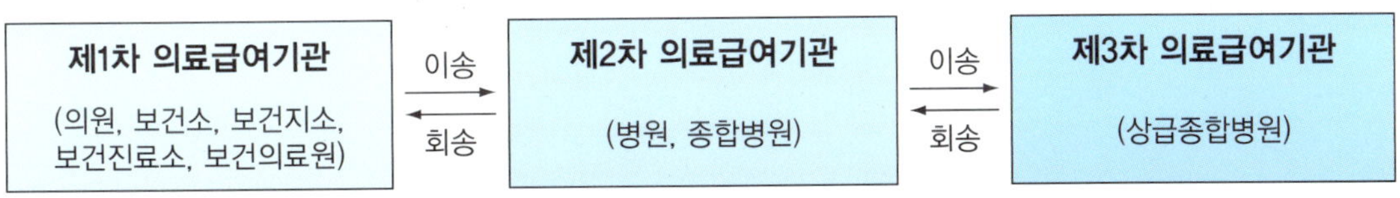

- 의료급여비용의 본인부담
  - 수급권자의 종별과 의료기관의 종류에 따라 다름
  - 1급수급권자의 경우 입원과 외래 모두 기금에서 부담하였으나 의료급여 진료비의 급증으로 2007년 2월부터 수급권자의 불필요한 의료이용을 억제하기 위해 외래의 경우 소정의 비용이 부과

표 4-8. 의료급여수급권자의 본인부담금

구분		1차(의원)	2차(병원·종합병원)	3차(지정병원)	약국*	특수장비 등
1종	입원	없음	없음	없음	–	없음
	외래	1,000원	1,500원	2,000원	500원	5%
2종	입원	10%	10%	10%	–	10%
	외래	1,000원	15%	15%	500원	15%

* 처방전 발급이 이루어진 경우(약사가 직접 조제 시 900원)

4 국민의료비의 증가요인

1) 의료수요의 증가

- 소득증가 : 경제적 여유로 사소한 질병에도 병원을 찾음
- 건강보험의 확대에 따른 경제적 장벽의 제거
- 인구구조의 변화 : 노인인구 증가와 질병(만성질환) 증가
- 사회간접시설(도로 및 교통시설 등)의 확충에 의해 의료기관 이용이 쉬워짐

2) 의료생산비용의 증가

- 임금의 상승
- 보건의료서비스 생산에 투입되는 요소에 대한 비용 상승

3) 의학기술의 발전

- 의료서비스의 고급화와 의료서비스 양의 확대

03장 보건사업

▶▶PUBLICHEALTH

I 모자보건

1 모자보건의 개념

- 모자보건은 모성보건(maternal health)과 영유아보건(infant and child health)으로 구분
- 우리나라 모자보건법은 1973년에 제정, 모성 및 영유아의 생명과 건강을 보호하고 건전한 자녀의 출산과 양육을 도모하기 위함
- 임신과 출산의 중요성을 북돋우기 위하여 10월 10일을 임산부의 날로 정함(모자보건법)

1) 모자보건의 중요성

- 대상인구가 많고 장래인구의 건강을 좌우
- 모자보건의 대상인 임산부와 영유아는 질병에 걸리기 쉽고 이환 시 사망률이 높음
- 영유아의 경우 적절한 치료가 이루어지지 않을 경우 평생의 불구나 후유증이 지속될 가능성이 높음
- 지역사회의 조직적인 노력으로 쉽게 예방이 가능하고 높은 투자효과를 거둘 수 있음

2) 모자보건사업의 대상자

- 대상인구는 모성인구와 어린이 인구(전체 국민의 절반 이상)

① 모성의 정의

- 광의 : 초경~폐경기 사이의 가임기여성(통계처리 편의와 일관성 유지를 위해 15세~49세)
- 협의 : 임신·분만·산욕 중에 있는 여성과 수유 중에 있는 여성
- 임산부 : 임신 중에 있거나 분만 후 6개월 미만의 여자로 협의의 모성개념과 유사

② 영유아의 정의

- 출생 후 6세 미만의 자(흔히 취학 이전의 어린이)
- 초등학교 입학 후에는 학교보건의 대상

3) 모자보건사업의 내용

- 국가와 지방자치단체는 모자보건사업 및 가족계획사업을 하기 위하여 보건소 안에 모자보건기구를 설치 및 운영하여야 함(모자보건법)

- 임산부의 산전·산후관리 및 분만관리와 응급처치에 관한 사항
- 영유아의 건강관리 및 예방접종 등에 관한 사항
- 모성의 생식건강관리와 건강증진프로그램 개발 등에 관한 사항
- 부인과 질병 및 그에 관련되는 질병의 예방에 관한 사항
- 심신장애아의 발생예방 및 건강관리에 관한 사항
- 성교육·성상담 및 보건에 관한 지도·교육·연구·홍보 및 통계관리 등에 관한 사항

– 임산부로서 모자보건법에 의한 보호를 받고자 하는 경우에는 본인 또는 그 보호자가 보건소 또는 의료기관에 임신 또는 분만 사실을 신고하여야 하며, 시장·군수·구청장은 신고된 임산부 또는 영유아에 대하여 모자보건수첩을 발급하여야 함

4) 모자보건관련 용어정의

– 출생 후 기간에 따른 분류(그림 4–6)
- 초생아 : 생후 7일 미만
- 신생아 : 생후 28일 미만
- 영아 : 생후 1세 미만
- 유아 : 생후 6세 미만

– 임신기간에 따른 출생아의 분류(WHO)
- 37주 미만 : 조산아(premature infant)
- 37주 이상~42주 미만 : 정상아(term infant)
- 42주 이상 : 과숙아(post–term infant)

– 출생 시 몸무게에 따른 출생아의 분류(WHO)
- 2.5 kg 미만 : 미숙아(immature infant)
- 2.5 kg 이상~4.5 kg 미만 : 정상아(mature infant)
- 4.5 kg 이상 : 과숙아
- 우리나라의 경우 2.5~3.9 kg 정상체중, 4.0 kg 이상을 과체중아(거대아)로 분류

– 우리나라 모자보건법에 따른 분류
- 미숙아 : 신체의 발육이 미숙한 채로 출생한 영유아로서 **임신 37주 미만**의 출생아 또는 **출생 시 체중이 2.5 kg 미만**인 자로서 보건소장 또는 의료기관의 장이 임신 37주 이상의 출생아 등과는 다른 특별한 의료적 관리와 보호가 필요하다고 인정하는 자
- 선천성 이상아 : 선천성 기형·변형 및 염색체 이상을 지닌 영유아로서 선천성 이상으로 사망할 우려가 있거나 또는 기능적 장애가 현저하거나 회복이 어려운 영유아

– 출산관련 용어
- 주산기(출생전후기) : 임신 28주 이후~생후 7일 미만
- 산욕기 : 분만 후~6주 전후기간
- 출생 : 임신기간에 관계없이 태아가 모체 밖으로 완전히 나온 후 탯줄 절단 후까지 생명이 있는 출산

- 과기산 : 예정일을 2주 이상 넘긴 출산, 태반기능과 산소공급기능 저하
- 사산 : 임신기간에 관계없이 태아가 모체 밖으로 나오기 전에 사망한 경우(WHO는 20주 미만의 태아사망을 유산(流産), 20주 이상을 사산으로 분류)
- 분만 : 자궁 내에 있던 태아와 그 부속물이 만출력의 기전에 의하여 산도(産道)를 지나 모체 밖으로 배출되는 현상

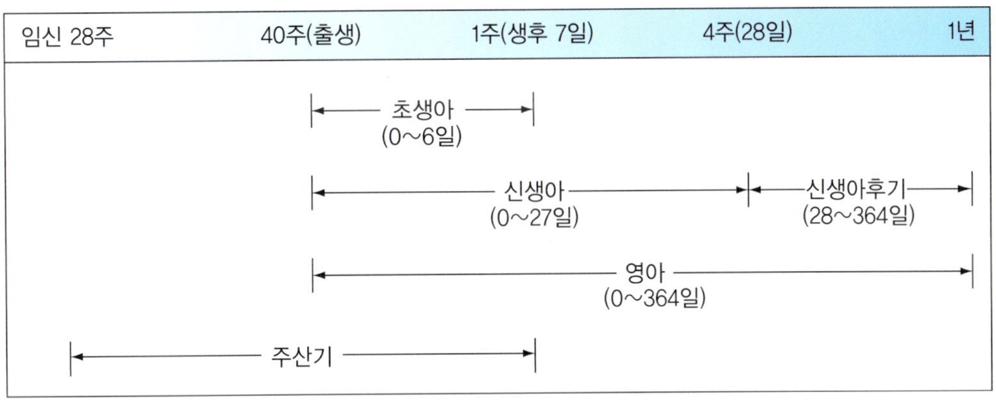

그림 4-6. 출산관련 기간별 용어

2 모자보건지표

1) 영아사망지표

(1) 영아사망률(infant mortality rate, IMR)

– 1년간 출생아수 1,000명당 1세 미만의 영아사망수

$$\text{영아사망률} = \frac{\text{영아사망수}}{\text{출생아수}} \times 1{,}000$$

– 국가 또는 지역사회의 보건의료 수준을 가장 잘 반영하는 보건지표
- 모자보건, 환경위생 및 영양수준 등에 아주 민감
- 생후 12개월 미만의 일정한 연령군이므로 조사망률에 비해 통계적 유의성이 높음
- 국가간 영아사망률의 변동변위가 조사망률에 비해 훨씬 큼

(2) 신생아사망률

– 1년간 출생아수 1,000명당 28일 미만의 신생아사망수

$$\text{신생아사망률} = \frac{\text{신생아사망수}}{\text{출생아수}} \times 1{,}000$$

– 사망원인은 미숙아, 출생 시 손상, 선천성기형 등으로 모성과 관련이 있고 예방과 치료가 어려움

- 신생아후기(28일 이상) 영아사망률보다 신생아기(0~27일) 사망률이 높고, 이 중에서 초신생아기(0~6일) 사망률이 가장 높음

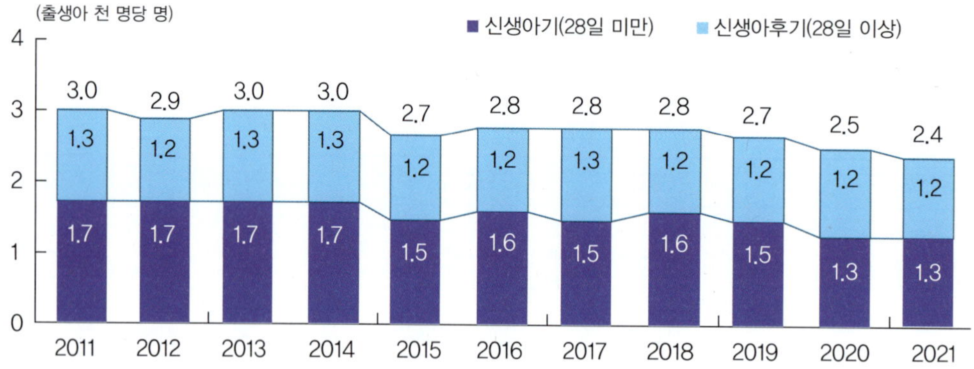

그림 4-7. 생존기간별 영아사망률 추이(사망원인통계, 통계청)

(3) α-지수(α-index)

- 신생아사망수에 대한 영아사망수의 비(1보다 크거나 같음)

$$\alpha\text{-index} = \frac{\text{영아사망수}}{\text{신생아사망수}}$$

- 1에 근접할수록 보건수준이 양호(영아사망이 주로 신생아기에 발생)
- 1보다 크게 되면 영아사망이 신생아기 이후에 발생한 경우로 영아사망에 대한 예방대책이 필요
- 신생아기 이후의 영아사망은 주로 비위생적 주거환경, 영영불량, 감염 등 공중보건요인에 기인
- 공중보건수준이 열악한 국가일수록 높음(후진국 > 개발도상국 > 선진국)
- 선진국의 경우 영아사망의 70~80%가 신생아기에 발생, 약 50%가 생후 1주 이내에 발생

(4) 주산기사망률(PMR : perinatal mortality rate)

- 1년간 총 출산아수(28주 이상 태아사망+출생아수) 1,000명당 임신 28주 이상의 태아사망 및 출생 후 7일 미만의 신생아사망수
- 사망원인은 주로 임신중독, 출생 시 손상, 난산, 조산아 무산소증 및 저산소증, 조기파수 등으로 공통적인 특성을 보임

$$\text{주산기사망률} = \frac{\text{임신 28주 이후에서 생후 7일 이내 사망수}}{\text{28주 이상 태아사망수} + \text{출생아수}} \times 1{,}000$$

참고 **WHO(ICD-10) 주산기(perinatal period) 및 주산기사망률(周産期死亡率) 정의**

'주산기'는 사산을 정의하는 기간의 법적인 차이로 인해 국가마다 다르게 사용되고 있다. ICD-10에서는 주산기를 "임신 22주 완료일(154일)부터 출생 후 7일 미만까지"로 정의하고 있다. 따라서 주산기사망은 "임신 22주 완료일부터 시작되는 태아 사망수(사산수) + 출생 후 7일 이내 출생아 사망수"로 정의한다. 주산기사망률의 경우 특정 연도의 총출산아 1,000명에 대한 주산기 동안 사망수의 비로써 다음과 같이 구할 수 있다.

주산기사망률 = 특정 연도의 주산기사망수/특정 연도의 출산아수 × 1,000

$$= \frac{\text{임신 22주 완료일부터 태아사망수 + 출생 후 7일 이내 신생아사망수}}{\text{특정 연도의 주산기 동안 태아사망수 + 특정 연도의 출생아수}} \times 1{,}000$$

2) 모성사망지표

(1) 모성사망률(MMR : maternal mortality rate)

- 임신·분만·산욕의 합병증으로 인한 모성사망수를 설명
- 임신기간 또는 부위와 관계없이 우연 또는 우발적인 원인으로 인하지 않고, 임신 또는 그 관리에 관련되거나 그것에 의해 악화된 어떤 원인으로 인하여 임신 또는 분만 후 42일 이내에 발생한 사망, 임신 중 전염병 감염·교통사고 등에 의한 사망은 포함되지 않음

$$\text{모성사망률} = \frac{\text{임신·분만·산욕으로 인한 모성사망수}}{\text{가임기 여성수(15～49세)}} \times 100{,}000$$

$$\text{모성사망비} = \frac{\text{모성사망수}}{\text{출생아수}} \times 100{,}000$$

- 모성사망률의 분모는 임신한 모든 여성이 되어야 하지만 현실적으로 파악이 어려워 대신 출생아수를 사용, 이 때문에 모성사망비라 함
- 모성사망비는 모성사망 측정을 위해 개발된 지표 중 가장 많이 사용되는 임산부의 산전·산후관리 수준과 의료전달체계 및 사회경제적 수준을 설명

표 4-9. 모성사망 추이(e-나라지표, 통계청)

	1995	2000	2005	2010	2015	2016	2017	2018	2019	2020	2021
모성사망수	146	97	61	74	38	34	28	37	30	32	23
모성사망비[a]	20.0	15.0	14.0	15.7	8.7	8.4	7.8	11.3	9.9	11.8	8.8
모성사망률[b]	1.10	0.70	0.50	0.55	0.30	0.27	0.22	0.30	0.25	0.27	0.20

[a] 모성사망비(출생아 10만명당 모성사망수) = (모성사망수/출생아수) × 100,000

[b] 모성사망률(가임기여성 10만명당 모성사망수) = (모성사망수/15~49세 가임기 여성수) × 100,000

3 모성보건

- 모성자신의 건강보호·증진뿐만 아니라 자녀의 출산과 양육을 위해서 중요
- 모성보건사업은 산전관리·분만관리·산후관리를 말하나 넓은 의미에서는 수유관리까지 포함

1) 모성보건사업의 내용

- 산전관리, 분만관리, 산후관리

- 임산부의 진단과 종합검진
- 임산부의 건강상의 유해요인 발견

(1) 산전관리

- 모성·태아·신생아의 건강을 보호하고 유지·증진하기 위해 임산부에 대한 정기건강진단이 가장 요(모성 사망률 감소에 가장 효과적)

① 임산부의 정기건강진단 실시기준(표 4-8)

- 임신 28주까지 매월 1회, 36주까지 격주에 1회, 37주부터는 매주 1회
- 모자보건법에 정기건강진단 실시기준 지정

② 임신 중 진찰내용

- 산과력 및 질병력(일반병력, 월경력, 임신 및 출산력)
- 임신병리검사(소변검사, 혈액검사)
- 혈압 및 체중측정
- 산과적 진찰(초음파로 태아의 발육상태 확인)
- 이상임신 및 임신합병증의 조기진단
- 질병예방을 위한 건강관리, 영양관리 및 필요한 상담

표 4-10. 임산부의 정기건강진단 실시기준

구분	이상적인 기준(WHO)	모자보건법 기준
임신 7개월까지(28주까지) 임신 8~9개월까지(29~36주) 임신 10개월 이후(37주부터)	1회/4주 1회/2주 1회/1주	1회/4주 1회/2주 1회/1주

(2) 분만관리

- 산모와 태아의 안전분만 및 산모의 건강을 위해 적절한 관리가 필요
- 분만시작을 아는 방법(양수막 파수, 이슬, 진통 등의 분만징후) 교육

(3) 산후관리(산욕기관리)

- 분만 후 임신과 분만으로 인해 변화되었던 여성 성기와 그 부속기관이 임신 전 상태로 회복되는 기간을 산욕기라 함(보통 6주)
- 산후진찰, 출혈이나 감염에 주의
- 식이와 영양지도, 충분한 휴식, 산후체조
- 통목욕과 외출 4주 후, 샤워 24시간 후, 성생활 6주 후부터 가능
- 신생아관리 및 모유영양관리 지도

(4) 수유관리

- 초유에는 항감염물질(면역글로불린)이 풍부하여 수유 권장
- 모유수유의 장점
  - 항체를 지니고 있어 각종 감염에서 보호
  - 배란을 억제하여 자연적인 피임효과(출산 후 6개월 지속)
  - 모체의 자궁수축 기여, 유방암 발현율 감소
  - 모자접촉에 의한 정서적 안정
  - 소화가 쉽고 적당한 온도, 경제적, 간편

4 편

2) 모성사망의 원인

- 모성사망은 임신 · 분만 · 산욕에 관계된 특유 질병, 즉 임신합병증으로 인한 사망
- 임신 중 또는 출산 후 42일 이내에 사고나 고의에 의하지 않은 사망으로 임신에 의하거나 임신에 의해 악화된 질환이나 이로 인한 사망만을 포함(전염병 · 만성질환 · 사고 등에 의한 사망은 제외)
- 원인은 대부분이 직접적인 사인에 의한 것으로 출혈이 가장 높은 비중(20~30%)을 차지하고 고혈압 · 색전증도 중요 원인
  - 직접적 원인 : 임신 · 분만 · 산욕기의 산과적 합병증으로 인한 출혈 · 감염(패혈증) · 난산 · 자간증 · 자궁외 임신 등
  - 간접적 원인 : 빈혈 · 당뇨 · 심장질환 · 결핵 · 악성 종양 · 신장질환 등이 임신으로 악화된 경우, 마취로 인한 사망 포함

① 임신중독증(toxemia)

- 임신 후반기(8개월 이후)에 주로 발생하고 유산 · 조산의 원인
- 원인불명이 많으나 위험요인은 단백질 · 비타민 섭취부족, 염분 과다섭취, 빈혈, 비만, 과로 등
- 부종, 고혈압, 단백뇨가 3대 증상
- 예방대책
  - 단백질과 비타민을 충분히 섭취하고 염분과 지방의 과잉섭취를 피할 것
  - 적당한 휴식을 취하고 겨울에 보온철저
  - 정기적인 건강검진

② 이상출혈(hemorrhage)

- 임신 전반기(임신 5개월 전) : 유산, 자궁외 임신 등이 원인
- 임신 후반기(임신 6개월 후) : 전치태반, 태반의 조기박리, 자궁파열, 경관파열, 회음열상 등 원인
- 50% 정도가 원인불명, 입원분만이 바람직

③ 감염 및 산욕열(puerperal fever)

- 분만 또는 산욕기에 생식기 부위의 세균침입으로 인한 감염증(패혈증, sepsis)을 산욕열이라 함
- 비위생적인 분만에 의한 세균감염(파상풍), 자궁내막의 염증 및 산도의 국소염증으로 발생

- 오한과 38℃ 이상의 고열증상
- 위생적인 분만, 항생제 사용으로 상당히 감소(선진국이나 도시지역의 극히 저조)

④ 자궁외임신(ectopic pregnancy)

- 자궁외임신은 대부분이 난관임신이며, 난소와 복강임신도 발생
- 임균성 및 결핵성 난관염, 인공유산 후 염증 등이 원인
- 난관 및 자궁파열 등에 의한 출혈, 심한 복통 호소, 응급수술 필요

참 고 **자간증(eclampsia)**

임신기간이나 분만전후의 여성에게 일어나는 전신의 경련발작과 의식불명을 의미하며 임신중독증 가운데 가장 중증인 형태로 사망률이 높다. 임신후반기에 부종, 고혈압과 단백뇨가 나타나는데 이를 임신성 고혈압 또는 자간전증이라고 하며, 경련까지 동반되는 심한 경우에는 자간증이라고 한다. 과거에 임신중독증은 출혈, 감염과 더불어 모성사망의 3대 원인이었다.
중요한 진단기준이 되는 것은 혈압의 상승이다. 임신 20주 이후에 최고혈압이 140 mmHg, 최저혈압이 90 mmHg 이상이면 임신중독증을 의심하게 된다. 과거에는 부종도 진단의 주요요인으로 보았으나 다른 원인에 의해서도 자주 발생될 수 있어 임신중독증의 진단기준에서 제외되었다.

3) 모성의 건강관리

- 건강검진 및 상담, 영양관리, 일상생활관리, 의복 및 약물관리 등

(1) 임신전 건강검진 및 상담

① 일반건강검진

- 빈혈 : 혈액검사에서 **헤모글로빈 수치로부터 빈혈 유무 판단**, 여성은 생리나 임신 등으로 빈혈증세가 나타날 수 있는데, 임신 중에는 음식에서 섭취하는 철분만으로는 부족해 **철분제 복용**이 필요
- B형간염 : 임산부가 감염되었을 경우 출산 후 신생아에게 전파될 수 있어 사전검사가 필요
- 매독혈청반응 : 임신부가 감염되었을 경우 태아에게 치명적, 임신 초기에 발견되면 효과적인 치료가 가능
- 톡소플라스마 : 애완동물을 매개로 해 전염되는 기생충(주혈원충)의 하나로 임산부가 감염되면 태아에게 선천성 기형을 유발할 수 있음, 특히 고양이나 강아지를 키우는 사람은 체내 톡소플라스마 원충의 감염여부를 검사해야 함
- 혈액형 : 자신의 혈액형을 알고 있더라도 재검사 필요, 응급상황에서 수혈을 결정하는데 중요(A · B · O형과 Rh인자 검사를 실시, 여성이 Rh 음성이고 남성이 Rh 양성일 경우 Rh 양성인 아기가 태어날 확률이 90% 이상으로, 이 경우 모체에서 생긴 항체가 태아에게 옮겨져 태아의 적혈구를 파괴해 빈혈 · 황달 등이 발생할 수 있음)
- 풍진 : 면역성이 없는 임신부가 임신초기에 감염되면 기형아가 태어날 확률이 80%, 임신 전 예방접종이 중요

② 건강관리

- 이상적인 체중유지와 규칙적인 운동
- X선 촬영과 같이 임신 중 피해야 할 의료검진을 미리 받아 둠
- MMR과 같은 예방접종은 미리 받아 둠
- 약물남용을 피하고 금연·금주 등

(2) 영양관리

- 모성과 태아의 건강을 위하여 필요한 영양소의 충분한 공급이 중요
  - 임신 전반기 15%, 후반기 30%, 수유기 40% 이상 칼로리 증가
  - 임신전반기 +150, 후반기 +350, 수유기 +500
- 단백질·무기질·비타민이 풍부한 음식, 특히 칼슘·철분을 충분히 공급하고 편식을 피하며 짜고 매운 자극성 음식은 삼가
- 칼슘이 부족하면 모성의 치아나 뼈에 이상을 초래하고 철분 부족 시 빈혈이 발생

(3) 일상생활관리

- 수면은 하루 8시간 이상 취하고 심한 운동과 여행은 삼가며 신체를 청결하게 유지
- 심한 운동이나 성생활은 임신 8개월 이후에서 산후 6~8주까지 주의
- 임산부의 유방관리는 임신 4개월 후부터 유두를 온수로 닦고 마사지, 알코올 소독 금지

(4) 의복 및 약물관리

- 복부가 냉하지 않도록 하고, 몸에 끼는 옷(코르셋 등) 대신 편하고 안전한 것을 착용
- 약물복용은 의사의 지시에 따라야 하며, 수면제·진통제·호르몬제제 등은 복용 금지

4) 모자보건관련 권장사항(가장 이상적)

- 분만시기 : 25세 이전
- 출산간격 : 2~3년
- 이유시기 : 생후 5~6개월
- 출산계절 : 봄, 가을
- 산욕기간 : 분만 후 6~8주

4 영유아보건

- 출생 후 1주까지를 초생아, 28일 미만을 신생아, 1년 미만을 영아, 취학 전의 6세 미만을 유아
- 영유아는 다음과 같은 특성이 있어 보건관리 필요
  - 신체적·정신적·정서적으로 빠르게 성장

- 신생아의 체중은 생후 6개월에 출생 시 약 2배, 12개월에는 약 3배 성장
- 선천적인 면역만 작용하여 질병에 대한 저항력이 매우 낮음

1) 영유아보건의 목적

- 영유아의 신체적 발육 및 정서적 발달
- 영양부족과 감염증 등에 따른 질병예방
- 조산아 · 불구아 · 심신장애자 등의 조기발견으로 치료 및 교정

2) 영유아보건사업의 내용

(1) 건강진단 및 예방접종

- 시장 · 군수 · 구청장이 실시해야 함
  - 영유아 및 미숙아 등에 대한 건강관리 및 건강진단, 건강상의 위해요인 발견
  - 예방접종

(2) 사산 및 미숙아 신고

- 의료기관의 장 또는 보건소장은 임산부가 **사망**하거나 사산 또는 신생아 **사망** 시 시장 · 군수 · 구청장에게 보고
- 의료기관의 장이 미숙아 또는 선천성이상아 **출생** 시 보건소장에게 보고

(3) 정기건강진단 실시기준

① 영유아

- 신생아 : 수시
- 영유아 : 출생 후 1년 이내는 매월 1회, 1년 초과 5년 이내는 6개월마다 1회

② 미숙아 · 선천성이상아

- 분만의료기관 퇴원 후 7일 이내에 1회
- 1차 건강진단 시 건강문제가 있는 경우 최소 1주에 2회
- 발견된 건강문제가 없는 경우에는 영유아 기준에 의함

참 고 아프가르 점수(Apgar score, A/S)

- 출산직후 신생아의 전반적인 건강상태 평가지표(미국 마취과 전문의인 아프가르 박사가 연구)
- 출산직후 1분과 5분에서 신생아의 5가지 상태(호흡·심장박동수·피부색·근육강도·자극에 대한 신경반사)를 점수화
- 총점은 10점으로 이상적인 점수는 8~10점이며 점수가 낮은 경우 진료가 요구됨

3) 미숙아의 원인과 대책

– 원인불명이 많으나 임신중독, 다태임신, 선천성 기형, 성병, 기타 모체의 질병이나 과로 등

표 4-11. 미숙아의 육체적 결함, 관리원칙 및 예방대책

육체적 결함	관리원칙	예방대책
체온조절장애	체온보호	임신중독 예방
호흡장애	호흡관리	영양관리
소화장애	영양공급	유산 및 조산 경력자의 의학적 보호
조혈능력부족		고혈압 · 당뇨병 · 빈혈이 있는 임산부의 지도와 보호
높은 질병감염	감염예방	비만자, 자궁수술 경력자의 지도와 보호
독성에 대한 높은 감수성		30세 이후의 초임부나 불임증자의 임신 등 의학적 보호

4편

4) 영아사망

– 가장 중요한 보건지표로 한 나라의 위생수준과 영양수준을 반영
– 사망 시기에 따라 그 원인에 차이가 있는데 신생아기는 생물학적 요인(유전적 요인)이 많이 작용하고 그 이후는 사회경제적인 요인이 중요
– 우리나라의 경우 1970년대에는 위장장애 · 폐렴 등의 사회경제적 요인에 의한 사인이 주가 되었으나, 최근에는 대부분이 신생아기에 발생하며 사인은 주산기질환 · 선천성 기형 등으로 선진국의 경우와 같은 양상을 보임
– 2021년 기준 주요 원인은 '출생전후기에 기원한 특정병태'로 전체 영아사망의 49%를 차지함

5) 유아사망

– 사망원인은 1980년대의 경우 호흡기 및 감염성 질환이 주가 되었으나 1990년대의 경우 질병이환 대신 사고(교통사고, 익사, 추락, 화재 등)가 중요
– 대책은 안전사고방지, 어린이보호구역 지정, 스쿨존캠페인, 법규 및 제도개선
– 2000년대 이후에는 '출생전후기에 기원한 특정병태'가 가장 중요한 사망원인으로 작용

6) 영유아보건의 대책

– 영아 : 건강검진, 예방접종, 모유수유, 이유지도, 주기적인 건강관리 및 상담 등
– 유아 : 사고방지지도, 예방접종, 건강검진, 정서교육, 구강보건지도, 건강관리 및 상담 등

표 4-12. 사망원인에 따른 최근 영아사망자 수와 구성비 비교(2021년 사망원인통계, 통계청)

사 망 원 인	2020년		2021년		영아사망			
	사망자 수	구성비	사망자 수	구성비	신생아기		신생아후기	
					사망수 수	구성비	사망수 수	구성비
전 체	674	100.0	626	100.0	326	100.0	300	100.0
출생전 후기에 기원한 특정 병태	327	48.5	306	**48.9**	249	76.4	57	19.0
– 임신기간 및 태아성장과 관련된 장애	46	6.8	36	5.8	30	9.2	6	2.0
– 신생아의 호흡곤란	44	6.5	63	10.1	62	19.0	1	0.3
– 신생아의 기타 호흡기 병태	54	8.0	42	6.7	33	10.1	9	3.0
선천기형, 변형 및 염색체이상	115	17.1	96	15.3	40	12.3	56	18.7
– 심장의 선천기형	41	6.1	29	4.6	10	3.1	19	6.3
달리 분류되지 않은 증상, 징후와 임상 및 검사의 이상소견	131	19.4	112	17.9	19	5.8	93	31.0
– 영아돌연사증후군	60	8.9	50	8.0	0	0.0	50	16.7
질병이환 및 사망의 외인	56	8.3	55	8.8	6	1.8	49	16.3
– 호흡과 관련된 기타 불의의 위협	31	4.6	27	4.3	2	0.6	25	8.3
– 가해	17	2.5	14	2.2	4	1.2	10	3.3
기타 나머지 질환	45	6.7	57	9.1	12	3.7	45	15.0

표 4-13. 사망원인에 따른 0~4세 영유아의 사망자 수와 구성비 추이 (단위: 명, %)

구분	1990		2000		2010		2015		2020		2021	
	사망자수	구성비	사망자수	구성비	사망자수	구성비	사망자수	구성비	사망자수	구성비	사망자수	구성비
전체	4,682	100	4,141	100	1,894	100	1,477	100	859	100	777	100
특정 감염성 및 기생충성 질환	213	5	96	2	49	3	17	1	15	2	12	2
신생물	189	4	160	4	54	3	58	4	34	4	26	3
혈액 및 조혈기관질환 등	29	1	26	1	18	1	15	1	12	1	6	1
내분비, 영양 및 대사 질환	30	1	50	1	17	1	16	1	6	1	9	1
신경계통 질환	329	7	189	5	78	4	55	4	33	4	30	4
순환계통 질환	89	2	126	3	33	2	36	2	13	2	21	3
호흡계통 질환	418	9	190	5	57	3	27	2	15	2	11	1
소화계통 질환	65	1	38	1	13	1	8	1	10	1	10	1
출생전후기에 기원한 특정병태	128	3	1,318	**32**	830	**44**	631	**43**	330	**38**	308	**40**
선천 기형, 변형 및 염색체 이상	856	18	779	19	329	17	293	20	130	15	111	14
달리 분류되지 않은 증상, 징후	947	20	447	11	208	11	172	12	151	18	120	15
질병이환 및 사망의 외인	1,350	**29**	708	17	204	11	145	10	108	13	110	14
운수사고	694	15	328	8	67	4	37	3	10	1	10	1
낙상(추락)	72	2	114	3	28	1	15	1	18	2	18	2
불의의 익사 및 익수	140	3	72	2	6	0	10	1	9	1	10	1
가해(타살)	23	0	36	1	36	2	35	2	28	3	31	4
모든 기타 외인	330	7	129	3	58	3	47	3	37	4	38	5

Ⅱ 인구 및 가족계획

1 인구의 개념

1) 인구(population)의 정의

- 일정 기간 동안 일정지역에 생존하는 인간집단
- 국민은 국적 공동체, 민족은 정신적·문화적 공동체, 인종은 생물학적·유전적 공동체를 의미

2) 인구학(demography)의 정의

- 지역사회 인구의 정태적 특성이나 동태적 특성을 연구하는 학문
- 인간집단의 크기·밀도·분포·성장 등이 사회·경제·보건 등에 미치는 영향을 통계적으로 연구하는 사회과학의 기초학문

3) 인구의 보건학적 문제

- 인구문제를 보건학에서 다루는 이유
  - 인구증가로 발생할 수 있는 각종 보건문제를 예측하여 대책 수립
  - 인간집단이 행복하게 생존할 수 있는 적정인구의 유지(규모의 경제를 가능하게 하여 경제발전에 기여)
- 인구규모에 따른 보건문제

표 4-14. 인구규모에 따른 보건문제

인구규모	문제점
너무 적은 경우	노동력 및 부담능력 부족
너무 많은 경우	자원부족에 따른 주택난, 식량난, 빈곤 등의 의식주 문제 다량의 자원 및 에너지 소비로 자연생태계 파괴와 환경오염 알코올이나 약물중독 증가 정신질환, 자살, 성병, 결핵 등의 사회적 병폐 증가 인간 및 생명경시 풍조, 삶의 질 악화, 인간의 생존자체 위협

2 인구론(Demography)의 발전

- 영국의 John Graunt는 런던 교구에서 작성한 시민의 사망기록을 연구하여 출생과 사망에 대한 최초의 수량적 분석을 수행, 인구학과 보건통계학에 관한 최초의 논문(Observation upon the Bills of Mortality, 1662)을 작성하여 인구학의 시조가 됨
- 학문적인 체계는 18세기 말 Tomas Robert Malthus의 인구론에 의해 이루어짐

1) 맬더스주의(Malthusism)

- 영국의 고전 경제학자인 Malthus(1766~1834, 근대인구론의 창시자)가 주장
- 인구론(An Essay on the Principle of Population)을 저술하여 학문적인 체계로 발전
- 맬더스이론(인간의 생식력과 토지의 생산력으로 인구증가와 빈곤·악덕 등의 사회문제 설명)
  - 규제의 원리 : 인구는 반드시 생존자료(식량)에 의하여 규제된다.
  - 증식의 원리 : 인구는 특별한 방해요인이 없는 한 생존자료가 증가하면 인구도 증가한다.
  - 파동의 원리 : 인구는 증식과 규제의 상호작용에 의해 균형에서 불균형으로, 다시 불균형에서 균형으로 파동을 주기적으로 되풀이한다.
- "인간은 생존을 위해 식량은 필수적이고 남녀 간의 생식활동은 필연적이다"라는 원리에 근거하여 인구는 기하급수적으로 늘고 식량은 산술급수적으로 늘어 빈곤과 사회악이 발생하기 때문에 **인구억제를 주장**
- 인구억제방법으로 **만혼, 성적순결 등의 도덕적인 억제를** 주장(피임은 종교적 이유로 반대)
- 맬더스주의 문제점
  - 만혼, 성적순결 등의 인구억제는 성범죄와 같은 사회문제 야기
  - 인구억제를 식량에만 국한

2) 신맬더스주의(Neo-Malthusism)

- 맬더스주의의 인구억제방법 대신 **피임에 의한 인구억제**(산아조절)를 중요시 함
- **Francis Place**(1771~1854)가 주장(1826년 피임에 관한 "여성필독의서"를 출간)
- 폴란드 의사 Aletta Jacobs은 실제적인 의료시설을 갖추고 피임봉사활동을 수행

3) 적정인구론(E. Cannan)

- 적정인구는 국민 1인당 실질소득을 극대화할 수 있는 인구
- 신맬더스주의를 발전시켜 인구억제를 식량에만 국한시키지 않고 생활수준에 둠
  - 주어진 여건 속에서 최대의 생산성을 유지하며
  - 최고의 생활수준이 주어질 때 실질소득을 최대로 할 수 있다고 주장

4) 안정인구론(Alfred J. Lotka, 1925)

- 인구규모는 변하지만 인구구조는 변하지 않게 되어 일정한 인구가 유지된다는 인구구조 고정이론
- 인구이동이 없는 폐쇄인구에서 성별, 연령별 사망률과 가임여성의 연령별 출생률이 변하지 않고 오래 지속된 경우

3 인구의 구성

1) 성별 구성

– 성비(sex ratio)로 정의(여자 100명에 대한 남자 인구비)
  - 1차성비 : 태아 시 성비(태내성비), 남 > 여
  - 2차성비 : 출생 시 성비(출생성비), 남 > 여 (자연적인 출생성비 **105** 전후)
  - 3차성비 : 현재 인구의 성비(고령 시 남 < 여)

– 2차성비의 불균형
  - 1970년 109.5, 1980년 105.3, 1990년 116.5, 2000년 110.2, 2006년 107.4
  - 국내(2000년 110.2, 2005년 107.7)>미국 · 영국 · 일본 · 독일 등 (105 전후)
  - 의학의 발달로 태아성감별 가능, 과거에 남아선호 및 적은 수의 자녀출산으로 불균형 초래

– 연령별 3차성비
  - 자연적인 출생성비는 105 전후이나 남아의 영아사망률이 높아 결혼적령기는 100에 근접
  - 노령기에는 남자사망률이 높아 고령층일수록 성비는 낮아짐
  - 1990년 100.7 (0~4세 111.2, 20~24세 109.2, 50~54세 97.9, 85세 이상 24.9)
  - 2000년 100.7 (0~4세 110.2, 20~24세 111.4, 50~54세 101.7, 85세 이상 29.8)
  - 2005년 99.5 (0~4세 108.1, 20~24세 109.7, 50~54세 99.9, 85세 이상 33.7)
  - 2016년 99.6 (0~4세 105.2, 20~24세 114.6, 50~54세 103.1, 85세 이상 34.0)

2) 연령별 구성

– 연령에 따른 인구구분
  - 유소년인구 : 0~14세
  - 생산연령인구 : 15~64세
  - 노년인구 : 65세 이상

– 노년인구에 따른 사회구분(UN 기준)
  - 7% 이상 ~ 14% 미만 : **고령화사회**
  - 14% 이상 ~ 20% 미만 : **고령사회**
  - 20% 이상 : **초고령사회**

3) 인구피라미드

– 성과 연령별 인구구조를 의미하며 피라미드 형태로 나타낸 인구분포도
  - 왼쪽 남자, 오른쪽 여자
  - 연령별(5세 간격)로 나누어 전체인구에 대한 각 집단의 백분율로 나타냄

① 피라미드형(pyramid form)

– 고출산 · 고사망에 의한 **인구증가형**(후진국형)

– 14세 이하 인구가 65세 이상 인구의 2배 이상

② 종형(bell form)

- 저출산 · 저사망의 **인구정지형**(이상형)
- 14세 이하 인구가 65세 이상 인구의 2배 수준

③ 항아리형(방추형, pot form)

- 출생률이 사망률보다 낮은 **인구감퇴형**(선진국형)
- 14세 이하 인구가 65세 이상 인구의 2배 이하

④ 별형(星型, star form)

- 15~64세까지의 **생산연령인구**가 많이 **유입**되는 도시지역의 인구구성(**도시형, 인구유입형**)
- 생산연령인구가 전체인구의 50% 이상

⑤ 표주박형(호로형, 호리병형, guitar form)

- 생산연령인구가 다수 유출되는 농촌지역의 인구구성(**농촌형, 인구유출형**)
- 생산연령인구가 전체인구의 50% 미만

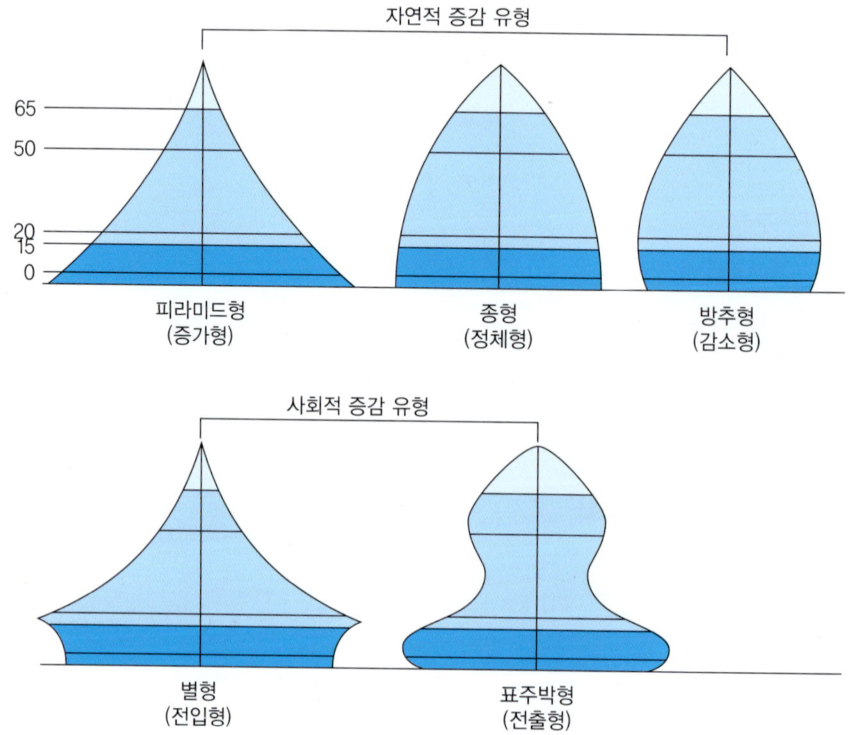

그림 4-8. 인구피라미드의 종류

4 인구성장

1) 인구성장이론

(1) Notestein과 Thompson의 3단계이론

인구성장을 공업화 정도에 따라 다음의 3단계로 분류하였다.

- 1단계(고잠재적 성장기) : 고출산 · 고사망으로 공업화되지 못한 국가에서 볼 수 있는 유형 인구증가 잠재력이 큼
- 2단계(과도기적 성장기) : 고출산 · 저사망으로 높은 인구증가율을 보이는 거의 공업화된 국가 유형 과도기적으로 인구가 증가하지만 안정이 예견됨
- 3단계(인구감소기) : 저출산 · 저사망의 선진공업국가에서 볼 수 있는 유형

(2) C. P. Blacker의 5단계이론

인구성장을 위의 3단계만으로 분류하기 어렵기 때문에 공업이 발달하기 이전의 농경사회에서 현대사회로 변천하는 과정을 다음과 같이 5단계로 분류하였다.

- 제1단계(고위정지기) : 고출생 · 고사망률에 의한 인구정지형 중부아프리카 국가와 같이 인구증가 잠재력이 큰 후진국형
- 제2단계(초기확장기) : 고출생 · 저사망률에 의한 인구증가형 당분간 인구증가가 계속되는 경제개발 초기단계의 유형
- 제3단계(후기확장기) : 저출생 · 저사망률에 의한 인구성장둔화형 산업의 발달과 핵가족화 경향이 있는 개발도상국가의 인구구조
- 제4단계(저위정지기) : 출생률과 사망률이 최저에 달한 인구성장정지형 중동아시아 국가 등의 선진국형
- 제5단계(감퇴기) : 출생률이 사망률보다 낮아진 인구감소형 북유럽, 일본, 우리나라 등

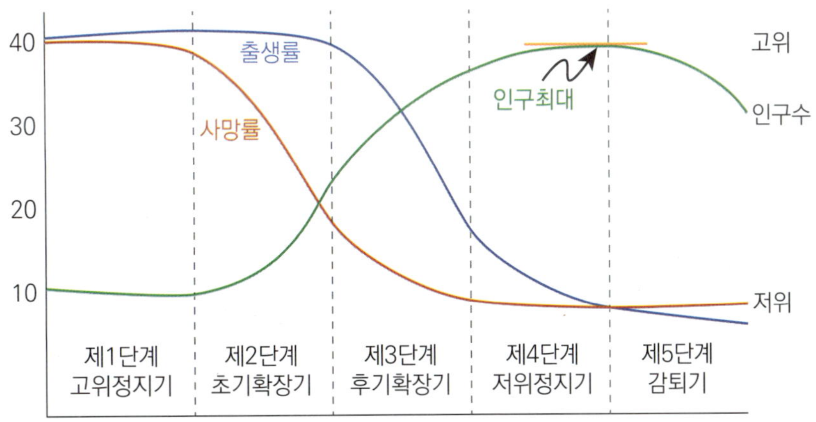

그림 4-9. Blacker의 인구성장 5단계

2) 인구증가

인구성장(감소의 경우 마이너스 성장)은 출생 · 사망에 의한 자연증가와 유입 · 유출에 의한 사회적 증가로 결정된다. 국가나 지역사회의 인구증가는 자연증가와 사회증가의 합으로 나타나지만 세계인구증가는 출생과 사망의 자연증가에 의해 결정된다.

인구증가 = 자연증가(출생인구−사망인구) + 사회증가(유입인구−유출인구)

$$인구증가율 = \frac{자연증가 + 사회증가}{인구} \times 1,000$$

$$연간\ 인구증가율 = \frac{연말인구 - 연초인구}{연초인구} \times 100$$

$$인구배가년수(인구규모가\ 2배로\ 되는데\ 소요되는\ 기간) = \frac{70(연수)}{인구성장률(\%)}$$

3) 자연증가(natural increase)

(1) 조자연증가율(crude natural increase rate)

$$= \frac{연간출생자수 - 연간사망자수}{인구} \times 1,000\ 또는\ 조출생률 - 조사망률$$

(2) 인구증가지수(인구동태지수, vital index)

$$= \frac{출생자수}{사망자수}\ 또는\ \frac{조출생률}{조사망률}$$

$$여기서\ 조출생률 = \frac{출생자수}{연앙인구} \times 1,000,\ 조사망률 = \frac{사망자수}{연앙인구} \times 1,000$$

(3) 재생산율(reproduction rate)

- 한 여성이 일생 동안 낳는 여자아이의 수
- 현재의 출산율과 사망률이 그대로 지속된다고 가정할 때 다음세대 인구의 양적변화를 설명
  - 총재생산율(gross reproduction rate) : 모성사망률을 고려하지 않음
  - 순재생산율(net reproduction rate) : 모성사망률을 고려함
- 순재생산율에 따른 인구의 양적변화
  - 1.0 : 인구증감이 없는 상태
  - 1.0 이하 : 인구의 감소
  - 1.0 이상 : 인구의 증가

(4) 합계생산율(total fertility rate, 합계출산율)

– 한 여성이 일생 동안 낳는 아이의 수
– 가임여성(15~49세) 1명이 평생동안 낳을 것으로 예상되는 평균 출생아수로 출산력 수준을 나타내는 대표적인 지표

(5) 대체출산율

– 현재의 인구규모를 유지하기 위해(세대교체) 필요한 여성 1명당 낳는 아이의 수
– 선진국의 경우 2.1명(아이가 다음 세대를 낳기 전에 죽는 경우도 있어 2명보다 많음)
– 후진국의 경우 영아사망률이 높기 때문에 심한 경우 3.4명까지도 필요한 것으로 보고

4) 사회증가(social increase)

– 일정지역에서의 전입인구와 전출인구의 차
– 자연증가율과 인구증가율로부터 사회적 증감을 알 수 있음

5) 상주인구와 현재인구

– 인구조사방법에 따라 구분, 즉 조사 당시 주소지 거주 여부
– 현재인구 : 인구조사 시점에서 해당지역 내에 **실제로 존재하고 있는 인구수**
– 상주인구 : 주민등록인구와 같이 등록된 법정인구로서 **인구조사 시점에서 해당지역에 거주하고 있는 인구수**, 현재인구와 비교하여 잠시 출타하여 왕래하는 인구수를 추정할 수 있음
– 인구이동이 심한 도시의 경우 상주인구와 현재인구가 일치하지 않고 차이를 보임

6) 인구의 증감에 따른 이론적 인구

– 폐쇄인구 : 인구의 유입 · 유출이 없고 **출생과 사망의 증감만이 있는 인구**
– 개방인구 : 인구의 **자연증감과 함께 인구의 유입 · 유출이 있는 인구**
– 정지인구 : 인구의 증가나 감소가 없는 **자연증가율이 0인 인구**
– 안정인구 : 연령별 출생률과 사망률이 일정하여 충분한 시간경과 후 고정된 인구분포를 보이는 인구

5 인구조사

1) 인구정태(state of population)

– 조사시점에서 정지된 인구상태를 파악하기 위한 통계로서 주로 경제학에서 활용
– 인구의 크기, 자연적(성별, 연령별), 사회적(국적별, 배우관계별), 경제적(직업별, 산업별) 구조에 관한 통계
– 인구정태에 대한 전국적인 조사를 국세조사(national census)라 함

2) 인구동태(movement of population)

- 일정기간 동안 인구의 변동요인(출생 · 사망 · 전입 · 전출 · 혼인 · 이혼)을 파악하기 위한 통계로서 주로 보건학에서 활용
- 생정통계 : 인구이동을 제외한 출생 · 사망 · 혼인에 대한 통계
- 조사방법 : 신고에 의해 실시
  - 발생지주의 : 발생지 장소에서 현재인구를 조사
  - 상주지주의 : 상주지(주민등록)에서 상주인구를 조사

표 4-15. 인구동태통계 추이(국가통계포털 인구동향조사, 통계청)

항목	1970	1980	1990	2000	2010	2020	2022
출생아수(명)	1,006,645	862,835	649,738	640,089	470,171	272,337	249,000
사망자수(명)	258,589	277,284	241,616	248,740	255,405	304,948	372,800
자연증가(명)	748,056	585,557	408,122	391,349	214,766	−32,611	−123,800
조출생률(천명당)	31.2	22.7	15.4	13.5	9.4	5.3	4.9
조사망률(천명당)	8.0	7.3	5.8	5.2	5.1	5.9	7.3
자연증가율(천명당)	23.2	15.4	9.6	8.2	4.3	−0.6	−2.4
합계출산율	4.53	2.83	1.59	1.48	1.23	0.84	0.78
혼인건수(건)	295,137	403,031	399,312	332,090	326,104	213,502	191,690
이혼건수(건)	11,615	23,662	45,694	119,455	116,858	106,500	93,232
조혼인율(천명당)	9.2	10.6	9.3	7.0	6.5	4.2	3.7
조이혼율(천명당)	0.4	0.6	1.1	2.5	2.3	2.1	1.8

3) 국세조사(national census)

- 국가정책(고용 · 교육 · 교통 · 복지 · 주택) 수립을 위한 기본자료를 마련하기 위해 실시
- 최초 실시 : 스웨덴(1749)
- 최초 근대적 의미의 조사 : 미국(1790)
- 우리나라
  - 고조선 시대부터 호구조사, 삼국시대 이후 제도화
  - 1925년 근대적 의미의 간이국세조사 처음 실시
  - 통계청에서 현재 5년마다 실시
  - 연앙인구기준(7월 1일 자정, 1980년부터 11월 1일 자정)
  - 간이국세조사, 인구센서스, 총인구 및 주택조사 등 다양한 명칭 사용
  - 인구주택총조사(1990년부터)

4) 생명표

– 인구집단의 출생과 사망에 의한 생명현상을 설명하는 생명함수로 이루어짐

(1) 생존수

– 일정 출생수(10만 명) 중에서 어느 연령까지의 기대생존수

– 생존자수가 절반이 되는 시기를 반감기(선진국 60~70세, 후진국 40~50세)

(2) 사망수

– x세 사람 중 x+1세 도달하지 못하고 사망한 자의 수

(3) 생존율(px)

– x세 사람 중 x+1세 도달할 수 있는 자의 비율

(4) 사망률(qx)

– x세 사람 중 x+1세 도달하지 못하고 사망하는 자의 비율

– 사망률 + 생존율 = 1

(5) 사력

– x세에 도달한 자가 그 순간에 사망할 수 있는 확률로 1년간 계속된다고 가정

– 일반적으로 사용하지 않음

(6) 평균여명(기대여명)

– x세 생존자 수가 x세 이후 생존할 수 있는 연수의 평균

– 평균수명은 출생직후(0세)의 기대여명

– 생명표 0세는 출생시점, 인구동태조사에서 0세는 1세 미만

4편

6 인구현황과 문제

1) 세계인구의 현황

- 인구증가
  - 서기 원년의 인구(2억 5천만 명)
  - 1650년 5억 명(1650) → 1804년 10억 명(154) → 1927년 20억 명(123) → 1974년 40억 명(47)
  - 1987년 7월 11일 50억 명 돌파(UN은 인구문제의 심각성을 인식시키기 위해 7월 11일을 "세계인구의 날"로 선포)
  - 1999년 10월 12일 60억 명 돌파 → 2011년 10월 31일 70억 명 돌파
- 인구분포(2010)
  - 중국(13억 5천만) 〉 인도(12억 천 만) 〉 미국(3억 이천 만) 〉 인도네시아(2억 3천 만) 〉 브라질(2억) 〉 파키스탄 〉 방글라데시 〉 나이지리아 〉 러시아 〉 일본
  - 우리나라 4천 850만 26위, 북한 2천 400만 → 남북한 7천 250만 19위

2) 인구문제

- 개발도상국 국가에서 빠르게 증가
- 3P (population, pollution, poverty) 문제
- 3M (malnurition, morbidity, mortality) 문제
- 식량부족(빈곤), 자원의 고갈, 환경의 악화
- 생활자원의 불균형
- 인구의 질적 역도태와 사회악 증가

3) 우리나라의 인구문제

- 1960년대의 경우 출생률과 사망률이 동시에 높은 피라미드형이었으나, 1980년에는 종형의 구조를 나타내다 1990년 이후에 항아리형으로 변화
- 2015년 기준 30~50대가 두터운 항아리형이나 점차 60세 이상이 두터워지는 역삼각형 구조로 변화될 전망

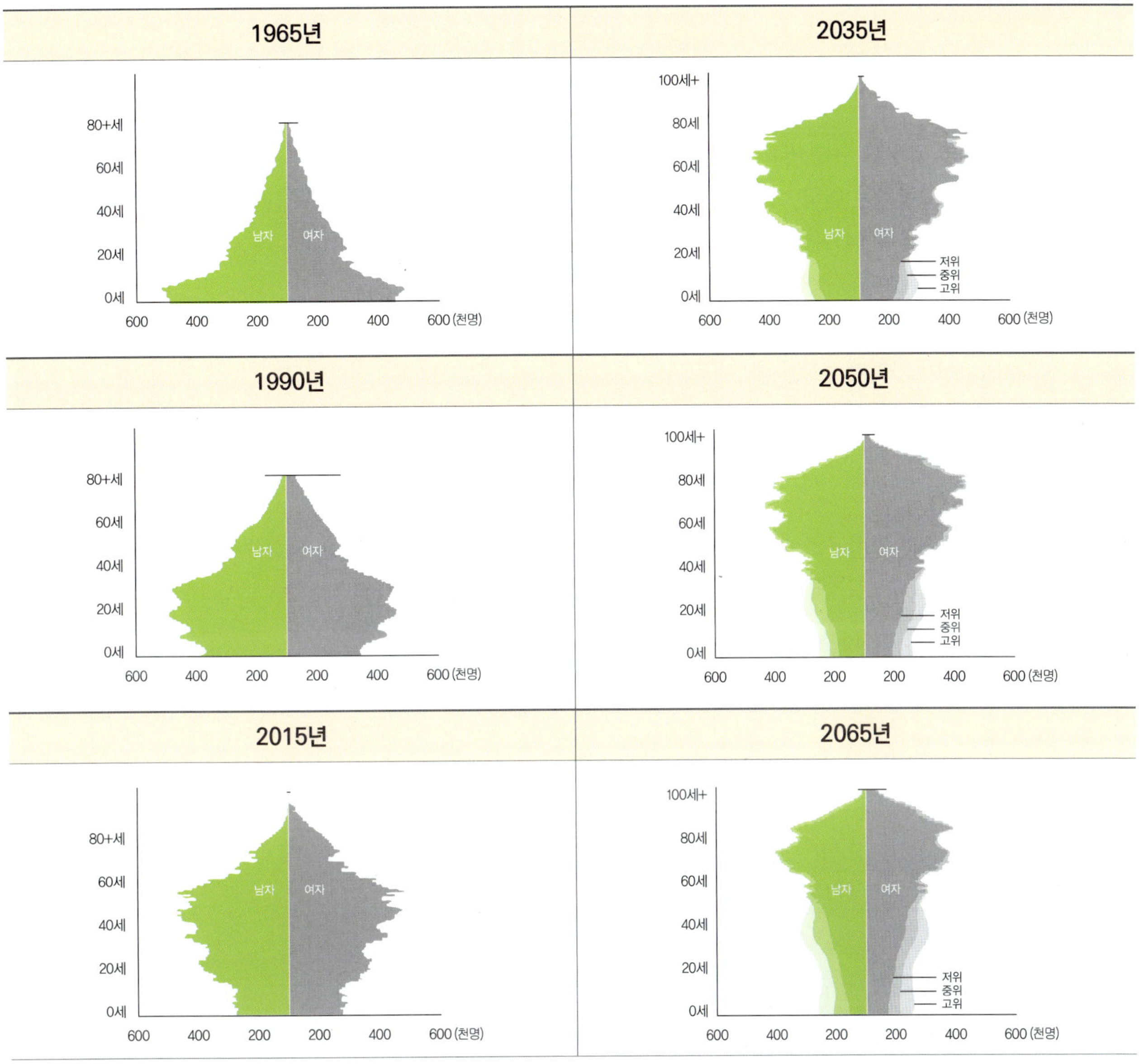

그림 4-10. 우리나라 인구피리미드 추이(장래인구추계: 2015~2065년, 통계청)

(1) 저출산 문제

- 여성의 교육수준 향상과 사회진출의 확대
- 결혼연령 및 초산연령의 지연
- 이혼율 증가에 의한 가족해체
- 양육비 및 교육비 부담 증가 → 생산연령인구 감소로 이어져 부양비 증가 → 국가경쟁력 약화 요인

(2) 인구의 고령화 문제

- 65세 이상 노인인구 비율 증가

– 노령화지수 증가

$$노령화지수 = \frac{65세\ 이상의\ 노년인구}{0\sim14세의\ 유소년인구} \times 100$$

– 주요 국가별 고령화 수준 비교
  • 우리나라 고령화는 미국, 프랑스, 독일 등 선진국에 비해 훨씬 빠른 속도로 진행
  • 노인인구 비율이 14%에서 20%로 도달하는데 8년 소요

– 고령화에 따른 문제점
  • 노년부양비 증가
  • 투자위축, 국가경제성장 둔화
  • 노인성질환 증가, 사회보장의 부담 증가

(3) 부양비의 증가

– 부양비 : 인구의 연령구조에 따른 경제적인 영향지표로서 경제활동을 하는 생산연령인구에 대한 비생산연령인구의 비

$$총부양비 = \frac{15세\ 미만\ 인구 + 65세\ 이상\ 인구}{15세\ 이상 \sim 65세\ 미만\ 인구} \times 100$$

$$소년부양비 = \frac{15세\ 미만\ 연소인구}{15세\ 이상 \sim 65세\ 미만\ 인구} \times 100$$

$$노년부양비 = \frac{65세\ 이상\ 노년인구}{15세\ 이상 \sim 65세\ 미만\ 인구} \times 100$$

– 농촌의 경우 도시보다 부양비 높음(노년부양비)
– 선진국의 경우 개도국에 비해 부양비는 낮으나 노년부양비는 높음
– 향후 부양비 증가의 원인
  • 낮은 출생률 유지
  • 노인인구의 급속한 증가

(4) 인구의 도시집중

– 농어촌의 경우 도시에 비해 경제적 · 문화적 혜택수준이 낮기 때문
– 도시의 산업화로 인력부족, 농어촌 인구의 도시유입 촉진
– 농어촌 인구유출로 노동력 부족

표 4-16. 우리나라의 인구지표 및 부양비(국가통계포털 장래인구추계 자료, 통계청) (단위 : 천 명, 인구천 명당)

구분 \ 연도	1970	1980	1990	2000	2010	2020	2030	2060
총인구	32,240	38,124	42,869	47,008	49,554	51,836	51,199	42,617
남자	16,308	19,236	21,568	23,667	24,881	25,926	25,534	21,170
여자	15,932	18,888	21,301	23,341	24,673	25,911	25,665	21,447
성비	102.4	101.8	101.3	101.4	100.8	100.1	99.5	98.7
인구동태율								
조출생률(천명당)	31.2	22.7	15.4	13.4	9.4	5.3	6.0	4.2
조사망률(천명당)	8.0	7.3	5.8	5.2	5.1	5.9	8.0	17.4
자연증가율(천명당)	23.2	15.4	9.6	8.2	4.3	–0.6	–2.0	–13.2
인구성장률(%)[1]	2.18	1.56	0.99	0.84	0.50	0.14	–0.10	–1.21
기대수명(세)	62.3	66.1	71.7	76.0	80.2	83.5	85.7	90.1
남자	58.7	61.9	67.5	72.3	76.8	80.5	83.0	88.3
여자	65.8	70.4	75.9	79.7	83.6	86.5	88.4	92.0
인구구성비(%)								
0~14세(A)	42.5	34.0	25.6	21.1	16.1	12.2	8.5	7.7
15~64세(B)	54.4	62.2	69.3	71.7	73.1	72.1	66.0	48.5
65세 이상(C)	3.1	3.8	5.1	7.2	10.8	15.7	25.5	43.8
부양비(%)								
유소년부양비[2]	78.2	54.6	36.9	29.4	22.0	16.9	12.8	15.8
노년부양비[3]	5.7	6.1	7.4	10.1	14.8	21.8	38.6	90.4
총부양비[4]	83.8	60.7	44.3	39.5	36.9	38.7	51.4	106.3
노령화지수(%)[5]	7.2	11.2	20.0	34.3	67.2	129.3	301.6	570.6

1) 인구성장률 : 전년 대비 인구증가율

2) 유소년부양비 : (A/B) × 100

3) 노년부양비 : (C/B) × 100

4) 총부양비 : 유소년부양비+노년부양비

5) 노령화지수 : (C/A) × 100

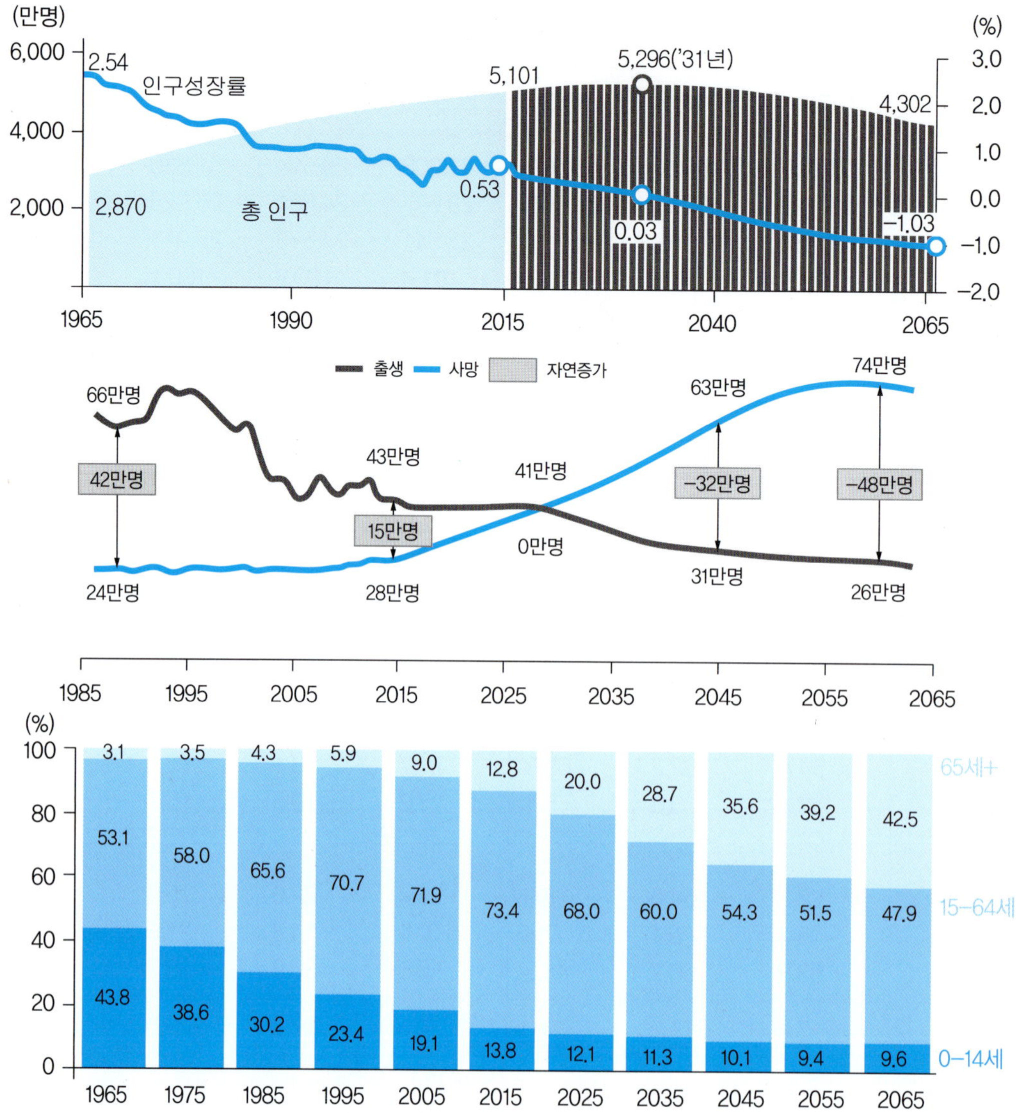

그림 4-11. 총인구, 출생·사망인구 및 인구구성비의 장래추이(장례인구추계 : 2015~2065년, 통계청)

표 4-17. 주요 국가별 인구고령화 비교

국 가	도달 연도			증가 소요연수	
	7%	14%	20%	7% → 14%	14% → 20%
한 국	**2000**	**2018**	**2026**	**18**	**8**
일 본	1970	1994	2006	24	12
프랑스	1864	1979	2018	115	39
이태리	1927	1988	2006	61	18
미 국	1942	2015	2036	73	21
독 일	1932	1972	2009	40	37

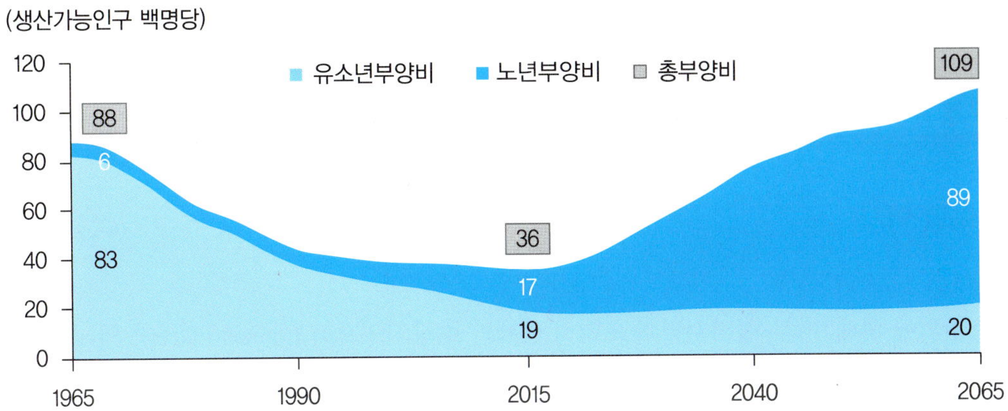

그림 4-12. 부양비의 장래 추이(장례인구추계 : 2015~2065년, 통계청)

4) 인구정책

인구변동으로 일어날 수 있는 파급효과를 사전에 제거(완화)하느냐 또는 사후적으로 대응하느냐의 접근방법에 따라 다음과 같이 인구조정정책과 인구대응정책으로 구분한다.

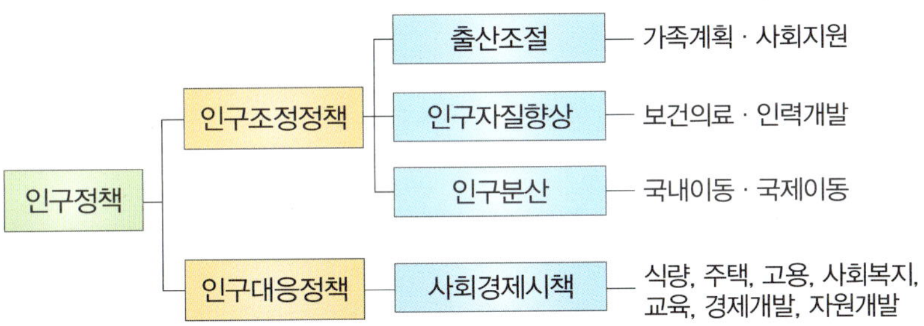

7 가족계획

1) 정의

- 계획적인 가족형성의 의미로 알맞은 수의 자녀를 알맞은 터울로 낳아서 잘 양육함으로써 가족전원이 행복한 가정생활을 영위하며 생활의 질을 높이기 위한 생활운동
- 좁은 의미로 수태조절(피임, contraception)이나 산아조절(birth control)의 의미로 사용
  - 수태조절 : 수태를 피하기 위한 일시적 피임(영구피임법과 인공임신중절 불포함)
  - 산아조절 : 인구억제에 이론적 근거를 두고 있으며 임신 후 인공임신중절까지 포함
- 오늘날은 결혼, 출산시기 선택, 자녀수 조정, 터울 조정, 불임증의 진단 및 치료 등을 포함

2) 필요성

- 모자보건 및 자녀의 수와 양육조절을 위해
- 여성의 인권존중을 위해

- 생활양식 개선과 경제생활 향상을 위해
- 원치 않은 임신 및 불임문제 해결을 위해
- 인구문제 해결을 위해

3) 가족계획의 역사

(1) 피임의 시기

- 맬더스주의에 의해 만혼 · 성적순결의 도덕적 억제가 주장되었으나 Francis Place가 의해 피임에 의한 산아 조절 주장
- Aletta Jacobs(폴란드 의사)는 실제적인 의료시설을 갖추고 피임활동 수행

(2) 산아제한의 시기

- 제1차 세계대전 이후 출산제한 주장
- Margart Sanger(미국) 산아제한연맹 창설
- 여성의 건강을 지키고 권리를 찾기 위한 여성운동에서 시작

(3) 가족계획의 시기

- 제2차 세계대전 이후 적절한 가족수 계획, 부모의 양육책임을 강조하는 가족계획운동 전개(산아제한이 가족계획이라는 용어로 전환)
- 1952년
  - 국제가족계획연맹(IPPF) 창설
- 1961년
  - 대한가족계획협회 설립(양재모 교수)
  - 인구보건복지협회로 개칭(2006)
- 1987년
  - 세계인구의 날 선포, 세계인구행동강령 채택
  - 인구문제 해결을 위한 재정적 · 기술적인 지원을 위한 UN 인구활동기금(UN Funds for Population Activities, UNFPA) 설치

4) 가족계획의 내용

- 적정출산연령 : 20~30세
- 초산은 20대 초반, 마지막은 30세 이전, 늦어도 35세 이전이 바람직
- 출산이 늦을수록
  - 선천성 기형 및 정신지체아 출산 증가
  - 유산의 위험성 증가
  - 임신중독증, 미숙아분만률이 20대에 비해 2배 이상 증가
- 초산이 빠를수록

- 불임증 조기발견
- 늦을수록 난산 가능성 높음
- 자녀수의 터울 조절이 쉬움
- 자녀양육과 교육문제를 젊은 시기에 해결

– 출산간격
- 임신기간 9개월, 수유기간 6개월, 모체휴식기간 12개월로 2~4년이 적당

– 출산횟수
- 자녀수는 부모의 능력, 환경, 양육능력에 따라 결정

5) 임신 중 주의사항

– 성병감염에 의한 기형아 분만이 없도록 주의
– 임신초기 풍진 감염 시 모체는 경증이나 태아는 기형아 출산 가능성
– 수면제나 마취제의 남용 금지(신경세포에 영향을 주어 저능아나 불구아 출산)
– 호르몬제 남용은 반음반양화 가능(남성 · 여성호르몬제제 복용 시 발생 가능)
– 빈혈이나 영영 결핍도 태아에 영향을 주어 불건강한 아이의 출산 원인
– 다량의 방사선 조사 시 불구아나 사태아 분만 가능
– 불건전한 정신은 태아에 간접적인 영향을 줄 수 있어 정신적 과로, 비애, 지나친 근심 등은 삼가

6) 피임

– 원리 : 배란억제, 수정방지, 자궁착상방지, 정자의 질내침입방지 등
– 방법
- 물리적 피임 : 콘돔, 질외사정법, 질세척법, 다이아프램, 자궁내장치
- 화학적 피임 : 살정제, 젤리
- 호르몬 피임 : 경구피임법, 주사제
- 외과적 피임 : 정관수술, 난관수술

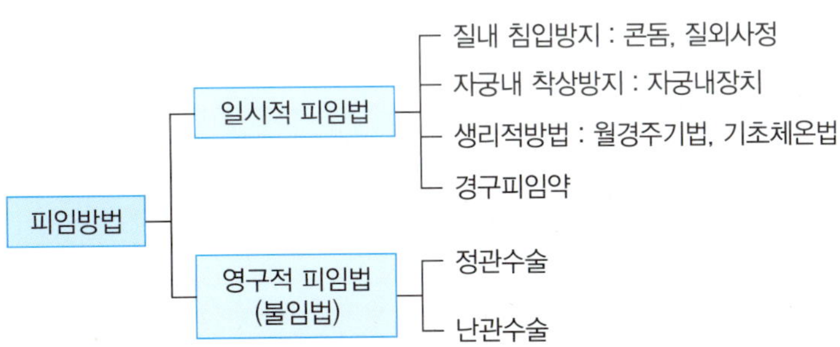

그림 4-13. 피임방법의 종류

- 이상적 피임조건
  - 확실성 : 확실한 피임효과
  - 복원성 : 원할 시 임신 가능
  - 안전성 : 육체적 정신적으로 무해, 피임 실패 시 태아 무해
  - 수용성 : 간편하고 부자연스럽지 않을 것
  - 경제성 : 저렴한 비용과 구입 용이

(1) 일시적인 피임법

① 콘돔
- 정자의 질내 침입방지
- 전세계적으로 가장 많이 사용하는 피임기구(라텍스 재질의 고무주머니)
- AIDS 등 성병 예방에 효과적

② 경구피임법
- 배란억제 호르몬제제 복용
- 피임효과 우수(99% 이상)하나 부작용 가능성

③ 자궁내장치(intrauterine device, IUD)
- 자궁내에 작은 장치를 삽입하여 수정된 난자의 착상을 방지
- 시술비용이 저렴(적절한 시기에 교환), 피임효과 지속

④ 살정제
- 질좌약정제, 젤리, 크림 등을 성관계 10분 전에 여성의 질 깊숙이 삽입
- 질내 정자의 운동성을 없애거나 약화시킴

⑤ 생리주기법
- 배란일을 추정하여 가임기간 동안 성관계를 피하는 자연피임법(오기노법)
- 배란일 산정 근거
  - 배란은 다음 월경예정일로부터 14일 전에 일어나고
  - 배란이 일어난 후 난자의 수정능력은 24시간 이내이며
  - 정자의 생존기간은 자궁내에서 4일을 넘지 못함
- 기초체온법과 점액관찰법 병행
  - 기초체온법은 여성의 배란주기에 따른 체온변화를 이용(그림 4-14), 배란기 무렵에 체온은 0.3℃ 정도 급강하하였다가 약 3일간이 지나면 **배란기를 중심으로 체온이 0.2~0.5℃ 상승**하여 다음 월경 전까지 고온기를 유지(황체호르몬인 프로테스테론의 발열작용에 기인)
  - 점액관찰법은 자궁경관 점액분비물의 양과 성질이 달라지는 현상을 관찰하여 배란시기를 예측, 일반적

으로 월경이 끝난 후 2~3일 동안은 건조기로서 분비물이 거의 없고 3~4일 후부터 점액분비가 시작됨, 점액은 차차 양이 많아지고 배란 직전에는 맑고 미끄러우며 생계란 흰자위와 같은 점액이 다량 배출, 배란 후에는 양이 차츰 감소하고 흰빛을 띄며 끈적끈적해지다가 배란 14일쯤 후에 월경 시작

⑥ 페미돔, 다이아프램, 자궁경부캡

- 페미돔은 라텍스보다 질긴 폴리우레탄 재질로 여성 질의 안쪽 벽을 덮어 정액이 질과 자궁에 도달하지 못하게 하는 여성용 콘돔(female condoms)
- 다이아프램은 페서리(pessary)라고 하며 얇은 고무로 만든 모자모양의 원형 격막
- 자궁경부캡은 질격막을 보완하여 개발한 것으로 착용하기가 어렵지만 최고 36시간까지 착용이 가능하며 살정제 사용 불필요

⑦ 임플란트 피임

- 성냥개비 모양의 호르몬 캡슐을 팔 상부 안쪽 피하에 이식하여 3년 또는 5년간 서서히 호르몬을 배출시켜 피임작용
- 주로 먹는 피임약이나 자궁내장치 또는 다른 피임법이 맞지 않는 여성의 경우 사용

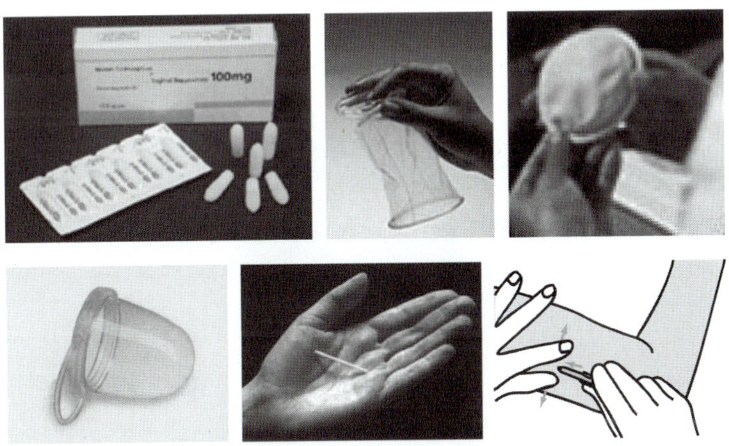

그림 4-14. 살정제, 페미돔, 다이아프램, 자궁경부캡, 임플란트

참고 **배란기와 가임기간 추정**

월경주기가 28일이고 7월 30일이 월경예정일이라면 배란기는 14일 전인 7월 16일이 배란기이고, 임신가능기간은 다음 그림에서와 같이 배란일을 기준으로 정자 및 난자 생존기간을 고려하면 7월 12일부터 7월 18일까지이다.

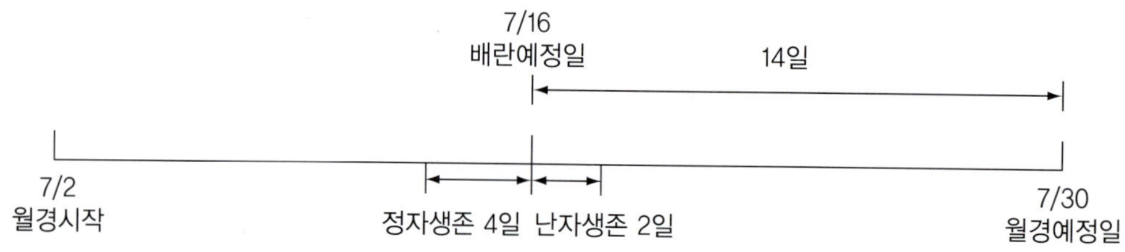

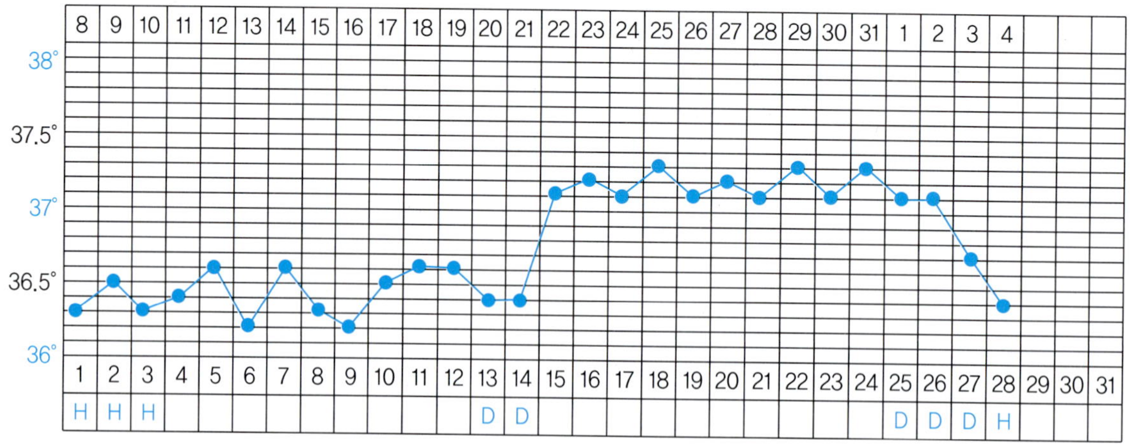

그림 4-15. 기초체온법에 의한 배란일 추정

참 고 **인공임신중절수술(모자보건법)**

- 인공유산은 출산수를 줄이는 점에서 수태조절과 같으나 가족계획에 포함되지 않음
- 허용범위(다음의 경우에 본인과 배우자의 동의 전제)
  - 본인이나 배우자가 우생학적 또는 유전학적 정신장애나 신체질환이 있는 경우(연골무형성증, 낭성섬유증 등)
  - 본인이나 배우자가 감염성 질환이 있는 경우(풍진, 톡소플라즈마증 등)
  - 강간 또는 준강간에 의한 임신
  - 법률상 혼인할 수 없는 혈족 또는 인척 간의 임신
  - 임신의 지속이 보건의학적 이유로 모체의 건강을 심각하게 해치고 있거나 해칠 우려가 있는 경우
- 배우자의 사망·실종·행방불명 기타 부득이한 사유로 인하여 동의를 얻을 수 없는 경우 본인의 동의만으로 그 수술을 행할 수 있으며, 본인 또는 배우자가 심신장애로 의사표시를 할 수 없는 때에는 그 친권자 또는 후견인의 동의로, 친권자 또는 후견인이 없는 때에는 부양의무자의 동의로 갈음

(2) 응급피임법

- 응급피임약 복용
  - 성관계 후 72시간 내에 응급피임약 1회 복용, 다시 12시간 후 복용하여 수정란의 자궁내 착상을 방지(피임효과 75%)
  - 전문의와 상의 후 복용(1회 복용량이 일반 피임약의 10개월분에 해당)
  - 부작용으로 격렬한 구토증과 구역질, 두통, 현기증, 생리불순 등 수반

– 자궁내장치(IUD) 시술
  • 응급피임약보다 효과적(피임효과 99% 이상)
  • 성관계 후 3일이 지났으나 5일이 경과되지 않은 경우
  • 지속적인 피임효과가 유지되나 AIDS나 성병 등은 예방할 수 없음
– 착상방지제 주사

(3) 영구적 피임법

– 정관수술(vasectomy)
  • 정자가 정액에 섞여 사정관에 들어가지 못하도록 남성의 정자가 생성되어 나오는 정관입구를 묶어주는 방법으로 간단한 시술에 의해 가능
  • 수술 후 약 2~3개월간은 다른 피임법을 사용하고 정액검사를 하여 정자유무 확인이 바람직
  • 정관복원수술 후 임신성공률은 약 50%
– 난관수술(tubectomy)
  • 여성의 난관을 묶어주는 시술로 피임효과는 정관절제술과 다르게 수술 즉시 발현
  • 난관은 배속의 골반 내에 있는 기관으로 복벽이나 질을 통하여 수술
  • 난관복원수술 후 임신성공률은 약 70~90%

7) 가족계획사업

– 1962년 경제개발정책의 일환으로 실시
– 가족계획사업의 평가 : 조출생률 = 출생아수 / 연앙인구 × 1,000 → 출산력의 기본적인 척도
– 우리나라의 출산력 : 세계에서 유래 없는 속도로 저하

표 4-18. 우리나라의 연도별 출산력(국가통계포털, 통계청)

	1970	1975	1980	1985	1990	1995	2000	2005	2010	2015	2020	2023
조출생률[1]	31.2	24.8	22.7	16.2	15.3	15.8	13.3	9.0	9.4	8.6	5.3	4.5
일반출생률[2]	135.3	100.3	86.9	59.8	53.5	54.3						
합계출산율[3]	4.51	–	2.73	1.70	1.59	1.64	1.47	1.08	1.23	1.24	0.84	0.72
총재생산율[4]	2.15	–	1.33	0.81	0.73	0.77						
순재생산율[5]	1.86	–	1.19	0.76	0.70	0.75						

[1] 조출생률 = 특정 연도 1년간 출생아수/연앙인구 × 1,000
[2] 일반출생률 = 특정 연도 1년간 출생아수/15~49세 가임여성인구 × 1,000
[3] 합계출산(생산)율 = 여성 1명이 가임기간(15~49세) 동안 낳는 아기의 수
[4] 총재출산(생산)율 = 여성 1명이 가임기간(15~49세) 동안 낳는 여아의 수
[5] 순재출산(생산)율 = 가임여성의 생존율 고려 시 한 여성이 일생 동안 낳는 여아의 수

참 고 Idea 공유하기

- 자신의 가족계획은?
- 피임을 한다면 누가 준비해야 한다고 생각하는지?
- 피임법 중에 선택한다면 어떤 방법이 좋은지?
- 다음번 생리예정일이 29일이라면 예상되는 가임기간은?

Ⅲ 보건교육 및 학교보건

1 보건교육의 개념

1) 보건교육의 정의

- 건강에 관한 지식을 **교육과정**을 통하여 개인 또는 집단의 건강한 행동양상으로 바꾸어 놓는 것(미국 Minnesota 대학 Ruth Grout 교수)
- 개인 또는 집단의 보건을 위한 **지식 · 태도 · 실천**에 영향을 미칠 목적으로 학습경험을 베풀어 주는 과정
- 모든 연령층을 대상으로 하며 공중보건을 기초로 하는 조직적인 사회교육 · 문화운동으로 대중교육

참 고 보건교육과 국민건강증진법

- 정의 : 개인 또는 집단으로 하여금 건강에 유익한 행위를 자발적으로 수행하도록 하는 교육
- 관장 : 국민의 보건교육은 관계중앙행정기관의 장과 협의하여 보건복지부장관이 총괄
- 실시 : 국가 및 지방자치단체는 모든 국민이 건강생활을 실천할 수 있도록 그 대상이 되는 개인 또는 집단의 특성·건강상태·건강의식 수준 등에 따라 적절한 보건교육을 실시
- 보건교육의 내용
  - 금연·절주 등 건강생활의 실천
  - 만성 퇴행성 질환 등 질병의 예방
  - 영양 및 식생활
  - 구강건강
  - 공중위생
  - 건강증진을 위한 체육활동
  - 기타 건강증진사업

2) 보건교육의 목적(WHO 공중보건전문위원회)

- 지역사회구성원의 건강은 지역사회발전의 중요한 자산임을 인식
- 개인이나 지역사회구성원들이 자기 스스로 자신의 건강관리능력을 배양
- 지역사회의 건강문제를 스스로 인식하고 해결할 수 있도록 하여 지역사회의 건강을 유지·증진

3) 보건교육의 중요성

- 앤더슨(G.Anderson, 미국 미네소타대학 교수)은 공중보건의 목적을 달성하기 위한 3요소로 보건서비스, 법규에 의한 규제, 보건교육이 있으며, 이중 보건교육이 가장 중요한 구성요소라고 함
- 모든 보건사업의 기초가 되며, 건강유지와 증진에 가장 중요하고 효과적인 접근방법

4 편

2 보건교육의 방법

- 효율적인 교육을 위해 개인의 특성, 집단의 상호작용, 지역사회의 요구도, 습득과정 자체에 대한 이해가 선행되어야 함
- 여러 매체와 방법이 사용될 수 있는데 매력적인 시청각재료 등 교육보조물 사용이 권장
- 데일(Edgar Dale)은 경험의 원추를 통해 직접체험이 가장 중요함을 강조(언어가 가장 추상적으로 교육효과가 낮고 경험이 구체적일수록 학습효과가 큼)

1) 교육자 언행의 근원에 따른 분류

(1) 일방식 방법(one way method)

- 교육자 중심의 교육방법으로 다수의 교육이 가능
- 경제적·개별적 교육이 어려워 문제해결능력 배양이 곤란
- 강의, 유인물, 영화, TV, 신문 등

(2) 대화식 또는 왕래식 방법(two way method)

- 교육자와 피교육자 또는 피교육자간 의견교환이 가능한 교육
- 근래에 자주 사용

2) 교육대상자의 수에 따른 분류

(1) 개인접촉방법

- 대상
  - 의사가 환자나 가족에게 진찰 시
  - 보건요원이 가족방문이나 건강상담 시
  - 저소득층·저교육층·노인층에 적합

- 가정방문, 진찰, 건강상담, 예방접종, 전화, 편지 등
- 가장 **효과적**이지만 많은 인원 · 경비 · 시간이 소요되어 **비경제적**

(2) 집단접촉 방법

- 2명 이상을 대상으로 하는 교육
- 경제적이지만 개인접촉보다는 낮은 교육효과
- 집단접촉에 의한 대표적인 보건교육방법(표 4–19)

(3) 대중접촉 방법

- 특정집단이 아닌 대중을 상대로 광범위한 지역에 걸쳐 단시간에 보건교육이 가능
- 대중매체를 이용하며 집단접촉방법의 보충적 효과를 지님
- 영화, TV 방송, 라디오, 인터넷, 신문, 포스터, 슬라이드 등
- 특히 **방송**의 경우 가장 빠르게 많은 대상자들에게 효과적으로 전달할 수 있음

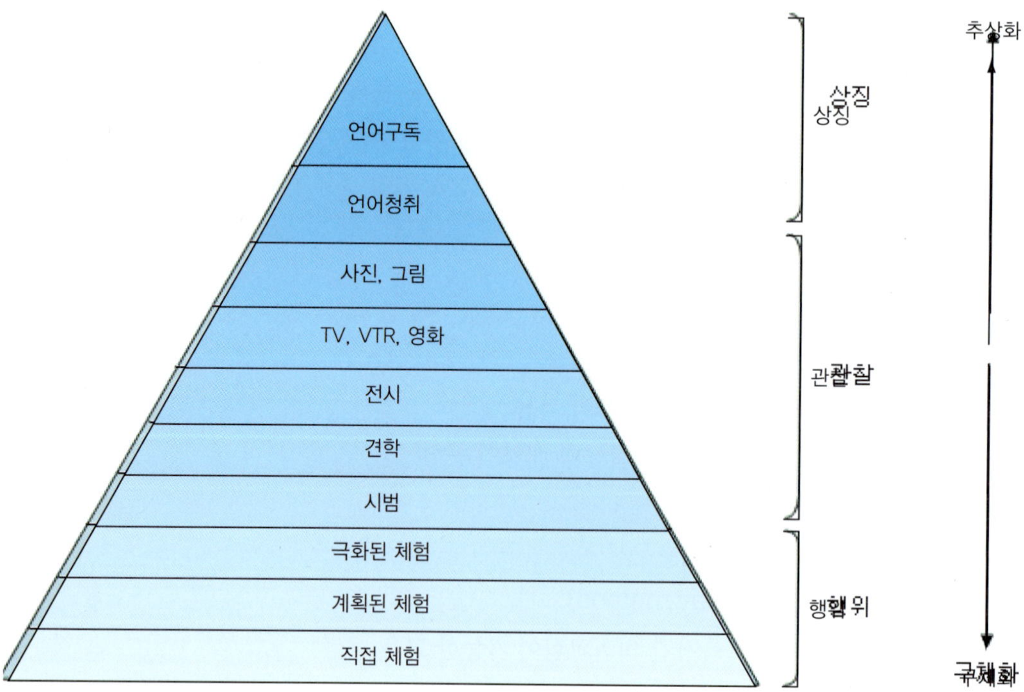

그림 4-16. Edgar Dale의 경험 원추

표 4-19. 집단접촉에 의한 보건교육방법

종류	보건교육방법
강연회	일방적인 의사전달의 전통적인 교육방법, 왕래식 교육방법이 아님
집단토론회 Group Discussion	10~20명으로 구성, 각자의 의견을 제시하면 사회자가 종합 그룹지도의 보건교육에 많이 사용
심포지엄 Symposium	여러 사람의 전문가(2~5명)가 어떤 주제에 대해 강연, 청중은 대체로 전문가들의 의견을 듣고 공개토론 형식으로 참여가능 청중의 경우 어느 정도 관련지식이 필요(학술대회 등)
패널토의(배심토의) Panel Discussion	사회자의 진행 • 정리 아래 4~7명의 전문가가 청중 앞에서 자유롭게 토론, 사회자가 적당한 때 청중을 참여시켜 질문이나 발언기회 제공(시사토론, 심야토론 등)
버즈세션 Buss Session	참석자가 많은 경우 소그룹으로 나누어 분임(분단) 토의 후 그 대표가 발표하여 종합
실연(實演) Demonstration	역할연기법(role playing), 전문보건요원과 일반인이 만나 이야기하는 내용을 청중 앞에서 실연, 시청각 교육방법 중 아주 효율적
브레인스토밍 Brainstorming	번개처럼 날아오는 기발한 생각을 잡아낸다는 의미 참여자들이 자유롭게 자신의 아이디어를 제시하고 이를 통합한 후 우선순위를 정해 토론

3 보건교육의 대상 및 습득과정

- 학교, 가정, 병원, 보건소, 산업장, 지역사회기관, 교회 등 거의 모든 곳에서 수행되며 학생, 일반주민, 환자로 구분
- 보건교육의 습득과정(learning process)
  - 건강에 관한 새로운 사실이나 잘못된 사실을 **인지**(awareness)
  - 피교육자가 **관심**과 집중(interest and attention)
  - 알게 된 내용에 대한 스스로의 **평가**(evaluation)
  - 자신에게 유익하다고 판단되면 실제 **시도**(trial)
  - 지속적인 행동이 계속되는 과정에서 **채택**(adoption)되어 습득이 이루어짐

4 보건교육의 수행

- 계획 · 실시 · 평가가 항상 공존해야 함
- 계획은 평가기준을 고려하여야 하고, 계획 후에는 실시 · 평가가 수반되어야 하며, 평가결과는 향후 계획에 반영되어야 함
- 평가는 계획시 설정해 놓은 목표의 달성 정도를 파악하는 것으로 문제점을 검토한 후 다음에 이루어지는 보건교육의 목적 달성에 활용되어야 함

4 편

1) 보건교육의 계획 수립 시 고려할 사항(WHO 보건교육전문위원회)

- 보건교육은 전체 보건사업계획의 일부로서 처음부터 함께 계획되어야 함
- 지역주민들에 대한 이해와 보건상황에 대한 사전진단이 이루어져야 함
- 보건교육계획에 주민들이 참여하여야 함
- 지역사회의 인적 · 물적 자원에 관한 실태를 파악하고 여론지도자(opinion leader)를 발견하여야 함
- 지역사회 개업의들의 협조와 행정기관, 공공기관, 지역단체 등의 협조를 얻어야 함
- 보건교육은 뚜렷한 목표가 있어야 하며, 그 목표 달성을 위한 구체적인 계획이 서야 함
- 일정한 지역에 시범사업으로 시작하여 점차 확대하는 방법이 바람직함
- 모든 보건요원은 보건교육을 위한 팀워크의 일원으로서 역할을 하여야 하며, 보건교육의 훌륭한 실천자가 되어야 함
- 보건교육에도 예산의 뒷받침이 요구되며, 예산은 사업의 우선순위에 따라 사용되어야 함
- 효과적인 보건교육사업을 위해서는 적절한 평가가 수반되어야 함
- 보건교육 대상자의 입장에서 계획되어야 함

2) 보건교육의 평가

(1) 평가원칙

- 명확한 목표 아래에서 제시된 기준에 의해 지속적으로 평가되어야 함
- 평가는 보건교육 실시 후에만 이루어지는 것이 아니고 사업의 처음과 진행 중에도 수시로 이루어져야 함
- 객관적으로 이루어져야 하며, 장 · 단점에 대한 충분한 지적이 있어야 함
- 계획에 관련된 사람, 사업에 참여한 사람, 평가에 의하여 영향을 받을 사람에 의해 이루어져야 함
- 시기별로 계획평가(진단평가, 사전평가) · 진행평가(형성평가, 과정평가) · 결과평가(영향평가, 효율평가(산출/투입))가 수행되어야 함
- 평가자료는 쉽게 이해할 수 있도록 정리하고, 향후 보건교육에 활용할 수 있도록 해야 함
- 평가결과는 다음 계획에 반영(feedback)되어야 함

(2) 평가방법

- 관찰, 시찰, 면접조사와 토의
- 질문지, 대조표, 감정표, 기록이나 보고서, 사진
- 능력 있는 관찰자의 의견 등
- 통계자료

(3) 평가내용

– 보건교육의 활동, 자재, 결과에 대한 평가로 구분

① 보건교육의 활동

– 활동범위
– 교육방법
– 보건교육의 문제점
– 보건교육 참여자의 협조

② 보건교육의 보조매체

– 질과 효과
– 비용

③ 보건교육의 결과

– 참여자수 등의 양적 결과
– 보건문제에 대한 태도 · 지식 · 실천의 변화정도
– 전반적인 보건수준의 변화와 질적결과

4편

5 학교보건

1) 학교보건의 개념

(1) 학교보건의 정의

– 학생과 교직원의 건강을 보호하고 유지 · 증진시키기 위하여 이루어지는 학교보건서비스, 보건교육 및 환경위생관리 등의 포괄적인 보건사업

(2) 학교보건의 목적과 대상

– 학교보건의 목적
  - 학생과 교직원의 건강관리
  - 보건교육을 통한 바람직한 건강습관형성, 질병예방 및 감염병관리
  - 쾌적하고 안전한 환경조성
  - 학습능률의 향상
– 대상 : 학생과 교직원뿐만 아니라 그 가족과 지역사회까지 포함

(3) 학교보건의 중요성

- 학교는 지역사회의 중심역할을 하고 대상인구가 많음(전체 인구의 1/4)
- 질병의 조기발견으로 불구를 예방하고 적은 비용으로 큰 성과를 기대할 수 있음
- 질병에 대한 감수성이 높고, 감염병의 경우 쉽게 전파
- 장래인구의 건강수준에 중요한 영향
- 능률적이고 효과적인 보건교육이 가능하고 가족 및 지역사회에 대한 간접적인 교육효과 기대

(4) 학생건강증진 기본계획, 시행계획, 계획의 수립 · 시행

- 교육부장관은 5년마다 기본계획을 수립 · 시행하여야 함
- 교육감은 기본계획에 따라 매년 지역의 여건 및 특색을 고려하여 시행계획을 수립 · 시행하여야 함
- 학교장은 건강검사 결과를 바탕으로 학생건강증진계획을 수립 · 시행하여야 함

2) 학교보건사업의 내용

- 학교보건서비스
- 학교보건교육
- 학교급식관리
- 학교환경위생사업
- 학교정신보건
- 응급처치 및 안전관리

(1) 학교보건서비스

- 학교에는 학생과 교직원의 건강관리를 지원하는 의료인과 약사를 둘 수 있으며, 학교장이 위촉하거나 채용함
- 학교(제외 : 고등교육법에 의한 대학, 산업대학, 교육대학, 전문대학, 방송대학 등의 원격대학, 기술대학)에 보건교육과 학생들의 건강관리를 담당하는 보건교사를 두어야 하는데 36학급 이상의 학교에는 2명 이상의 보건교사를 두어야 함
- 학교의사, 학교약사, 보건교사의 직무 : 표 4-20
- 학교장의 직무
  - 학생과 교직원에 대하여 건강검사 실시
  - 건강검사의 결과나 의사의 진단 결과 감염병에 감염되었거나 감염된 것으로 의심되거나 감염될 우려가 있는 학생 또는 교직원에 대하여 등교를 중지시킬 수 있음
  - 학생의 신체발달 및 체력증진, 질병의 치료와 예방, 음주 · 흡연과 마약류를 포함한 약물 오용 · 남용의 예방, 성교육, 이동통신단말장치 등 전자기기의 과의존 예방, 도박 중독의 예방 및 정신건강 증진 등을 위하여 보건교육을 실시하고 필요한 조치를 하여야 함
  - 초등학교와 중학교의 장은 학생이 새로 입학한 날부터 90일 이내에 시장 · 군수 또는 구청장에게 예방접종 증명서를 발급받아 예방접종을 모두 받았는지를 검사한 후 이를 교육정보시스템에 기록하여야 함

- 건강검사의 결과 질병에 감염되었거나 감염될 우려가 있는 학생에 대하여 질병의 치료 및 예방에 필요한 조치를 하여야 함
- 학생의 안전관리와 교직원의 보건관리
- 감염병 예방과 학교의 보건에 필요하면 휴업을 할 수 있음

표 4-20. 학교의사, 학교약사, 보건교사의 직무

학교의사	학교약사	보건교사
– 학교보건계획의 수립에 관한 자문 – 학교 환경위생의 유지 · 관리 및 개선에 관한 자문 – 학생과 교직원의 건강진단과 건강평가 – 각종 질병의 예방처치 및 보건지도 – 학생과 교직원의 건강상담 – 그 밖에 학교보건관리에 관한 지도	– 학교보건계획의 수립에 관한 자문 – 학교환경위생의 유지 · 관리 및 개선에 관한 자문 – 학교에서 사용하는 의약품과 독극물의 관리에 관한 자문 – 학교에서 사용하는 의약품 및 독극물의 실험 · 검사 – 그 밖에 학교보건관리에 관한 지도	– 학교보건계획의 수립 – 학교 환경위생의 유지 · 관리 및 개선에 관한 사항 – 학생과 교직원에 대한 건강진단의 준비와 실시에 관한 협조 – 각종 질병의 예방처치 및 보건지도 – 학생과 교직원의 건강관찰과 학교의사의 건강상담, 건강평가 등의 실시에 관한 협조 – 신체가 허약한 학생에 대한 보건지도 – 보건지도를 위한 학생가정 방문 – 교사의 보건교육 협조와 필요시의 보건교육 – 보건실의 시설 · 설비 및 약품 등의 관리 – 보건교육자료의 수집 · 관리 – 학생건강기록부의 관리 – 다음의 의료행위(간호사 면허 소지자) • 외상 등 흔히 볼 수 있는 환자의 치료 • 응급을 요하는 자에 대한 응급처치 • 부상과 질병의 악화를 방지하기 위한 처치 • 건강진단결과 발견된 질병자의 요양지도 및 관리 • 위의 의료행위에 따르는 의약품 투여 • 그 밖에 학교의 보건관리

② 보건시설(학교보건법 제3조)

– 학교 설립 · 경영자가 보건실을 설치하고 학교보건에 필요한 시설 및 기구를 갖추어야 함

– 위치는 학생과 교직원의 응급처치 등이 신속히 이루어질 수 있도록 이용하기 쉽고 통풍과 채광이 잘 되는 장소로 면적은 66 m^2 이상

– 보건실 내 시설

- 학생과 교직원의 건강관리와 응급처치 등에 필요한 시설 및 기구
- 학교환경위생 및 식품위생검사에 필요한 기구

③ 건강검사(학교보건법, 학교건강검사규칙)

- 학교의 장이 학생과 교직원에 대하여 실시(교직원의 경우 국민건강보험의 건강검진으로 갈음)
- 신체의 발달상황(체격검사), 신체의 능력(체능검사), 건강조사(체질검사) 및 건강검진으로 구분
- 건강검진은 건강검진기관에서 실시하고 나머지는 해당 학교의 장이 실시
- 다음 학생에 대해서는 검진기관에 의뢰하여 실시(신체발달상황 및 건강조사까지)
  - 초등학교 : 1학년 및 4학년 학생
  - 중 · 고등학교 : 1학년 학생

표 4-21. 학교건강검사규칙에 따른 건강검사의 종류와 검사항목

<table>
<tr><th>건강검사</th><th colspan="3">검사항목</th></tr>
<tr><td>신체발달상황</td><td colspan="3">키, 몸무게, 비만도</td></tr>
<tr><td rowspan="6">신체능력</td><td rowspan="5">필수
평가</td><td>심폐지구력</td><td>왕복오래달리기, 오래달리기-걷기, 스텝 검사</td></tr>
<tr><td>유연성</td><td>앉아윗몸앞으로굽히기, 종합유연성검사</td></tr>
<tr><td>근력 · 근지구력</td><td>팔굽혀펴기(남), 무릎대고팔굽혀펴기(여), 윗몸말아올리기, 악력</td></tr>
<tr><td>순발력</td><td>20미터 달리기, 제자리멀리뛰기</td></tr>
<tr><td>체지방</td><td>체질량지수, 체지방률</td></tr>
<tr><td>선택
평가</td><td colspan="2">심폐지구정밀평가, 비만평가, 자기신체평가, 자세평가</td></tr>
<tr><td>건강조사</td><td colspan="3">예방접종 및 병력, 식생활 및 비만, 위생관리, 신체활동, 학교생활 및 가정생활, 텔레비전 · 인터넷 · 음란물 이용, 안전의식, 학교폭력, 흡연 · 음주 및 약물사용, 성의식, 사회성 및 정신건강, 건강상담 등</td></tr>
<tr><td>건강검진</td><td colspan="3">근 · 골격 · 척추, 눈(시력측정, 색각이상유무, 안질환), 귀(청력, 귓병), 콧병 · 목병 · 피부병, 구강(치아 · 구강상태), 기관능력, 병리검사(소변, 혈액, 혈액형, 결핵, 간염, 혈압) 등</td></tr>
</table>

④ 건강상담

- 담임교사, 보건교사, 학교의사 등이 실시
- 학교와 가정 및 지역사회의 긴밀한 연계하에 실시하는 것이 바람직

⑤ 예방접종 및 감염병관리

- 예방접종(만 12세 Td와 일본뇌염 추가접종)
- 저항력이 약한 질환의 경우 쉽게 만연
- 공동생활에 의해 감염병 발생시 빠르게 전파
- 급성감염병환자 발견시 소정의 보고와 함께 귀가조치

⑥ 구강관리

- 대부분의 학생이 충치에 이환, 증가추세이며 생활수준에 비례하여 증가
- 구강보건에서 치아우식증(충치) 예방이 가장 중요
- 대책
  - 치아홈메우기(pit & fissure sealant) : 초등학교 1, 2학년을 대상으로 어금니 교합면의 홈을 메워주는 예방처지(충치예방효과 65~90%)
  - 수돗물 불소농도조정사업 활성화 : 수돗물의 불소농도를 적당한 농도(0.8 ppm)로 조정하여 음용하게 함으로써 치아우식증을 예방하는 사업, 가장 효과적이고 경제적인 방법으로 지방자치단체장이 주민의 여론을 수렴하여 시행여부를 결정(구강보건법 제10조)
  - 불소용액양치사업 : 수돗물 불소농도조정사업을 실시하지 않은 지역의 초등학생들을 대상으로 실시, 0.2%와 0.05% 불화나트륨 용액을 조제하여 사용
  - 불소도포, 치면세마, 구강보건교육 등

⑦ 응급처치

- 교직원은 누구나 응급처치 요령 숙지
- 학부모의 연락망 확보와 병원후송대책 마련
- 구급비상약품 등 비치

⑧ 교직원의 건강관리

- 정기적인 건강진단 실시
- 질병이환이나 전염병감염자의 적절한 조치

(2) 학교보건교육

- 학생들이 가지고 있는 건강에 대한 잘못된 지식·태도·실천 등에 교육이라는 방법을 통하여 바람직하고 올바른 양상으로 이끌어가는 교육활동으로 학교보건사업 중 가장 중요
- 가정이나 지역사회에 대한 간접적 교육으로의 파급효과를 지님
- 보건교육의 내용은 교육대상에 따라 다르고 접근방법 또한 적절한 방안이 요구

표 4-22. 교육대상에 따른 보건교육의 내용

대상	보건교육 내용
초등학교	건강습관의 형성과 실천에 중점, 신체청결, 단정하고 깨끗한 생활, 구강위생, 질병예방 등 보건교육의 효과가 가장 크고 능률적임
중학교	건강습관의 양성과 실천에 중점, 질병예방, 사회생활에 있어 위생적인 생활습관 교육
고등학교	건강생활, 안전생활, 국민보건에 관한 지식을 습득하여 스스로 건강을 유지·증진할 수 있는 능력을 기르고 정신보건, 사회보건, 성교육, 사고와 재해예방 등에 중점
대학교	역학 및 감염병관리, 환경위생 및 식품위생, 산업보건, 건강증진과 보건교육, 보건영양, 사회보장, 보건행정, 모자보건, 인구문제, 보건통계 등 국민보건에 관한 폭넓은 교육 실시

(3) 학교급식

- 1908년 영국에서 빈민아동을 대상으로 시작
- 우리나라는 1953년 UNICEF가 전쟁으로 인한 결식아동을 돕기 위해 구호급식의 목적으로 처음 실시
- 1972년까지 구호급식이 이루어졌으나 외국원조의 중단으로 1973년부터는 정부와 학부모의 힘에 의한 자립급식으로 전환
- 1980년 중반 이후 기존의 영양보충급식에서 완전영양급식으로 전환

– 학교급식의 목적

- 성장기 학생들의 바람직한 식습관 확립
- 학생들의 영양상태개선과 신체발달 및 체력증진
- 편식의 교정 및 결핍증 예방
- 질서의식과 협동정신 함양
- 영양에 관한 지식 및 식품의 생산과 소비에 관한 지식 함양
- 학력 향상과 국민의 식생활개선에 기여

(4) 학교환경위생

- 학교보건사업 중 가장 우선적으로 고려되어야 함

① 학교의 환경위생 및 식품위생(학교보건법 제4조)

- 학교의 장은 학교시설에서의 환기 · 채광 · 조명 · 온도 · 습도의 조절과 유해중금속 등 유해물질의 예방 및 관리, 상하수도 · 화장실의 설치 및 관리, 오염공기 · 석면 · 폐기물 · 소음 · 휘발성 유기화합물 · 세균 · 먼지 등의 예방 및 처리 등 환경위생과 식기 · 식품 · 먹는 물의 관리 등 식품위생을 적절히 유지 · 관리하여야 함(정기점검: 연 2회 이상)
  - 환기 : 1인당 환기량 21.6 m^3/hr 이상
  - 조도 : 책상면 기준 300 Lux 이상
  - 온도 : 18~28℃, 난방온도 18~20℃, 냉방온도 26~28℃
  - 상대습도 : 30~80%
- 교실 안 실내공기질의 유지기준에는 미세먼지와 이산화탄소(CO_2)의 2개 항목만이 설정되어 있었으나, 2005년 11월 학교보건법 시행령이 개정되면서 교사 안에서의 공기의 질에 대한 기준이 강화(미세먼지는 기존의 150 μg/m^3에서 100 μg/m^3으로 강화, 이산화탄소 · 일산화탄소 · 이산화질소 · 포름알데히드 · 휘발성유기화합물 · 석면 · 오존 등의 유해화학물질과 방사능 물질인 라돈, 그리고 생물학적인 유해물질인 총부유세균 · 낙하세균 · 진드기를 포함하여 총 12개 항목의 유지관리기준 설정)
- 교사 내의 소음은 55 dB(A) 이하로 할 것
- 2018년 3월 시행규칙이 개정되면서 직경 2.5μm 이하인 $PM_{2.5}$ 유지기준이 신설, 2019년 7월 직경 10μm 이하인 PM_{10} 기준이 75μg/m^3 이하로 강화

표 4-23. 교사 안에서 공기 질 등의 유지기준

유지기준			
오염물질 항목	기준(이하)	적용 시설	비고
미세먼지	35 ㎍/m^3	교사 및 급식시설	직경 2.5 ㎛ 이하 먼지
	75 ㎍/m^3	교사 및 급식시설	직경 10 ㎛ 이하 먼지
	150 ㎍/m^3	체육관 및 강당	직경 10 ㎛ 이하 먼지
이산화탄소	1,000 ppm	교사 및 급식시설	기계 환기장치를 이용하여 주된 환기를 하는 경우 1,500 ppm 이하
폼알데하이드	80 ㎍/m^3	교사, 기숙사(건축 후 3년이 지나지 않은 기숙사로 한정) 및 급식시설	건축에는 증축 및 개축 포함
총부유세균	800 CFU/m^3	교사 및 급식시설	
낙하세균	10 CFU/실	보건실 및 급식시설	
일산화탄소	10 ppm	개별 난방 교실 및 도로변 교실	난방 교실은 직접 연소 방식의 난방 교실로 한정
이산화질소	0.05 ppm	개별 난방 교실 및 도로변 교실	난방 교실은 직접 연소 방식의 난방 교실로 한정
라돈	148 Bq/m^3	기숙사(건축 후 3년이 지나지 않은 기숙사로 한정), 1층 및 지하의 교사	건축에는 증축 및 개축 포함
총휘발성 유기화합물	400 ㎍/m^3	건축한 때부터 3년이 경과되지 아니한 학교	건축에는 증축 및 개축 포함
석면	0.01 개/cc	「석면안전관리법」에 따른 석면건축물에 해당하는 학교	
오존	0.06 ppm	교무실 및 행정실	적용 시설 내에 오존을 발생시키는 사무기기(복사기 등)가 있는 경우로 한정
진드기	100 마리/m^2	보건실	
벤젠	30 ㎍/m^3	건축 후 3년이 지나지 않은 기숙사	건축에는 증축 및 개축 포함
톨루엔	1,000 ㎍/m^3		
에틸벤젠	360 ㎍/m^3		
자일렌	700 ㎍/m^3		
스티렌	300 ㎍/m^3		

② 교육환경보호구역의 설정(「교육환경 보호에 관한 법률」 제8조)

- **교육감**은 학생의 보건 · 위생 · 안전 · 학습과 교육환경 보호를 위하여 학교경계 또는 학교설립예정지 경계로부터 직선거리 200 m 범위 안의 지역을 설정 · 고시하여야 함
  - 절대보호구역 : **학교출입문**으로부터 직선거리로 50 m까지인 지역(학교설립예정지의 경우 학교경계로부터 직선거리 50미터까지인 지역)
  - 상대보호구역 : **학교경계** 또는 **학교설립예정지 경계**로부터 직선거리로 200 m까지인 지역 중 절대보호구역을 제외한 지역

Ⅳ 보건영양

- 지역사회 전 주민의 건강증진을 위하여 영양결핍이나 과잉이 없는 균형된 식생활이 가능하도록 음식물과 인간과의 관계를 연구
- 신체를 구성하는 주요 영양소는 탄수화물 · 단백질 · 지방 · 무기질 · 비타민 · 물로 이 중 탄수화물 · 단백질 · 지방은 열량을 공급하며 무기질과 비타민은 신체의 생리기능을 조절

1 영양소의 3대 작용

1) 신체의 조직구성

- 대략 단백질 16%, 탄수화물 소량, 지방질 14%, 무기질 5%, 수분 65% 등으로 구성
  - 단백질은 근육조직 등 신체조직을 구성
  - 무기질 중 칼슘과 인은 치아와 골격, 철분은 혈액의 구성성분

2) 신체의 열량공급

- 영양소에 따라 다름(단백질 : 탄수화물 : 지방질 = 4 : 4 : 9, 각 영양소 1 g당 열량 kcal)
- 우리나라 20~49세 성인의 칼로리 권장량(성별 · 연령별 · 활동량 등에 따라 다름)
  - 남 2,500 kcal, 여 2,000 kcal
  - 임신전반기 +150, 후반기 +350, 수유기 +500

3) 신체의 생리기능 조절

- 비타민과 무기질은 에너지대사를 위한 산화작용 및 심장운동의 촉진, 각종 분비선의 기능조절
- 물은 영양소의 운반 · 소화 · 흡수 · 배설기능을 돕고, 체온조절, 체내 화학변화의 매체, 체액의 삼투압조절 등(성인 하루 평균 2 ℓ 필요)
  - 체내수분의 5% 상실하면 갈증, 10% 신체이상 초래, 15% 이상 생명위험

2 영양소의 종류와 기능

1) 단백질(protein)

- **신체조직의 주요 구성물질,** 탄수화물과 지방의 대부분이 소비되면 **에너지원**으로 작용(4 kcal/1 g)
- **효소, 호르몬(생리기능 조절), 면역체(항체) 및 항독물질의 주성분**
- 체내로 섭취된 뒤 아미노산으로 분해, 체내에서 합성되지 않은 필수 아미노산의 경우 식품에서 섭취 필요
- 하루 체중 1 kg당 1g이 필요하지만 1.3~1.6 g이 되어야 충분
- 고기, 계란, 된장, 콩과류, 두부, 생선 등에 많이 함유
- 과다섭취 시 글리코겐이나 지방으로 바뀌어 저장(체중 증가)
- 부족 시 **발육부진, 신체소모, 부종, 빈혈, 지방간 초래, 질병에 대한 저항력 감소**
- 영유아의 단백질부족증(Kwashiorkor)
  - 이유기 후 단백질 부족으로 인한 소아 영양실조증
  - 에너지 섭취는 적당하나 단백질, 특히 필수아미노산의 영양부족상태
  - 혈장단백질 감소, 혈액 희석, 혈색소 감소로 빈혈 · 부종 · 창백 · 색소탈출 등의 증상을 보임
- 다른 에너지와 함께 단백질 부족 시 마라스무스증(Marasmus) 발생
  - 단백질–에너지 영양부족증(protein–energy malnutrition, PEM)이라 함
  - 출생 직후 모유나 인공영양공급 부족, 비위생적인 수유로 인한 설사 등으로 발생
  - 근육 등 신체소모로 뼈만 남고 부종이나 지방간 발생, 고열량식품의 공급 필요

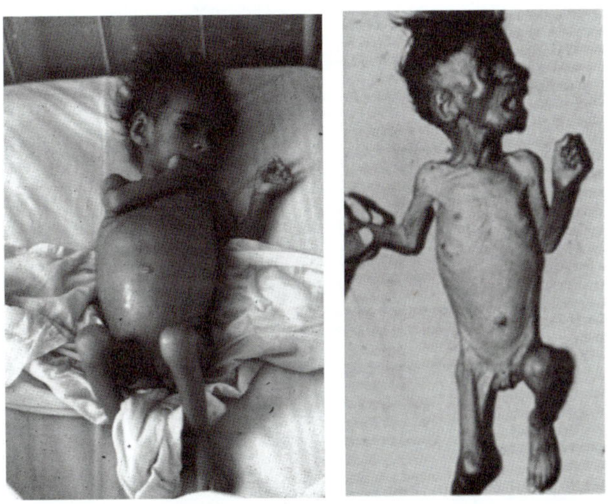

그림 4-17. 영양부족으로 고통 받은 어린이(좌: Kwashiorkor, 우: Marasmus)

2) 탄수화물(carbohydrate, 당질)

- C · O · H의 3원소로 구성, 경제적인 에너지원(약 96% 이상 이용), 생리기능조절 역할 없음
- 체내에서 포도당으로 되어 열량 공급, 남은 탄수화물은 글리코겐으로 간과 근육에 저장되고 일부는 지방으로 저장
- 체내에서 쉽게 산화 · 분해되어 빠른 피로회복 효과가 있으나 과량섭취 시 당질이 지방으로 되어 비만의 원인
- 부족 시 여러 가지 영양장애, 허약, 피로, 탈수작용 초래
- 지방질만으로 열량 공급 시 산성의 연소중간생성물이 생성되어 산혈증(acidosis) 초래, 전열량의 10% 이상 탄수화물 공급 필요
- 각종 곡류와 곡류제품, 빵, 과자류, 고구마, 감자, 옥수수 등에 많이 함유

3) 지방(지질, lipid)

- 인체의 체온유지 및 피부보호, 세포와 신경조직의 재료, 영양물질의 저장고 역할
- 에너지원으로 작용(지방 1 g당 열량 9 kcal, 탄수화물의 2배)
- 탄수화물이나 단백질보다 위내의 체류시간이 길어 포만감을 주고 지용성 비타민 흡수에 기여
- 섭취시 피하에 체지방으로 축적되어 체온 및 피부의 탄력과 부드러움을 유지시키는 역할을 하지만 과량 섭취 시 비만의 원인
- 콜레스테롤은 지방의 일종으로 뇌 · 신경 · 성호르몬의 필수 구성성분이지만 과량 존재 시 동맥경화증 · 심혈관질환 초래
- 동물성 지방(고기의 비계 · 닭껍질 · 유지방)은 포화지방산으로 과다섭취 시 혈액 콜레스테롤과 동맥경화증에 해로운 저밀도지단백 콜레스테롤(low density lipoprotein, LDL) 증가
- 지방이 부족하면 허약, 빈혈, 거친 피부, 피부질병에 대한 면역력 저하
- 버터, 식물성 기름, 육류 등에 많이 함유

4) 무기질(mineral)

- 소량이지만 골격 · 근육조직과 체액의 구성성분
  - **골과 치아 등**의 경조직과 **근육이나 신경** 등의 연조직 **구성**
  - 생명유지에 필요한 인단백질 · 인지질 · 헤모글로빈 · 호르몬 · 아미노산 및 효소 등 각종 **유기화합물의 구성성분**
- 열량을 내지 않지만 체내의 기능조절에 중요한 역할
  - 효소의 기능 활성화
  - 삼투압과 pH 조절
  - 심장의 규칙적인 박동유지
  - 자극에 대한 신경의 정상적인 기능 및 혈액응고 등에 관여
- 반드시 식품으로 섭취해야 하며 칼슘 · 철분 · 요오드 등은 충분한 섭취가 필요
- 아연 · 셀레늄 · 마그네슘 등의 무기질이 결핍되거나 카드뮴 · 크롬 · 납 등의 중금속 중독 시 면역력 저하

(1) 식염(NaCl)

- 근육 및 신경의 자극, 삼투압과 체액의 수지균형 등 조절
- 결핍시 근육경련(열중증), 정신적 무력감, 식욕감퇴 등
- 과잉의 나트륨 섭취자 시 고혈압 발생빈도 높음

(2) 칼슘(Ca)

- 골과 치아의 주성분, 근육수축과 심박동, 신경흥분에 필수
- 결핍 시 뼈와 치아의 쇠퇴, 어린이의 경우 왜소한 성장, 성인의 경우 골다공증
- 임산부와 어린이의 경우 충분한 섭취가 필요
- 우유 · 치즈 · 아이스크림 등에 많이 함유

(3) 철분(Fe)

- 혈액중 헤모글로빈의 구성성분으로 체내 저장이 되지 않아 음식물에 의한 섭취가 중요
- 결핍시 빈혈이 주증상, 감염에 대한 저항력 감소(면역기관의 무게 및 T-세포수 감소), 집중력 약화
- 남자보다 여자에게 많이 필요하고, 특히 임산부와 영유아에게 많이 필요
- 간, 고기, 계란노른자에 많이 함유

(4) 인(P)

- 골 · 뇌신경 · 치아의 주성분으로 지방, 탄수화물 및 에너지 대사에 관여
- DNA와 RNA의 구성 성분
- 결핍시 뼈 및 신경작용의 장애, 질병에 대한 저항력 감소
- 우유 · 치즈 · 계란노른자 · 수육 · 콩 · 어육 등에 많이 함유

(5) 요오드(I)

- 갑상샘 기능 유지(갑상샘호르몬인 티록신 형성)
- 결핍 시 갑상샘장애를 초래(갑상샘종, 크레틴병 등)
- 김 · 미역 · 파래 · 다시마 등의 해조류에 많이 함유, 특히 임산부에게 많이 공급

5) 비타민

(1) 비타민의 특성

- 체내에서 합성되지 않아 음식으로 섭취해야 하며, 부족 시 영양장애(결핍증)
- 대부분 효소기능을 촉진하는 조효소로서 화학반응의 촉매역할
- 열량을 내거나 신체를 구성하지 못하고 생리기능으로만 작용
- 수용성과 지용성으로 구분
  - 수용성 : 물에 녹고 소변과 땀으로 쉽게 배설되며 결핍증세가 빨리 발현, 매일 섭취해야 함
  - 지용성 : 지방성 용매(기름)에 녹고 체내에 저장되어 결핍증세가 서서히 발현, 매일 섭취 불필요, 과잉투여 시 식욕부진 · 구토 · 체중감소 · 간종대 · 골막비대 등 과잉증 발생

(2) 지용성 비타민의 결핍증

– A : 눈 관련 증상(야맹증, 안구건조증, 광선에 눈이 부심), 거칠고 건조한 피부, 뼈의 발육지연
– D : 구루병, 충치(어린이), 골연화증(성인), 관절통증
– E : 토코페롤(tocopherol)이라 하며 불임증과 유산 등의 생식장애, 근육의 쇠약, 발육부전, 빈혈
– F : 발육정지, 피부건조
– K : 출혈(혈액응고시간 지연)

(3) 수용성 비타민의 결핍증

– B_1 (thiamine) : 각기병(다발성 신경염, 부종 또는 신체조직의 허약), 식욕부진, 피로감
– B_2 (riboflavin) : 구순염, 구각염, 설염, 눈 장애(결막염에서 백내장까지), 성장정지
– 나이아신(niacin) : 펠라그라(니코틴산 부족증), 4대 증상(피부병 · 설사 · 치매 · 사망)
– B_6 (pyridoxin) : 간질성 혼수, 피부염, 빈혈
– B_{12} (cobalamin) : 악성빈혈, 콩팥비대
– C (ascorbic acid)
  • 아미노산 대사, 철분 흡수를 돕고 치아와 골격의 형성에 관여(콜라겐 합성에 필수)
  • 모세혈관벽의 보호, 다른 비타민의 산화예방
  • 결핍 시 괴혈병, 상처회복 지연, 치아의 발육이상 초래
  • 감귤 · 고추 · 과일 및 채소 등에 함유되어 있으나 고열에 쉽게 파괴
  • 과량섭취 시 수산염 형성이 촉진되어 신장결석(kidney stone)의 원인

표 4-24. 영양소의 기능

영양소		기능
단백질		• 성장과 체격 유지 : 성장에 필요한 새로운 조직(태아, 성장기 어린이, 화상이나 창상, 수술 등에 의한 조직과 혈액의 대체, 머리카락, 손톱 등)과 오래된 세포의 교체 • 효소와 호르몬의 생성 • 항체의 생성 • 체액의 유지와 전해질 균형유지에 도움 • 산-염기 균형유지에 도움 : 완충제 역할 • 에너지 생성 • 체내의 물질운반 • 혈액응고에 필요 • 피부, 근육, 힘줄, 뼈, 각종기관 등의 구성물질
탄수화물		• 에너지 공급(적혈구 · 소장점막 · 신경세포 · 뇌세포 등은 주로 포도당으로부터 에너지를 받음) • 단백질의 절약작용 • 글리코겐의 형태로 간에 100 g, 근육에 250 g 정도 저장 • 섬유소로 작용
지방	식품 내	• 농축된 열량(1 g에 9 kcal의 에너지 생성) • 필수지방산의 공급원(체내 합성이 되지 않아 반드시 음식으로 섭취) • 지용성 비타민의 용매로 작용 • 신체(뇌, 신경조직, 간)의 구성성분 • 음식의 향미증진 • 식욕증진 및 식사 후 만복감 • 음식을 부드럽게 함
	체내	• 저장에너지의 주요 형태 • 근육이 일하는데 필요한 에너지 원료의 공급원 • 질병 시나 식품섭취가 부족할 때 비상용 에너지 원료로 사용 • 내장장기의 보호패드이며, 세포막의 주요성분 • 필요한 다른 물질로 전환
무기질		• 체액이동은 삼투압에 의해 조절되며, 무기질 농도는 삼투압 결정의 중요 요인 • 산 · 염기의 균형 • 신체의 구성성분 • 수분대사의 조절
비타민		• 생체의 대사조절 및 생리적인 기능 조절 • 실제로 우리 몸에서 필요로 하는 양은 매우 적음 • 체내대사가 정상으로 진행되도록 돕는 역할 수행 • 한 가지라도 부족하면 결핍증 유발 • 수용성 비타민은 주로 탄수화물 및 열량 대사 시에 관여하는 효소들의 조효소로 작용

출처 : 건강길라잡이 http://www.hp.go.kr/

표 4-25. 영양소의 과·부족증

구분		내용
단백질	과잉섭취	• 단백질 섭취량이 높으면 지방 섭취량도 높아져 지방의 과잉섭취 유발 • 어린이의 경우 체성분 변화 • 신장 및 간의 비대 • 아연, 칼슘 등 무기질 배출
	섭취부족	• 단백질–에너지 영양부족(protein–energy malnutrition, PEM) • 단백질부족(kwashiorkor) : 발육지연, 피부와 모발의 색소변화, 부종 등 유발 • 성장지연, 면역력과 학습능력 부족
탄수화물	과잉섭취	• 혈당은 호르몬의 조절을 받으므로 단순하게 설탕류나 전분의 섭취가 많다고 높아지는 것이 아니고 지방섭취, 스트레스, 유전인자 등 다른 요인들과 함께 작용 • 최근에는 정제된 탄수화물의 섭취비율 증가가 비만, 당뇨병, 심장순환계질병과 관련이 있는 것으로 보고
	섭취부족	• 혈액 내 포도당 수준이 내려가 저혈당 증세 발현, 일반 증상으로 어지러움 · 두통 · 근육 무기력 등이 있으며 대부분의 경우 적당한 음식섭취로 증상이 사라짐 • 특히 식사간격이 길어서 체내 탄수화물 저장이 고갈된 상태나 아침에 식사를 하지 않고 출근하거나 심한 운동을 하는 경우 저혈당 증세가 나타날 수 있으므로 활동을 하기 전에 적절한 음식섭취가 바람직
지방	과잉섭취	• 살이 찌고, 간장에 축적되면 지방간 유발 • 혈중 콜레스테롤의 증가로 동맥경화 · 고혈압 유발
	섭취부족	• 성장발육이 늦어지며, 피부염을 일으킴 • 피로하기 쉽고, 추위를 많이 느낌
무기질 부족증	칼슘(Ca)	• 성장정지, 골격이 약해짐, 치아의 기형, 구루병
	인(P)	• 허약, 식욕감퇴, 골격의 통증
	마그네슘(Mg)	• 신경장애
	나트륨(Na)	• 식욕감퇴, 근육경련
	칼륨(K)	• 근육쇠약
	염소(Cl)	• 식욕감퇴, 성장정지, 근육경련
비타민 부족증	비타민 A	• 각막건조증, 각막연화증
	비타민 D	• 구루병(유아와 어린이)
	비타민 E	• 신생아 출혈
	비타민 C	• 괴혈병
	비타민 B_1	• 각기병(습성 또는 건성)
	비타민 B_2	• 구순염, 구각염, 설염, 음부염증
	비타민 B_{12}	• 악성빈혈

출처 : 건강길라잡이 http://www.hp.go.kr/

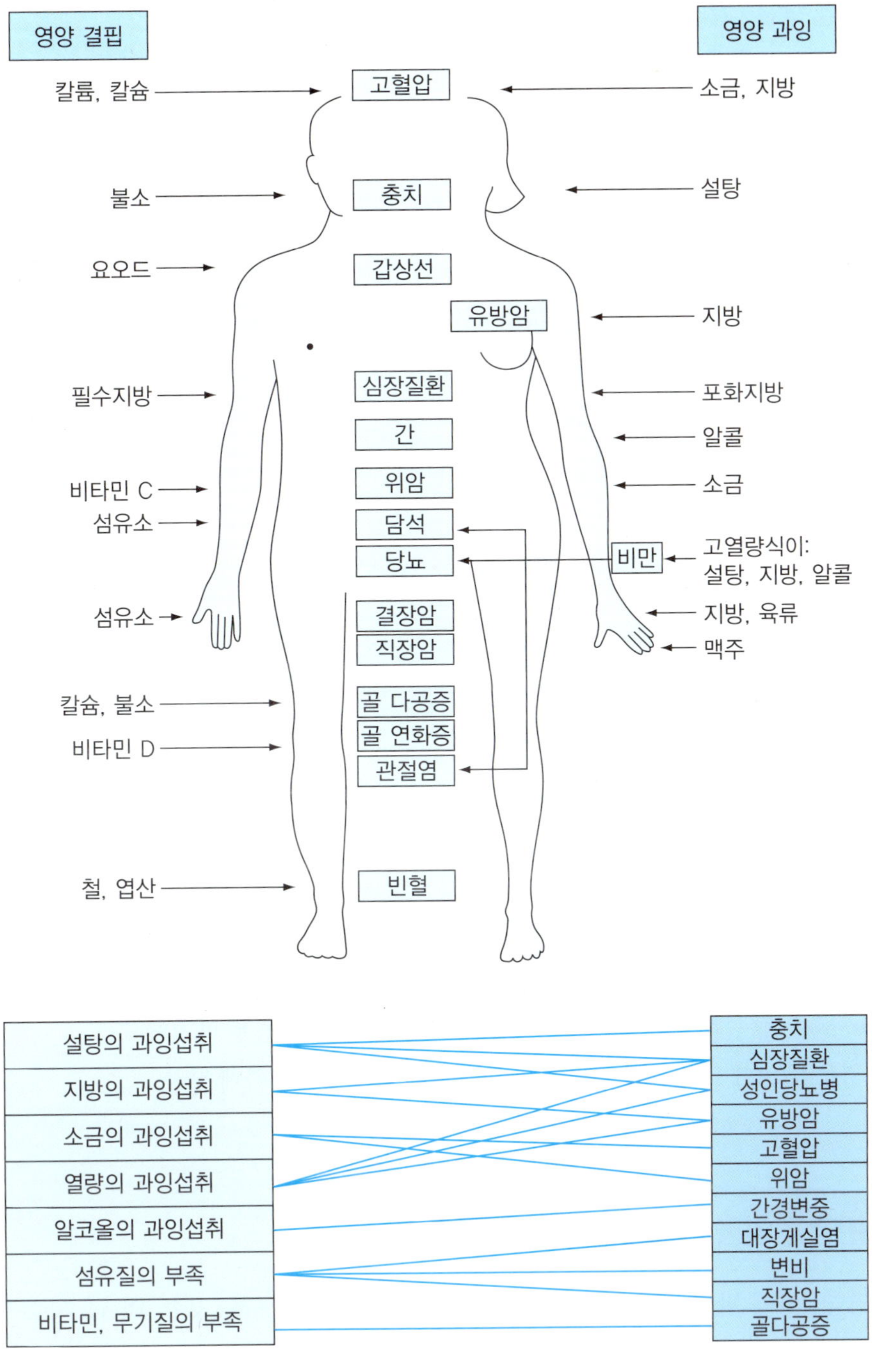

그림 4-18. 영양의 부족과 과잉섭취에 따른 질병(건강길라잡이 http://www.hp.go.kr/)

3 열량 대사

- 영양소의 체내산화로 인체활동에 필요한 에너지가 생성, 열량(energy)으로 설명
- 인체에 필요한 열량은 열량제한요소(**성, 연령, 활동량, 신체적 조건, 체중, 기후 등**)에 따라 다름
- 생명현상 중에 사용되는 에너지는 다음과 같이 다양한 형태로 전환되는데, 이를 에너지대사라 함

- 근육수축을 일으키는 기계에너지
- 신경전달을 위한 전기에너지
- 물질합성을 위한 화학에너지
- 체온조절을 위한 열에너지

1) 기초대사량(basal metabolic rate, BMR)

- 생명유지(호흡 · 혈액순환 · 배설작용 등)에 필요한 생리적 최소에너지량, 공복상태에서 누워서 측정
- 체중 1 kg당 한 시간에 약 1 kcal가 소요되며 실온이 20℃일 때 최저
- 체중이 60 kg인 사람의 경우 약 1,440 kcal 소요
- 체표면적 · 연령 · 성별 · 기온 · 호르몬분비량 등에 따라 다르지만 남녀 모두 20~40세의 경우 비슷

2) 비교에너지대사량(relative metabolic rate, RMR)

- 기초대사량에 대한 근로대사량의 비로 작업 시 근로강도를 설명(0~1 경노동, 4~7 중노동)
- 안정 시 에너지대사량은 기초대사량의 1.1~1.2배

$$RMR = \frac{\text{작업 시 에너지대사량} - \text{안정 시 에너지대사량}}{\text{기초대사량}} = \frac{\text{근로대사량}}{\text{기초대사량}}$$

3) 식품의 특이동적 작용(specific dynamic action, SDA)

- 식사 후 음식물의 소화 · 흡수과정에서 에너지대사량의 특이적 증가(약 2시간 후에 최고)
- 단백질 16~30%, 탄수화물 4~9%, 지방 3~4%(일반 음식물의 경우 약 10%)
- 단백질의 경우 SDA에 따른 소모열량이 많아 에너지원으로 불리하게 작용

4 영양상태 판정을 위한 신체계측치 및 비만 판정

신체계측치는 영양상태를 판정하는 지표로써 비체중, Kaup 지수, Röhrer 지수, Broca 지수 등이 있으며, 그 산출식은 다음과 같다.

- 비체중(relative weight) = $\frac{\text{체중(kg)}}{\text{신장(cm)}} \times 10^2$
- 카우프(Kaup) 지수 = $\frac{\text{체중(kg)}}{[\text{신장(cm)}]^2} \times 10^4$
  - **영유아**의 비만 판정에 사용
  - 22 이상 비만아, 15 이하 허약체질로 판정
- 뢰러(Röhrer) 지수 = $\frac{\text{체중(kg)}}{\text{신장(cm)}^3} \times 10^7$

- 초등학교 학령기 어린이(소아)의 비만 판정에 이용
- 160 이상 비만, 110 미만 허약체질로 판정(신장 150 cm 이상일 때)

– 브로카(Broca) 지수(성인의 비만 판정) $= \frac{\text{현재체중}}{\text{표준체중}} \times 100$

- 표준체중 = [신장(cm) – 100] × 0.9(신장 160 cm 초과할 때)
- 110~119%이면 과체중, 120% 이상이면 비만으로 분류

1) 비만의 판정

– 비만은 체지방의 과량침착상태로 운동선수의 근육발달로 인한 체중과다는 비만증이라 하지 않음
– 비만 판정 시 체지방을 측정하기 어려우므로 주로 신장과 체중에 의한 체질량지수와 허리둘레 이용

(1) 체질량지수(body mass index, BMI)

– BMI = 체중(kg) / [신장(m) × 신장(m)]
– 비만의 지표로 가장 널리 사용되며, 건강과 상관관계가 높고 특히 **성인**의 체지방 지표로 유용
– 체중은 금식 후(8시간) 아침에 소변을 본 후 가벼운 옷차림으로 측정하는 것이 원칙
– BMI 18.5 이상~23 미만 정상, 25 이상 비만

표 4-26. 아시아태평양지역 WHO 비만도 기준

BMI	판정기준
18.5 미만	저체중
18.5 ≤ BMI < 23.0	정상
23.0 ≤ BMI < 25.0	과체중(위험체중)
25.0 ≤ BMI < 30	비만
30 ≤ BMI < 35	고도비만
35 ≤ BMI	초고도비만

출처 : 2016년 비만백서, 국민건강보험공단

(2) 상대체중법(percent of ideal body weight, PIBW)

– 표준체중에 대한 현재 체중의 백분율로 나타내며, 120% 이상이면 비만으로 판정(표 4-22)
– 표준체중(kg)
  - 남자 : 표준체중(kg) = 신장(m) × 신장(m) × 22
  - 여자 : 표준체중(kg) = 신장(m) × 신장(m) × 21
– 비만도(%) = 현재체중(kg) / 표준체중(kg) × 100

표 4-27. 표준체중을 이용한 비만 판정기준

비만도(%)	기준
79% 이하	심한 저체중
80~89%	약한 저체중
90~109%	정상
110~119%	과체중
120~129%	경도비만
130~149%	중등도비만
150% 이상	고도비만

(3) 허리둘레

- 내장형 복부비만과 관계가 있어 비만 판정의 일반적인 지표로 사용
- 성인 비만의 분류

표 4-28. 성인 비만의 허리둘레 기준

구분	우리나라 (대한비만학회)	아시아태평양 (WHO)	미국	유럽	일본
남자	≥ 90 cm	≥ 90 cm	≥ 102 cm	≥ 94 cm	≥ 85 cm
여자	≥ 85 cm	≥ 80 cm	≥ 88 cm	≥ 80 cm	≥ 90 cm

(4) 생체전기저항 측정법(bioelectrical impedance analysis, BIA)

- 지방의 전기저항을 이용하여 체지방률 측정, 최근에 많이 사용
- 성인 남자의 경우 21 이상, 성인 여성의 경우 31 이상 비만

표 4-29. 체지방률에 따른 성인의 비만 판정기준

구분	정상	경계	비만	심한 비만도
남자(%)	8~16	17~20	21~30	31 이상
여자(%)	20~25	26~30	31~35	36 이상

(5) 피부주름두께 측정법

- 피하지방은 체지방의 50% 정도를 차지하고 있어 체지방의 측정에 좋은 지표
- 캘리퍼(caliper)를 사용하여 팔 위쪽의 뒤쪽부위와 어깨뼈의 밑 부분에서 피부주름두께 측정

(6) 체지방 컴퓨터단층촬영(CT)

- 복부의 지방조직을 다른 조직과 분리하여 영상화
- 지방량의 측정법으로 가장 정확하고 내장비만의 진단에 최적

2) 비만의 실태

- 성별 비만율은 28.1%(남자 〉 여자)로, 남성은 30~50대(30대 36.8%, 40대 37.7%, 50대 37.9%)에서 여성은 60~70대(60대 42.2%, 70대 37.1%)에서 가장 높음
- 비만율은 최근 10년간 남성의 경우 지속적인 증가, 여성은 10년 전보다 감소하였으나 최근 2년간 증가

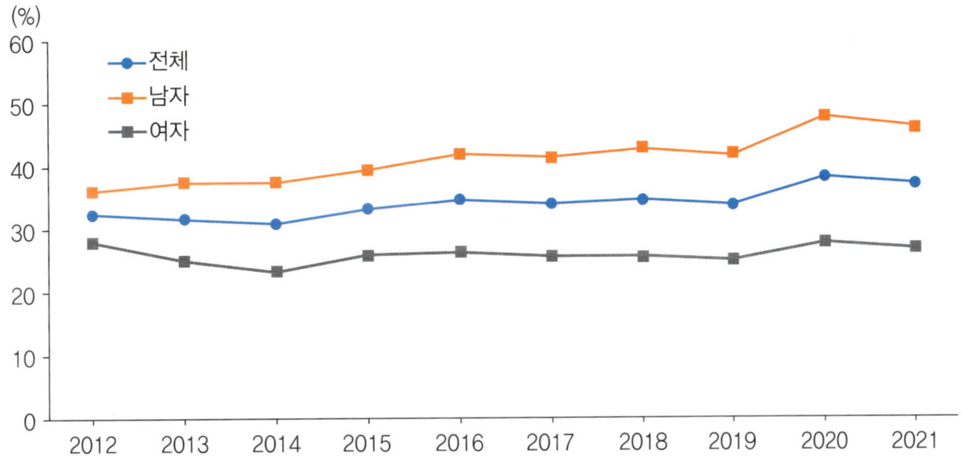

그림 4-19. 국내 성인 비만 유병률(만 19세 이상, 체질량지수 25 kg/m^2 이상인 분율) 추이 (2021 국민건강통계, 질병관리청)

3) 비만의 원인

- 환경요인(잘못된 식습관, 운동부족, 기타) 약 70%, 유전요인 약 30%
- 환경요인 중 기타 요인
  - 심리적 요인과 스트레스
  - 약물의 부작용 : 스테로이드, 항우울제(아미트립탈린), 에스트로겐 계통
  - 호르몬과 내분비요인 : 갑상선기능저하증, 쿠싱증후군, 다낭성난소증후군, 고인슐린혈증 등
- 부모 모두 비만 시 자녀의 비만 확률 80%, 한쪽 부모가 비만일 때 40%, 모두 비만하지 않을 때 7%

4) 비만의 문제점

- 비만을 고혈압, 당뇨병, 이상지혈증과 같은 질병에 걸릴 위험과 이로 인한 사망률을 증가시키는 질병으로 규정(WHO)
- 미용상의 문제뿐만 아니라 건강을 위협하고 우울증 등 정신적인 문제의 원인

- 무릎 관절 등에 관절염이 생기기 쉬우며 담석증, 피부병, 수술 및 마취위험, 불임, 호흡곤란 증상을 나타낼 수 있음
- 당뇨병, 담낭질환, 이상지질혈증, 대사증후군, 호흡곤란, 수면무호흡의 위험도를 크게 증가시키고 관상동맥질환, 고혈압, 골관절염 등의 질환을 증가

표 4-30. 비만일 때 정상인에 비해 위험도가 증가하는 질병

매우 증가	중등도 증가	약간 증가
제2형당뇨병	관상동맥질환	암(폐경 후 유방암, 자궁내막암, 대장암)
담낭질환	고혈압	생식호르몬 이상
이상지질혈증	골관절염(무릎과 고관절)	다낭성 난소증후군
대사증후군	고요산혈증과 통풍	임신 이상
호흡곤란		요통
수면무호흡		마취위험 증가

출처 : 건강한 식생활 http://nutrition.kfda.go.kr/nutrition/pinfo/nutr_info.jsp, 식품의약품안전청

5) 에너지 균형과 체중조절

- 체중은 신체의 에너지 균형상태를 나타내는 척도, 체중이 일정하게 유지되면 에너지가 평형을 이룸(에너지의 균형을 조절함으로써 체중조절이 가능)
- 체중감소를 위한 대책
  - 동물성 지방을 제한하고 식물성 지방 공급
  - 규칙적인 운동
  - 식생활습관 개선
  - 지방질과 당질의 식품을 제한하고 열량가가 적은 단백질, 채소, 과일 등 섭취

표 4-31. 에너지 균형에 따른 체중증감

에너지 균형	체중
섭취 에너지 = 소모 에너지	유지
섭취 에너지 〈 소모 에너지	감소
섭취 에너지 〉 소모 에너지	증가

5 식생활과 영양권장량

1) 식생활의 기본원리

- 균형 : 모든 영양소가 균형있게 적시에 적절하게 공급이 이루어져야 함
- 적당 : 필수 영양소를 우리 몸이 필요한 만큼 공급이 이루어져야 함
- 절제 : 지방, 소금, 설탕 등은 절제가 필요함
- 다양성 : 여러 식품으로부터 다양한 영양소를 골고루 섭취해야 함

2) 한국인의 식생활 지침

- 곡류, 채소·과일류, 어육류, 유제품 등 다양한 식품을 섭취한다.
- 짠 음식을 피하고, 싱겁게 먹는다.
- 건강체중을 위해 활동량을 늘리고, 알맞게 섭취한다.
- 식사는 즐겁게 하고, 아침을 꼭 먹는다.
- 술을 마실 때는 그 양을 제한한다.
- 음식은 위생적으로, 필요한 만큼 준비한다.
- 밥을 주식으로 하는 우리 식생활을 즐긴다.

3) 한국인의 식생활 목표

- 에너지와 단백질은 권장량에 알맞게 섭취한다.
- 칼슘, 철, 비타민 A, 리보플라빈의 섭취를 늘린다.
- 지방의 섭취는 총에너지의 20%를 넘지 않도록 한다.
- 소금은 1일 10 g 이하로 섭취한다(WHO와 한국 DRI는 목표량을 5 g 이하로 설정).
- 알코올의 섭취를 줄인다.
- 건강체중(18.5 ≤ BMI 〈 25)을 유지한다.
- 바른 식사습관을 유지한다.
- 전통 식생활을 발전시킨다.
- 식품을 위생적으로 관리한다.
- 음식의 낭비를 줄인다.

참 고 Marasmus 증

출생 직후부터 영유아기에 이유기 장애로 모유나 인공영양의 공급이 부족하거나 비위생적인 수유로 인해서 설사가 계속되는 경우에 발생하는 현상이다. 식이성 에너지 부족이 주원인이며 기아상태에서 잘 발생하는데, 피하지방과 근육이 소모되어 뼈와 피부만 남게 되는 현상이다.

참 고 Kwashiorkor 증

질환명은 원래 아프리카 황금해안의 일부 지역명에서 유래한 것으로 단백질 부족, 특히 필수 아미노산이 부족한 상태에 발생된다. 식생활이 탄수화물이 주가 되며, 단백질과 무기질이 부족한 음식물을 장기적으로 섭취하여 발생하는 단백질 결핍현상이다. 주로 이유기 이후 어린이에게서 잘 발생하는데, 허약증이나 저항력 약화로 쉽게 감염병에 걸린다.

Ⅳ 노인보건

1 노인의 개념

- 65세 이상(노인복지법)으로 급속한 증가 추세
  - 2000년 7.2%(고령화사회 진입) → 2010년 11% → 2018년 14.3%(고령사회 진입)
- 노인질환의 사전예방 또는 조기발견하고 질환상태에 따른 적절한 치료·요양으로 심신의 건강을 유지하며, 노후의 생활안정 등 노인의 보건복지증진을 위하여 「노인복지법」 제정
  - 노인에 대한 사회적 관심과 공경의식을 고취하기 위해 "노인의 날(10월 2일)"과 "경로의 달(매년 10월)" 지정
  - 노인을 위한 보건·복지 조치, 노인복지시설의 설치·운영, 요양보호사 자격 등 규정

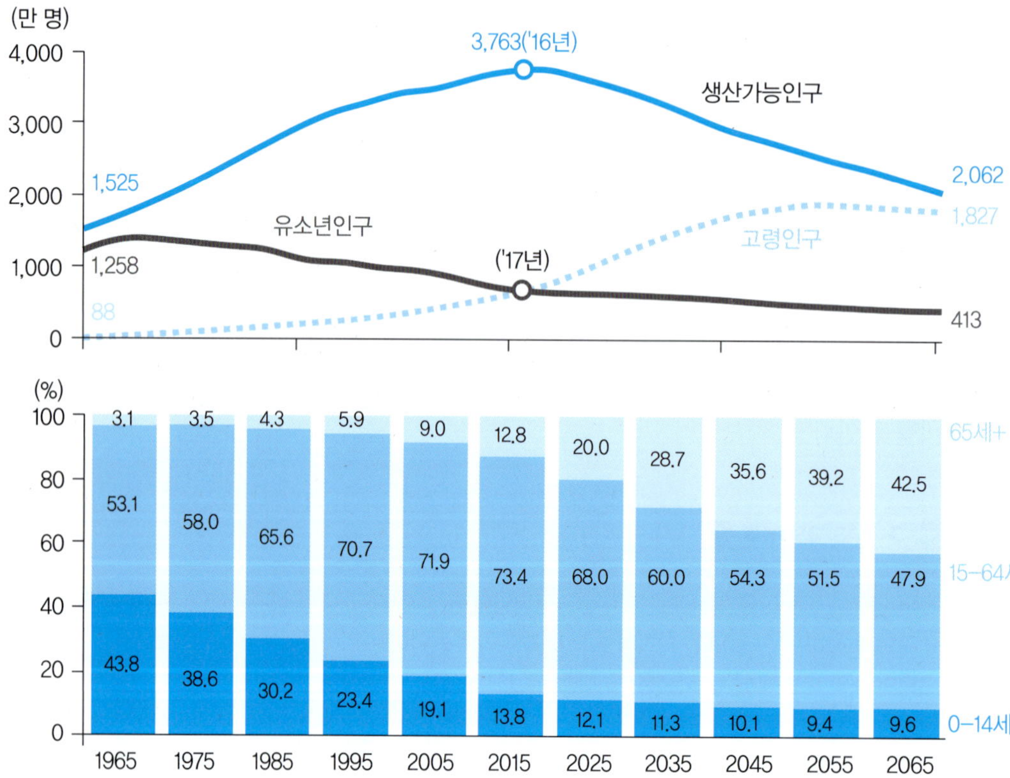

그림 4-20. 연령계층별 인구구조와 인구구성비(장래인구추계 : 2015~2065, 통계청)

2 노인문제

– 노령화에 따른 경제능력부족, 질병, 외로움 등의 문제 대두
– 노년부양비와 노령화지수의 증가로 국민연금 및 의료비 등의 사회적 지출 증가
– 현재 생산가능인구 6.6명이 노인 1명을 부양해야 함
  • 2020년에는 5명, 2030년에는 3명이 노인 1명을 부양

표 4-32. 노년부양비와 노령화지수의 추이변화 (단위 : 해당인구 100명당)

구분	1990	2000	2010	2020	2030	2040	2060
노년부양비[1]	7.4	10.1	14.8	21.7	38.2	60.1	91.4
노령화지수[2]	20.0	34.3	67.2	129.0	259.6	345.7	546.1
노인 1명당 생산가능인구(명)[3]	13.5	9.9	6.8	4.6	2.6	1.7	1.1

비고 1) 노년부양비 = (65세 이상 인구/15~64세 인구) × 100
2) 노령화지수 = (65세 이상 인구/0~14세 인구) × 100
3) 노인 1명당 생산가능인구 = 15~64세 인구/65세 이상 인구
출처 : 장래인구추계, 통계청, 2019

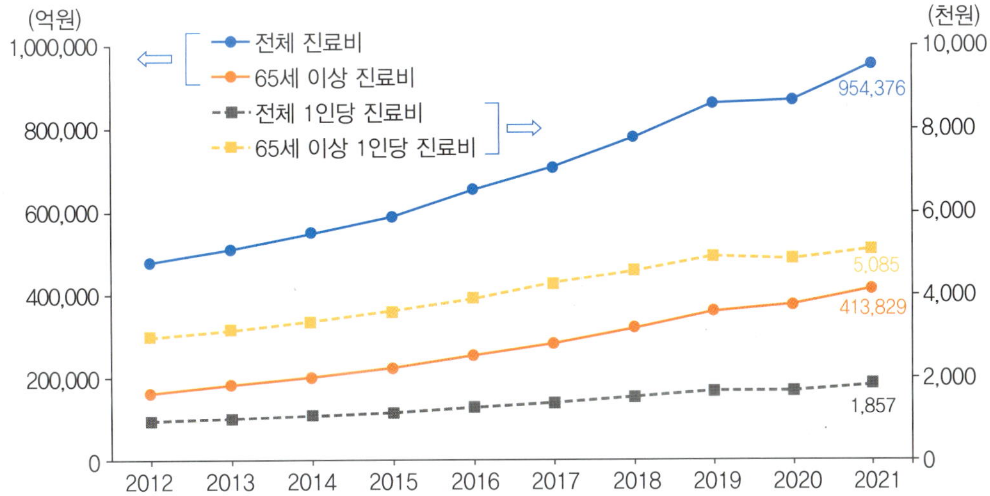

그림 4-21. 전체인구 및 노인인구의 건강보험 진료비 추이

(「2022 고령자통계, 통계청」, 「2021 건강보험통계연보, 건강보험심사평가원 & 국민건강보험공단」)

3 노화현상의 특징

– 보편성 · 내인성 · 점진성 · 쇠퇴성
– 전신에서 나타나고 주로 전신위축, 색소침착, 혈관 탄력성 감퇴, 체격 및 체표면의 노화
– 각종 신체장기의 기능 저하

- 순환기계 : 혈관벽의 경화와 비후, 혈관의 탄력성 저하, 혈압 이상
- 호흡기계 : 호흡근의 근력 저하, 폐활량 감소
- 소화기계 : 소화운동 약화, 소화효소 감소
- 근골격계 : 외모의 변화, 골다공증
- 내분비계 : 난소·췌장·고환의 기능 감퇴, 성호르몬·면역기능 감소
- 신경계 및 감각기 : 신경세포 위축, 피부감각이나 후각 퇴화, 시력저하, 건망증 증가
- 정신적 기능 : 사고 인식력 및 시각적 능력 저하

4 노인성 질환

– 암, 고혈압, 뇌졸중, 심혈관계질환, 당뇨, 관절염, 골다공증, 치매, 전립선비대증, 위나 십이지장궤양, 청력장애 등

– 주요 사망원인(2021년 기준) : 암(폐암 > 간암, 대장암 > 췌장암, 위암) > 심장질환 > 폐렴 > 뇌혈관질환 > 알츠하이머병, 당뇨병

(1) 노인성 질환의 특성

– 동시에 여러 질병(합병증)을 갖고 있음
– 만성적이고 복잡하며 장기간 관리가 요구
– 개인차가 큼
– 의식과 정신장해가 많음
– 사회·경제적 요인이 중요
– 기능 이상으로 드러나고 진단, 치료, 평가 등에서 이를 고려함

(2) 노인장애의 3단계(WHO)

– 기능장애로 평가
  - 특정 장기에 기능장애가 있는 손상단계
  - 세수·목욕·화장실 이용·옷입기 등 일상생활 장애단계(activities of daily living, ADL 평가도구)
  - 타인의 도움이 필요한 불구단계

(3) 알츠하이머병(Alzheimer's disease)

– 뇌의 신경세포(뉴런)가 어떤 원인에 의해 지속적으로 소실되어 뇌가 위축되는 퇴행성 질환, 1906년에 독일 의사인 Alois Alzheimer가 발견

– 원인
  - 정확하게 밝혀지지 않아 뇌출혈·뇌경색으로 인한 치매보다 예방이 어려움
  - 유전적인 요인 및 나이 등 여러 요인들의 복합적인 작용
  - 심장병·고혈압·뇌졸중 등은 신경세포를 손상시켜 증상을 악화

- 예방 및 치료
  - 규칙적인 운동
  - 독서 등 지능에 자극을 줄 수 있는 활동
  - 아스피린과 같은 소염진통제 장기복용
  - 노화를 지연시키는 비타민(C, E) 및 식품섭취(콩은 뇌의 단백질 변화를 완화시킴)
  - 콜레스테롤 강하제 복용(뇌로 들어가는 산소가 풍부한 혈액 증가)
  - 치료가 어렵지만 약물 및 작업요법 심리치료를 통해 일상생활기능을 어느 정도 유지하는데 도움을 줄 수 있음

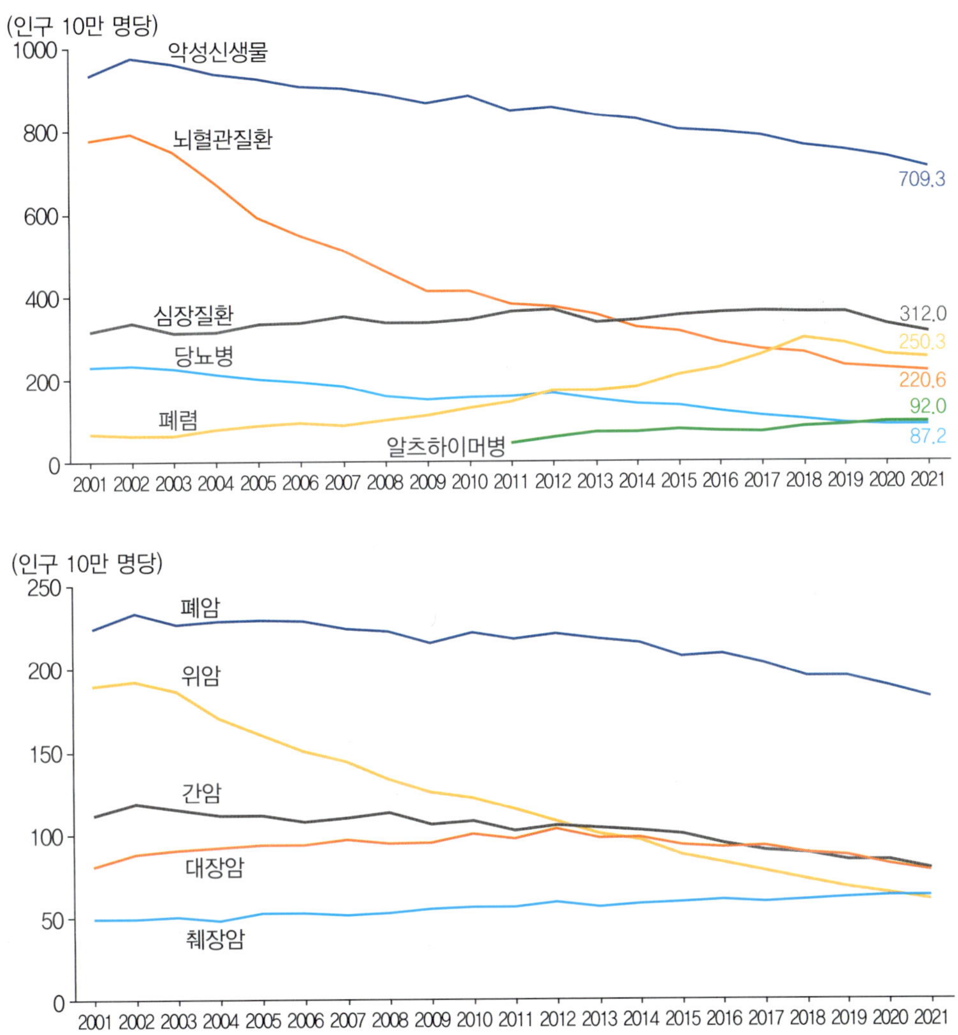

그림 4-22. 65세 이상 고령자의 사망원인별 사망률(위)과 암 종류별 사망률(아래) 추이

(「2021 고령자 통계, 통계청」, 「사망원인통계, KOSIS 국가통계포털, 통계청」)

5 노인의 건강관리

- 노화현상은 개인차가 크며 유전적인 요인에 의한 영향도 있지만 환경적 요인이 크게 작용
- 생활환경 및 식생활 개선으로 어느 정도 노화예방 가능

1) 건강관리방법

- 정기적 건강진단
- 충분한 수면과 규칙적인 운동
- 강한 육체노동과 감정적 자극의 감소
- 식이요법
  - 열량은 적당량 섭취
  - 변비가 되지 않도록 섬유질이 많은 식품, 채소와 과일을 적당히 섭취
  - 소화되기 쉬운 음식물 섭취, 특히 단백질과 비타민 섭취가 중요

2) 사회보장제도의 활용

- 고령화와 노인성 질병 등 노인들의 장기요양문제를 해결하기 위해 2008년 사회보험방식의 노인장기요양보험제도 운영(국민건강보험공단)
- 의료서비스 대신 시설 및 재가급여, 가족요양비 등의 특별현금급여 제공

Ⅵ 정신보건

1 개념

- 정의(정신위생위원회, 미국) : 정신적 질병에 걸려 있지 않은 상태만이 아니고 만족스러운 인간관계와 이를 유지할 수 있는 능력
- 정신건강(Glover) : 정신질환이 없고 자신의 행동에 정신적 갈등이 없으며, 자신의 일에 만족할 만한 근로능력이 있으며, 사랑할 수 있는 마음과 도덕적인 사고가 가능한 상태
- 목적
  - 정신장애의 예방
  - 건전한 정신기능의 유지 및 증진
  - 정신질환자의 조기발견과 치료
  - 치료 후의 사회복귀
- 「정신건강증진 및 정신질환자 복지서비스 지원에 관한 법률(정신건강복지법)」의 기본이념
  ① 모든 국민은 정신질환으로부터 보호받을 권리를 가진다.

② 모든 정신질환자는 인간으로서의 존엄과 가치를 보장받고, 최적의 치료를 받을 권리를 가진다.
③ 모든 정신질환자는 정신질환이 있다는 이유로 부당한 차별대우를 받지 아니한다.
④ 미성년자인 정신질환자는 특별히 치료, 보호 및 교육을 받을 권리를 가진다.
⑤ 정신질환자에 대해서는 입원 또는 입소(이하 "입원 등")가 최소화되도록 지역 사회 중심의 치료가 우선적으로 고려되어야 하며, 정신건강증진시설에 자신의 의지에 따른 입원 또는 입소(이하 "자의입원 등")가 권장되어야 한다.
⑥ 정신건강증진시설에 입원 등을 하고 있는 모든 사람은 가능한 한 자유로운 환경을 누릴 권리와 다른 사람들과 자유로이 의견교환을 할 수 있는 권리를 가진다.
⑦ 정신질환자는 원칙적으로 자신의 신체와 재산에 관한 사항에 대하여 스스로 판단하고 결정할 권리를 가진다. 특히 주거지, 의료행위에 대한 동의나 거부, 타인과의 교류, 복지서비스의 이용 여부와 복지서비스 종류의 선택 등을 스스로 결정할 수 있도록 자기결정권을 존중받는다.
⑧ 정신질환자는 자신에게 법률적·사실적 영향을 미치는 사안에 대하여 스스로 이해하여 자신의 자유로운 의사를 표현할 수 있도록 필요한 도움을 받을 권리를 가진다.
⑨ 정신질환자는 자신과 관련된 정책의 결정과정에 참여할 권리를 가진다.

– 「정신건강증진 및 정신질환자 복지서비스 지원에 관한 법률(정신건강복지법)」의 용어 정의
- 정신질환자: 망상, 환각, 사고(思考)나 기분의 장애 등으로 인하여 독립적으로 일상생활을 영위하는 데 중대한 제약이 있는 사람
- 정신건강증진사업: 정신건강 관련 교육·상담, 정신질환의 예방·치료, 정신질환자의 재활, 정신건강에 영향을 미치는 사회복지·교육·주거·근로 환경의 개선 등을 통하여 국민의 정신건강을 증진시키는 사업
- 정신건강복지센터: 정신건강증진시설, 사회복지시설, 학교 및 사업장과 연계체계를 구축하여 지역사회에서의 정신건강증진사업 및 정신질환자 복지서비스 지원사업(이하 "정신건강증진사업등")을 하는 국가 또는 지방자치단체가 설치·운영하는 기관이나 국가 또는 지방자치단체로부터 위탁받아 정신건강증진사업등을 수행하는 기관 또는 단체
- 정신건강증진시설: 정신의료기관(정신병원, 정신과의원, 병원급 이상의 의료기관에 설치된 정신건강의학과), 정신요양시설 및 정신재활시설
- 정신요양시설: 정신질환자를 입소시켜 요양 서비스를 제공하는 시설
- 정신재활시설: 정신질환자 또는 정신건강상 문제가 있는 사람 중 대통령령으로 정하는 사람(이하 "정신질환자등")의 사회적응을 위한 각종 훈련과 생활지도를 하는 시설

2 정신장애(mental disorder)의 원인

정신장애는 주로 선천적인 정신지체와 후천적인 정신질환을 포함한 포괄적인 표현으로 우리나라의 경우 정신장애와 정신질환을 혼용해서 사용

1) 유전적 요인

- 일부 정신적 소인은 유전하지만 대부분의 정신질환은 직접 유전하지 않은 것으로 알려짐
- 조현병(정신분열증), 양극성장애(조울증), 간질, 정신박약은 유전적 성향을 보임

2) 신체적 요인

- 뇌혈관장애, 두부외상, 종양, 독극물 중독 등에 의한 뇌조직의 손상
- 임신장애, 만성피로, 감염, 내분비장애 등에 의한 일시적이며 가역적 조직변화
- 내분비선의 장애가 발생하면 신체적 · 정신적 · 정서적 기능이상 초래

3) 심리적 요인

- 욕구불만, 갈등, 열등감, 우월감 등
- 가장 중요한 것은 대인관계로 5세 이전 유아기 때 부모와의 관계(특히 어머니)에서 형성
- 인간의 5대 기본적인 욕구(Maslow가 분류)
  - 생리적 욕구 → 안전의 욕구 → 애정의 욕구 → 존경의 욕구 → 자아실현욕구
  - 고차원적인 욕구를 만족시키려면 그보다 낮은 단계의 욕구충족이 선행되어야 함

4) 사회 · 환경적 요인

- 사회적 환경(관습 · 법 등)이 인간의 정신을 제한하여 정신장애의 원인으로 작용
- 임신 중 매독 · 풍진 · 톡소플라스마 감염, 뇌염 · 뇌막염 등의 질병이환이나 영양실조(niacin 결핍으로 인한 펠라그라)에 의한 후천적 환경요인으로 선천성 기형 및 정신박약 발생
- 생활환경 및 작업장 내의 물리화학적 유해인자(납 · 수은 · 비소 · 일산화탄소 · 이황화탄소 등) 폭로 시 중추신경장애 초래

3 정신장애의 종류

1) 정신질환

- 신경증보다 심한 정신장애
- 정신기능 악화로 개인적인 능력이 저하되고 환각이나 망상 등 지각이상이 발생하여 정상적인 생활이 곤란
- 기능적 정신질환과 기질적 정신질환으로 구분
- 기질적 정신병 : 심인성 요인이 아닌 뇌자체의 기질적 변화(손상)에 의한 뇌기능장애(치매가 대표적)

(1) 기능적 정신질환

- 뇌의 조직은 정상이나 기능에 장애가 오는 경우로 정신분열증과 조울증이 대표적

① 조현병(정신분열증)

- 치료가 어렵고 재발이 잘되며 정신질환 중 가장 많음
- 원인 : 정확한 원인 불명, 뇌의 기능적인 이상, 신경전달물질의 불균형 등
- 증상 : 과대망상, 피해망상, 비합리적 언행
- 치료 : 향정신성 약물 투여 등
- 유전 : 한 부모 분열증 10%, 양부모의 경우 30~40% 발병

② 양극성장애(조울증)

- 복합적인 원인에 의한 정신질환
- 감정장애(삶과 존재에 대한 감정변화)
- 심한 우울증, 허무감, 과대망상증, 외무에 무관심, 허무주의, 자살 등
- 예방과 조기치료가 중요, 주위의 환경을 긍정적으로 조성 및 유지

③ 인격장애

- 타인의 불신과 의심, 책임전가, 폭력적이며 반사회적 행동

(2) 기질적 정신질환

- 뇌의 손상 또는 질환으로 인한 뇌기능에 장애가 오는 기질 장애
- 알코올 및 습관성 약물중독 · 치매 · 신경매독 등이 원인
- 기억력 · 사고력 · 주의력 · 지각력 등의 인식기능 손상

2) 신경증

- 일명 노이로제
- 불안신경증 · 히스테리 · 강박신경증 · 신경쇠약증을 총칭하는 증후군
- 비현실적인 이상한 행동을 하는 경우로 심한 정신적 긴장 때문에 발생

3) 정신박약

- 뇌기능의 부전으로 지적 기능이 정상 이하인 정신장애
- 주로 출생 시 타고난 경우로 정신질환으로 분류하지 않고 정신지체로 구분
- 원인은 선천성의 유전, 매독감염, 알코올 중독, 출산 시 뇌손상, 뇌염 등
- 분류
  - 백치(idiocy) : 지능연령 6세, IQ 25 이하
  - 천치(imbecility) : 지능연령 7~12세, IQ 26~49
  - 노둔(debility) : 지능연령 13~14세, IQ 50~60

참 고 **지적장애인의 장애등급(장애인복지법)**

- 제1급 : 지능지수가 35 미만인 사람으로서 일상생활과 사회생활에 적응하는 것이 현저하게 곤란하여 일생 동안 다른 사람의 보호가 필요한 사람
- 제2급 : 지능지수가 35 이상 50 미만인 사람으로서 일상생활의 단순한 행동을 훈련시킬 수 있고, 어느 정도의 감독과 도움을 받으면 복잡하지 아니하고 특수한 기술이 필요하지 아니한 직업을 가질 수 있는 사람
- 제3급 : 지능지수가 50 이상 70 이하인 사람으로서 교육을 통한 사회적·직업적 재활이 가능한 사람

4 발육단계별 정신보건

1) 영유아기

- 생후 6세까지로 정신보건에서 가장 중요한 시기
- 특히 어머니의 영향을 받아 장래 인격형성의 기초가 성립되는 시기

2) 학령기

- 초등학교에 입학하는 6~7세부터 12세까지의 기간
- 생활권 확대, 부모의 과잉보호가 일어나기 쉬움

3) 청년기

- 13~22세의 연령으로 인생에서 가장 변화가 풍부한 격동의 시기로 제2의 탄생기
- 신체의 외관상 변화나 성적인 성숙으로 신체에 대한 고민이나 열등감을 갖기 쉬움
- 사회적 · 심리적으로 욕구저해 상황에 놓이기 쉬워 억압보다는 논리적인 이해와 설득이 바람직

4) 장 · 노년기

- 장년기는 신체적으로나 정신적으로 안정단계에 이른 시기
- 노년기는 신체적으로나 심리적으로 기능이 쇠퇴, 일거리 및 가족 내 대화참여 등의 배려가 필요

4 편

5 정신보건의 대책

- 1차예방 : 정신병적 근원을 제거하는 방법, 교육 및 예방활동
- 2차예방 : 조기발견, 조치치료로 악화 또는 만성화 방지
- 3차예방 : 사회복귀 후 재발 방지

Ⅶ 보건통계

1 기본 개념

1) 통계학과 보건통계학

- 통계학 : 관심의 대상에 대한 자료(data)의 수집 · 정리 · 요약이나 자료의 출처가 되는 집단에 대한 추정 등의 자료 활용
- 보건통계학 : 출생 · 질병 · 사망 · 인구 등 보건분야와 관련된 자료의 수집, 정리, 요약 및 활용

2) 보건통계의 중요성

- 한 지역사회나 국가의 보건수준에 대한 척도로서 보건정책 및 보건사업계획 수립의 과학적인 근거를 제공하고 평가에 이용

(1) 주요 목적

- 지역사회 또는 국가의 보건수준 평가
- 지역주민의 질병양상 파악

- 지역사회의 중요한 보건문제 파악, 보건우선사업 순위 및 사업결정
- 지역사회의 보건의료 요구도에 대한 판단 척도
- 보건관련 법률의 제정 및 보건사업에 대한 공공지원 촉구
- 보건행정활동의 지침자료
- 보건사업의 평가

(2) 보건통계의 주요 사례

- 국세조사
- 인구동태 신고자료
- 전염병의 신고 및 조사자료
- 의료기관 · 보건기관 · 학교 · 산업체 등의 기록

3) 모집단과 표본

- 모집단(population)
  - 연구자의 관심 대상이 되는 집단전체
  - 모집단을 조사하는 것을 전수조사(census)라 하고 그 결과를 모수(parameter)라 함
  - 전수조사의 대표적인 사례로 인구 센서스 조사가 있음
- 표본(sample)
  - 모집단에서 표본추출을 통해 조사대상으로 채택된 모집단의 일부
  - 표본을 조사하는 것을 표본조사(sample survey)라 하고 그 결과를 통계량(statics)이라 함
- 표본추출(sampling) 이유
  - 시간 및 경제적 비용의 감소효과
  - 시간 경과에 따라 조사대상이 사라지는 경우 유용
  - 모집단의 특징을 반영할 수 있는 대표성 확보가 중요
  - 비표본오차(non-sampling error)를 줄일 수 있음
  - 표본통계량으로부터 모수의 추정이 가능

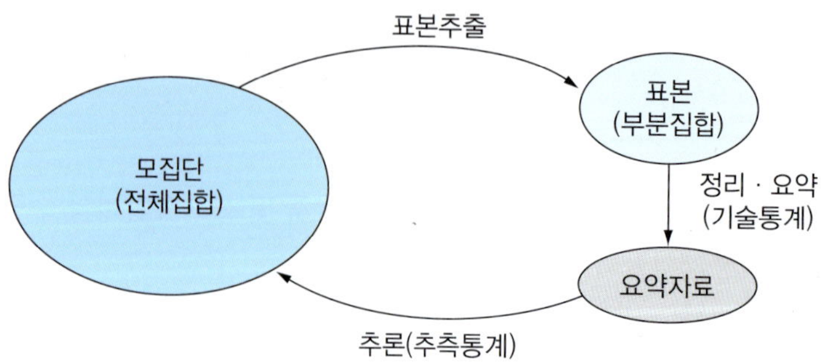

그림 4-23. 표본추출과 자료의 통계분석

4) 변수(variable)

- 변하는 수(여러 가지 변화 가능한 상태나 특성을 나타냄) ↔ 상수(constant)
- 키, 체중, 나이 등으로 측정 가능

(1) 수량화에 따른 분류

① 양적변수

- 수량으로 나타낼 수 있는 변수(키, 체중, 연령, 환자수 등)
- 이산변수 : 특정수치(정수)만 갖는 변수(병상수 등)
- 연속변수 : 연속적인 값을 갖는 변수(키, 체중 등)

4편

② 질적변수

- 수량으로 나타낼 수 없는 변수(성별, 혈액형, 직종, 결혼여부 등)
- 명목변수
- 서열변수

(2) 인과관계에 따른 분류

독립변수	종속변수
원인변수 종속변수의 변화를 설명하는 변수 예측하게 하는 변수	결과변수 설명되는 변수 예측되는 변수

(3) 변수의 측정척도

명목척도 (명목변수)	• 대상이 어떤 속성을 지니고 있는가 또는 어떤 범주에 속하는가를 측정 • 크기 비교나 가감승제 연산이 불가능, 가장 낮은 수준의 척도 • 성별(남녀), 직업, 종교 등
순서척도 (서열변수)	• 변수 간의 서열, 순위비교가 가능한 서열척도 • 순서 간의 간격은 알 수 없음(가감승제 불가능) • 좋음 · 보통 · 나쁨, 무겁다 · 보통이다 · 가볍다 등
간격척도 (등간변수)	• 서열뿐만 아니라 간격을 구분할 수 있는 등간척도(가감연산 가능) • 절대적인 기준(0)의 개념이 없어 곱하거나 나누기 연산 불가능 • 섭씨온도(0은 임의로 정한 기준), 날짜, 지능지수(IQ) 등
비율척도 (비율변수)	• 절대적인 기준(0)이 있어 가감승제 가능(가장 높은 수준의 척도) • 0값은 측정하고자 하는 속성이 전혀 없음을 의미 • 키, 체중, 속도 등

5) 표본추출(sampling)

- 확률표본추출법과 비확률표본추출법으로 구분
- 확률표본추출법이 주로 사용
  - 각 표본의 뽑힐 확률이 동일하여 연구자의 개인적인 편견(선택비뚤림)을 배제할 수 있음
  - 모집단에 결과를 적용할 수 있음
- 비확률표본추출법
  - 연구자의 판단에 의해 추출
  - 편의표본추출

(1) 확률표본추출법의 종류

① 단순무작위표본추출(simple random sampling)

- 모집단의 구성요소 하나하나가 뽑힐 확률이 동일
- 난수표 이용, 심지뽑기 등

② 계통표본추출(systematic sampling)

- 모집단이 일정한 순서에 따라 나열되어 있을 때 첫 번째 표본을 무작위로 추출한 후 일정한 간격으로 추출
- 모집단이 일정한 주기성을 가질 경우 자료의 대표성 문제로 인해 바람직하지 않음
- 최근 전화번호를 이용한 여론조사 등에 주로 이용

③ 층화표본추출(stratified sampling)

- 이미 알고 있는 정보(성별 · 연령별 · 지역별 등)를 가지고 모집단을 2개 이상의 계층으로 구분한 후 계층별로 표본을 단순무작위 추출
- 표본추출에 따른 오차를 줄일 수 있어 표본의 대표성이 강화

④ 집락표본추출(cluster sampling)

- 모집단의 분포가 광범위할 경우 구성단위를 여러 개의 집락(cluster)으로 구분하여 무작위 추출한 후 추출된 집락을 전수조사
- 집단간 특성이 서로 동질적이어야 함(행정단위가 주로 사용)

2 자료 정리

1) 도수분포표(frequency distribution table)

– 자료의 도수, 상대도수 등을 알기 쉽게 하나의 표로 정리한 것
- 도수(빈도) : 각각의 값이 나타난 횟수
- 누적도수 : 도수의 누적치
- 상대도수 : 관측한 총수에 대해 각 변수 값의 도수가 차지하는 백분율
- 상대누적도수 : 급의 도수 대신에 급의 도수집단의 총 개수에 대한 백분율

– 작성순서
- 수집된 자료를 크기 순서대로 배열
- 크기순서표에서 최대값, 최소값, 범위(최대값–최소값)를 파악
- 급(class, 변수를 적당히 구분한 것)의 수와 급의 간격(class interval)을 결정
- 급의 하한값과 상한값을 결정
- 각 급의 빈도, 누적도수 등을 계산하여 표를 작성

표 4-33. 도수분포표 작성 사례

체중	도수	누적도수	상대도수(%)	상대누적도수(%)
30.0~34.9	3	3	6	6
34.0~39.9	7	10	14	20
40.0~44.9	10	20	20	40
45.0~49.9	15	35	30	70
50.0~54.9	8	43	16	86
55.0~59.9	7	50	14	100
계	50	–	–	–

2) 도표(graph)

– 통계자료가 가지고 있는 뜻을 시각적으로 쉽게 이해할 수 있게 만든 것
– 막대그래프(histogram) : 직교좌표에 측정값의 빈도크기를 막대로 표기
– 도수다각형그래프(frequency polygon) : 점으로 표시한 후 선으로 표기
– 원그래프(pie graph) : 원의 일정각도 속에 포함되는 면적을 이용하여 표기
– 줄기–잎그래프(stem and leaf diagram)
– 산점도 그래프(scatter–graph)
- 두 변수의 상관성을 파악하기 위해 표기

- 상관정도는 상관계수(r)로 정량화 ($-1 \le r \le 1$)

– 기타
- 지역분포도
- 대수그래프(log graph)

3 자료의 요약

1) 대표값(average, 중심값)

(1) 평균(mean)

– 산술평균(arithmetic mean, $\bar{x}$) $= \dfrac{x_1 + x_2 + \cdots x_n}{n} = \dfrac{\sum_{i=1}^{n} x_i}{n}$

– 조화평균(harmonic mean, h) $= \dfrac{n}{\dfrac{1}{x_1} + \dfrac{1}{x_2} + \cdots + \dfrac{1}{x_n}}$

– 기하평균(geometric mean, g) $= \sqrt[n]{x_1 \times x_2 \times x_3 \cdots x_n}$

(2) 중앙값(median, 중위수)

– 위치적인 대표값
– 관찰치를 크기 순으로 나열했을 때 중앙(50%)에 위치하는 값으로 오직 하나만 존재
– 표본크기가 홀수이면 가운데 위치하는 값
– 표본크기가 짝수이면 가운데 두 값의 평균

(3) 최빈값(mode, 최빈수)

– 양적 대표값
– 관찰치 중 가장 빈번히 나타나는 값으로 여러 개가 존재할 수 있음

참 고 **평균의 상대적인 크기 : 산술평균 ≥ 기하평균 ≥ 조화평균**

$$\frac{a+b}{2} \ge \sqrt{ab} \ge \frac{2ab}{a+b}$$

(단, 등호는 a = b 일 때 성립)

참 고 **자료분포에 따른 대표값의 크기 비교**

- 분포의 모양에 따라 다르게 됨
- 좌우대칭 분포일 때 산술평균 = 중앙값 = 최빈값
- 비대칭 분포일 때 분포의 치우친 모양에 따라 다름

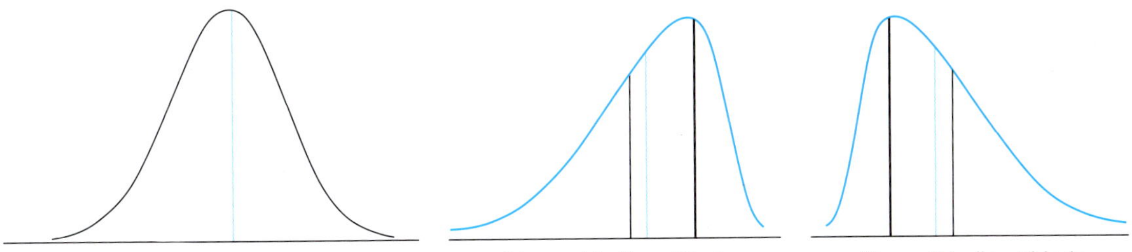

2) 산포도(dispersion, 분산도)

– 자료가 중심으로부터 흩어져 있는 정도

(1) 범위(range) : 최대값 – 최소값

(2) 편차(deviation) : 평균으로부터의 차이, 편차의 합은 0

(3) 사분위수 범위(interquartile range, IQR) : 제1사분위수와 제3사분위수 사이의 범위

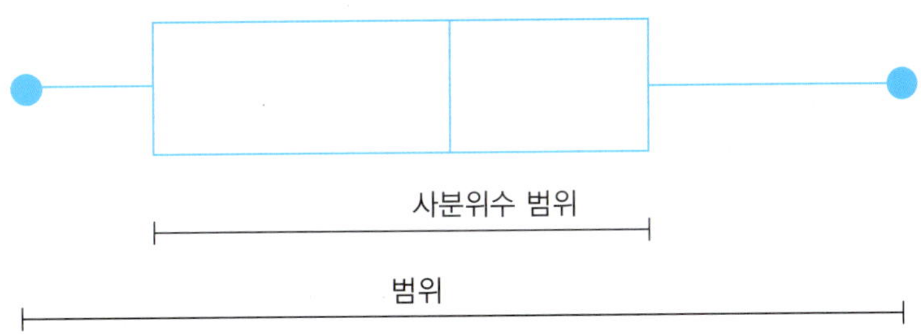

그림 4-24. 자료의 범위와 사분위수

참고 표본(연령) 20, 23, 25, 25, 27인 경우 범위와 사분위수 구하기

- 범위 = 27 – 20 = 7
- 제1사분위수(25%tile) = 23
- 제2사분위수(50%tile) = 25 → 중위수와 동일
- 제3사분위수(75%tile) = 25
- 사분위수 범위 = 23~25

(4) 분산(variance)

– 편차의 제곱합을 전체 관측치 수로 나눈 값, 평균을 중심으로 자료의 흩어진 정도를 설명

① 모집단의 분산(모분산) σ^2

$$\sigma^2 = \frac{\Sigma(x_i - \mu)^2}{N}$$

μ : 모평균, N : 모집단의 크기

② 표본의 분산(표본분산) s^2

$$s^2 = \frac{\Sigma(x_i - \overline{x})^2}{n-1}$$

$\overline{x}$: 표본평균, n : 표본크기(n−1 = 자유도)

(5) 표준편차(standard deviation)

– 분산에 제곱근을 씌운 것으로 수치만 다를 뿐 분산과 같은 의미
– 0에 가까우면 관측치가 평균을 중심으로 뾰족한 분포
– 작을수록 평균에 인접한 분포를 보이고 높은 신뢰성 수준을 반영

① 모집단의 표준편차 σ

$$\sigma = \sqrt{모분산} = \sqrt{\frac{\Sigma(x_i - \mu)^2}{N}}$$

② 표본의 표준편차 s

$$s = \sqrt{표본분산} = \sqrt{\frac{\Sigma(x_i - \overline{x})^2}{n-1}}$$

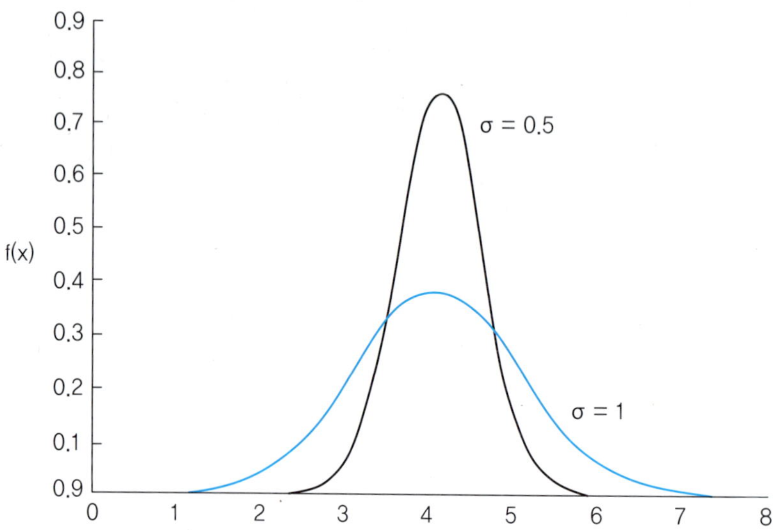

그림 4-25. 표준편차의 크기에 따른 분포의 차이

참고 표준편차(standard deviation, SD)와 표준오차(standard error, SE)

① 표준편차

개별 측정치가 평균으로부터 얼마만큼 떨어져 있는가에 대한 정보를 제공하는 것으로서 평균으로부터의 표준간격을 의미한다.

② 표준오차

자료의 통계처리과정에서 모집단 전체를 조사할 수 없기 때문에 표본추출(sampling)을 하게 된다. 이때 추출된 표본집단의 평균과 모집단의 평균 사이에는 표본추출에 따른 오차(sampling error)가 발생한다. 그러나 모집단의 평균을 알 수 없으므로 이러한 오차는 추정하게 되는데, 이때 추출된 표본집단이 얼마나 모집단을 잘 대표하는지 알기 위해서 표준오차의 개념을 사용한다. 즉, 표준오차는 미지의 모집단평균과 표본평균의 잠재적 차이를 알 수 있게 해준다. 미지의 모집단평균은 여러 번의 표본추출을 통해 각 표본집단의 평균들로 이루어진 표본평균 분포로부터 얻을 수 있는데, 이 분포의 표준편차가 표준오차가 된다. 이것은 미지의 모평균과 표본평균 사이에 평균적으로 얼마나 많은 차이가 있는지 알려주며, 이 값이 작을수록 표본집단은 모집단을 잘 대표하고 있음을 의미한다. n개의 표본에서 구한 표본평균을 $\bar{x}$ 라 하면, 중심극한정리에 의하여 n이 커지면 $\bar{x}$ 는 모집단의 평균(μ)과 동일하고 분산이 σ^2/n인 정규분포를 따르게 된다. 따라서 표본평균분포의 표준편차인 표준오차(SE)는 다음과 같이 추정할 수 있다. 여기서 표준오차는 모집단의 표준편차(σ)가 클수록 커지고 표본크기(n)가 많을수록 작아진다.

$$SE = \sigma / \sqrt{n}$$

(6) 변이계수(coefficient of variance, CV)

– 평균에 대한 표준편차 크기의 백분율(상대표준편차, relative standard deviation)

$$CV = \frac{SD}{\bar{x}} \times 100$$

– 상대적 산포도에 해당, 절대적 산포도는 분산과 표준편차

– 단위가 서로 다른 특성 간의 산포도 경향을 비교하는데 유용

참고 여자 100명에 대한 신장과 체중의 변이계수 산출사례

구분	평균	표준편차
체중(kg)	52.3	2.54
신장(cm)	152.7	2.28

- 체중의 CV = 2.54/52.3 × 100 = 4.856
- 신장의 CV = 2.28/152.7 × 100 = 1.493
- 체중이 신장보다 개인차가 심하다는 것을 알 수 있음

3) 왜도(skewness)

- 자료분포의 모양이 평균을 중심으로부터 어느 한쪽으로 치우친 정도를 나타내는 척도
- 정규분포의 경우

4) 첨도(kurtosis)

- 자료분포의 모양이 위로 뾰족한 정도를 나타내는 척도

4 정규분포(normal distribution, Gaussian distribution)

- 자료의 발생빈도가 좌우대칭인 종모양의 도수분포(평균값 = 최빈값 = 중앙값)
- 인간의 여러 가지 특성치에 대한 가장 전형적인 분포 양상
- 평균과 표준편차의 크기에 따라 분포의 중심위치와 모양이 다름
- 평균과 표준편차를 아는 경우 표준점수[(측정값－평균)/표준편차, z－score]로 변환하면 평균 0, 표준편차 1인 표준정규분포
- 정규분포곡선에서 면적은 확률분포를 의미(전체면적 1, 한쪽면적 0.5) → 자료해석(신뢰구간, 가설검정 등)에 활용

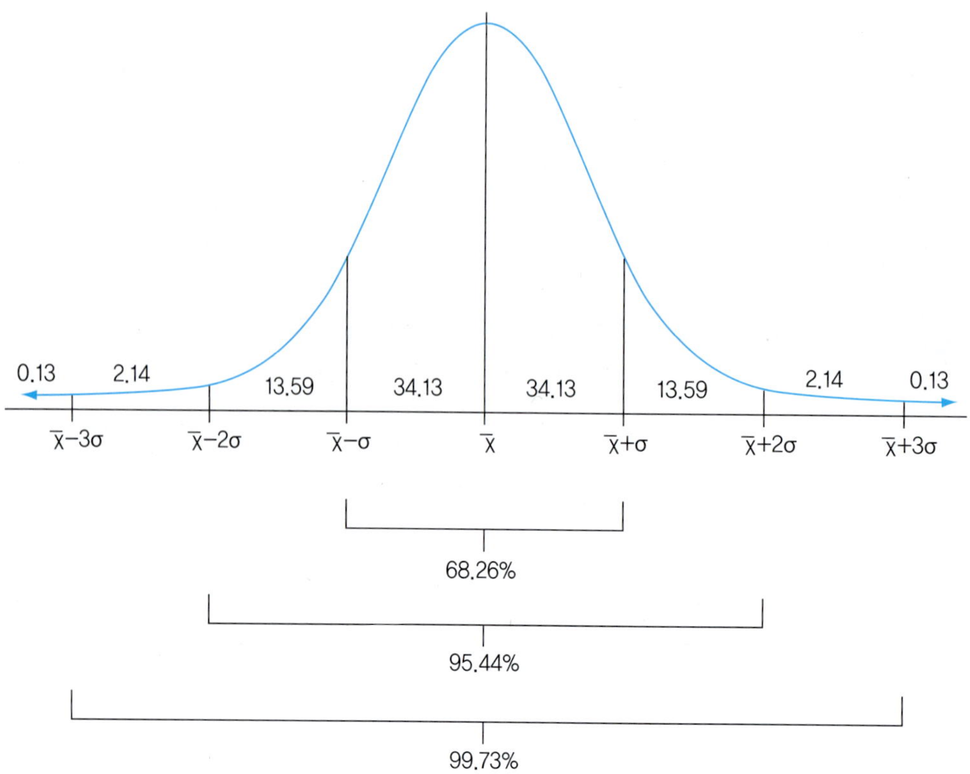

그림 4-26. 정규분포곡선과 확률분포

5 기타 확률분포

1) t-분포

- 정규분포와 같이 평균을 중심으로 좌우대칭
- 표본의 크기가 30보다 작은 경우 적용
- 자료수 n이 커지면 정규분포에 근접

2) X^2 분포

- 범주형 변수
- 관찰도수와 기대도수를 비교

3) 기타

- F 분포, 이항분포 등

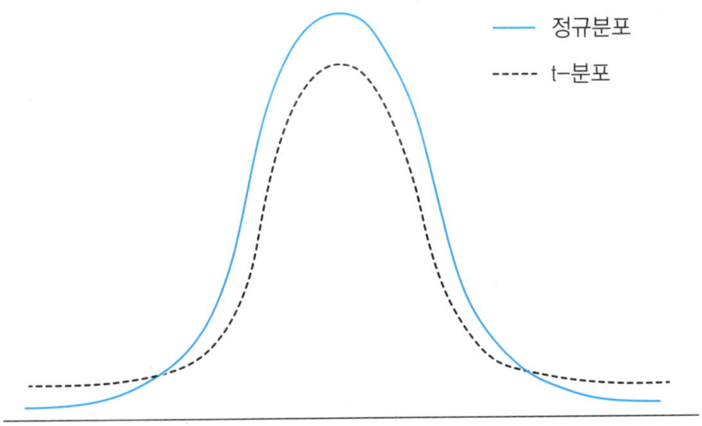

그림 4-27. 정규분포와 t-분포의 비교

6 통계분석의 응용

1) 평균의 차이 검증

- t-검정 : 정규분포를 가정하여 두 집단간 평균의 차이 검증
- 분산분석(analysis of variance, ANOVA) : 세 집단 이상 평균의 차이 검증
- 카이자승(X^2) 검정
  - 범주형 변수에 대한 분석(교차분석)
  - 관찰빈도와 기대빈도를 상호 비교

2) 상관분석

- 조사대상 변수들 간의 관련성 분석
- 상관계수(r) $-1 \le r \le +1$ (무상관의 경우 r=0)
- 독립과 종속관계를 알 수 없어 인과관계 규명 곤란

3) 회귀분석

- 변수간의 인과관계 분석
- 독립변수가 하나이면 단순회귀분석, 둘 이상이면 다중회귀분석

7 보건지표

1) 출생 및 인구통계

(1) 조출생률(crude live-birth rate, 보통출생률)

$$조출생률 = \frac{출생아수}{연앙인구} \times 1,000$$

- 한 국가의 출생수준을 설명하는 지표로 연앙인구 1,000명당 출생아수로 산정
  - 출생 : 정상적인 출생을 의미하며 사산을 포함하지 않음
  - 출산 : 사산아 포함
  - 연앙인구 기준 : 1년의 중앙인구인 7월 1일의 인구
- 가족계획사업의 지표

(2) 일반출생률(general fertility rate)

$$일반출생률 = \frac{연간\ 출생아수}{가임여성인구} \times 1,000$$

- 가임여성(15세부터 49세) 인구 1,000명당 출생률

(3) 재생산율(reproduction rate)

- 한 여성이 일생 동안 몇 명의 **여자아이**를 낳는가에 대한 지표
  - 총재생산율(gross reproduction rate) : 모성사망률을 고려하지 않음
  - 순재생산율(net reproduction rate) : 모성사망률을 고려, 인구의 양적 변화를 설명

(4) 합계출산율(total fertility rate)

– 한 여성이 일생 동안(15~49세) 몇 명의 **아이**를 낳는가에 대한 지표

(5) 수명

– 기대수명(life expectancy) : 인간의 생명표에 나타난 생존예상기간
– 평균수명 : 0세의 기대수명
– 연령의 평균여명 : 어떤 연령에 도달한 사람의 생존예상기간

2) 사망통계

(1) 조사망률(crude death rate)

$$\text{조사망률} = \frac{\text{총사망자수}}{\text{연앙인구}} \times 1{,}000$$

– 한 인구집단의 사망수준을 설명하는 기본적인 보건지표(보통사망률)
– 인구 1,000명당 1년간의 총사망수로 표시

(2) 영아사망률(infant mortality rate)

$$\text{영아사망률} = \frac{\text{영아사망수}}{\text{출생아수}} \times 1{,}000$$

– 국가나 지역사회의 보건수준을 가장 잘 설명하는 대표적 보건지표
– 12개월 미만의 일정한 연령군이 대상으로 통계적 유의성이 큼
– 환경위생 · 모자보건 등의 공중보건수준을 잘 반영

(3) 신생아사망률(neonatal mortality rate)

$$\text{신생아사망률} = \frac{\text{신생아사망수(생후 28일 미만)}}{\text{출생아 수}} \times 1{,}000$$

(4) 알파지수(α–index)

$$\alpha\text{–index} = \frac{\text{영아사망수}}{\text{신생아사망수}}$$

– 영아사망수가 신생아사망수를 포함하기 때문에 1보다 크거나 같음
– 신생아사망이 영아사망의 전부일 경우
  • 신생아 고유질환에 의한 사망이 주가 됨
  • 폐렴이나 장염과 같은 감염증에 의한 사망이 없다는 것을 의미
  • 보건수준이 매우 양호한 상태
– 1일 때 가장 높은 보건수준을 나타내며 이 값이 클수록 낮은 보건수준을 의미

(5) 모성사망률(maternal mortality rate)

$$\text{모성사망률} = \frac{\text{모성사망수}}{\text{출생아수}} \times 1,000$$

- 임신 · 분만 · 산욕과 관계되는 질병 및 이의 합병증에 의한 모성사망만을 의미
- 임신 중 전염병이나 교통사고 등에 의한 사망은 포함되지 않음

(6) 사산율(fetal death rate)

$$\text{사산율} = \frac{\text{사산수}}{\text{출산수(사산수+출생수)}} \times 1,000$$

- 사산의 범주는 국가에 따라 다소 다르게 규정
- 일반적으로 임신 4개월 이후의 사태아 분만으로 자연사산과 인공사산으로 구분

(7) 주산기사망률(perinatal mortality rate)

$$\text{주산기사망률} = \frac{\text{임신 28주 이후 사산아수} + \text{생후 1주 이내 초생아사망수}}{\text{출생아수} + \text{28주 이후 사산아수}} \times 1,000$$

- 주산기는 임신 28주 이후부터 생후 7일까지의 기간
- 연간 출산수 1,000명에 대한 임신 28주 이후 사산수와 분만 7일 이내 초생아사망수

(8) 유아사망률

$$\text{유아사망률} = \frac{\text{1∼4세 유아사망수}}{\text{1∼4세 인구}} \times 1,000$$

- 유아(1∼4세)의 사망의 주 원인
  - 보건수준이 낮은 나라 : 감염증, 영양실조 등

(9) 비례사망지수(proportional mortality indicator, PMI)

- 연간 인구의 사망자수에 대한 50세 이상의 사망수

$$\text{비례사망지수} = \frac{\text{50세 이상사망자수}}{\text{총사망자수}} \times 1,000$$

- PMI가 낮은 경우 : 평균수명이 낮음
- PMI가 높은 경우 : 건강수준이 높고 장수인구가 많음

(10) 사인별 사망률(cause-specific death rate)

$$\text{사인별사망률} = \frac{\text{특정 사인에 의한 사망자수}}{\text{연앙인구}} \times 1,000$$

- 사망원인에 따라 사망률로 어떤 연도 중 인구 10만 명당 특정 사인에 의한 사망자수
- 감염병, 성인병, 직업병, 사고, 심혈관계질환, 악성신생물질환, 결핵 등으로 구분

(11) 출생사망지수(vital index, 동태지수)

$$동태지수 = \frac{출생자수}{사망자수}$$

(12) 사망성비

– 여자사망 100명당 남자사망수 ↔ 출생성비 : 여아 100명당 남아출생수

3) 질병통계

(1) 발생률(incidence rate)

$$발생률 = \frac{새로\ 발생한\ 환자수(신환수)}{인구} \times 1,000$$

– 일정기간 중에 새로 발생한 환자수(신환수)를 단위인구로 나타낸 통계지표

– 1주, 1달 또는 1년 동안 새롭게 발생한 환자수를 그 지역의 인구로 나누어 산출

(2) 발병률(attack rate)

$$발병률 = \frac{발병자수}{위험요인에\ 노출된\ 인구} \times 1,000$$

– 식중독이나 전염병감염 등의 위험요인에 노출된 인구 중 발병한 환자수를 설명

(3) 2차발병률(secondary attack rate)

$$2차발병률 = \frac{최초환자와\ 접촉한\ 감수성자\ 중\ 발병자수}{최초환자와\ 접촉한\ 감수성자수(초발환자와\ 면역자\ 제외)} \times 100(\%)$$

– 사람간의 연쇄전파가 가능한 감염병에 대해 환자와 접촉한 사람들의 발병 정도를 설명

– 병원체에 대한 숙주의 감수성 파악이 가능

– 최초 전염병환자와 예방접종에 의한 면역자는 아래 수식의 분모에서 제외됨

(4) 유병률(prevalence rate)

– 발병시기에 관계없이 조사 당시 전체 지역주민 중 특정 질병에 이환되어 있는 사람(환자수)이 얼마인지 설명

– 급성감염병의 경우 유병률 ≒ 발생률

– 시점유병률 : 어느 시점에서 유병률을 조사하는 경우

$$시점유병률 = \frac{어느\ 시점에\ 환자수}{어느\ 시점의\ 인구} \times 1,000$$

– 기간유병률 : 일정기간을 두고 조사하는 경우

$$기간유병률 = \frac{어느\ 기간에\ 환자수}{어느\ 기간의\ 인구} \times 1,000$$

– 유병률과 발생률의 비교

	유병률	발생률
분자	현재 특정 건강문제를 가지고 있는 사람수	새롭게 특정 건강문제가 발생한 사람수
분모	전 인구수	전 인구수에서 특정질환에 이환된 사람을 제외한 전 인구수

(5) 치명률(case fatality rate)

$$치명률 = \frac{그\ 질병으로\ 인한\ 사망수}{해당\ 질병에\ 이환된\ 환자수} \times 100$$

– 질병의 심각한 정도를 나타내는 지표로 특정 질병에 이환된 자 중 사망한 자
– 어떤 질병의 치명률이 높다는 의미
  • 병원체가 독성(virulence)이 높거나
  • 인구집단의 감수성이 높거나
  • 그 질병에 대한 저항력 또는 면역력이 낮음
– 사망률과 치명률의 관계
  • 사망률 = 발생률 × 치명률
  • 특정 질병의 발생률과 치명률을 알면 그 질병의 사망률 산출 가능

(6) 감수성지수(index of contagion, 접촉감염지수)

$$감수성지수 = \frac{발병자수}{환자를\ 접촉한\ 감수성자수} \times 100$$

– 전체 감수성자수에 대한 발병자수의 백분율
– 주로 급성호흡기계 감염병에 적용

Memo

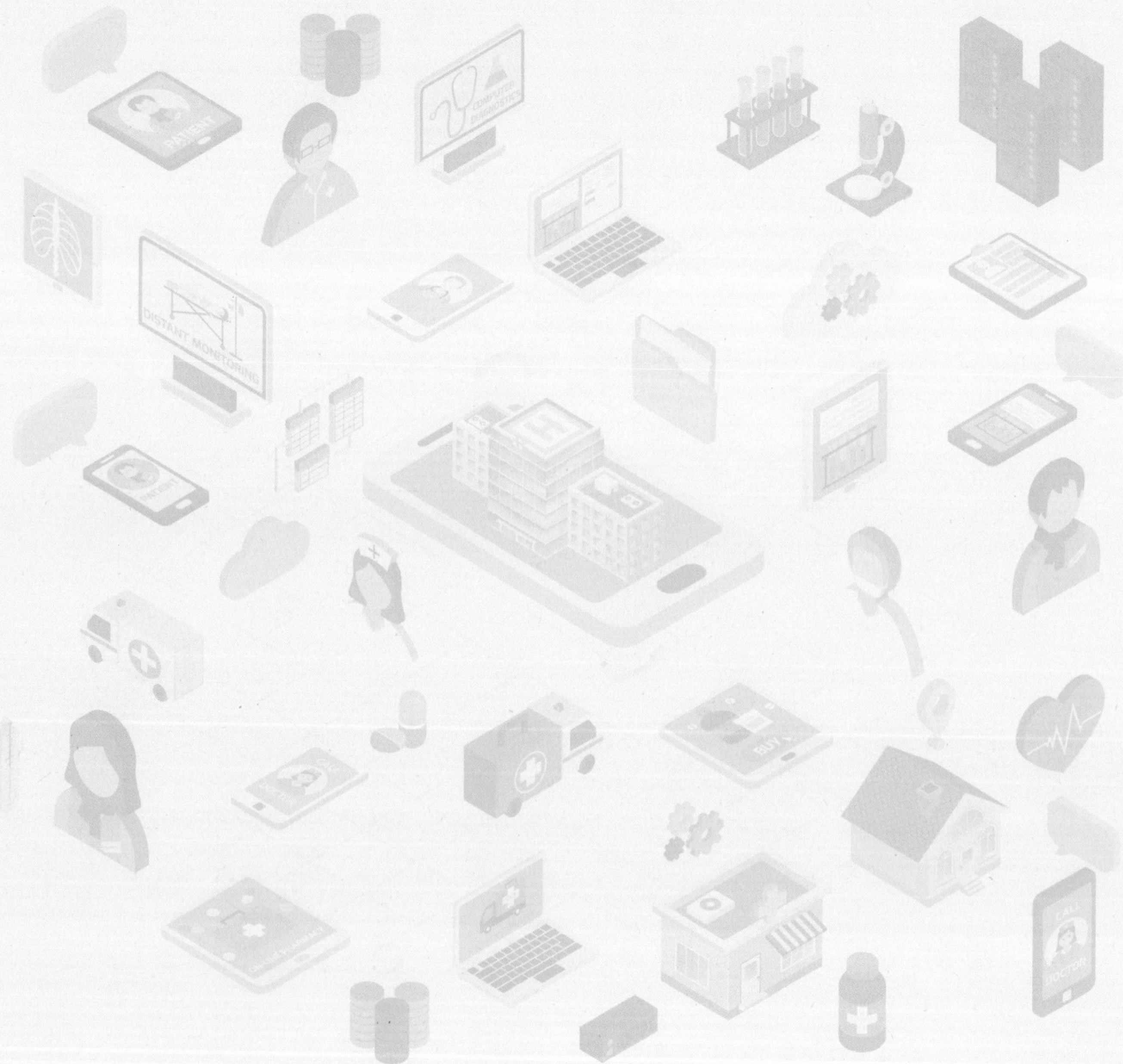

P U B L I C H E A L T H

연습문제

제1편 공중보건학 개념

1. WHO 건강의 정의에서 사회적 안녕(social-wellbeing)의 의미는?

① 사회질서가 잘 이루어진 상태
② 사회보장이 잘 이루어진 상태
③ 노후보장이 잘 이루어진 상태
④ 사회적으로 평화와 안전이 잘 이루어진 상태
⑤ 각자의 사회적 기능과 역할을 충실히 할 수 있는 상태

2. 전염병이 나쁜 공기 때문에 발생한다는 질병발생 이론은?

① 종교설 ② 장기설 ③ 점성설 ④ 접촉전염설 ⑤ 미생물병인론

3. 질병의 자연사에 따른 예방수준에서 적극적인 예방활동에 해당하는 것은?

① 재활 ② 조기검진 ③ 즉시 치료 ④ 기능상실 방지 ⑤ 환경위생 관리

4. 질병의 자연사에 따른 예방대책에서 조기진단과 조기치료의 개념을 잘 설명한 것은?

① 감수성 숙주에 대한 예방접종을 의미한다.
② 전염성 질환의 관리에는 중요하지 않다.
③ 모자보건에서 산전관리의 중요한 내용이다.
④ 예방의학의 적용단계로 본다면 건강증진 단계이다.
⑤ 질병의 자연사에 따른 1차 예방수준에 해당한다.

5. Winslow의 공중보건학 정의에서 조직화된 지역사회의 노력에 해당하는 것은 ?

① 산업보건 ② 지역사회 감염병 관리 ③ 학교보건
④ 일반 의약품 공급 ⑤ 노인보건

6. 공중보건사업의 최소단위는?

① 현성환자 ② 저소득층 ③ 지역사회주민
④ 전염병환자 ⑤ 보균자

7. 공중보건사업의 성격상 가장 우선적으로 실시해야 하는 것은?

① 결핵관리사업 ② 암치료사업 ③ 난치병관리사업
④ 성인병관리사업 ⑤ 심장병관리사업

8. 공중보건사업의 대상으로 가장 적절한 것은?

① 급성 전염병환자
② 지역사회 전체주민
③ 교육수준이 낮은 주민
④ 병 · 의원에 입원하고 있는 환자
⑤ 비위생적인 생활환경의 주민

9. 공중보건사업의 구성요소로 질병예방과 건강유지 및 증진에 효과적인 것은?

① 보건교육의 실시
② 보건행정의 강화
③ 보건조직의 확대
④ 보건인력의 전문성 강화
⑤ 보건법규의 엄격한 집행

10. α-index에 관한 설명으로 옳은 것은?

① 1년간 영아사망수에 대한 같은 해의 신생아사망수이다.
② 1에 가까울수록 영아사망의 대부분이 신생아사망이다.
③ 작을수록 열악한 공중보건수준을 나타낸다.
④ 1보다 클 수는 없다
⑤ 1일 경우 그해 사망한 영아는 모두 생후 28일 이후에 사망하였다.

11. 보건수준이 가장 높을 때의 α-index 값은?

① 0 ② 0.5 ③ 1 ④ 2 ⑤ 3

12. 한 나라의 보건수준을 가장 잘 나타내는 지표는?

① 모성사망률 ② 평균사망률 ③ 평균수명 ④ 영아사망률 ⑤ GNP

13. 세계보건기구에서 보건수준을 나타내는 3대 지표는?

① 영아사망률, 모성사망률, 보통출생률
② 질병이환율, 보통사망률, 국세조사
③ 질병이환율, 사인별 사망률, 국세조사
④ 평균수명, 보통사망률, 비례사망지수
⑤ 평균수명, 사인별 사망률, 비례사망지수

14. 현재 우리나라에서 가장 중요한 사망원인은?

① 악성신생물 ② 호흡기질환 ③ 뇌혈관질환 ④ 결핵 ⑤ 중독사고

15. 개인의 건강증진활동에서 가장 중요시해야 할 것은?

① 경제상태 ② 교육상태 ③ 유전적 소인
④ 생활습관 및 행태 ⑤ 성격 및 심리상태

16. 세계 최초로 검역제도가 시작된 시기는?

① 고대기 ② 중세기 ③ 여명기 ④ 확립기 ⑤ 발전기

17. 알마아타 선언으로 1차 보건의료의 중요성이 강조된 시기는?

① 고대기 ② 중세기 ③ 여명기 ④ 확립기 ⑤ 발전기

18. 공중보건학의 발달사에서 세균학과 면역학의 발전으로 예방의학적 사상이 시작된 시기는?

① 고대기 ② 중세기 ③ 여명기 ④ 확립기 ⑤ 발전기

19. 공중보건학의 발달사에서 보건소의 확대보급이 이루어지고 WHO가 설립된 시기는?

① 고대기 ② 중세기 ③ 여명기 ④ 확립기 ⑤ 발전기

20. 공중보건학의 발달사에 따른 내용으로 옳은 것은?

① 고대기–최초 검역제도 ② 중세기–세균설 ③ 여명기–WHO 발족
④ 확립기–보건소 제도 도입 ⑤ 발전기–우두종두법 개발

21. 공중보건학의 발달에 기여한 인물과 그 업적의 연결이 옳은 것은?

① Galenus – 최초 위생학교실 창립 ② Mills & Reinke – 미생물의 현미경 관찰
③ Pettenkofer – Hygiene 용어 처음 사용 ④ Snow – 콜레라 역학조사
⑤ Bismark – 공중보건법 제정

22. 1차 보건의료에 해당하는 것은?

① 특수병원에서의 치료
② 전문의에 의한 치료
③ 필수적인 보건의료
④ 고가장비에 의한 보건의료
⑤ 특수질환에 대한 치료

23. 예방접종이 갖는 보건의료서비스의 사회 · 경제적 특성은?

① 우량재
② 비영리성
③ 비탄력성
④ 외부효과성
⑤ 정보의 대칭성

24. 보건의료체계에서 지도력, 의사결정, 규제는 어느 구성요소에 해당하는가?

① 보건의료자원의 개발
② 보건의료자원의 조직화
③ 보건의료서비스의 제공
④ 재정적 지원
⑤ 정책 및 관리

25. 일차보건의료사업에 해당하는 것은?

① 보건교육
② 일반의약품 공급
③ 학교보건
④ 산업보건
⑤ 성인병 관리

26. 라론디 보고서에서 개인의 건강결정요인으로 가장 높은 비중을 보인 것은?

① 유전적 소인
② 환경적 요인
③ 사회적 요인
④ 보건의료체계
⑤ 개인의 생활양식

제2편 환경보건

제1장 환경위생

1. 생물학적 자연환경에 해당하는 것은?

① 일광 ② 기온 ③ 기습 ④ 기류 ⑤ 세균

2. 태양복사에너지 중에서 온열감을 주는 광선은?

① 자외선 ② 적외선 ③ 가시광선 ④ 마이크로파 ⑤ X-선

3. 태양복사에너지 중에서 생명선이라 불리는 도르노선의 파장(nm)은?

① 250~280 ② 280~320 ③ 320~400 ④ 400~600 ⑤ 700 이상

4. 병실에 적합한 보건온도는?

① 5~25℃ ② 10~20℃ ③ 16~20℃ ④ 20~22℃ ⑤ 26~28℃

5. 현재기온이 20℃이고 습구온도가 17℃일 때 상대습도(%)는?

습구온도(℃)	습구와 건구의 온도차(℃)			
	1	2	3	4
15	90	81	73	65
16	90	82	74	66
17	91	82	74	67
18	91	83	75	68
19	91	83	76	69

① 67
② 74
③ 76
④ 82
⑤ 90

6. 실내의 기류 측정에 사용하는 것은?

① 흑구온도계 ② 습구온도계 ③ 카타온도계
④ 알코올온도계 ⑤ 건구온도계

7. 카타냉각력에 영향을 주는 기후요소는?

가. 기온	나. 기습	다. 기류	라. 기압

① 가, 나, 다 ② 가, 다 ③ 나, 라 ④ 라 ⑤ 가, 나, 다, 라

8. 온열환경을 설명하는 감각온도의 기준은?

① 기류 무풍, 습도 40%
② 기류 무풍, 습도 100%
③ 기류 0.2 m/sec, 습도 70%
④ 기류 0.5 m/sec, 습도 100%
⑤ 기류 1 m/sec, 습도 100%

9. 무기류 상태에서 온도가 15℃이고 습도가 100%일 때 감각온도는?

① 0℃ ② 30℃ ③ 15℃ ④ 85℃ ⑤ 100℃

10. 실내최적온도가 여름보다 겨울이 낮은 이유는?

① 순응현상 ② 건조증상 ③ 온실효과 ④ 밀도상승 ⑤ 기압상승

11. 실내에서 불쾌지수 산출에 필요한 기후요소는?

① 기온, 풍속
② 기습, 기압
③ 기온, 복사열
④ 습구온도, 건구온도
⑤ 기온, 냉각력

12. 실내에서 거의 모든 사람이 불쾌감을 느끼는 온습지수는?

① 60 ② 65 ③ 70 ④ 75 ⑤ 80

13. 인체의 체열생산에 가장 크게 기여하는 부위는?

① 심장 ② 골격근 ③ 폐 ④ 신경 ⑤ 신장

14. 실내에서 군집독의 발생원인은?

① 실내기온의 증가
② 실내공기 중 산소의 부족
③ 실내공기 중 이산화탄소의 증가
④ 실내공기의 이화학적 변화
⑤ 실내공기의 먼지와 복사열 증가

15. 인체의 호흡과정에서 호기 시 이산화탄소와 산소의 가스조성(%)은?

① 4, 10　② 10, 4　③ 4, 17　④ 0.05, 21　⑤ 0.1, 17

16. 대기 중에서 일정한 농도가 유지되는 가스성분은?

① SO_2　② NO_2　③ NH_3　④ O_2　⑤ O_3

17. CO 중독에서 임상증상이 거의 없는 HbCO의 농도는 몇 % 이하인가?

① 10　② 20　③ 40　④ 50　⑤ 70

18. 일산화탄소에 관한 설명으로 옳은 것은?

① 공기보다 가벼운 가스상 물질이다.
② 잠함병을 일으키는 가스성분이다.
③ 지구온난화의 주요 원인물질이다.
④ 중독 시 고압질소를 이용하여 치료할 수 있다.
⑤ 혈색소와의 친화력이 산소보다 210~300배 강하다.

19. 공기 중 이산화탄소 농도를 실내공기오염의 지표로 사용하는 이유는?

① 미량이라도 유해하므로
② 산소 농도와 비례하므로
③ 측정하기 쉽고 비용이 저렴하므로
④ 공기오염의 전반적인 상태를 알려주므로
⑤ 일산화탄소와 같은 중독증상이 심하므로

20. 고압환경에서 정상적인 압력으로 빠르게 이행하는 경우 체액이나 지방조직 등에 영향을 주어 잠함병을 일으키는 가스성분은?

① 오존　② 질소　③ 아황산가스　④ 일산화탄소　⑤ 이산화탄소

21. 저기압 환경에서 나타날 수 있는 질병은?

① 고산병　② 잠함병　③ 백내장　④ 산소중독　⑤ 레이노드병

22. 새집증후군의 대표적인 오염물질로 신축건물의 건축자재에서 발생하는 것은?

① 오존　② 일산화탄소　③ 이산화탄소　④ 아황산가스　⑤ 포름알데히드

23. 정수처리과정에서 완속여과에 관한 설명으로 옳은 것은?

① 넓은 부지면적 소요
② 역류세척에 의한 여과막 제거
③ 약품침전에 의한 전처리
④ 추운지역이나 대도시에 적합
⑤ 많은 유지관리비 소요

24. 물속에 존재하는 오염물질 1 ppm과 같은 농도 단위는?

① ㎍/ℓ ② g/ℓ ③ mg/m^3 ④ mg/ℓ ⑤ mg/ton

25. 먹는물의 수질검사결과 과망간산칼륨(KMnO) 소비량이 높게 검출되었다면 무엇이 문제인가?

① 물의 색도 ② 물의 경도 ③ 세균 오염 ④ 유기물 오염 ⑤ 중금속 오염

26. 수돗물의 일반적인 정수처리 순서는?

① 소독-여과-침전-급수
② 침사-여과-침전-소독
③ 침전-침사-여과-소독
④ 침사-침전-여과-소독
⑤ 침전-침사-소독-여과

27. 장기간의 상수 음용으로 청색증을 유발하는 수질오염물질은?

① 질산성질소 ② 염소 ③ 불소 ④ 과망간산칼륨 ⑤ 대장균

28. 수영장에서 유리잔류염소의 최소허용한계는?

① 0.1 ppm ② 0.2 ppm ③ 0.4 ppm ④ 0.8 ppm ⑤ 2.0 ppm

29. 수돗물의 수질기준에서 허용한계치가 가장 낮은 것은?

① 염소이온 ② 수은 ③ 동 ④ 철 ⑤ 망간

30. 물의 경도를 결정하는 주요 성분은?

① 칼슘, 마그네슘 ② 암모니아 ③ 질소 ④ 불소 ⑤ 탄소

31. 염소소독의 특징으로 옳은 것은?

① 무독성 ② 복잡한 조작 ③ 저렴한 가격 ④ 낮은 잔류효과 ⑤ 낮은 소독력

32. 수돗물의 염소소독에서 가장 높은 소독효과를 나타내는 것은?

① Cl_2 ② H^+ ③ OCl^- ④ HOCl ⑤ Cl^-

33. 수돗물의 수질검사에서 최적확수(MPN)로 평가되는 미생물은?

① 장티푸스균 ② 이질균 ③ 녹농균 ④ 대장균 ⑤ 포도상구균

34. 수돗물의 정수처리과정에 대한 설명으로 옳은 것은?

① 수중의 조류 제거에 황산알루미늄을 사용한다.
② 여과에 의한 정수효과는 여과재의 생물막에서 일어난다.
③ 염소소독에 의한 살균력은 유리잔류염소보다 결합잔류염소가 강하다.
④ 수질기준 중 질산성질소와 과망간산칼륨소비량은 심미적 영향물질이다.
⑤ 수중에 Ca, Mg의 탄산염이 다량 함유된 물은 영구경수라 하며 특수정수법이 필요하다.

35. 수돗물의 수질검사에서 대장균지수가 의미하는 것은?

① 대장균과 일반세균의 비율
② 대장균을 검출한 최소검수량
③ 검수 50 ml 중 대장균 집락수
④ 검수 100 ml 중 대장균 집락수
⑤ 대장균을 검출한 최소검수량의 역수

36. 수돗물의 정수과정에서 불연속점 염소소독의 의미는?

① 잔류염소소실의 최하강점 이후까지 염소주입
② 염소를 불연속적으로 주입
③ 유기물 많을수록 잔류염소량이 많이 존재
④ 염소를 일정간격으로 주입
⑤ 잔류염소의 최상승점까지 염소주입

37. 염소소독제 중에서 유효염소량이 가장 많은 것은?

① 액체염소 ② 차아염소산 ③ 표백분
④ 클로로아민 ⑤ 디클로로아민

38. 활성슬러지법에 의한 유기물의 생물학적 하수처리는 무엇을 이용한 것인가?

① 산화 ② 부패 ③ 희석 ④ 여과 ⑤ 침전

39. 하수처리장에서 수중의 유기물이 혐기성 분해될 때 발생하는 가장 대표적인 가스성분은?

① 메탄 ② 아황산가스 ③ 탄산가스 ④ 암모니아 ⑤ 황화수소

40. 하수처리과정에서 수중의 유기물이 호기성 분해될 때 가장 많이 발생되는 가스성분은?

① 메탄 ② 암모니아 ③ 일산화탄소 ④ 아황산가스 ⑤ 이산화탄소

41. 전염병관리상 병원쓰레기의 가장 안전한 처리법은?

① 소각 ② 매립 ③ 해양투기 ④ 퇴비화 ⑤ 소화처리

42. 분뇨정화조의 구조에서 처리순서로 옳은 것은?

① 부패–산화–소독 ② 산화–부패–소독 ③ 소독–부패–산화
④ 부패–소독–산화 ⑤ 산화–소독–부패

43. 위생매립장에서 최종복토층의 상층부로부터의 구성은?

① 식생대층–배수층–차단층–가스배제층 ② 식생대층–가스배제층–차단층–배수층
③ 배수층–차단층–가스배제층–식생대층 ④ 차단층–배수층–가스배제층–식생대층
⑤ 차단층–가스배제층–배수층–식생대층

44. 주택보건을 위해 거실의 창문면적은 실내 바닥면적의 몇 퍼센트로 하는 것이 적당한가?

① 80% ② 70% ③ 50% ④ 30% ⑤ 20%

45. 사무실, 도서관, 교실에 적당한 조도(Lux)는?

① 100 ② 150 ③ 200 ④ 250 ⑤ 300

46. 난방이 필요한 실내온도는 몇 ℃ 이하인가?

① 0℃ ② 5℃ ③ 10℃ ④ 15℃ ⑤ 26℃

47. 냉난방에 의한 실내와 실외의 적당한 온도차는?

① 2~3℃ ② 5~7℃ ③ 7~10℃ ④ 10~15℃ ⑤ 15~20℃

48. 함기량이 가장 높은 의복은?

① 모직 ② 모피 ③ 면직 ④ 마직 ⑤ 화섬

49. 열전도율이 가장 높은 의복은?

① 견직 ② 모직 ③ 모피 ④ 마직 ⑤ 면직

50. 가장 쾌적한 의복기후는?

① 10℃ ② 18℃ ③ 26℃ ④ 33℃ ⑤ 37℃

51. 구충구서의 가장 근본적인 방법은?

① 생물학적 ② 화학적 ③ 환경적 ④ 물리적 ⑤ 기계적

52. 위생해충에서 모기에 관한 설명으로 옳은 것은?

① 일반적으로 흐르는 물에 산란한다.
② 모기는 종류에 관계없이 활동시간이 같다.
③ 승저증을 일으킨다.
④ 모기는 암수 모두 흡혈한다.
⑤ 알, 유충, 번데기, 성충의 생활사를 하는 완전변태를 한다.

53. 위생해충과 매개하는 질병의 연결이 옳은 것은?

① 이–발진티푸스 ② 파리–황열 ③ 모기–페스트
④ 벼룩–사상충증 ⑤ 진드기–뎅기열

54. 모기가 매개하는 감염병은?

① 말라리아 ② 장티푸스 ③ 발진티푸스 ④ 발진열 ⑤ 페스트

55. 매개곤충의 체표면이나 다리에 병원체를 묻혀 음식물이 오염되는 전파형태는?

① 배설형 ② 기계적 ③ 증식형
④ 발육형 ⑤ 경란형

56. 위생해충의 생물학적 전파에 대한 연결이 옳은 것은?

① 증식형-말라리아 ② 발육형-황열 ③ 배설형-재귀열
④ 발육증식형-페스트 ⑤ 경란형-록키산홍반열

57. 열에 대한 저항력이 커 자비소독으로 사멸되지 않는 병원체는?

① 아메바성 이질 ② 장티푸스 ③ 유행성 간염
④ 살모넬라균 ⑤ 아포형성균

58. 아포형성균의 멸균에 가장 좋은 방법은?

① 저온멸균 ② 자외선멸균 ③ 자비소독
④ 고온멸균 ⑤ 고압증기멸균

59. 식품소독에 많이 이용되는 소독약은?

① 석탄산 ② 크레졸 ③ 승홍 ④ 역성비누 ⑤ 약용비누

60. 수술실이나 무균실을 전체적으로 소독하는 방법은?

① 건열멸균 ② 저온멸균 ③ 고압증기멸균
④ 자외선멸균 ⑤ 초음파멸균

61. 토사, 구토물 등의 소독에 많이 사용되는 것은?

① 과산화수소 ② 승홍 ③ 크레졸 ④ 알코올 ⑤ 생석회

62. 무포자균 살균에 효과적이고 구내염, 인두염, 입안세척, 상처소독 등에 사용하는 소독제는?

① 역성비누 ② 과산화수소 ③ 생석회 ④ 석탄산 ⑤ 알코올

63. 피부소독에 많이 사용되어 왔으나 금속부식성이 있고 인체에 유해하기 때문에 최근 거의 사용하지 않는 소독약은?

① 석탄산 ② 에틸알코올 ③ 메틸알코올 ④ 과산화수소 ⑤ 승홍

64. 석탄산의 살균력을 시험할 때 사용하는 대표적인 균은?

① 콜레라균 ② 디프테리아균 ③ 장티푸스균 ④ 결핵균 ⑤ 대장균

65. 결핵환자의 객담을 소독하는 방법으로 가장 좋은 것은?

① 석탄산 ② 크레졸 ③ 알코올 ④ 소각 ⑤ 매립

66. 결핵환자용 의류나 침구류 등을 가장 간편하게 소독할 수 있는 방법은?

① 소각 ② 자비소독 ③ 일광소독 ④ 크레졸 소독 ⑤ 석탄산소독

67. 우유를 저온멸균할 때 필요한 온도와 시간은?

① 37℃에서 30분 ② 63℃에서 30분 ③ 72℃에서 10분
④ 80℃에서 5분 ⑤ 135℃에서 2초

제2장 환경보전

1. 대기오염의 지표가 되는 대표적인 가스성분은?

① 산소 ② 질소 ③ 탄산가스 ④ 아황산가스 ⑤ 탄화수소

2. 도시지역에서 2차대기오염물질로만 구성된 것은?

① SO_2, NO_2 ② CO, NO_2 ③ SO_2, O_3 ④ PAN, O_3 ⑤ CO_2, O_3

3. 대류권의 상층부 기온이 하층부 기온보다 높아 공기흐름이 정체된 현상을 무엇이라 하는가?

① 무풍 ② 기온역전 ③ 기온순화 ④ 이상기후 ⑤ 열섬효과

4. 대기오염을 가장 잘 일으키는 기후조건은?

① 저기압 ② 흐린 날씨 ③ 비오는 날씨 ④ 기온역전 ⑤ 고온, 고습

5. 2차대기오염물질로 고공에 많이 존재하고 태양방사선이나 용접 시 발생하며 상기도 건조증세를 가져오는 푸른색의 가스는?

① 황산미스트 ② 암모니아 ③ 오존 ④ 질소산화물 ⑤ 산소

6. 대도시 지역에서 광화학적 반응으로 생성된 2차대기오염물질은?

① SO_2 ② NO ③ CO_2 ④ CO ⑤ 오존

7. 링겔만비탁표(Ringelmann smoke chart)의 측정항목과 비탁도 구분은?

① 매연, 0~3도 ② 매연, 0~5도 ③ 중금속, 0~5도
④ 비산먼지, 0~3도 ⑤ 비산먼지, 0~5도

8. 대기배출허용기준에서 링겔만비탁표의 매연농도 허용기준은?

① 0% ② 20% ③ 40% ④ 60% ⑤ 80%

9. LA형 스모그현상이 심화될 수 있는 조건으로 옳은 것은?

① 석유계 연료보다 석탄 연소가 주가 된다.
② 기온이 내려가고 이슬, 안개 등이 잘 생긴다.
③ 바람이 없거나 약하고 굴뚝에서 배출된 연기가 땅에 깔린다.
④ 바람이 약한 맑은 날 밤에 지표면이 냉각되어 기온역전층이 발생한다.
⑤ 강한 고기압의 영향으로 대기고도가 낮아질수록 기온이 낮아지는 공기층이 발생한다.

10. 차량이 많은 도시 대기 중에서 광화학반응이 일어날 수 있도록 하는 것은?

① 가시광선 ② 자외선 ③ 전리방사선 ④ 적외선 ⑤ 엑스선

11. 광화학스모그의 원인물질인 광화학산화물 생성에 기여하는 것은?

① 이산화질소 ② 일산화탄소 ③ 메탄가스 ④ 아황산가스 ⑤ 산소

12. 지구의 온난화 현상과 밀접한 관련이 있는 가스성분은?

① NO_2 ② SO_2 ③ CH_4 ④ NO ⑤ CO

13. 산성비의 주요 원인물질은?

① 일산화탄소 ② 탄화수소 ③ 염화불화탄소
④ 황산화물과 질소산화물 ⑤ 먼지

14. 성층권에서 오존층 고갈의 주요 원인물질은?

① H_2S ② CFCs ③ NOx ④ O_3 ⑤ CO

15. 광역적인 대기오염현상인 오존층 파괴에 관한 설명으로 옳은 것은?

① 자외선을 차단하는 오존층은 대기권의 중간권에 존재한다.
② 장파장의 자외선이 지표면에 도달하기 전에 차단하는 역할을 한다.
③ 오존층 파괴의 원인물질은 프레온가스와 할론가스 등이 대표적이다.
④ 남극의 오존홀은 주로 가을에 발생한 후 겨울이 되면 사라진다.
⑤ 교토의정서는 오존층파괴물질의 생산 및 소비 삭감을 다루고 있다.

16. 경유자동차의 가장 대표적인 대기오염물질은?

① 질소산화물, 매연 ② 황산화물, 일산화탄소
③ 일산화탄소, 탄화수소 ④ 매연, 탄화수소
⑤ 질소산화물, 탄화수소

17. 디젤자동차의 배출가스 중 대표적인 발암성 물질은?

① 이산화질소 ② 일산화탄소 ③ 아황산가스
④ 탄산가스 ⑤ 벤조(a)피렌

18. 런던형 스모그 현상에 대한 설명으로 옳은 것은?

① 여름철 발생 ② 석유계 연료 사용 ③ 광화학적 반응
④ 안구 점막의 자극 ⑤ 황산미스트 발생

19. 대기오염사건 중에서 원인물질이 황화수소인 것은?

① Meuse Valley ② Donora ③ Poza Rica
④ Los Angeles ⑤ London

20. 산성비가 내렸을 때 금속이나 석조건물에 가장 큰 피해를 초래하는 가스성분은?

① 일산화탄소 ② 탄산가스 ③ 아황산가스 ④ 오존 ⑤ 탄화수소

21. 대기오염물질 중 가장 큰 피해를 초래할 수 있는 것은?

① H_2SO_4 mist ② SO_2 ③ CO_2 ④ O_3 ⑤ NO_2

22. 식물에 미치는 피해가 가장 작은 가스성분은?

① SO_2 ② HF ③ CO_2 ④ O_3 ⑤ NO_2

23. 하수의 생물화학적 산소요구량(BOD)은 무엇에 의해 결정되는가?

① 탁도 ② 유기물 ③ 수소이온농도 ④ 경도 ⑤ 유리잔류염소

24. 하수의 오염도 지표인 생물학적 산소요구량(BOD)의 의미는?

① 하수 중의 용존산소량 ② 수중 생물의 서식에 필요한 산소량
③ 하수에 용존되는 대기 중의 산소손실량 ④ 20℃에서 5일간 하수에 용존되는 산소량
⑤ 하수의 유기물을 산화하는데 소모되는 산소손실량

25. 생물학적 산소요구량(BOD)의 일반적인 측정조건은?

① 20℃, 5일 ② 20℃, 7일 ③ 10℃, 10일 ④ 20℃, 3일 ⑤ 10℃, 7일

26. 부영양화현상과 관련된 성분은?

① 염소, 불소 ② 인, 질소, 탄소 ③ 수은, 납 ④ 카드뮴, 수은 ⑤ PCB

27. 폐수 중의 질소, 인을 제거하는 처리과정을 무엇이라 하는가?

① 침전 ② 여과 ③ 고도처리 ④ 소독 ⑤ 물리적 처리

28. 물고기의 서식을 위한 수질조건은?

① DO 1 ppm 이상, BOD 1 ppm 이하
② DO 2 ppm 이상, BOD 2 ppm 이하
③ DO 5 ppm 이상, BOD 5 ppm 이하
④ DO 10 ppm 이상, BOD 10 ppm 이하
⑤ DO 50 ppm 이상, BOD 50 ppm 이하

29. 하천에서 용존산소(DO)가 낮을 때 그 의미는?

① 하천의 오염도가 낮다.
② 하천의 오염도가 높다.
③ 어류 서식이 적합하다.
④ 자정작용이 잘 이루어지고 있다.
⑤ 유기물량이 적다.

30. 하천의 수질기준에서 매우 좋음(Ia) 등급에 해당하는 하천수의 BOD는 몇 이하인가?

① 0.5 ppm ② 1 ppm ③ 1.5 ppm ④ 3 ppm ⑤ 6 ppm

31. 환경소음의 측정 및 평가 시 가장 일반적으로 사용되고 있는 소음도 단위는?

① Hz ② Sone ③ Phone ④ dB ⑤ dB(A)

32. 음의 높낮이를 측정하는 단위는?

① Sone ② Phone ③ Hz ④ dB ⑤ Pa

33. 직업성 난청에 대한 설명으로 옳은 것은?

① 청력손실은 1,000 Hz 주변 영역에서 시작된다.
② 소음성 난청은 달팽이관내 기저막 신경말단의 손상에서 올 수 있다.
③ 신경세포의 가역적인 파괴현상을 난청이라 한다.
④ 청력장애는 폭로기간이 짧을수록 심해진다.
⑤ 난청유발소음의 크기는 보통 140 dB(A) 이상이다.

34. 건강한 성인의 가청주파수(Hz)는?

① 16~100 ② 20~2,000 ③ 50~5,000 ④ 20~20,000 ⑤ 4,000~8,000

35. 직업성 난청이 유발될 수 있는 소음의 크기(dB)는?

① 0 ② 30~40 ③ 50~60 ④ 60~80 ⑤ 90~120

36. 소음의 인체영향에서 C5-dip 현상을 가장 잘 설명하는 주파수(Hz)는?

① 2,000 ② 4,000 ③ 6,000 ④ 8,000 ⑤ 10,000

제3장 산업보건

1. 산업보건학의 시조라 할 수 있는 사람은?

① Galenus ② Hippocrates ③ Ramazzini ④ Shattuck ⑤ Pettenkofer

2. 우리나라 근로기준법상 근로자로 채용하지 못하는 연령은?

① 13세 미만 ② 14세 미만 ③ 15세 미만 ④ 17세 미만 ⑤ 18세 미만

3. 근로기준법상 보호연령은?

① 9세 이상~12세 미만
② 10세 이상~18세 미만
③ 11세 이상~17세 미만
④ 15세 이상~18세 미만
⑤ 12세 이상~19세 미만

4. 근로기준법상 도덕상 또는 보건상 유해하거나 위험한 사업장에 일하지 못하는 사람은?

① 임산부와 18세 미만자 ② 임산부와 13세 미만자 ③ 임산부와 청소년
④ 18세 미만자 ⑤ 고등학생 이하

5. 재해건수를 연근로시간수로 나누어 산출하는 재해지표는?

① 도수율 ② 강도율 ③ 건수율 ④ 천인율 ⑤ 평균손실일수

6. 산업재해로 인한 근로손실일수를 설명하는 재해지표는?

① 건수율 ② 도수율 ③ 강도율 ④ 중독률 ⑤ 이환율

7. 산업재해의 관찰에서 Heinrich의 현성 재해 : 불현성 재해 : 잠재성 재해의 비는?

① 1:29:300 ② 1:300:29 ③ 300:29:1 ④ 300:1:29 ⑤ 29:300:1

8. 신체부위 중 산업재해가 가장 많이 발생하는 곳은?

① 수족　② 체간부　③ 하지부　④ 두부　⑤ 상지부

9. 추운 곳에서 종사하는 근무자에게 홍반성 발적과 부종이 생겼다면 해당되는 동상은?

① 1도　② 2도　③ 3도　④ 4도　⑤ 5도

10. 폐포에 섬유증식을 가져올 수 있는 물질은?

① 납　② 카드뮴　③ 수은　④ 흑연　⑤ 석면

11. 물리적 환경에 기인하는 직업병 중에서 열경련의 주요 원인은?

① 말초혈관의 순환부전　② 뇌온중추의 마비　③ 수분 및 염분소실
④ 만성적인 체열소모　⑤ 피부혈관의 확장

12. 고온작업으로 비타민 B 결핍에 의한 만성적인 열중증은?

① 열사병　② 열경련　③ 열실신　④ 열쇠약　⑤ 열허탈증

13. 투과력이 가장 낮은 방사선은?

① 알파선　② 베타선　③ 감마선　④ 엑스선　⑤ 중성자

14. 백혈병이 발생할 수 있는 직업은?

① 판금공　② 용광로 취급　③ 초자공　④ 라듐 취급　⑤ 납 취급

15. 방사선에 민감한 신체부위가 아닌 것은?

① 난소　② 골수　③ 조혈장기　④ 신경세포　⑤ 고환

16. 방사선 장애와 관련이 적은 것은?

① 조혈기능　② 피부점막 궤양　③ 악성신생물
④ 호흡기　⑤ 생식기

17. 전리방사선에 신체조직의 감수성이 큰 것부터 나열된 것은?

① 림프-상피-내피-근육-신경
② 신경-상피-림프-근육-내피
③ 상피-내피-근육-신경-림프
④ 신경-근육-상피-림프-내피
⑤ 림프-신경-내피-근육-상피

18. 작업장에서 생물학적 유해요인에 해당하는 것은?

① 고온
② 진동
③ 수은
④ 유기용제
⑤ 바이오에어로졸

19. 작업장에서 레이노드병의 원인이 될 수 있는 것은?

① 고압작업 ② 저압작업 ③ 고열작업 ④ 진동작업 ⑤ 한랭작업

20. 벤젠 중독에서 나타나는 특이증상은?

① 구강염
② 폐기종
③ 백혈구증가증
④ 재생불량성 빈혈
⑤ 간기능장애

21. 용광로 화부들에게 백내장을 일으키는 광선은?

① 자외선 ② 적외선 ③ 가시광선 ④ 레이저 ⑤ 엑스선

22. 백내장을 일으킬 수 있는 직업은?

① 판금공 ② 초자공 ③ 아연 취급 ④ 라듐 취급 ⑤ 인쇄공

23. 규폐증을 일으키는 먼지는?

① 유리규산(SiO_2) ② 석면 ③ 탄소 ④ 석탄 ⑤ 매연

24. 암을 유발할 수 있는 진폐증은?

① 규폐증 ② 석탄폐증 ③ 석면폐증 ④ 면폐증 ⑤ 탄폐증

제4장 식품위생

1. 식품위생의 대상이 아닌 것은?

① 영양 ② 기구 ③ 포장 ④ 용기 ⑤ 첨가물

2. 인수공통전염병이 아닌 것은?

① 결핵 ② 탄저 ③ 부르셀라 ④ 야토병 ⑤ 폴리오

3. 돼지고기, 쇠고기, 민물고기로부터 모두 감염될 수 있는 기생충은?

① 폐흡충 ② 간흡충 ③ 조충 ④ 요충 ⑤ 십이지장충

4. 음식물에 의한 독소형 식중독은?

① 장염균 식중독 ② 황색포도상구균 식중독 ③ 장염비브리오 식중독
④ 장출혈성대장균 식중독 ⑤ 장티푸스균 식중독

5. 치명률이 가장 높은 식중독을 유발하는 것은?

① 살모넬라 ② 포도상구균 ③ 보툴리즘
④ 웰치균 ⑤ 비브리오

6. 포도상구균 식중독의 원인독소는?

① Enterotoxin ② Aflatoxin ③ Tetrodotoxin
④ Muscarin ⑤ Venerupin

7. 화농성 상처가 있는 조리사 손에서 발생 가능한 식중독은?

① 포도상구균 식중독 ② 보툴리즘 식중독 ③ 웰치균 식중독
④ 살모넬라 식중독 ⑤ 비브리오 식중독

8. 혐기성 세균의 독소로 인한 식중독은?

① 장구균 식중독 ② 비브리오 식중독 ③ 살모넬라 식중독
④ 포도상구균 식중독 ⑤ 보툴리즘 식중독

9. 봄, 가을 행락철에 김밥, 도시락에서 많이 발생하는 식중독은?

① 장구균 식중독 ② 비브리오 식중독 ③ 살모넬라 식중독
④ 포도상구균 식중독 ⑤ 보툴리즘 식중독

10. 단체로 음식을 먹은 후 약 3시간 지나서 오심과 구토증상이 나타나고 얼굴이 창백해졌다면 의심되는 식중독은?

① 보툴리누스균 식중독 ② 장염비브리오균 식중독 ③ 살모넬라균 식중독
④ 포도상구균 식중독 ⑤ 장출혈성 대장균 식중독

11. 소금에 절인 해산물을 생식한 후 발병이 가능한 식중독은?

① 포도상구균 식중독 ② 보툴리즘 식중독 ③ 웰치균 식중독
④ 살모넬라 식중독 ⑤ 비브리오 식중독

12. 통조림 음식물을 섭취한 후 일어날 수 있는 식중독은?

① 포도상구균 식중독 ② 보툴리즘 식중독 ③ 웰치균 식중독
④ 살모넬라 식중독 ⑤ 비브리오 식중독

13. 곰팡이류에서 발생되는 발암성 독소물질은?

① 포르말린 ② 메탄올 ③ 에탄올
④ 아플라톡신 ⑤ 엔터로톡신

14. 식중독 원인물질 중 동물성 독성분인 것은?

① 아미그달린 ② 고시폴 ③ 무스카린
④ 솔라닌 ⑤ 테트로도톡신

15. 살인당이라고 불리는 유해감미료는?

① Auramin ② Rhodamine B ③ Cyclamate
④ Toluidine ⑤ Solanin

16. 복어에서 식중독 원인물질인 테트로도톡신(tetrodotoxin)이 가장 많은 부위는?

① 난소 ② 간 ③ 위장
④ 아가미 ⑤ 지느러미

17. 식품과 독성분의 연결이 옳은 것은?

① 감자–Muscarine ② 버섯–Cicutoxin ③ 청매–Amygdalin
④ 목화씨–Venerupin ⑤ 독미나리–Solanine

18. 식품의 부패는 어떤 성분의 변질을 의미하는가?

① 탄수화물 ② 지방 ③ 단백질
④ 비타민 ⑤ 무기질

19. 식품보관에서 냉동소독의 원리는?

① 세균파괴 ② 세균대사억제 ③ 균체단백응고
④ 산화작용 ⑤ 탈수작용

20. 학교에서 식중독환자가 발생했을 때 어디에 신고해야 하는가?

① 시청 ② 구청 ③ 도청 ④ 보건소 ⑤ 동사무소

제3편 역학 및 질병관리

제1장 역학

1. 역학의 가장 중요한 역할은?

① 질병의 발생요인 및 원인 규명
② 질병의 분포 규명
③ 질병의 자연사 규명
④ 의료사업의 기획 및 평가자료 제공
⑤ 질병의 관리방법 및 평가

2. 역학조사에서 질병발생에 대한 원인규명 방법을 가장 잘 설명한 것은?

① 동물실험으로 판단
② 환경중심의 요인분석으로 판단
③ 원인물질의 발견
④ 비위생적 생활습관의 확인
⑤ 병인, 숙주 및 환경 등 다인론적 원인분석

3. 콜레라 유행의 역학적 특성을 규명한 인물은?

① Snow ② Winslow ③ Pettenkoffer ④ Malthus ⑤ Shattuck

4. 악성신생물의 질병발생을 가장 잘 설명하는 것은?

① 삼각형 모형설
② 수레바퀴 모형설
③ 유전적 요인설
④ 거미줄 모형설
⑤ 환경적 요인설

5. 어떤 질병현상에 대한 발생특성 및 유행조사를 실시하는 1단계적 역학은?

① 기술역학 ② 분석역학 ③ 임상역학 ④ 이론역학 ⑤ 실험역학

6. 기술역학적인 조사내용으로 거리가 먼 것은?

① 인적 특성 ② 지역적 특성 ③ 환경적 특성 ④ 병원체의 특성 ⑤ 시간적 특성

7. 질병발생이나 유행현상을 수학적으로 수식화하는 역학은?

① 기술역학 ② 분석역학 ③ 실험역학 ④ 이론역학 ⑤ 치료역학

8. 분석역학에서 단면연구에 대한 설명으로 옳은 것은?

① 질병의 발생률을 구할 수 있다.
② 질병발생의 선행요인을 쉽게 알아낼 수 있다.
③ 짧은 기간에 조사가 가능하여 경비를 절약할 수 있다.
④ 여러 질병 발생의 상관관계를 동시에 조사할 수 없다.
⑤ 유행기간이 짧은 급성 전염병의 조사에 유리하다.

9. 환자-대조군연구에 관한 설명으로 옳은 것은?

① 연구비가 많이 든다.
② 조사대상자가 적어도 가능하다.
③ 전향성 연구방법에 해당한다.
④ 환자군과 대조군 선정이 쉽다.
⑤ 위험도를 산출할 수 있다.

10. 병원의무기록을 통해 조사할 수 있는 역학조사 방법은?

① 단면 연구
② 코호트 연구
③ 임상실험 연구
④ 전향성 연구
⑤ 환자-대조군 연구

11. 코호트 연구에 관한 설명으로 옳은 것은?

① 비용이 적게 들며 편견이 적다.
② 비교위험도 계산이 가능하다.
③ 비차비의 산출로 대신한다.
④ 조사기간이 짧고 인력소모가 적다.
⑤ 후향성 코호트 조사가 일반적이다.

12. 전향성 코호트 연구의 장점은?

① 대상자의 수가 적게 든다.
② 비교적 비용이 적게 든다.
③ 희귀한 질병조사에 적합하다.
④ 상대위험도를 산출할 수 있다.
⑤ 빠른 시일 내에 결과를 얻을 수 있다.

13. 현재의 건강한 인구집단을 대상으로 향후 추적하면서 질병발생의 인과관계를 규명하는 분석역학적인 조사는?

① 단면 연구
② 전향성 연구
③ 후향성 연구
④ 임상실험 연구
⑤ 환자-대조군 연구

14. 코호트연구에 대한 설명으로 옳은 것은?

① 동일한 질병을 갖고 있는 인구집단을 대상으로 한다.
② 조사시점에 따라 전향성과 후향성 코호트 조사로 나눌 수 있다.
③ 후향성 코호트 연구는 현재의 원인이 앞으로 어떤 결과를 가져오는지에 대한 조사이다.
④ 전향성 코호트 연구는 현재의 결과가 과거 어떤 요인에 의한 것인지의 조사이다.
⑤ 전향성 및 후향성 코호트 조사는 모두 질병발생의 원인을 알고자 하는 조사이다.

15. 전향성 조사에 비해 후향성 조사가 갖는 특징으로 옳은 것은?

① 원인으로부터 결과를 조사한다.
② 잠복기가 긴 질병조사에 적합하다.
③ 조사에 많은 시간이 소요되는 단점이 있다.
④ 조사에 노력과 비용이 많이 소요된다.
⑤ 위험도를 직접 산출해 낼 수 있다.

16. 역학적인 조사방법에 관한 설명으로 옳은 것은?

① 후향성 조사는 질병에 이환되지 않은 집단을 대상으로 한다.
② 전향성 조사는 질병에 이환된 집단을 대상으로 한다.
③ 계획조사는 발병가능한 인구집단을 대상으로 한다.
④ 귀속위험도는 위험요인에 폭로된 실험군과 비폭로군 간의 질병발생률 비교이다.
⑤ 비교위험도는 위험요인에 폭로된 실험군과 비폭로군 간의 질병발생률의 양적 차이이다.

17. 코호트연구에서 흡연에 의한 폐암발생의 비교위험도는?

흡연유무	폐암환자	건강자	계
흡연자	40	400	440
비흡연자	20	800	820
계	60	1,200	1,260

① 1.8　② 2.5　③ 3.7　④ 5.5　⑤ 10

18. 실험역학에서 이중맹검법의 목적은?

① 전수조사를 실시하기 위해
② 모집단으로부터 표본을 추출하기 위해
③ 조사자의 편견개입을 방지하기 위해
④ 피조사자의 편견개입을 방지하기 위해
⑤ 조사자와 피조사자의 편견개입을 방지하기 위해

19. 인간의 질병원인규명에서 실험역학적인 조사가 현실적으로 어려운 이유는?

① 실험비용이 많이 소요되어
② 원인규명이 의학적으로 어려워
③ 실험적으로 결론을 얻기가 어려워
④ 실험시설 설비가 부족하여
⑤ 인도적, 윤리적인 문제를 수반하여

20. 어떤 전염병이 수년을 주기로 유행이 반복될 때 그 시간적 역학현상을 무엇이라 하는가?

① 추세변화 ② 순환변화 ③ 장기변화 ④ 불규칙변화 ⑤ 계절적 변화

21. 시간적인 역학현상에서 계절의 영향을 가장 적게 받는 전염병은?

① 세균성 이질, 콜레라
② 쯔쯔가무시증
③ 결핵, 한센병
④ 일본뇌염
⑤ 인플루엔자

22. 신종플루나 사스(SARS) 등의 외래전염병이 갑자기 국내에서 유행하는 경우 시간적 역학현상은?

① 추세변화 ② 주기변화 ③ 단기변화 ④ 계절변화 ⑤ 불규칙변화

23. 역학의 사회적 현상과 질병유행 양식의 연결이 옳은 것은?

① 빈민층–당뇨병
② 인구밀도가 낮은 지역–성홍열
③ 부유층–결핵
④ 홍수가 잦은 지역–수인성감염병
⑤ 환경위생이 열악한 농어촌–호흡기계 질환

24. 질병유행의 지역적 특성으로 볼 때 간디스토마는 어떤 유행양식인가?

① 산발적 ② 지방적 ③ 급성적 ④ 범발적 ⑤ 국가적

25. 성별, 연령, 인종 등에 따른 전염병의 유행양식을 설명하는 역학적 현상은?

① 시간적 ② 사회학적 ③ 생물학적 ④ 지리적 ⑤ 생리적

26. 어떤 위험요인이 특정 질병에는 연관성을 보이나 다른 질병에는 연관성을 보이지 않는다면 원인적 연관성이 커진다는 인과관계 판정기준은?

① 양–반응 관계
② 연관성의 강도
③ 연관성의 일관성
④ 연관성의 특이성
⑤ 시간적 선후관계

27. 측정기간 동안에 일정한 인구집단에서 새로 발병한 환자수의 빈도를 나타내는 질병통계는?

① 발생률 ② 유병률 ③ 발병률 ④ 2차 발병률 ⑤ 교차비

28. 감염병의 역학적 특성에서 발생률과 유병률이 거의 같을 때는?

① 만성 감염병이 유행할 때
② 외래감염병이 유행할 때
③ 감염병 유행기간이 짧을 때
④ 간흡충과 같은 풍토병이 유행할 때
⑤ 급성과 만성 감염병이 동시에 유행할 때

29. 발병자수와 접촉자수의 질병이환율을 나타내는 것은?

① 발병률 ② 2차 발병률 ③ 특수사망률 ④ 유병률 ⑤ 치명률

30. 어떤 위험요인에 비폭로된 집단에서 특정 질병발생률에 대한 폭로된 집단에서의 질병발생률의 비는?

① 상대위험도 ② 귀속위험도 ③ 정확도 ④ 신뢰도 ⑤ 특이도

31. 역학적인 진단검사에서 질병이 있는 사람을 질병이 있다(positive)고 판정해 주는 정도를 무엇이라 하는가?

① 특이도 ② 민감도 ③ 양성 예측도 ④ 음성 예측도 ⑤ 정확도

32. 어떤 질병의 유무에 대한 진단검사결과 특이도가 90%라고 할 때 그 의미는?

① 질병에 이환된 사람이 90% 양성
② 질병에 이환되지 않은 사람이 90% 양성
③ 질병에 이환되지 않은 사람이 90% 음성
④ 질병으로 진단된 사람 중 실제 질병이 있는 사람이 90%
⑤ 질병으로 진단된 사람 중 실제 질병이 없는 사람이 90%

제2장 감염병관리

1. **전염병 발생이 나쁜 공기 때문이라고 믿었던 시대는?**

① 점성설 ② 접촉전염설 ③ 장기설 ④ 미생물병인론 ⑤ 종교설

2. **Malaria는 어떤 질병발생설에 기인한 것인가?**

① 종교설 ② 점성설 ③ 장기설 ④ 접촉전염설 ⑤ 미생물병인론

3. **전염병 발생과 유행의 3대요인 중 환경적 요인에 해당하는 것은?**

① 전염원 ② 전파경로 ③ 감수성 숙주 ④ 환자, 보균자 ⑤ 병원소

4. **감염병의 발생과정으로 옳은 것은?**

① 병원체－병원소－전파－새로운 숙주로의 침입－숙주의 감염
② 병원체－병원소－전파－병원소로부터 병원체 탈출－숙주의 감염
③ 병원체－병원소－새로운 숙주로의 침입－전파－병원소로부터 병원체 탈출－숙주의 감염
④ 병원체－병원소－병원소로부터 병원체 탈출－새로운 숙주로의 침입－전파－숙주의 감염
⑤ 병원체－병원소－병원소로부터 병원체 탈출－전파－새로운 숙주로의 침입－숙주의 감염

5. **병원체가 바이러스인 감염병은?**

① 백일해 ② 장티푸스 ③ 말라리아
④ 폴리오 ⑤ 페스트

6. **병원체가 리케차인 감염병은?**

① 매독 ② 발진티푸스 ③ 콜레라 ④ 말라리아 ⑤ 광견병

7. **병원소에 해당하는 것은?**

① 공기 ② 물 ③ 식품 ④ 오염된 우유 ⑤ 감염된 가축

8. **어떤 병원체의 감염자를 통해 전파되는 질병에서 그 병원체의 감염력을 추정하는데 사용되는 지표는?**

① 유병률 ② 치명률 ③ 발병률 ④ 이차발병률 ⑤ 양성예측률

9. 종국적 전염원에 해당하는 것은?

① 오염된 식기 ② 오염된 공기 ③ 오염된 음식물 ④ 감염된 모기 ⑤ 보균자

10. 보균자의 전염병관리가 중요한 이유로 옳지 않은 것은?

① 치료가 불가능하다.
② 보균자들은 활동영역이 넓다.
③ 격리, 감시 등이 어렵다.
④ 보균자의 색출이 어려운 경우가 많다.
⑤ 보균자들은 환자에 비하여 활동을 많이 한다.

11. 디프테리아는 홍역에 비해 전파관리가 어려운데 그 이유로 옳지 않은 것은?

① 보균자가 많아 색출이 어려워
② 보균자에 대한 활동규제가 어려워
③ 보균자는 활동영역이 넓어
④ 치료가 어려워
⑤ 건강보균자, 회복기보균자가 많아

12. 전염병 관리상 관리하기 가장 어려운 대상은?

① 급성 전염병환자 ② 만성 전염병환자 ③ 건강보균자
④ 회복기보균자 ⑤ 급성 전염병사망자

13. 병후보균자가 주로 병원소 역할을 하는 감염병은?

① 일본뇌염 ② 세균성이질 ③ 백일해 ④ 홍역 ⑤ 폴리오

14. 병원소가 건강보균자로 작용하는 감염병은?

① 백일해 ② 홍역 ③ 일본뇌염
④ 장티푸스 ⑤ 유행성이하선염

15. 병원체의 병인성과 독성이 모두 낮은 감염병은?

① 결핵 ② 홍역 ③ 콜레라 ④ 장티푸스 ⑤ 매독

16. 병원체의 병인성과 독성이 모두 높은 감염병은?

① 결핵 ② 디프테리아 ③ 백일해 ④ 폴리오 ⑤ 공수병

17. 병원체가 숙주를 감염시킨 후 질병을 유발시키는 능력은?

① 특이성(specificity) ② 항원성(antigenicity) ③ 감염성(infectivity)
④ 병원성(pathogenicity) ⑤ 독성(virulence)

18. 인수공통감염병은?

① 결핵 ② 폴리오 ③ 한센병
④ 장티푸스 ⑤ 홍역

19. 인간병원소에 의한 병원체의 탈출경로로 볼 수 없는 것은?

① 호흡기계 ② 소화기계 ③ 신경계 ④ 비뇨기계 ⑤ 피부점막

20. 병원소로부터 병원체의 기계적 탈출에 해당하는 것은?

① 소변 ② 분변 ③ 재채기 ④ 곤충흡혈 ⑤ 신체접촉

21. 병원체의 직접전파에 해당하는 것은?

① 성 접촉 ② 공기 ③ 물 ④ 주사바늘 ⑤ 곤충흡혈

22. 비활성 전파체에 해당하는 것은?

① 파리 ② 오염음식물 ③ 바퀴 ④ 벼룩 ⑤ 모기

23. 비활성 전파체 중 개달물에 해당하는 것은?

① 환자의 옷 ② 공기 ③ 물 ④ 식품 ⑤ 흙

24. 세수수건의 공동사용으로 전염될 가능성이 가장 큰 전염병은?

① 장티푸스 ② 콜레라 ③ 이질 ④ 트라코마 ⑤ 성병

25. 비말감염이 잘 이루어지는 조건은?

① 영양결핍 ② 위생곤충의 존재 ③ 군집상태
④ 실내외의 기온차 ⑤ 비위생적인 환경

26. 전염경로와 전염병의 연결이 옳은 것은?

① 직접접촉－성병 ② 비말감염－B형간염 ③ 토양감염－파상열
④ 수인성감염－백일해 ⑤ 공기감염－폴리오

27. 질병을 매개하는 전파체와 해당 질병의 조합이 옳은 것은?

① 물－공수병 ② 음식물－폴리오 ③ 토양－파상열
④ 먼지－페스트 ⑤ 분변－디프테리아

28. 병원체의 간접 전파가 성립하기 위해 가장 중요한 조건은?

① 독성이 강할 것 ② 침입량이 많을 것
③ 호기성 세균일 것 ④ 포자체를 형성할 수 있을 것
⑤ 병원소 밖에서 일정기간 생존할 수 있고, 전파체가 존재할 것

29. 질병전파에 있어 비말핵을 가장 잘 설명한 것은?

① 공기 중에 비산하는 먼지 ② 핵물질을 가진 세균 ③ 세균에 감염된 해충
④ 핵물질에 오염된 먼지 ⑤ 세균에 오염되어 비산하는 먼지

30. 절지동물의 매개로 발생할 수 있는 감염병은?

① 인플루엔자 ② 홍역 ③ 디프테리아
④ 결핵 ⑤ 일본뇌염

31. 수혈을 통해서 감염될 가능성이 있는 감염병은?

① 한센병 ② 간흡충증 ③ 백일해
④ 발진티푸스 ⑤ 후천성면역결핍증

32. 위생곤충이 매개하는 감염병은?

① 페스트 ② 백일해 ③ 파상풍 ④ 파상열 ⑤ 성홍열

33. 파리가 매개하는 감염병은?

① 아베마성이질 ② 홍역 ③ 탄저
④ 발진티푸스 ⑤ 사상충증

34. 질병의 생물학적 전파방식 중 절지동물의 체내에서 수적증식 없이 단지 발육 후 전파되는 감염병은?

① 페스트 ② 말라리아 ③ 사상충 ④ 록키산홍반열 ⑤ 발진티푸스

35. 발육증식형 전파를 하는 감염병은?

① 페스트 ② 재귀열 ③ 말라리아 ④ 발진티푸스 ⑤ 발진열

36. 병원체가 매개곤충의 장관탈출에 의해 전파되는 감염병은?

① 말라리아 ② 발진티푸스 ③ 페스트 ④ 장티푸스 ⑤ 회충

37. 경란형 전파를 하는 감염병은?

① 페스트 ② 뎅기열 ③ 재귀열 ④ 말레사상충증 ⑤ 록키산홍반열

38. 소화기계 감염병에 해당하는 것은?

① 백일해 ② 결핵 ③ 홍역 ④ 디프테리아 ⑤ A형간염

39. 호흡기계 감염병에 해당하는 것은?

① 콜레라 ② 장티푸스 ③ 폴리오 ④ 백일해 ⑤ B형간염

40. 개달물을 통해 전파가 이루어지는 감염병은?

① 파상풍 ② 트라코마 ③ 매독 ④ 일본뇌염 ⑤ 폴리오

41. 병원체의 인체침입 후 임상적인 자각 또는 타각증상이 발현될 때까지 기간은?

① 세대기 ② 유행기 ③ 이환기 ④ 전염기 ⑤ 잠복기

42. 병원체가 숙주에 침입하여 다른 숙주에 전염을 가장 많이 일으킬 때까지 기간은?

① 잠복기 ② 잠복기 ③ 전염기간 ④ 세대기간 ⑤ 외잠복기

43. 감수성지수는 어떤 전염병에 적용되는가?

① 만성 호흡기계　② 만성 소화기계　③ 곤충매개
④ 급성 소화기계　⑤ 급성 호흡기계

44. 감염병과 접촉감염지수의 연결이 옳은 것은?

① 백일해 95%　② 홍역 45%　③ 성홍열 10%
④ 폴리오 0.1%　⑤ 디프테리아 40%

45. 전염병 중 감수성지수가 가장 낮은 것은?

① 홍역　② 성홍열　③ 백일해　④ 폴리오　⑤ 디프테리아

46. 항원제제가 아닌 것은?

① 생균　② 화학물질　③ 순화독소　④ 혈청　⑤ 사균

47. 백신에 해당하는 것은?

① 순화독소　② 항독소　③ 사균　④ 혈청　⑤ 감마글로불린

48. 전염병 감염 후에 형성되는 면역은?

① 인공능동　② 인공수동　③ 자연능동　④ 자연수동　⑤ 선천면역

49. BCG와 같은 백신예방접종으로 얻은 면역은?

① 인공능동　② 인공수동　③ 자연능동　④ 자연수동　⑤ 선천면역

50. 혈청제제 접종으로 얻은 예방접종은?

① 인공능동　② 인공수동　③ 자연능동　④ 자연수동　⑤ 선천면역

51. 모유나 태반 등의 모체에서 받은 면역은?

① 자연능동　② 자연수동　③ 인공능동　④ 인공수동　⑤ 선천면역

52. 인공수동면역은 무엇을 접종한 것인가?

① 생균백신 ② 사균백신 ③ 독소 ④ 항독소 ⑤ 순화독소

53. 능동면역이 수동면역과 다른 특징을 가장 잘 설명한 것은?

① 발효시작이 늦고 오래 지속된다.
② 발효시작이 빠르고 짧게 지속된다.
③ 발효시작이 늦고 짧게 지속된다.
④ 발효시작이 빠르고 오래 지속된다.
⑤ 발효시작이나 효력지속은 항상 같다.

54. 예방접종약이 사균백신인 전염병은?

① 홍역 ② 광견병 ③ 콜레라 ④ 결핵 ⑤ 파상풍

55. 인공능동면역원으로 생균백신을 이용하는 것은?

① 디프테리아, 파상풍
② 백일해, 폴리오
③ 장티푸스, 파라티푸스
④ 광견병, 결핵
⑤ 콜레라, 일본뇌염

56. 인공면역이 가능한 전염병은?

① 말라리아 ② 임질 ③ 식중독 ④ 파상풍 ⑤ 세균성 이질

57. 인공능동면역으로 변성독소를 이용하여 예방접종을 하는 것은?

① 장티푸스, 파상풍
② 페스트, 결핵
③ 광견병, 콜레라
④ 디프테리아, 파상풍
⑤ 디프테리아, 콜레라

58. 인공능동면역의 효과가 가장 높은 것은?

① 콜레라 ② 일본뇌염 ③ 결핵 ④ 홍역 ⑤ 백일해

59. 자연능동면역의 역가가 가장 낮은 것은?

① 홍역 ② 백일해 ③ 폴리오 ④ 성병 ⑤ 일본뇌염

60. 병후면역이 가장 강한 것은?

① 성병 ② 인플루엔자 ③ 트라코마 ④ 폴리오 ⑤ 세균성이질

61. 자연능동면역으로 가장 강력한 면역력이 형성되는 감염병은?

① 매독, 임질　② 폐렴, 인플루엔자　③ 폴리오, 홍역
④ 세균성이질, 말라리아　⑤ 수막구균성 수막염

62. 감염면역만 형성되는 감염병은?

① 홍역　② 백일해　③ 콜레라　④ 페스트　⑤ 임질

63. 불현성감염으로 면역이 잘 형성되는 감염병은?

① 두창　② 홍역　③ 콜레라　④ 페스트　⑤ 일본뇌염

64. 급성 전염병 발생 시 가장 먼저 이루어지는 역학조사는?

① 병원체 분리　② 환자관리　③ 환자치료
④ 전염원 확인　⑤ 환자분포상태 확인

65. 전염병 관리의 3대 원칙 중 감수성 숙주대책에 해당하는 것은?

① 전파예방　② 면역증강　③ 환자치료　④ 환경위생　⑤ 식품위생

66. 치명률이 높거나 집단 발생의 우려가 커서 발생 또는 유행 즉시 신고해야 하고, 음압격리가 필요한 감염병에 해당하는 것은?

① 결핵　② 두창　③ 백일해
④ b형헤모필루스인플루엔자　⑤ 중증열성혈소판감소증후군(SFTS)

67. 전파 가능성을 고려하여 발생 또는 유행 시 24시간 이내에 신고해야 하고, 격리가 필요한 감염병에 해당하는 것은?

① 콜레라　② 발진열　③ C형간염　④ 일본뇌염　⑤ 디프테리아

68. 시장 · 군수 · 구청장이 관할 보건소를 통해 필수예방접종을 실시해야 하는 감염병은?

① 두창, 뎅기열　② 홍역, 말라리아　③ 간흡충증, 일본뇌염
④ A형간염, 세균성이질　⑤ 폴리오, 유행성이하선염

69. 환자격리가 감염병관리상 절대적인 효과를 얻지 못하는 가장 큰 이유는?

① 발병 후에는 감염력이 증가하기 때문에
② 환자가 산발적으로 발생하기 때문에
③ 절대적인 격리가 불가능하기 때문에
④ 감염력은 발병 전에도 있었기 때문에
⑤ 완치가 불가능하기 때문에

70. 감염병관리상 환자의 격리효과가 가장 낮은 감염병은?

① 두창 ② 장티푸스 ③ 콜레라 ④ 일본뇌염 ⑤ 한센병

71. 감염병관리상 예방접종은 무슨 대책인가?

① 전염원 ② 감수성 숙주 ③ 병원
④ 환경 ⑤ 격리

72. 외래감염병의 국내침입 예방대책으로 가장 중요한 사항은?

① 전파예방 ② 보건교육 ③ 환경위생 ④ 검역 ⑤ 구충 · 구서

73. 검역을 가장 잘 설명한 것은?

① 환자의 격리 ② 만성환자의 격리 ③ 해외여행자의 격리
④ 감염병사망자 시체의 격리 ⑤ 검역질병 감염의심자의 격리

74. 우리나라 검역법의 건강격리대상 감염병은?

① 장티푸스 ② 파라티푸스 ③ 발진티푸스
④ 결핵 ⑤ 중증급성호흡기증후군

75. 감염병이 발생했을 때 인접국가와 세계보건기구에 통보해야 하는 것은?

① 장티푸스 ② 일본뇌염 ③ 유행성 독감
④ 페스트 ⑤ 후천성면역결핍증

76. 최장 잠복기간이 감염병관리상 이용되는 가장 중요한 사항은?

① 환자격리기간의 결정 ② 강제격리기간의 결정 ③ 유행기간의 예측
④ 치료기간의 결정 ⑤ 감염병관리기간의 결정

77. 검역감염병의 건강격리기간은?

① 자각증상 소실시기까지
② 타각증상 소실시기까지
③ 최장잠복기간 동안
④ 병원체가 배출되지 않을 때까지
⑤ 검사소견에 이상이 발견되지 않을 때까지

78. 전파를 예방하기 위해 감염원이 되는 병원소를 제거할 수 있는 감염병은?

① 폴리오
② 한센병
③ 조류독감
④ 중동호흡기증후군
⑤ 중증급성호흡기증후군

79. 감염병 발생 또는 유행 시 24시간 이내에 신고 및 격리가 필요한 제2급 법정감염병에 해당하는 것은?

① 결핵
② 디프테리아
③ 신종감염병증후군
④ 에볼라바이러스병
⑤ 후천성면역결핍증

80. 제3급 법정감염병의 특성을 가장 잘 설명한 것은?

① 국내에서 새롭게 발생
② 예방접종으로 예방 또는 관리가 가능
③ 간헐적으로 유행가능성이 커서 지속적 감시 필요
④ 집단 발생의 우려가 커서 음압격리와 같은 높은 수준의 격리가 필요
⑤ 지속적인 감시가 필요해 발생 또는 유행 시 24시간 이내에 신고가 필요

81. 집단 발생의 우려가 커서 음압격리와 같은 높은 수준의 격리가 필요한 제1급 법정감염병에 해당하는 것은?

① 신증후군출혈열
② 유행성이하선염
③ 신종감염병증후군
④ 급성호흡기감염증
⑤ 장출혈성대장균감염증

82. 지역사회에서 결핵환자가 발견되었을 때 조치로 옳은 것은?

① 보건소에 신고한다.
② 그대로 두고 관찰한다.
③ 자가치료를 한다.
④ 가까운 병원에 신고한다.
⑤ 결핵요양소로 즉시 보낸다.

83. 숙주의 면역증강을 위해 정기예방접종를 실시해야하는 자는?

① 통 · 반장 ② 보건소장 ③ 도지사
④ 의료기관장 ⑤ 시장 · 군수 · 구청장

84. 감염병환자의 질병치료 촉진을 위한 조치로 옳지 않은 것은?

① 영양개선 ② 백신 접종 ③ 치료약 투여
④ 회복기혈청 접종 ⑤ 감마글로불린 접종

85. 생후 4주 이내에 실시하는 예방접종은?

① 폴리오 ② 홍역 ③ 두창 ④ 디프테리아 ⑤ 결핵

86. 예방접종시기가 가장 빠른 감염병은?

① 결핵 ② 일본뇌염 ③ 디프테리아 ④ 파상풍 ⑤ 폴리오

87. 0–1–6개월에 예방접종이 필요한 감염병은?

① 홍역 ② B형간염 ③ 일본뇌염 ④ 백일해 ⑤ 콜레라

88. 생후 6개월 이내에 기초접종을 실시하는 감염병이 아닌 것은?

① 결핵 ② 폴리오 ③ 콜레라 ④ 디프테리아 ⑤ 파상풍

89. DTaP 예방접종에서 P에 해당하는 감염병은?

① 디프테리아 ② 페스트 ③ 백일해 ④ 파상풍 ⑤ 파라티푸스

90. DTaP의 기초접종은 생후 2개월부터 몇 개월 간격으로 몇 회 실시하는가?

① 1~2개월 간격으로 2회 ② 2개월 간격으로 3회 ③ 3개월 간격으로 2회
④ 3개월 간격으로 3회 ⑤ 생후 6개월 이내 2회 실시

91. DTaP의 1차 추가접종 시기는?

① 생후 3개월 ② 생후 5개월 ③ 생후 10개월
④ 생후 17개월 ⑤ 초등학교 입학 즈음

92. 홍역과 폴리오의 가장 좋은 예방대책은?

① 환경위생　② 환자격리　③ 예방접종　④ 전염원관리　⑤ 실내공기소독

93. 임신 중 예방접종이 금기인 감염병은?

① 장티푸스　② 파라티푸스　③ 백일해　④ 풍진　⑤ 페스트

94. 감염병의 전파관리상 예방접종의 의미를 가장 잘 설명한 것은?

① 모든 감염의 예방대책으로 최선책이다.
② 급성 감염병에만 가치가 크다.
③ 방역대책의 일환으로 가치가 크다.
④ 개인의 감염예방 의미만 있다.
⑤ 전파관리대책의 의미는 없다.

95. 급성전염병의 역학적 특성은?

① 발생률이 높고 유병률은 낮다.
② 발생률과 유병률 모두 낮다.
③ 발생률이 낮고 유병률은 높다.
④ 발생률과 유병률 모두 높다.
⑤ 발생률과 유병률이 일정하다.

96. 장티푸스에 관한 설명으로 옳은 것은?

① 생균백신에 의한 인공능동면역이 된다.
② 병원체는 바이러스이다.
③ 병원소는 환자와 보균자이다.
④ 제2급감염병이고 검역질병이다.
⑤ 감수성은 Dick test로 판정한다.

97. 장티푸스 발생이 높은 지역에서 가장 적절한 대책은?

① 환경위생　② 예방접종　③ 보건교육　④ 접촉자색출　⑤ 환자격리

98. A형간염에 대한 설명으로 옳은 것은?

① 호흡기계 감염병이다.
② 표본감시대상 감염병이다.
③ 성접촉을 통해서는 감염되지 않는다.
④ 법정감염병으로 제1급감염병에 속한다.
⑤ 예방을 위해 올바른 손씻기가 중요하다.

99. **콜레라에 관한 설명으로 옳은 것은?**

① 수인성 감염병으로 제1급감염병이다.
② 검역질병으로 검역기간은 100시간이다.
③ 자연능동면역력이 형성되지 않는다.
④ 구토 · 설사 · 탈수 · 허탈 등의 증세가 있다.
⑤ 대표적인 호흡기계 감염병이다.

100. **콜레라의 관리 및 예방대책과 거리가 먼 것은?**

① 환자의 조기발견, 조기치료
② 환자의 격리 철저
③ 해산물 및 음식물의 위생관리 철저
④ 예방접종은 생균백신 접종
⑤ 환자의 분변 및 토사물 소독 철저

101. **평균잠복기가 가장 짧은 감염병은?**

① 장티푸스 ② 파라티푸스 ③ 말라리아 ④ 콜레라 ⑤ 페스트

102. **최근 우리나라에서 가장 많이 발생하고 있는 제2급감염병은?**

① 페스트 ② A형간염 ③ 장티푸스 ④ 파라티푸스 ⑤ 콜레라

103. **세균성이질에 관한 설명으로 옳지 않는 것은?**

① 수인성 경구감염병이다.
② 제2급감염병이다.
③ 병원체는 Shigella 속이다.
④ 예방접종의 효과가 크다.
⑤ 병원소는 환자이고 감수성이 높은 질병이다.

104. **환경위생이나 식품위생의 개선으로 전파예방 효과가 가장 적은 감염병은?**

① 장티푸스 ② 파라티푸스 ③ 콜레라
④ 세균성 이질 ⑤ 유행성이하선염

105. **감염병관리상 환경위생개선이 가장 중요한 전염병은?**

① 두창 ② 디프테리아 ③ 백일해 ④ 장티푸스 ⑤ 결핵

106. **전파관리상 식품 및 식수의 관리가 가장 중요한 감염병은?**

① 발진티푸스 ② 홍역 ③ 렙토스피라증 ④ 디프테리아 ⑤ 대장균 O157

107. 합병증으로 폐렴을 일으키지 않는 감염병은?

① 홍역 ② 페스트 ③ 인플루엔자 ④ 백일해 ⑤ 콜레라

108. 폴리오에 관한 설명으로 옳지 않은 것은?

① 병원체는 폴리오바이러스이다.
② 분변과 호흡기분비물에 의해 전파한다.
③ 병원소는 환자와 불현성감염자이다.
④ 예방접종약은 DTaP 혼합백신이다.
⑤ 중추신경계 손상에 의한 소아의 하지마비가 많다.

109. 발진티푸스에 대한 설명으로 옳지 않은 것은?

① 상처 또는 호흡기계로 침입한다.
② 이가 매개하고 병원체는 리케차이다.
③ 파라티푸스와 유사한 유행을 한다.
④ 발진, 발열, 근육통 증상이 있다.
⑤ 제3급감염병이다.

110. 디프테리아에 관한 설명으로 옳지 않는 것은?

① 체외독소(exotoxin)를 분비한다.
② 보균자에 의한 전파가능성이 크다.
③ 인후, 코 등의 상피조직에 염증을 일으킨다.
④ 병쾌 후에도 면역력은 형성되지 않는다.
⑤ 예방접종은 순화독소(toxoid) 제제로 한다.

111. 체외독소를 분비하며 주로 인후 · 코 등의 상피조직에 염증을 일으키는 감염병은?

① 홍역 ② 발진티푸스 ③ 디프테리아
④ 상피병 ⑤ 유행성이하선염

112. 병후보균자로서 전염력이 가장 큰 감염병은?

① 홍역 ② 폴리오 ③ 디프테리아 ④ 두창 ⑤ 일본뇌염

113. 백일해에 관한 설명으로 옳지 않는 것은?

① 비말감염과 객담오염으로 전파된다.
② 병쾌 후에는 면역력이 강해진다.
③ 예방접종은 순화독소(toxoid) 제제로 한다.
④ 5세 이하에서 다발한다.
⑤ 제2급감염병이다.

114. 홍역에 감염되었을 때 환자 관리상 가장 중요시해야 할 사항은?

① 발진병소의 치료
② 예방접종
③ 병발증 발생방지
④ 음식물의 위생관리
⑤ 영양관리

115. 홍역에 관한 설명으로 옳은 것은?

① 수십년의 장기변화 유행을 한다.
② 성인에게 다발한다.
③ 제1급감염병으로 전신발진과 열이 있다.
④ 환경위생을 통해 예방이 가능하다.
⑤ 감수성지수가 높은 급성 호흡기계감염병이다.

116. 홍역감염자로부터 전염 위험성이 가장 큰 시기는?

① 전구기
② 회복기
③ 완치 후
④ 발열 · 발진 후
⑤ 항상 동일

117. 홍역의 전파관리상 가장 중요한 대책은?

① 예방접종
② 식품위생
③ 환경소독
④ 영양관리
⑤ 해충구제

118. 유행성이하선염에 관한 설명으로 옳지 않은 것은?

① 비부, 후두부로 침입한다.
② 비말전파, 공기전파를 한다.
③ 턱밑샘에 발병한다.
④ 생식선, 고환의 병발 가능성이 있다.
⑤ 식품위생관리가 가장 중요한 관리대책이다.

119. 중증급성호흡기증후군(SARS)에 관한 설명으로 옳지 않은 것은?

① 주요 감염경로는 환자와의 근접 대인접촉이다.
② 건강격리기간은 240시간이다.
③ 검역이 이루어지는 감염병이다.
④ 변종 코로나바이러스에 의한 호흡기질환이다.
⑤ 지속적인 모니터링이 필요한 제3급감염병이다.

120. 두창에 관한 설명으로 옳지 않은 것은?

① 자연능동면역력이 강한 질병이다.
② 예방접종은 생균백신에 의한다.
③ 현재 아프리카 지역에서만 유행한다.
④ 비말감염과 먼지감염으로 발생한다.
⑤ 병원체는 바이러스이고 인간이 병원소이다.

121. 우리나라에서 두창의 발생이 종식된 시기는?

① 1940년대 ② 1960년대 ③ 1970년대 ④ 1980년대 ⑤ 1985년대

122. 페스트에 관한 설명으로 옳지 않은 것은?

① 제1급감염병으로 검역질병이다.
② 폐페스트는 비말감염이 이루어진다.
③ 사균백신에 의한 예방접종이 이루어진다.
④ 쥐벼룩이 병원소이다.
⑤ 림프선종, 폐렴, 패혈증을 유발한다.

123. 우리나라에서 유행하는 말라리아에 관한 설명으로 옳지 않은 것은?

① 기생원충에 의한 급성 열성 질환이다.
② 잠복기가 길고 재발성이 있다.
③ 지속적인 모니터링이 필요한 제3급감염병이다.
④ 이환 후 강한면역이 형성된다.
⑤ 1990년 중반이후 재유행하고 있다.

124. 일본뇌염이 9월을 중심으로 유행하는 가장 큰 이유는?

① 여름철 환경불량
② 하절의 저항력 저하
③ 기온의 상승
④ 감수성 인구의 증가
⑤ 모기의 발생과 잠복기간

125. 일본뇌염에 관한 설명으로 옳지 않은 것은?

① 작은빨간집모기가 매개한다.
② 단기변화하며 주로 9월 전후에 다발한다.
③ 환자발생 시 격리가 가장 중요하다.
④ 불현성감염에 의한 영구면역이 형성된다.
⑤ 병원소는 돼지이다.

126. 일본뇌염의 병원소로 알려진 동물은?

① 소 ② 개 ③ 돼지 ④ 닭 ⑤ 고양이

127. 인수공통감염병의 병원소와 해당 감염병의 연결이 옳지 않은 것은?

① 개-광견병 ② 양-탄저 ③ 쥐-페스트
④ 소-결핵 ⑤ 돼지-발진티푸스

128. 쯔쯔가무시증의 감염 매개체와 호발 시기의 연결이 옳은 것은?

① 들쥐 - 봄 ② 모기 - 여름 ③ 돼지 - 여름 ④ 벼룩 - 가을 ⑤ 털진드기 - 가을

129. 가을철에 논에서 벼 추수작업을 할 때 감염 가능성이 가장 큰 감염병은?

① 렙토스피라증 ② 페스트 ③ 간디스토마
④ 말레이사상충증 ⑤ 주혈흡충증

130. 주로 야외활동이 많은 농민이나 군인 등이 야생 등줄쥐의 배설물에 의해 감염되며 발열, 출혈, 신장기능장애 등을 유발하는 감염병은?

① 쯔쯔가무시증 ② 발진티푸스 ③ 발진열
④ 브루셀라병 ⑤ 신증후군출혈열

131. 쯔쯔가무시증을 매개하는 절지동물은?

① 모기 ② 털진드기 ③ 파리 ④ 이 ⑤ 바퀴

132. 개달물 감염이 가장 잘 이루어지는 전염병은?

① 트라코마 ② 이질 ③ 황열 ④ 일본뇌염 ⑤ 록키산홍반열

133. 우형 결핵균이 인체감염을 일으키는 가장 중요한 전염원은?

① 토양 ② 공기 ③ 객담 ④ 우유 ⑤ 물, 음식물

134. 개방성 폐결핵환자에 대한 가장 정확한 검사방법은?

① 엑스선간접촬영 ② 엑스선 직접촬영 ③ 투베르쿨린 검사
④ 객담검사 ⑤ PPD 검사

135. PPD 접종검사의 주목적은?

① 결핵예방 ② 결핵치료 확인 ③ 결핵감염여부 판단
④ 결핵병원소 확인 ⑤ 결핵진행정도 판단

136. PPD 반응검사에서 발적부위의 직경이 몇 mm 이상일 때 양성인가?

① 3 ② 5 ③ 10 ④ 15 ⑤ 20

137. 결핵의 양성여부 판단은 PPD 접종 후 얼마 후에 판독하나?

① 3~5시간 후 ② 12시간 후 ③ 24시간 후 ④ 72시간 후 ⑤ 1주일 후

138. 유아를 대상으로 한 결핵의 집단검사에서 제일 먼저 실시하는 것은?

① X-ray 간찰 ② X-ray 직찰 ③ PPD 반응검사 ④ 객담검사 ⑤ BCG 접종

139. BCG에 대한 설명으로 가장 적절한 것은?

① 결핵진단약 ② 결핵치료약
③ 결핵예방약 ④ PPD 양성자의 예방접종약
⑤ 결핵균을 약독화한 사균백신

140. 생후 1개월 이후 영아의 BCG 접종은 어느 경우에 실시하는가?

① PPD 양성자 ② PPD 음성자 ③ PPD 검사 전 ④ PPD 강양성 ⑤ OT 강양성

141. BCG 기초접종을 해야 하는 대상자는?

① 신생아 ② 결핵환자 ③ 건강보균자 ④ 결핵균보균자 ⑤ PPD 양성자

142. BCG 접종에 관한 설명으로 옳은 것은?

① 음성 반응자에게 접종한다. ② 양성 반응자에게 접종한다.
③ 치료가 끝난 환자에게 준다. ④ 가정에 환자가 있는 가족에게 준다.
⑤ 현재 치료 중에 있는 환자에게 준다.

143. 결핵 유병률이 10/1,000명이었다면 그 의미는?

① 결핵 신환수 1%
② Tuberculin 양성자 10%
③ 개방성 환자 10%
④ X-ray상 결핵소견 1%
⑤ BCG 접종률 1%

144. 한센병에 관한 설명으로 옳지 않은 것은?

① 유전되지 않는 만성감염병이다.
② 잠복기는 2~10년(평균 5년)이다.
③ 피부 말초신경의 손상이 있다.
④ 병원체는 바이러스이다.
⑤ 약한 피부나 상처로 침입한다.

145. 감염병과 그 진단방법에 대한 연결이 옳지 않은 것은?

① 디프테리아-Shick test
② 성홍열-Dick test
③ 결핵-BCG test
④ 한센병-Lepromin test
⑤ 장티푸스-Widal test

146. 성병에 관한 설명으로 옳지 않은 것은?

① 관리상 항생제 남용이 문제점이다.
② 관리는 환자색출이 가장 중요하다.
③ 매독의 잠복기간은 임질보다 길다.
④ 임질은 병쾌 후 면역력이 강해진다.
⑤ 매독은 수혈감염 및 태아감염이 된다.

147. 경태반감염이 가장 이루어지는 전염병은?

① 장티푸스
② 콜레라
③ 세균성 이질
④ 매독
⑤ 홍역

148. B형간염에 관한 설명으로 옳은 것은?

① 감염률이 선진국과 비슷한 수준이다.
② 산모로부터 수직감염이 일어난다.
③ 제2급감염병으로 지정되어 있다.
④ 감염의심자는 B형간염백신을 접종한다.
⑤ 주로 경구적으로 감염된다.

149. A형간염에 관한 설명으로 옳지 않은 것은?

① 수혈 또는 경구 감염된다.
② 황달증세를 일으킬 수 있다.
③ 병원체는 분변으로 탈출된다.
④ 소아에게만 전염되는 세균성 감염병이다.
⑤ 모체로부터 수직감염이 가능하다.

150. 우리나라에서 발생률이 증가경향을 나타내는 감염병은?

① 페스트 ② 콜레라 ③ 발진티푸스 ④ 폴리오 ⑤ 말라리아

제3장 기생충질환의 관리

1. 야채 생식을 통해 감염되지 않은 기생충은?

① 요충 ② 광절열두조충 ③ 회충 ④ 편충 ⑤ 동양모양선충

2. 임신한 모체의 감염으로 태아에게 감염될 수 있는 기생충은?

① 요충 ② 구충 ③ 톡소포자충 ④ 아니사키스 ⑤ 무구조충

3. 돼지고기를 생식하는 지역에서 유구조충에 의한 인체감염을 일으키는 것은?

① 유충 ② 피낭유충 ③ 유구낭충 ④ 무구낭충 ⑤ 무구조충

4. 아니사키스증을 유발하는 물고기가 아닌 것은?

① 고등어 ② 청어 ③ 대구 ④ 갈치 ⑤ 은어

5. 우리나라 5대강 유역에서 민물고기 생식으로 많이 감염되는 기생충질환은?

① 간흡충증 ② 폐흡충증 ③ 동양모양선충증
④ 광절열두조충증 ⑤ 요꼬가와흡충증

6. 제1중간숙주와 제2중간숙주에 의해 인체감염이 이루어지는 기생충은?

가. 간흡충	나. 폐흡충	다. 요꼬가와흡충	라. 광절열두조충

① 가, 나, 다 ② 가, 다 ③ 나, 라 ④ 라 ⑤ 가, 나, 다, 라

7. 어패류를 통해 감염되는 기생충질환은?

가. 간흡충증	나. 폐흡충증	다. 요꼬가와흡충증	라. 구충증

① 가, 나, 다 ② 가, 다 ③ 나, 라 ④ 라 ⑤ 가, 나, 다, 라

8. 폐흡충증에 관한 설명으로 옳지 않은 것은?

① 주로 산간지역에서 발생한다.
② 다슬기가 제1중간숙주이다.
③ 민물고기가 제2중간숙주이다.
④ 피낭유충으로 경구감염된다.
⑤ 이소적 기생이 이루어진다.

9. 비위생적인 생활습관과 관련 질병의 연결이 옳지 않은 것은?

① 여름철 야숙-일본뇌염
② 담수어 생식-간흡충
③ 돼지 인분사육-무구조충증
④ 홍역환자에 가재즙 투여-폐디스토마
⑤ 생분 비료화-회충, 구충

10. 이질아메바증에 관한 설명으로 옳지 않은 것은?

① 병원체가 근족충류에 의한 기생충이다.
② 영양형과 포낭형으로 구분한다.
③ 포낭형은 위액에 의해 쉽게 파괴된다.
④ 환경위생관리가 중요한 예방대책이다.
⑤ 분변이나 오염된 음식물 또는 물에 의한 경구감염이 이루어진다.

11. 성접촉에 의해 이루어지며 제4의 성병이라 불리는 기생충질환은?

① 임질
② 매독
③ 클라미디아 감염증
④ 후천성면역결핍증
⑤ 질트리코모나스증

제4장 만성질환의 관리

1. 우리나라에서 가장 높은 사망률을 보이는 암의 종류는?

① 간암 ② 폐암 ③ 대장암 ④ 위암 ⑤ 신장암

2. 우리나라의 최근 3대 사망원인을 순서대로 나열한 것은?

① 악성신생물–순환기질환–사고
② 소화기질환–사고–순환기질환
③ 순환기질환–악성신생물–사고
④ 호흡기질환–소화기질환–순환기질환
⑤ 순환기질환–악성신생물–자살

3. 중요한 혈관질환의 원인으로 “조용한 살인자(silent killer)”라 불리는 것은?

① 고혈압 ② 뇌졸중 ③ 심장마비 ④ 동맥경화 ⑤ 당뇨병

4. 악성신생물의 가장 중요한 원인은?

① 간염 ② 유전 ③ 환경오염 ④ 방사선 ⑤ 음식

5. 고혈압의 예방대책으로 옳은 것은?

① 적당한 체중을 유지한다.
② 흡연을 한다.
③ 염분섭취를 늘린다.
④ 알코올을 섭취한다.
⑤ 지방식품을 선호한다.

6. 만성질환의 특성으로 옳은 것은?

① 연령과 관련 없이 발생한다.
② 질병은 영구적이지만 후유증은 회복된다.
③ 호전과 악화를 반복하면서 결국 좋아진다.
④ 진행이 느리고 근본적인 원인 규명이 어렵다.
⑤ 최소 6개월 이상 지속되는 병적인 상태를 나타낸다.

7. 국가암건진사업에서 고위험군만을 검진 대상으로 하는 암은?

① 위암 ② 간암 ③ 대장암 ④ 유방암 ⑤ 자궁경부암

제4편 보건관리

제1장 보건행정

1. 일반행정과 보건행정의 차이점은?

① 인사제도 ② 예산집행 ③ 기술행정 ④ 행정조직 ⑤ 법규

2. 조선시대의 의료행정 및 의과고시를 담당한 부서는?

① 내의원 ② 제생원 ③ 전의감 ④ 혜민서 ⑤ 활인서

3. 조선시대 의료관련기관과 그 역할의 연결이 옳지 않은 것은?

① 전형사-의약업무
② 내의원-빈민구제
③ 활인서-전염병관리
④ 전의감-의료행정 및 의과고시
⑤ 혜민서-서민의료

4. 고려시대의 상약국과 같은 기능의 조선시대 의료기관에 해당하는 것은?

① 내의원 ② 전의감 ③ 활인서 ④ 전형사 ⑤ 혜민서

5. 조선시대 왕실의 의료를 담당했던 곳은?

① 전형사 ② 내의원 ③ 전의감 ④ 혜민서 ⑤ 활인서

6. 우리나라에서 서양의학이 도입된 시기는?

① 고려중기 ② 고려말기 ③ 조선초기 ④ 조선말기 ⑤ 일제시대

7. 서양의학의 도입과 더불어 설치된 보건행정기구는?

① 위생국 ② 보건후생국 ③ 보건후생부 ④ 보건사회부 ⑤ 보건복지부

8. 일제 총독부 시대의 보건행정 담당부서는?

① 위생국보건과 ② 보건국보건과 ③ 경찰국위생과
④ 보건사회부 ⑤ 보건복지부

9. 일제시대 보건행정의 특성은?

① 봉사행정 ② 복지행정 ③ 민원행정 ④ 경찰행정 ⑤ 계몽행정

10. 대한민국 정부수립 당시 보건행정기관이 소속된 부서는?

① 위생부 ② 사회부 ③ 보건부 ④ 보건후생부 ⑤ 보건사회부

11. 공중보건사업을 중앙정부의 책임하에 실시하는 이유로 옳지 않은 것은?

① 지역사회 단위별 사업으로는 의미가 없는 보건사업이 있어서
② 정부의 부처간 협력 없이는 불가능한 보건사업이 있어서
③ 지역사회의 특성에 맞는 보건사업을 선택해서 수행할 수 있어서
④ 지역과 중앙정부의 보건사업 중첩을 피할 수 있어서
⑤ 지역사회의 단위별 사업으로는 불가능한 보건사업이 있어서

12. 보건복지부의 소속기관에 해당하는 것은?

① 보건소 ② 국립재활원 ③ 질병관리청 ④ 보건의료원 ⑤ 국립병원

13. 보건소의 활동을 최초로 시작한 나라는?

① 독일 ② 일본 ③ 영국 ④ 스위스 ⑤ 스웨덴

14. 보건소장을 직접 지휘 · 감독하는 자는?

① 도지사 ② 도보건국장 ③ 도의회
④ 지방의회 ⑤ 시장 · 군수 · 구청장

15. 우리나라 보건소는 어떤 성격의 기관인가?

① 보건사업실시기관 ② 보건연구기관 ③ 의료기관
④ 보건교육기관 ⑤ 보건행정감독기관

16. 보건소의 업무에 해당하는 것은?

① 산업보건 ② 학교보건서비스 ③ 노인장기요양보험
④ 공중위생 및 식품위생 ⑤ 환경위생

17. 보건행정에서 기술적 원칙의 범위에 해당하지 않은 것은?

① 생태학적 고찰 ② 경제적 기초자료 ③ 역학적 기초확립
④ 의학적 기초확립 ⑤ 환경위생적 기초확립

18. 행정의 관리과정상 고전적인 조직의 원칙에 해당하지 않은 것은?

① 조정의 원칙 ② 분업의 원칙 ③ 명령통일의 원칙
④ 통솔범위의 원칙 ⑤ 예산분배의 원칙

19. Gulick이 제시한 행정의 관리과정에서 조직관리인 POAC에 들지 않은 것은?

① 기획 ② 예산 ③ 조직 ④ 실행 ⑤ 관리

20. 보건행정에서 사업평가 및 검열기술의 보건기획방법은?

① PPBS ② OR ③ PERT
④ CPM ⑤ System Analysis

21. WHO 헌장을 제정한 국제보건회의는?

① 뉴욕회의 ② 제네바회의 ③ 파리회의 ④ 스톡홀름회의 ⑤ 리우회의

22. WHO와 미국보건협회가 규정하고 있는 보건행정의 범위로 가장 주요한 공통사항은?

① 보건교육 ② 전염병관리 ③ 보건검사 ④ 모자보건 ⑤ 의료인력관리

23. 우리나라가 소속되어 있는 세계보건기구(WHO)의 지역사무소는?

① 태평양지역 ② 동지중해지역 ③ 서태평양지역
④ 동남아시아지역 ⑤ 북동아시아지역

24. WHO 지역사무소와 그 설치장소가 옳지 않은 것은?

① 서태평양–동경 ② 동지중해–알렉산드리아 ③ 범미주–워싱턴 D.C.
④ 유럽–코펜하겐 ⑤ 동남아시아–뉴델리

25. 국제보건기구 중 설립목적이 아동의 보건 및 복지향상인 것은?

① WHO ② FAO ③ UNICEF ④ UNDP ⑤ UNESCO

제2장 사회보장

1. 사회보장제도의 창시라 할 수 있는 Bismark가 만든 최초의 법은?

① 근로자를 위한 질병보호법 ② 재해보호법 ③ 공무원 연금법
④ 생계보호법 ⑤ 의료보험법

2. 사회보장법이 최초로 제정된 나라와 연도는?

① 미국, 1935 ② 프랑스, 1945 ③ 독일, 1835
④ 영국, 1911 ⑤ 스웨덴, 1833

3. 우리나라 의료보험제도가 처음 실시된 해는?

① 1963년 ② 1973년 ③ 1977년 ④ 1979년 ⑤ 1989년

4. 우리나라 사회보장제도 중 공공부조에 해당하는 것은?

① 산재보험사업 ② 의료보험사업 ③ 공무원연금사업
④ 군인연금사업 ⑤ 재해구호사업

5. 공공부조에 해당하지 않은 사회보장제도는?

① 의료급여 ② 재해구호 ③ 건강보험 ④ 생계보호 ⑤ 교육부조

6. 우리나라 건강보험에 관한 설명으로 옳은 것은?

① 영구적인 사고만을 취급한다.
② 가입자가 적을수록 경제적이다.
③ 일시에 과중한 의료비를 경감한다.
④ 누구나 동일한 보험료를 부담한다.
⑤ 직영의료기관에서 진료를 담당한다.

제3장 보건사업

1. 모자보건의 기본단위는?

① 여성 ② 어머니 ③ 가정 ④ 지역사회 ⑤ 보건소

2. 조산아의 관리원칙에 해당하지 않은 것은?

① 예방접종 ② 감염방지 ③ 호흡관리 ④ 영양공급 ⑤ 체온유지

3. WHO의 조산아 기준은 체중 몇 kg 이하인가?

① 1.5 ② 2.0 ③ 2.5 ④ 4.0 ⑤ 5.0

4. 신생아사망의 가장 큰 원인은?

① 폐렴
② 결핵
③ 선천성 기형
④ 출생시 사고
⑤ 주산기 고유질환

5. 생후 영유아사망률이 가장 높은 시기는?

① 1개월 이내 ② 2~4개월 ③ 5~9개월 ④ 10~12개월 ⑤ 1~2세

6. 질병 이외에 사고에 의한 사망률이 가장 높은 연령은?

① 신생아기 ② 영아기 ③ 1~4세 ④ 10~13세 ⑤ 5~10세

7. 임산부에게 특히 많이 필요한 영양소는?

① 칼슘, 철분
② 단백질, 지방
③ 탄수화물, 비타민
④ 단백질, 탄수화물
⑤ 지방, 마그네슘

8. 모성사망률의 산출과정에 포함되지 않는 것은?

① 임신중독증에 의한 사망
② 임신, 출산, 산욕기 합병증에 의한 사망
③ 자궁외임신 및 임신과 관련된 출혈에 의한 사망
④ 임산부의 교통사고에 의한 사방
⑤ 출산 중 고혈압에 의한 사망

9. 임신 28주 동안의 이상적인 정기건강진단 횟수는?

① 1주 1회 ② 2주 1회 ③ 월 1회
④ 월 2회 ⑤ 이상이 있을 때

10. 모자보건지표인 주산기사망률에서 주산기가 의미하는 것은?

① 임신 28주 이후 생후 7일 이내 기간
② 임신 20주 이후 생후 7일 이내 기간
③ 임신 28주 이후 생후 100일 이내 기간
④ 임신 20주 이후 생후 1개월 이내 기간
⑤ 임신 20주 이후 생후 1년 이내 기간

11. 영아사망률과 모성사망률의 분모는?

① 모성수 ② 출생아수 ③ 영아수 ④ 신생아수 ⑤ 출산아수

12. 말더스주의(Malthusism)에서 주장한 기본이론의 보건학적 의의는?

① 인구증가 억제 ② 성순결주의 ③ 만혼주의
④ 피임방법 도입 ⑤ 성의 도덕적 억제

13. 신말더스주의(Neo-Malthusism)의 인구억제방법은?

① 피임 ② 만혼 ③ 성순결 ④ 금욕주의 ⑤ 적정인구주의

14. 인구의 2차 성비는 출생 시 여아인구 100명당 무슨 인구를 말하는가?

① 태아 시 남아인구 ② 태아 시 여아인구 ③ 출생 시 남아인구
④ 영아인구 중 남아인구 ⑤ 사망 시 남아인구

15. 2차 성비의 분모에 해당하는 것은?

① 가임여성수 ② 모성수 ③ 여아출생수 ④ 남아출생수 ⑤ 연앙인구

16. 자연적인 성비에 관한 설명 중 옳은 것은?

① 남자수에 대한 여자수의 백분율이다.
② 1차 성비는 현재 인구의 성비이다
③ 3차 성비는 105 정도가 된다.
④ 결혼적령기에는 105 정도이다.
⑤ 봉쇄인구에서는 거의 100에 가깝다.

17. 출생시 여아 100명에 대한 남아 성비의 정상적인 범위는?

① 8~100 ② 100~102 ③ 104~108 ④ 110~114 ⑤ 115~120

18. 가장 이상적인 인구구조 형태로 볼 수 있는 것은?

① 피라미드형 ② 종형 ③ 항아리형 ④ 별형 ⑤ 호로형

19. 0~14세의 연령별 인구가 65세 이상 인구의 2배가 못되는 인구구조는?

① 항아리형 ② 별형 ③ 피라미드형 ④ 호로형 ⑤ 종형

20. 출생률이 사망률보다 낮아 자연적인 인구감소가 예상되는 인구유형은?

① 피라미드형 ② 종형 ③ 항아리형 ④ 별형 ⑤ 기타

21. 생산 연령층인 청 · 장년층의 전출로 유년층과 노년층의 비율이 높은 인구 피라미드는?

① 종형 ② 방추형 ③ 별형 ④ 표주박형 ⑤ 피라미드형

22. 인구의 전입 · 전출이 없고 출생 · 사망의 증감만 있는 인구는?

① 정지인구 ② 안정인구 ③ 모형인구 ④ 봉쇄인구 ⑤ 개방인구

23. Blacker의 인구성장 이론상 제3단계는?

① 저위정지기 ② 고위정지기 ③ 초기확장기 ④ 후기확장기 ⑤ 감퇴기

24. Blacker의 인구변천과정에서 사망률과 출생률이 최저인 단계는?

① 제1단계 ② 제2단계 ③ 제3단계 ④ 제4단계 ⑤ 제5단계

25. 조출생률이 24이고 조사망률이 10인 지역의 자연증가율은?

① 14.0 ② 204 ③ 0.42 ④ 34.0 ⑤ −12.0

26. 인구성장에 따른 인구증가율의 산출식은?

① [(연말인구−연초인구)/인구] × 1,000
② [(연초인구+연말인구)/인구] × 1,000
③ [(자연증가−사회증가)/인구] × 1,000
④ [(자연증가+사회증가)/인구] × 1,000
⑤ (자연증가+사회증가) × 1,000

27. 인구 5,000명의 도시에서 한 해에 10명이 출생하고 5명이 사망했으며, 5명이 전입했다고 한다. 이 도시의 인구증가율은?

① 0.002 ② 0.001 ③ 0.006 ④ −0.001 ⑤ 1.000

28. 인구통계에서 사망수에 대한 출생수의 비는?

① 인구동태지수 ② 순재생산율 ③ 조재생산율
④ 사회증가율 ⑤ 조자연증가율

29. 여성의 생존율을 고려한 여아출산율은?

① 총재생산율 ② 조생산율 ③ 합계생산율 ④ 순재생산율 ⑤ 증가지수

30. 한 여성이 일생 동안 몇 명의 아기를 낳는가를 나타내는 것은 ?

① 합계생산율 ② 총재생산율 ③ 순재생산율 ④ 조출생률 ⑤ 일반출생률

31. 현재의 출산율과 사망률이 그대로 지속된다고 가정할 때 다음 세대의 인구의 양적변화를 나타내는 통계는?

① 재생산율 ② 인구증가율 ③ 자연증가율 ④ 보통출생률 ⑤ 영아사망률

32. 순재생산율이 1.0일 때의 인구변동은?

① 증가 ② 감소 ③ 급격한 감소 ④ 급격한 증가 ⑤ 증감 없음

33. 우리나라 평균수명이 늘어난 가장 주된 이유는?

① 진단의 발달 ② 노인사망률의 저하 ③ 비전염성 질환의 증가
④ 성인병의 감소 ⑤ 영아사망률의 저하

34. 우리나라에서 최초로 인구조사가 실시된 해는?

① 1910년 ② 1920년 ③ 1925년 ④ 1930년 ⑤ 1945년

35. 국세조사(national census)에 관한 설명으로 옳지 않은 것은?

① 동태통계 ② 국가정책의 기본자료로 활용
③ 1749년 스웨덴에서 최초로 실시 ④ 근대적 의미의 조사는 미국에서 처음 실시
⑤ 우리나라는 1925년 간이국세조사 후 5년마다 실시

36. 인구동태 통계에 해당하는 것은?

① 성별구조 ② 연령별구조 ③ 사망통계
④ 직업통계 ⑤ 상주인구통계

37. 인구정태 통계에 해당하는 것은?

① 출생 ② 사망 ③ 전입 ④ 혼인 ⑤ 성비

38. 인구정태 통계에 해당하지 않은 것은?

① 일정 시점의 인구의 크기 ② 일정 시점의 성별인구 ③ 국세조사
④ 어떤 연도의 사망률 ⑤ 일정 시점의 연령별 인구

39. 생정통계에서 0세 인구의 의미는?

① 어느 시점의 출생수 ② 어느 시점의 출산수
③ 출생 후 1년 미만의 영아수 ④ 출생 후 1개월 미만의 영아수
⑤ 신생아 이후의 영아인구

40. 보건통계에서 1세 인구의 의미는?

① 12개월 미만 인구
② 12개월 이상 인구
③ 24개월 이상~36개월 미만 인구
④ 13개월 이상~24개월 미만 인구
⑤ 24개월 미만

41. 인구통계에 관한 설명 중 옳지 않은 것은?

① 인구증가 = 자연증가(출생-사망) + 사회증가(전입-전출)
② 순재생산율이 1.0이면 인구감소를 의미
③ 동태지수는 출생수와 사망수의 비를 의미
④ 총재생산율은 여자가 일생 동안 낳는 여자아이의 평균수를 의미
⑤ 인구증가율 = (자연증가 +사회증가)/인구 × 1,000

42. 인구구성과 관련된 부양비(dependency ratio)의 설명으로 옳지 않은 것은?

① 경제활동인구에 대한 비경제활동인구의 비를 말한다.
② 비경제활동인구는 15세 이상의 인구와 65세 미만의 노년인구를 말한다.
③ 개발도상국보다 선진국에서 부양비가 낮다.
④ 한 나라의 사회적 및 경제적 발전과 밀접한 관련이 있다.
⑤ 높은 부양비는 경제활동인구가 적다는 것을 의미한다.

43. 생명표상 생존율 p = 1−q 로 계산되는데 여기에서 q 의 의미는?

① 사력 ② 평균여명 ③ 사망률 ④ 생존수 ⑤ 사망수

44. 생명표상 x세에 달한 사람들의 죽을 때까지 생존년수를 나타내는 것은?

① 생존수 ② 생존율 ③ 평균여명 ④ 사망년수 ⑤ 사력

45. 가족계획사업으로 볼 수 없는 것은?

① 불임증의 진단
② 불임치료
③ 인공임신중절
④ 수태조절
⑤ 결혼장려

46. 가족계획방법 중 피임의 확실성이 가장 높은 것은?

① 콘돔 ② 자궁내장치 ③ 먹는 피임약 ④ 다이아프램 ⑤ 월경주기법

47. 자궁내장치(IUD)의 피임원리는?

① 정자사멸 ② 수정방지 ③ 자궁내 pH 변화
④ 배란억제 ⑤ 자궁내 수정란의 착상방지

48. 가족계획사업의 효과를 판정하는 가장 좋은 통계지표는?

① 조사망률 ② 조출생률 ③ 비례사망지수 ④ 성비 ⑤ 재생산율

49. 우리나라에서 가족계획이 시작된 시기는?

① 1962년 ② 1972년 ③ 1976년 ④ 1977년 ⑤ 1979년

50. 보건사업의 효율화를 위해 가장 중요한 것은?

① 보건행정 ② 보건관계법 ③ 의료사업 ④ 보건교육 ⑤ 복지행정

51. 보건교육의 목표로 가장 적절한 것은?

① 양호한 영양 상태를 유도하는 것
② 건강에 대한 정보나 지식을 전달하는 것
③ 건강과 관련된 사항을 이해하도록 하는 것
④ 잘못알고 있는 건강지식을 바로잡아 주는 것
⑤ 건강지식을 전달하여 태도의 변화와 실천을 유도하는 것

52. 보건교육 대상자 중에서 교육효과가 가장 크다고 생각되는 집단은?

① 지역사회주민 ② 초등학생 ③ 농민
④ 노동자 ⑤ 영세민

53. 초등학교에서 보건교사를 2명 이상 두어야 하는 경우는?

① 6학급 이상 ② 12학급 이상 ③ 18학급 이상 ④ 24학급 이상 ⑤ 36학급 이상

54. 저소득층이나 노인층에 가장 적합한 보건교육방법은?

① 개인접촉방법 ② 강연회 ③ 집단토론
④ 심포지엄 ⑤ 버즈세션

55. 개인접촉 교육방법에 해당하는 것은?

① 강습회 ② 심포지엄 ③ 진찰 ④ 부녀회 ⑤ 집단토론

56. 보건교육 방법 중 대중접촉 방법에 해당하는 것은?

① 포스터 ② 전화 ③ 가정방문 ④ 진찰 ⑤ 건강상담

57. 일방적인 보건교육방법으로만 조합되어 있는 것은?

① 영화–포스터 ② 신문–면접 ③ TV방송–면접
④ 영화–집단토의 ⑤ 유인물–좌담회

58. 일방적인 보건교육 방법에 해당하는 것은?

① 영화 ② 면접 ③ 강습회 ④ 심포지엄 ⑤ 집단토론

59. 참가자들로 하여금 분임토의를 하게 한 후 다시 전체회의를 통하여 의견을 종합해 나가는 집단교육방법은?

① 심포지엄 ② 워크숍 ③ 버즈세션 ④ 롤플레잉 ⑤ 패널디스커션

60. 몇 사람의 전문가들이 단상에서 자유롭게 토론하고 사회자가 회의를 진행, 정리해 나가는 형태의 집단교육방법은?

① 심포지엄 ② 버즈세션 ③ 롤플레잉 ④ 패널디스커션 ⑤ 강연회

61. 시청각교육방법 중 가장 효과가 있는 것은?

① TV ② 슬라이드 ③ 포스터 ④ 실연 ⑤ 영화

62. 보건교육의 시행에 따른 습득과정의 순서로 옳은 것은?

① 채택 → 인지 → 관심 → 평가 → 시도
② 시도 → 인지 → 관심 → 채택 → 평가
③ 인지 → 관심 → 채택 → 평가 → 시도
④ 관심 → 인지 → 채택 → 시도 → 평가
⑤ 인지 → 관심 → 평가 → 시도 → 채택

63. 학교보건사업의 중요성에 관한 설명으로 옳지 않은 것은?

① 대상인구가 많다.
② 학교는 지역사회 중심의 역할을 한다.
③ 대상인구가 보건교육의 대상으로 적합하다.
④ 보건지식의 파급효과가 크다.
⑤ 학생을 통해 지역사회나 가족에게 직접적인 보건교육을 실천할 수 있다.

64. 학교보건사업의 중요성을 설명하는 내용으로 옳은 것은?

가. 대상인구가 다수	나. 학교는 지역사회의 중심역할
다. 효과적인 보건교육이 가능	라. 적은 투자비용으로 큰 성과를 기대

① 가, 나, 다 ② 가, 다 ③ 나, 라 ④ 라 ⑤ 가, 나, 다, 라

65. 학교환경의 위생적 관리상 배수 및 환기를 주의해서 고려해야 할 곳은?

① 체육실 ② 보건실 ③ 기숙사 ④ 실습실 ⑤ 교실

66. 학교보건관리에서 주요 사항은?

① 학교환경위생관리 · 학교보건교육
② 학교환경위생관리 · 모자보건
③ 보건교육 · 성인병관리
④ 기생충예방 · 산업보건
⑤ 보건통계 · 전염병예방

67. 초등학교 보건교육에서 가장 중요한 역할을 담당하는 사람은?

① 교감 ② 양호교사 ③ 담임교사 ④ 체육교사 ⑤ 교장

68. 지역사회에 있어서 보건교육의 담당은 누구인가?

① 보건소장
② 양호교사, 학교교사
③ 의사, 약사, 의료기사
④ 보건사업에 종사하는 모든 사람
⑤ 보건교육전문가

69. 학교보건법상 건강검사의 종류에 해당하지 않은 것은?

① 신체발달상황
② 신체능력
③ 건강조사
④ 건강검진
⑤ 적성검사

70. 최근 학동기에 이환율이 가장 높을 뿐만 아니라 생활수준의 향상으로 증가하는 질병은?

① 유행성일본뇌염　② 백일해　③ 우식치
④ 기생충질환　⑤ 결핵

71. 학교보건사업 중 가장 우선적으로 실시되어야 하는 사업은?

① 학교보건　② 학교환경위생　③ 학교건강교육
④ 지역사회와 유대강화　⑤ 학부모교육

72. 학교교실 안에서 공기질 관리에 필요한 이산화탄소의 농도 기준은?

① 0.01%　② 0.1%　③ 0.5%　④ 0.05%　⑤ 1%

73. 학교환경위생 정화구역 중 상대구역은 학교경계선으로부터 몇 m 이내인가?

① 50 m　② 100 m　③ 150 m　④ 200 m　⑤ 300 m

74. 인체의 구성성분 중 가장 높은 점유율을 나타내는 영양소는?

① 탄수화물　② 단백질　③ 무기질　④ 비타민　⑤ 지방질

75. 인체의 갑상선 기능유지에 중요한 영양소는?

① 단백질　② 비타민 C　③ 철　④ 요오드　⑤ 칼슘

76. 에너지 섭취는 적당하나 단백질이 부족할 때 생기는 영유아의 임상적 증후군은?

① 콰시오코오르　② 각화증　③ 마라스무스
④ 펠라그라　⑤ 당뇨병

77. 단백질:탄수화물:지방의 열량비는?

① 4:4:9　② 4:9:4　③ 9:4:9　④ 1:2:9　⑤ 9:4:9

78. 신체조직 중에서 골격과 뇌신경의 중요한 구성물질은?

① 인　② 철　③ 칼슘　④ 비타민　⑤ 식염

79. 악성빈혈증의 원인이 되는 비타민은?

① A ② C ③ 나이아신 ④ B_6 ⑤ B_{12}

80. 비타민과 그 결핍증에 대한 연결이 옳은 것은?

① A-괴혈병 ② C-야맹증 ③ D-구순염
④ K-혈액응고질환 ⑤ B -각기병

81. 인체의 에너지대사에서 기초대사량의 의미는?

① 하루에 필요한 칼로리 섭취량
② 생명유지에 필요한 최소한의 에너지양
③ 활동하기 위한 최소한의 에너지양
④ 생명유지에 필요한 최대한의 에너지양
⑤ 건강을 지키기 위해 필요한 최소한의 에너지양

82. 야채 요리할 때 손실되기 가장 쉬운 비타민은?

① A ② B_2 ③ C ④ E ⑤ K

83. 식품의 특이동적 작용(SDA)에서 소모되는 열량이 가장 큰 영양소는?

① 단백질 ② 지방 ③ 탄수화물 ④ 무기질 ⑤ 비타민

84. 고령사회에서 65세 이상인 노인인구의 비율은?

① 7% ② 14% ③ 20% ④ 30% ⑤ 40%

85. 인격형성의 기초가 형성되는 시기는?

① 신생아기 ② 영유아기 ③ 청소년기 ④ 장년기 ⑤ 노년기

86. 우리나라 정신보건법상 정신질환자는?

가. 정신병	나. 인격장애	다. 알코올 중독	라. 약물중독

① 가, 나, 다 ② 가, 다 ③ 나, 라 ④ 라 ⑤ 가, 나, 다, 라

87. 일반적인 통계절차에서 모집단을 설정하는 가장 중요한 이유는?

① 표본을 추출하기 위해
② 유한모집단 설정을 위해
③ 통계자료를 표본에 한정하기 위해
④ 표본으로부터 통계자료를 수집하기 위해
⑤ 수집한 자료로부터 통계량을 계산하기 위하여

88. 대전광역시 거주 65세 이상 노인 중 1,000명을 표본으로 추출한 후 설문지를 주어 800명이 회신하였을 때 회신한 사람의 모집단은?

① 대전광역시 거주노인전원
② 표본 추출된 1,000명의 노인
③ 설문지역 회신한 800명 노인
④ 대전광역시 거주 65세 이상 노인전원
⑤ 대전광역시 거주 남자노인

89. 통계자료 중 연속변수에 해당하는 것은?

① 가구당 자녀수
② 종합병원 내원 환자수
③ 병상수
④ 수질의 오염도
⑤ 어느 대학의 학생수

90. 어떤 대학의 신입생들을 대상으로 손 씻기 여부에 관한 실태를 파악하고자 학과별로 일정 수의 표본을 확률추출하여 설문조사하고자 한다. 여기에 사용된 표본추출방법은?

① 단순추출법 ② 계통적 추출법 ③ 층화추출법 ④ 집락추출법 ⑤ 다단추출법

91. 상대적인 산포도를 설명하는 변이계수의 산출식은?

① 표준편차/산술평균
② 표준편차/중간값
③ 분산/산술평균
④ 분산/중간값
⑤ 중간값/표준편차

92. 보건통계자료에서 대표값(average)의 정확한 의미는?

① 어떤 집단의 산술평균과 표준편차를 의미한다.
② 어떤 집단의 산술평균, 중앙값, 표준편차를 의미한다.
③ 하나의 객관적인 값으로써 측정값들의 집단을 대표하는 값이다.
④ 하나의 객관적인 값으로써 집단의 크기를 나타내는 통계량이다.
⑤ 하나의 객관적인 값으로써 측정값들의 분포를 특정지우는 값이다.

93. 보건통계에서 자료가 중심으로부터 흩어져 있는 정도를 나타내는 것은?

① 중앙치 ② 최빈치 ③ 표준편차 ④ 산술평균 ⑤ 조화평균

94. 보건통계자료에서 어떤 변량의 표준편차가 작다는 것은 평균과 어떤 관계를 의미하는가?

① 평균에 가까이 있다.
② 평균에서 멀리 있다.
③ 평균과 일치한다.
④ 평균과 무관하다.
⑤ 평균에 영향을 끼친다.

95. 평균으로부터 자료의 분포상태를 나타내는 것은?

① 첨도 ② 최빈값 ③ 중앙값 ④ 표준편차 ⑤ 조화평균

96. 어떤 표본의 측정값이 7, 6, 3, 1, 4, 3, 2, 4, 4, 4, 7, 3이었을 때 최빈값과 산술평균은?

① 4와 4 ② 7과 4 ③ 3.5와 4 ④ 7과 3.5 ⑤ 10과 3.5

97. 정규분포에서 $\overline{X} \pm 1.96\sigma$의 범위 밖의 면적은 몇 %인가?

① 95% ② 68% ③ 1% ④ 2.5% ⑤ 5%

98. 정규분포에서 전면적의 99%에 해당하는 것은?

① $\overline{X} \pm 1.5\sigma$ ② $\overline{X} \pm 1.96\sigma$ ③ $\overline{X} \pm 2.58\sigma$ ④ $\overline{X} \pm 3.0\sigma$ ⑤ $\overline{X} \pm 4.0\sigma$

99. 다음은 어떤 마을에서 1년간 보건소 방문횟수를 조사한 결과이다. 가구당 평균방문횟수는?

방문횟수	가구수
0회	8가구
1회	10가구
2회	6가구
3회	4가구
4회	2가구
5회 이상	0가구
합계	30가구

① 1.2회 ② 1.4회 ③ 2.8회 ④ 5.0회 ⑤ 6.2회

100. 2023년 결핵의 유병률 산출식에서 분자에 해당하는 것은?

① 2023년도에 투베르쿨린 반응결과 양성인 자
② 2023년도에 새로 발생한 환자총수
③ 2023년도에 현존하는 결핵환자 총수
④ 2023년도에 객담검사결과 양성인 자
⑤ 2023년도에 결핵균감염 양성반응인 자

101. 두 변수 사이에 상관이 전혀 없을 때의 상관계수는?

① $1>r>0$ ② $0>r>-1$ ③ $r=1$ ④ $r=0$ ⑤ $r=-1$

102. 정규분포에 관한 설명으로 옳은 것은?

① t 분포보다 높다.
② 산술평균과 중앙값이 다르다.
③ 좌우가 비대칭이다.
④ 정규분포의 면적은 0이다.
⑤ 모든 정규분포는 표준정규분포로 변환할 수 있다.

103. 보건통계 중에서 분모가 연간 출생아수가 아닌 것은?

① 보통사망률 ② 영아사망률 ③ 모성사망률 ④ 주산기사망률 ⑤ 초생아사망률

104. 질병통계에 관한 설명으로 옳지 않은 것은?

① 유병률은 발생률과 질병의 이환기간에 따라 다르다.
② 유병률의 분자는 조사 당시의 모든 환자수이다.
③ 발생률의 분자는 기존환자와 신환자의 수이다.
④ 발생률의 분모는 그 지역의 인구가 된다.
⑤ 발생률은 일정기간 중에 발생한 신환자수를 모집단으로 나눈 것이다.

105. 어떤 질병의 임상적인 위험도를 나타내는 지표는?

① 치명률 ② 발병률 ③ 발생률 ④ 유병률 ⑤ 강도율

106. 범주형 변수에 대한 평균의 차이를 검정할 수 있는 통계분석방법은?

① t-검정
② F-검정
③ 카이자승 검정
④ ANOVA 검정
⑤ MANOVA 검정

107. 자료의 요약과정에서 자료분포의 모양이 평균을 중심으로 하여 어느 한쪽으로 치우친 정도를 나타내는 지표는?

① 첨도
② 왜도
③ 산포도
④ 변이계수
⑤ 기하평균

참고문헌

강공언, 김신도, 이정실, 최경순, 실내공기질관리학, 문운당, 2012.

건강보험심사평가원, 2021 건강보험통계연보, 2022.12.

건강보험심사평가원, http://www.hira.or.kr/, 2023.

고용노동부, 2021 산업재해 현황분석, 2022.

관계부처합동, 제5차 국민건강증진종합계획(Health Plan 2030, 2021~2030), 2021.

국가암정보센터 홈페이지, http://cancer.go.kr/, 2023.

국립기상과학원, 2021 지구대기감시 보고서, 2022.03,

국민건강보험공단 홈페이지, http://www.nhic.or.kr/, 2023.

국민건강보험공단, 2021 건강보험 주요통계, 2022.

국제 에너지기관, IEA, 2021

기상청, 2016 엘리뇨 백서, 2017.1.31.

기상청, 지구대기감시 보고서(Report of Global Atmosphere Watch) 2017.

김경연, 교토의정서 발효와 기업의 대응, CEO 레포트, LG 주간경제 2005.

김유현, 기생충학 홈페이지, http://parasitol.wkhc.ac.kr/, 2013.

김은중, 이동섭, 코로나바이러스: 사스, 메르스 그리고 코비드-19, Korean J Clin Lab Sci. 2020, 52(4), 297-309.

김희진, 한국에서의 결핵현황, 대한내과학회지 82(3), pp.257-262, 2012.

노동부고시 제2002-8호, 화학물질 및 물리적인자의 노출기준, 2007.

대한예방의학회 편찬위원회, 예방의학과 공중보건학(제4판), 계축문화사, 2021.

문재우, 김기훈, 보건행정학, 계축문화사, 2004.

방사성동위원소협회, http://www.ri.or.kr/html/data_a02_02.htm, 2013.

법제처종합법령정보센터, http://www.klaw.go.kr/, 2023.

보건복지부 건강길라잡이, http://www.hp.go.kr/, 2023.

보건복지부, 2021 보건복지백서, 2022.

보건복지부, 2021 보건복지통계연보, 2022.

보건복지부, OECD Health Statistics, 2022

산업자원부 에너지경제연구원, 기후변화협약 및 교토의정서 대응전략 연구, 2002.

산업자원부 에너지경제연구원, 신질서를 예고한다, 기후변화협약과 교토의정서, 2003.

식품의약품안전처, 식중독 예방 홍보, 식중독 발생시 위기 대응: https://www.mfds.go.kr/fm/content/view.do?contentKey=22&menuKey=134, 2017.

식품의약품안전처, 식품안전관리인증기준(HACCP): http://www.mfds.go.kr/index.do?mid=1694, 2017.

식품의약품안전청, 식품의약품안전백서, 2012.

식품의약품안전청, 영양표시정보. http://www.kfda.go.kr/nutrition/index.do, 2013.

식품의약품안전평가원, http://www.nifds.go.kr/nifds, 2013.

이준행, 내시경 의사가 만나게 되는 기생충질환, 대한소화기내시경학회지, 30(1), pp.182-188, 2005.

전의찬, 권원태, 김맹기, 이동근, 박흥경, 최원기 등, 2012. 기후변화 25인의 전문가가 답하다. 지오북, 2012.

질병관리청, 2021 국민건강통계, 2022.

질병관리청, 2022년 감염병 신고현황 연보, 2023.6.
질병관리청, 감염병누리집(https://npt.kdca.go.kr), 2023.
통계청, 2021년 고령자 통계, 2022.
통계청, 2021년 사망원인통계, 국가통계포털 KOSIS(http://kosis.kr) 2023.
통계청, 2021년 생명표(전국 및 시도), 국가통계포털 KOSIS(http://kosis.kr) 2023.
통계청, 인구동향 조사, 국가통계포털 KOSIS(http://kosis,kr) 2023.
한국보건개발연구원, 일차보건의료에 관한 세미나 결과보고, 1977.
한국식품안전관리인증원, HACCP: https://www.ihaccp.or.kr/site/haccp/sub.do?key=91, 2017.
한국원자력문화재단, http://www.knef.or.kr/, 2013.
환경부 물사랑홈페이지, http://www.ilovewater.or.kr/, 2013.
환경부, 2021년 전국 폐기물 발생 및 처리현황, 2022.
환경부, 2021년 환경백서, 2022.
환경부, 먹는물 수질기준 및 검사 등에 관한 규칙, 2017.
환경부, 생활 속 소중한 차원이야기, 2017.5.

Alzheimer's Association, What is Alzheimer's disease?, http://www.alz.org/index.asp, 2023.
American Health Assistance Foundation, Alzheimer's disease research, http://www.ahaf.org/index.html, 2023.
Beaglehole R., Bonita R. and Kjellström T., Basic Epidemiology, Geneva: World Health Organization, pp.13-51, 1993. Also available from: http://whqlibdoc.who.int/publications/9241544465.pdf, 2013.
Biological Research Information Center, Severe Acute Respiratory Syndrome, http://bric.postech.ac.kr/, 2003/HOT ISSUE, 2013.
British Antarctic Survey, Antarctic ozone, http://www.antarctica.ac.uk/met/jds/ozone/, 2012.
Bureau of Mines, RINGELMANN SMOKE CHART, http://fusiforme.home.mindspring.com/dwnlds/Ringelmann Chart.pdf, 2013.
Burton, L.E. and Smith, H.H., Public Health and Community Medicine, The Williams & Wilkins company Baltimore, 1977.
Cassens, B.J., Preventive Medicine and Public Health, New York, Wiley Medical, 1987.
Davies, K., Climate Change: New Antarctic Ice Core Data, http://www.daviesand.com/ Choices/Precautionary_Planning/New_Data/, 2013.
EMEP, Data Report 2001, EMEP/CCC-Report 3/2003 http://www.nilu.no/projects/ccc/reports/, 2013.
Expert Committee on Health Education of the Public, World Health Organization Technical Report Series No. 82, Geneva, Swizerland, WHO, 1954.
Galloway, J.N., Likens, G.E., Keene, W.C., and Miller, J.M., The Composition of Precipitation in Remote Areas of the World, J. Geophys. Res., 87, 8771-8786, 1982.
Global Monitoring Laboratory, https://gml.noaa.gov/ccgg/trends/, 2023.
Guthrie F.E. and Perry J.J., Introduction to Environmental Toxicology, New York, Oxford, 1980.
Hinds, William C., Aerosol Technology-Properties, Behavior, and Measurement of Airborne Particles, John

Wiley & Sons, 1982.
Howells, G., Acid Rain and Acid Waters, Ellis Horwood, 1990.
ILO, Encyclopedia of Occupational Health and Safety, 3rd ed., Geneva: ILO, 1983.
International Energy Agency, CO_2 Emissions from Fuel Combustion, http: //www.iea.org/, 2023.
IPCC, Climate Change 2014: Synthesis Report.
IPCC, Climate Change, http://www.grida.no/climate/ipcc_tar/wg1/134.htm#fig41.htm, 2010.
IPCC, Sixth Assessment Report, https://www.ipcc.ch/assessment-report/ar6/, 2023
Jones, P.D., Parker, D.E. Osborn, T.J., and Briffa K.R., Global and Hemispheric Temperature Anomalies-Land and Marine Instrumental Records, http://cdiac.esd.ornl.gov/trends/temp/ jonescru/graphics.html, 2004.
Last J.M., A Dictionary of Epidemiology 2nd Ed., Oxford University Press, 1988
Lilienfeld A.M. and Lilienfeld D.E., Foundations of Epidemiology Oxford University Press, New York Oxford, 1980.
Miloshevich, Larry, Carbon Dioxide (CO2) and Temperature Measurements, http://milo-scientific. com/pers/essays/gwfig1.php, 2013.
NASA Earth Observatory, The Carbon Cycle, http://earthobservatory.nasa.gov/Features/CarbonCycle/, 2011.
NASA, Total Ozone Mapping Spectrometer, http://jwocky.gsfc.nasa.gov/eptoms/dataqual/ozone_v8.html, 2012.
Neurology channel, Alzheimer's disease, http://www.neurologychannel.com/, 2023.
NIH Senior Health, Alzheimer's disease, http://nihseniorhealth.gov/, 2023.
Pickett G. and Hanlon J.J., Public Health Administration and Practice 9th Ed. Times Mirror/Mosby College Publishing, 1990.
United Nations Framework Convention on Climate Change, 2022. https://unfccc.int/, 2023.
United Nations Framework Convention on Climate Change, http://unfccc.int/2860.php, 2012.
WHO One Planet: Two Different Worlds, http://www.who.int/features/2003/11/en, 2010.
WHO, Alma-Ata 1978, Primary Health Care "Health for All" Series No. 1, Geneva, 1978.
WHO, Global Strategy for Health for all by the year 2000 "Health for All" series No.3, Geneva, 1981.
WHO, Health Manpower Requirements for the Achievement of Health for All by the Year 2000 through Primary Health Care, Technical Report Series 717, Geneva, 1985.
WHO, Health Programme Evaluation, Geneva, 1985.
WHO, Making It Work, Organizing and Managing District Health Systems, Geneva, 1986.
WHO, Primary Health Care, Report of the International Conference on Primary Health Care, Alma-Ata, USSR, 6-12 September, 1978.
WHO, World Health Report, 2002.
WHO (2009) A WHO Guidance Document THE WHO PANDEMIC PHASES - Pandemic Influenza Preparedness and Response - NCBI Bookshelf (nih.gov), 2023
Wikipedia, Temperature and CO_2 Records, http://en.wikipedia.org/wiki/File:Co2-temperature-plot.svg, 2012.
Winslow, C.E.A. The Untilled Field of Public Health, Mod. Med. 2, p.183, March, 1920.
WMO/UNEP, Scientific Assessment of Ozone Depletion: 2010, http://www.esrl.noaa.gov/csd/assessments/ozone/2010/twentyquestions/, 2010.
WMO/UNEP. 2022. Scientific Assessment of Ozone Depletion : 2022, https://csl.noaa.gov/assessments/ozone/, 2023.

찾아보기

ㄴ

ㄷ

ㄹ

ㅁ

ㅂ

ㅅ

ㅇ

ㅈ

ㅊ

ㅋ

ㅌ

ㅍ

ㅎ

번호

Index

A

B

C

D

E

F

G

H

P

Q

R

S

T

U

V

W

X

Z

공중보건학(제7판)

2004년 8월 25일 초 판 발 행
2005년 8월 20일 제2판 발 행
2008년 4월 1일 제3판 발 행
2010년 3월 6일 제4판 발 행
2013년 3월 10일 제5판 발 행
2017년 8월 25일 제5판 수정 4쇄 발 행
2019년 3월 5일 제6판 발 행
2020년 3월 10일 제6판 수정 2쇄 발 행
2021년 8월 15일 제6판 수정 3쇄 발 행
2023년 9월 4일 제7판 발 행
2025년 2월 15일 제7판 수정판 발 행

저 자 : 강공언 · 김은중 · 정정근 · 박경록 · 박상정 · 조혜경
발 행 자 : 남학순
발 행 처 : 도서출판 **고려의학**
(02880) 서울 성북구 성북로9길 1 보문빌딩 3층
전화 : (02) 765-0333, 0337 / 팩스 : (02) 743-2288
이 메 일 : kmedbook@daum.net
홈페이지 : www.komb.co.kr
신고번호 : 제 2022-000006호

※ 검인은 저자와의 합의하에 생략합니다.
※ 낙장 및 파본은 교환해 드립니다.

ISBN 979-11-92422-38-1
정가 : 37,000원